全国中等医药卫生职业教育"十二五"规划教材

微生物检验技术

（供医学检验技术、药品食品检验专业用）

主　编　陈华民（海南省卫生学校）

副主编　李冰洁（抚顺市卫生学校）

　　　　李建华（南阳医学高等专科学校）

　　　　潘运珍（广东省连州卫生学校）

　　　　陈　海（三亚市人民医院）

中国中医药出版社
·北　京·

图书在版编目（CIP）数据

微生物检验技术/陈华民主编 . —北京：中国中医药出版社，2013.9
全国中等医药卫生职业教育"十二五"规划教材
ISBN 978 – 7 – 5132 – 1527 – 5

Ⅰ . ①微…　Ⅱ . ①陈…　Ⅲ . ①病原微生物 – 医学检验 – 中等专业学校 – 教材
Ⅳ . ①R446.5

中国版本图书馆 CIP 数据核字（2013）第 135517 号

中 国 中 医 药 出 版 社 出 版
北京市朝阳区北三环东路 28 号易亨大厦 16 层
邮政编码　100013
传真　010 64405750
北京市松源印刷有限公司印刷
各地新华书店经销
＊
开本 787×1092　1/16　印张 31.25　字数 640 千字
2013 年 9 月第 1 版　2013 年 9 月第 1 次印刷
书　号 ISBN 978 – 7 – 5132 – 1527 – 5
＊
定价　65.00 元
网址　www.cptcm.com

全国中等医药卫生职业教育"十二五"规划教材
专家指导委员会

全国中等医药卫生职业教育"十二五"规划教材
《微生物检验技术》 编委会

前　言

"全国中等医药卫生职业教育'十二五'规划教材"由中国职业技术教育学会教材工作委员会中等医药卫生职业教育教材建设研究会组织，全国120余所高等和中等医药卫生院校及相关医院、医药企业联合编写，中国中医药出版社出版。主要供全国中等医药卫生职业学校护理、助产、药剂、医学检验技术、口腔修复工艺专业使用。

《国家中长期教育改革和发展规划纲要（2010－2020年)》中明确提出，要大力发展职业教育，并将职业教育纳入经济社会发展和产业发展规划，使之成为推动经济发展、促进就业、改善民生、解决"三农"问题的重要途径。中等职业教育旨在满足社会对高素质劳动者和技能型人才的需求，其教材是教学的依据，在人才培养上具有举足轻重的作用。为了更好地适应我国医药卫生体制改革，适应中等医药卫生职业教育的教学发展和需求，体现国家对中等职业教育的最新教学要求，突出中等医药卫生职业教育的特色，中国职业技术教育学会教材工作委员会中等医药卫生职业教育教材建设研究会精心组织并完成了系列教材的建设工作。

本系列教材采用了"政府指导、学会主办、院校联办、出版社协办"的建设机制。2011年，在教育部宏观指导下，成立了中国职业技术教育学会教材工作委员会中等医药卫生职业教育教材建设研究会，将办公室设在中国中医药出版社，于同年即开展了系列规划教材的规划、组织工作。通过广泛调研、全国范围内主编遴选，历时近2年的时间，经过主编会议、全体编委会议、定稿会议，在700多位编者的共同努力下，完成了5个专业61本规划教材的编写工作。

本系列教材具有以下特点：

1. 以学生为中心，强调以就业为导向、以能力为本位、以岗位需求为标准的原则，按照技能型、服务型高素质劳动者的培养目标进行编写，体现"工学结合"的人才培养模式。

2. 教材内容充分体现中等医药卫生职业教育的特色，以教育部新的教学指导意见为纲领，注重针对性、适用性以及实用性，贴近学生、贴近岗位、贴近社会，符合中职教学实际。

3. 强化质量意识、精品意识，从教材内容结构、知识点、规范化、标准化、编写技巧、语言文字等方面加以改革，具备"精品教材"特质。

4. 教材内容与教学大纲一致，教材内容涵盖资格考试全部内容及所有考试要求的知识点，注重满足学生获得"双证书"及相关工作岗位需求，以利于学生就业，突出中等医药卫生职业教育的要求。

5. 创新教材呈现形式，图文并茂，版式设计新颖、活泼，符合中职学生认知规律及特点，以利于增强学习兴趣。

6. 配有相应的教学大纲，指导教与学，相关内容可在中国中医药出版社网站

（www. cptcm. com）上进行下载。本系列教材在编写过程中得到了教育部、中国职业技术教育学会教材工作委员会有关领导以及各院校的大力支持和高度关注，我们衷心希望本系列规划教材能在相关课程的教学中发挥积极的作用，通过教学实践的检验不断改进和完善。敬请各教学单位、教学人员以及广大学生多提宝贵意见，以便再版时予以修正，使教材质量不断提升。

中等医药卫生职业教育教材建设研究会

中国中医药出版社

2013 年 7 月

编写说明

　　本教材的编写宗旨是以学生为中心，坚持以就业为导向、以能力为本位、以岗位需求为标准的原则，按照技能型、服务型高素质劳动者的培养目标而编写。教材的内容充分体现了中等医药卫生职业教育"工学结合"的人才培养模式，遵循"能学能用"、"必需、够用"的原则，符合行业标准的要求，与职业资格证书要求相衔接，力求最大程度地符合中职教学实际。

　　本教材主要供中等医药卫生职业教育医学检验技术、药品食品检验等专业学生使用。

　　本教材具有以下特点：按照必备基础知识、基本技术技能、岗位实践应用的思路顺序编排，在编写中适当降低了理论部分知识的难度和深度，力求重点突出、兼顾全面、循序渐进、可读易懂；结合就业岗位基本技能、综合技能的要求，注重基础知识与基本能力相结合、专业技能与实践工作任务相结合、知识传授与素质培养相结合，从而体现本教材为行业服务的功能。

　　教材在编写过程中得到各参编单位的大力支持，在此表示感谢。参与编写本教材的既有职业院校的一线教师，又有医院检验科的一线工作人员。在编写过程中查阅了诸多的专业书籍和文献资料，在此对有关作者致以衷心的感谢！由于编者的水平和经验有限、时间仓促，教材中疏漏和错误在所难免，恳请各位读者、专家提出宝贵意见，以便在修订时加以提高。

《微生物检验技术》编委会

2013 年 7 月

目　录

第一篇　微生物检验基础知识

第一篇　微生物检验基础知识

绪　言

 知识要点

1. 微生物的概念。
2. 微生物三大类型及其包括的种类。
3. 微生物的基本分类单位和命名方法。
4. 微生物学及其发展简史。
5. 微生物检验在医学检验中的地位。

第一节　微 生 物

一、微生物的概念和特点

（一）微生物的概念

微生物是一群个体微小、结构简单、肉眼不能直接看见，必须借助于光学显微镜或电子显微镜才能观察到的微小生物。

（二）微生物的特点

微生物除具有一切生物所共有的生命特征外，其本身还具有以下特点：

1. 个体微小、结构简单 绝大多数微生物个体极其微小，需借助显微镜放大几百倍到数万倍才能看清；通常以微米（μm）或纳米（nm）为单位来测量其大小；多为单细胞或结构较为简单的多细胞，也有连基本细胞结构都没有，仅有 DNA 或 RNA 和一些蛋白质，但却能承担其全部生命活动功能的个体。

2. 繁殖迅速、代谢旺盛 微生物繁殖方式简单，绝大多数为无性繁殖，繁殖速度极快，很多细菌 20～30 分钟即可繁殖一代；在适宜条件下，1 个细菌经 48 小时可产生 2.2×10^{43} 个后代。微生物通过其细胞表面与外界进行物质交换，巨大的比表面积有利于它们迅速地吸收营养、排出代谢产物，其代谢速率是其他任何微生物所不能比拟的。如大肠埃希菌在适宜的条件下，每小时可消耗相当于自身重量的 2000 倍的糖，而人体则需要 40 年之久。

3. 种类繁多，分布广泛 在自然界中，微生物的种类非常多，目前已经知道的有 10 万种以上；这些微生物分布也十分广泛，在江河、湖泊、海洋、土壤、矿层、空气，以及动植物和人的体内外都存在着种类众多、数量不等的微生物。

4. 适应性强，易变异 微生物对环境尤其是"极端环境"有着强大的适应力，这也是高等动物所无法比拟的。为适应不同的生存环境，微生物具有很强的抗热性、抗寒性、抗干燥性、抗酸性、抗碱性、抗盐性、抗渗透压、抗缺氧性、抗辐射性和抗毒物等能力。

知识链接

微生物的发现

1674 年，当时一个充满好奇心的荷兰布料商人安东尼·范·列文虎克用一个经过他精心打磨的玻璃镜片去观察一滴湖水，透过这个简单的放大镜，他惊奇地发现了当时人类所能看到的"最小动物"。他将这"最小动物"称为"微生物"。他也成为世界上第一个观察到微生物的人。

二、微生物的种类与命名

（一）微生物的种类

微生物的种类很多，按其大小、结构和组成的不同，可分为三大类型：

1. 非细胞型微生物 这类微生物无细胞结构，是结构最简单和最小的微生物。它们体积微小，能通过除菌滤器，无产生能量的酶系统，只能寄生于易感的活细胞内才能生长增殖。此类微生物如病毒、类病毒和朊病毒（又称朊粒）。

2. 原核细胞型微生物 这类微生物由单细胞组成，细胞核分化程度低，无核膜、核仁，染色体仅为单个裸露的 DNA 分子，胞浆中缺乏完整的细胞器。此类微生物包括细菌、衣原体、支原体、立克次体、螺旋体和放线菌。

3. 真核细胞型微生物 这类微生物细胞核分化程度高，有核膜、核仁，含一个以上的染色体，胞浆中有完整的细胞器。此类微生物如真菌。

（一）微生物的分类与命名

1. 微生物的分类等级　微生物与和其他生物分类一样，有七个基本的分类等级，由上而下依次是：界、门、纲、目、科、属、种。临床微生物检验中常用的分类单位是科、属、种，在科、属之间可增加族或亚族，在属、种之间可增加亚属。种是细菌最基本的分类单位，在种之下还可分为亚种（变种）、型、菌株等级。

2. 微生物物种分类等级的概念

（1）属　生物学性状基本相同、具有密切关系的微生物群体。

（2）种　是生物学性状高度相似，亲缘关系非常接近，与同属其他菌种有明显差异的微生物群体。现在分类学上规定，种内菌株的 DNA 同源性达 70% 以上，或16SrRNA 序列同源性达 90% 以上。

（3）亚种或变种　从自然界分离到的微生物纯种，如果其某些特征与典型种之间存在差异，且又能稳定遗传，则可将这一纯种称为典型种的变种。如枯草芽孢杆菌的黑色变种。

（4）型　自然界中存在的差异较小的同种微生物的不同类型称为型。如生物型、血清型、噬菌体型等。

（5）菌株　又称品系，来源不同的同种微生物的纯培养物称为菌株。从自然界中分离得到的任何一种微生物的纯培养物，都可称为该微生物的菌株。菌株是微生物分类和研究工作中最基础的操作实体。具有某菌种典型的生物学特征的菌株称为标准菌株，标准菌株是菌种分类、鉴定、命名的参照依据，也是作为质量控制的标准。

3. 微生物的命名　国际上多采用拉丁文林奈"双命名法"。一个细菌种的学名由属名和种名组成，属名描述微生物主要的形态、生理特征，种名描述微生物的某些性状和用途等次要特征。属名在前，名词，首字母大写；种名在后，形容词，全部小写；两者均用斜体字。中文译名次序则与拉丁文相反。如 *Staphylococcus aureus*，中文为金黄色葡萄球菌。在拉丁文命名中，属名也可不将全文写出，只用第一个字母代表，故 *Staphylococcus aureus* 又可写为 *S. aureu*。

知识链接

伯杰氏系统细菌学手册

细菌、放线菌等原核微生物的分类系统有多种，目前国际上较有代表性和最有影响的分类系统是美国的《伯杰氏细菌学鉴定手册》（以下简称"鉴定手册"）。"鉴定手册"由美国细菌学会于 1923 年出第一版，直至 1974 年出第八版。八版"鉴定手册"之后，《伯杰氏手册》托拉斯决定出版现在的"分类手册"，书名变了，内容丰富，共分四卷。1994 年，《伯杰氏细菌学鉴定手册》第九版出版。该手册根据表型特征把细菌分为四个类别，35 个群。

第二节　微生物学及微生物学检验

一、微生物学的概念及研究范围

微生物学（mincrobiology）是生物学的一个分支，是研究微生物的生物学性状（形态结构、生理生化、遗传变异等）、生态分布、分类进化，以及微生物与人类、动植物、自然界之间相互关系的一门学科。学习、研究微生物学，有利于开发利用微生物资源，有利于控制微生物的有害作用。

随着研究范围的日益扩大和深入，微生物学又逐渐形成了许多分支学科。按研究内容划分，有微生物分类学、微生物生理学、微生物生态学、微生物遗传学等；按研究对象划分，有细菌学、真菌学、放线菌学、病毒学等；按生态环境的不同划分，有土壤微生物学、环境微生物学、海洋微生物学、宇宙微生物学等；按应用领域划分，有医学微生物学、药用微生物学、卫生微生物学、食品微生物学、工业微生物学、农业微生物学等。

医学微生物学是研究与医学和人类疾病有关的病原微生物的生物学性状、致病机理、机体的抗感染免疫，以及特异性诊断和防治措施的学科。学习医学微生物的目的，是控制和消灭病原微生物引起的感染性疾病，保障和提高人类的健康水平。

二、微生物学的发展简史

在古代人们虽没见过微生物，但在日常的生产生活中已觉察到它们的存在并掌握了某些微生物生命活动的规律，且逐渐运用于工农业生产和疾病防治过程中。如我国北魏《齐民要术》里就记载有谷物制曲、酿酒、制酱、造醋等工艺；民间为防止食物变质，采用盐渍、糖渍、干燥、酸化等方法；明朝《本草纲目》中有对患者穿过的衣服进行消毒的记载；明隆庆年间我国就开始用人痘接种预防天花，这种方法先后传到俄国、日本、朝鲜、土耳其及英国等。直到 1674 年，荷兰人列文虎克发明了显微镜（图 0－1），人类才第一次观察到了微生物，从而揭开了这一微观世界的神秘面纱。

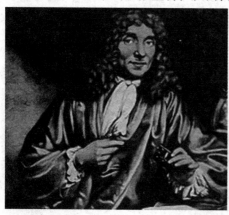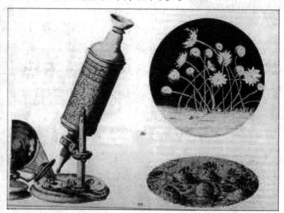

图 0－1　列文虎克与他的显微镜

　　继列文虎克发现微生物世界之后的 200 年间，人们对微生物学的研究基本上停留在形态描述和分门别类的水平上，对微生物的生命活动规律、微生物与人类的关系等方面的认识较少。直到 19 世纪中期，以法国的巴斯德（图 0 - 2）和德国的科赫（图 0 - 3）为代表的科学家才将微生物的研究从形态描述推进到生理学研究阶段，揭示了微生物是造成腐败发酵和人畜传染病的原因，并创立了分离、培养、接种和灭菌等一系列独特的微生物技术，从而奠定了微生物学的基础，同时开辟了医学和工业微生物等分支学科。巴斯德和科赫是微生物学的奠基人，为微生物学的建立和发展作出了卓越的贡献。巴斯德的功绩主要集中在下列三个方面：①证实发酵是由微生物引起的；②通过他著名的"曲颈瓶"实验彻底否定了"自然发生学"；③创立了一直沿用至今天的巴斯德消毒法。科赫的功绩主要有以下几个方面：①研发了固体培养基分离纯化微生物的技术；②创立了细菌染色技术和实验动物感染技术；③提出了确定特定疾病与特定微生物相互关联的著名"科赫法则"。"科赫法则"的主要内容是：①在相同的传染病中发现同一种病原菌；②这种病原菌在体外可获得纯培养；③用纯培养物接种敏感动物可引起相同的疾病，并能从被感染的敏感动物中又一次获得与原病原菌相同的纯培养。

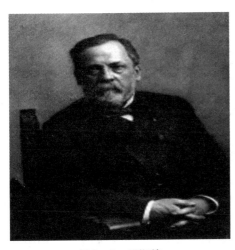

图 0 - 2　巴斯德

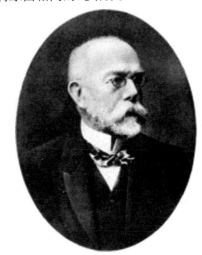

图 0 - 3　科赫

　　1892 年俄国科学家伊凡诺夫斯基发现了烟草花叶病毒，开创了人类研究病毒的历史。1898 年德国细菌学家莱夫勒和弗罗施证明动物中的口蹄疫病也是由病毒引起的。1901 年，美国细菌学家里德证实了黄热病传染因子是病毒。1915 年英国学者特沃特和 1917 年埃雷尔分别发现了能感染细菌的病毒即噬菌体。随着研究技术的深入发展，20 世纪 70 年代后更微小的致病因子——类病毒和朊粒等相继被发现。

　　1910 年德国化学家欧立希合成了治疗梅毒的砷剂，为化学疗法的发展作出了重大贡献。1929 年英国细菌学家弗莱明发现了青霉素，于 20 世纪 40 年代广泛应用于临床治疗传染性疾病，挽救了众多的生命；随着青霉素的发现，更多的抗生素也相继被生产出来，引领医学界进入一个抗生素的时代。20 世纪 70 年代开始，利用基因工程技术生产的制剂，如人工胰岛素、干扰素、生长激素及重组疫苗等，已在临床上广泛应用，为挽救病人的生命及提高他们的生活质量作出了巨大贡献。

三、微生物检验技术在医学检验中的地位

（一）微生物检验技术的任务

微生物检验技术是运用微生物学的基础理论与技能和临床微生物学的基本知识，掌握各类与临床有关微生物的特性，通过系统的检验方法，及时、准确地对临床标本作出病原学诊断和抗菌药物敏感性的报告，为临床感染的诊断、治疗和预防提供科学依据。目前，微生物学检验正向快速、简便、自动化、仪器化、微机化、微量化和分子生物学技术方向发展。

1. 微生物学检验的基本任务 归纳为如下六点：①研究感染性疾病的病原体特征；②研究标本采集、运送和保存的方法，以及标本的处理方法对提高检出率的关系；③提供快速准确的病原微生物学诊断；④执行国际标准操作程序和方法，做好抗菌药物敏感试验，指导临床合理使用抗菌药物；⑤检验结果分析、实验方法的评价及临床意义；⑥对医院感染进行监控。

2. 微生物学检验的原则 ①确保检验申请信息的完整和临床标本的可靠：检验项目、患者的临床表现及抗菌药物的使用情况等信息可作为选择检验程序、分析检验结果及药敏试验等提供重要线索。标本的正确采集及运送，是保证微生物检验结果准确的重要前提。②全面了解机体的正常菌群：对来自人体体表和各种腔道的标本，应排除正常菌群的污染才能确定为感染。③有效监控检验全过程，保证检验质量：包括选择正确的检验程序和合适的试验方法，并对检验人员、所用试剂及设备等进行全面的质量控制。④合理分析检验结果：结合病情对分离到的微生物进行评估，鉴别出致病菌还是条件致病菌，若为致病菌，无论其数量为多少均有临床意义；对从有正常菌群分布的标本分离出的微生物，应区别为正常菌群、条件致病菌还是致病菌；从患者无菌部位分离出的微生物，在排除操作中的污染情况后，无论是什么微生物及其数量的多少，均有重要的临床意义。⑤保证检验质量，快速、准确地提供信息。⑥加强与临床联系：及时交流患者的相关信息，一方面为选择合理的检验程序与方法提供参考，为检验结果解释提供依据；另一方面检验结果出来后及时通知临床医生，以便重新评估诊断和治疗方案。

（二）教材内容简介

本教材的主要内容包括六个部分：微生物学检验基础知识、微生物学检验基本技术、常见微生物的检验技术、临床微生物学检验、微生物检验技术实践训练和附录。

第一部分为微生物学检验基础知识，包括绪言、第一章到第四章，为细菌、真菌、病毒基本的生物学特性及微生物的致病性与感染的知识；第二部分为微生物学检验基本技术，包括第五章到九章，为细菌、真菌、病毒的形态学检查、培养检查及其他检查等技术，还包括细菌对抗菌药物的敏感试验、动物实验和血清学试验；第三部分是常见微生物的检验，包括第十章到第二十章，为细菌、螺旋体、支原体、衣原体、立克次体、

放线菌、真菌及病毒等常见病原微生物的生物学特性、临床意义及微生物学检验；第四部分为临床微生物学检验，包括第二十一章到第二十六章，为临床上常见标本的细菌学检验、医院感染及监控、病原微生物实验室生物安全、微生物检验的微型化和自动化、微生物检验的质量控制、卫生微生物学检验等；第五部分为微生物检验技术实践训练，主要包括细菌检验基本技术的训练、细菌对抗菌药物敏感性检测技术的训练、临床上常见微生物常规检验方法的训练及模拟临床常见标本中未知细菌检测的训练；第六部分为附录，包括常用染色液的配制及染色方法、常用培养基的配制及用途、常用细菌生化反应试验。

第一章　细菌的基本性状

 知识要点

1. 掌握细菌的基本形态和大小。
2. 熟悉细菌的基本结构及其作用。
3. 熟悉两类细菌细胞壁结构的异同点以及在检验、用药等方面的意义。
4. 掌握细菌特殊结构及其作用和意义。
5. 熟悉细菌 L 型的概念和主要生物学特性。
6. 熟悉细菌生长繁殖的条件、繁殖方式与规律。
7. 熟悉与医学有关的细菌合成代谢产物及其意义。
8. 掌握正常菌群、条件致病菌、消毒、灭菌、无菌、无菌操作的概念。
9. 掌握高压蒸汽灭菌法及其他常用物理化学消毒灭菌法。
10. 了解细菌遗传变异的概念及常见细菌变异现象和意义。

　　细菌是一类具有细胞壁和核质的单细胞微生物。各种细菌在适宜的环境条件下具有相对恒定的形态和结构。了解细菌的形态和结构，对研究细菌的生理活动、致病性、免疫原性和抵抗力具有重要的意义，并有助于鉴别细菌、诊断和防治细菌性疾病。

第一节　细菌的形态和结构

一、细菌的大小与形态

（一）细菌的大小

　　细菌个体微小，通常以微米（μm）作为测量单位（1μm＝1/1000mm）。需用显微镜放大几百倍至几千倍才能看到。不同种类的细菌大小不一，同种细菌也可因菌龄或环境因素的变化出现差异。多数球菌的直径约为1μm，中等大小杆菌（如大肠埃希菌）长2～3μm，宽0.5～0.7μm；大杆菌（如炭疽芽孢杆菌）长3～10μm，宽1.0～1.5μm；小杆菌（如布鲁菌）长0.6～1.5μm，宽0.5～0.7μm。

（二）细菌的形态

细菌的基本形态有球形、杆形和螺旋形 3 种，按其外形将细菌分为球菌、杆菌和螺形菌 3 大类（图 1 - 1）。

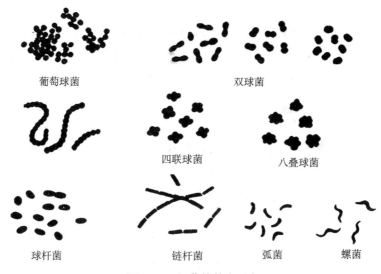

葡萄球菌　　　　　　双球菌

四联球菌　　　　八叠球菌

球杆菌　　　　　　链杆菌　　　弧菌　　螺菌

图 1 - 1　细菌的基本形态

1. 球菌　球菌菌体一般呈球形，某些球菌近似肾形、矛头状或半球形。按球菌繁殖时分裂平面和分裂后菌体排列方式的不同可分为：

（1）双球菌　细菌在一个平面上分裂，分裂后两个菌体呈双排列，如脑膜炎奈瑟菌、淋球菌、肺炎链球菌。

（2）链球菌　细菌在一个平面上分裂，分裂后多个菌体粘连成链状，如溶血性链球菌。

（3）葡萄球菌　细菌在多个不规则的平面上分裂，分裂后菌体粘连在一起似葡萄串状，如金黄色葡萄球菌。

（4）四联球菌和八叠球菌　细菌在 2 个相互垂直的平面上分裂为 4 个菌体，排列成正方形的称为四联球菌；在 3 个相互垂直的平面上分裂为 8 个菌体，排列在一起的称为八叠球菌。

2. 杆菌　杆菌菌体多数呈直杆状。各种杆菌的长短、粗细差别很大。有的菌体短小，两端钝圆，近似椭圆形，称为球杆菌；有的末端膨大呈棒状，称为棒状杆菌，如白喉棒状杆菌。按杆菌分裂后菌体排列方式的不同可分为：

（1）单杆菌　呈分散排列，如大肠埃希菌。

（2）双杆菌　成双排列，如肺炎克雷伯菌。

（3）链杆菌　呈链状排列，如枯草芽孢杆菌、炭疽芽孢杆菌等。

（4）分枝杆菌　呈分枝状排列，如结核分枝杆菌。

3. 螺形菌

（1）弧菌　菌体只有一个弯曲，呈弧状或逗点状，如霍乱弧菌。

（2）螺菌　菌体有两个或以上的弯曲，呈 S 形或海鸥状，如幽门螺杆菌。

二、细菌的基本结构

细菌的结构分为基本结构和特殊结构两部分。前者为所有细菌都具有的结构，由外向内依次为细胞壁、细胞膜、细胞质和核质；后者只有某些细菌才具有的结构，包括鞭毛、菌毛、荚膜和芽孢等（图 1-2）。

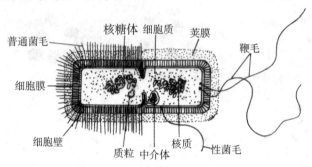

图 1-2　细菌细胞结构模式图

（一）细胞壁

细胞壁位于细菌细胞最外层，紧贴于细胞膜之外，是一种无色透明、坚韧而富有弹性的膜状结构，一般在光学显微镜下不易看到；用电子显微镜直接观察，或先经高渗溶液处理，使胞质膜与细胞壁分离后再特殊染色，光学显微镜下可见。

1. 化学组成与结构　用革兰染色法可将细菌分为两大类：革兰阳性菌（G^+菌）和革兰阴性菌（G^-菌）。两类细菌细胞壁既有相同也有不同的成分。

（1）肽聚糖　也称粘肽或糖肽，是细菌细胞壁的主要组分，也是原核细胞所特有的成分。两类细菌均有肽聚糖，但各有差异。革兰阳性菌的肽聚糖由多聚糖骨架、四肽侧链和五肽交联桥三部分构成三维网架结构；革兰阴性菌的肽聚糖由多聚糖骨架与四肽侧链构成二维网状结构（图 1-3）。多聚糖结构是由 N-乙酰葡萄糖胺、N-乙酰胞壁酸交替间隔排列，经 β-1，4-糖苷键连接而成；四肽侧链由四种氨基酸组成，连接在多糖骨架的胞壁酸上；交联桥由 5 个甘氨酸组成，起连接相邻多聚糖骨架上的四肽侧链的作用。各种细菌细胞壁的多聚糖骨架均相同，但四肽侧链的组成及联结方式随菌种而异。

作为细胞壁主要成分的肽聚糖，能保证细菌细胞壁的坚韧性，保护着细菌细胞。青霉素、溶菌酶和头孢菌素等物质能破坏肽聚糖结构或抑制其合成，使细菌不能合成完整的细胞壁，从而导致细菌死亡。人和动物细胞无细胞壁结构，故青霉素等对人体细胞无毒性作用。

（2）磷壁酸　是革兰阳性菌细胞壁所特有的成分，穿插于肽聚糖层之中。按其结合部

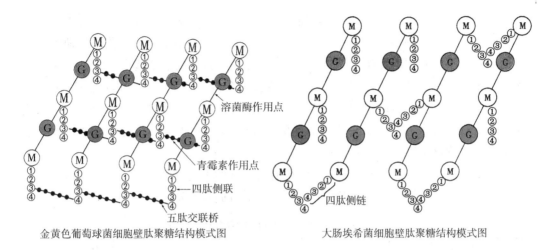

图1-3 细菌细胞壁肽聚糖结构模式图

位不同分为壁磷壁酸和膜磷壁酸，二种磷壁酸分子长链一端游离于细胞壁外。壁磷壁酸另一端与肽聚糖连接，是革兰阳性菌重要的表面抗原成分，可用于细菌的血清学分型。膜磷壁酸另一端与细胞膜外层糖脂连接，为黏附因子，与细菌的致病性有关（图1-4）。

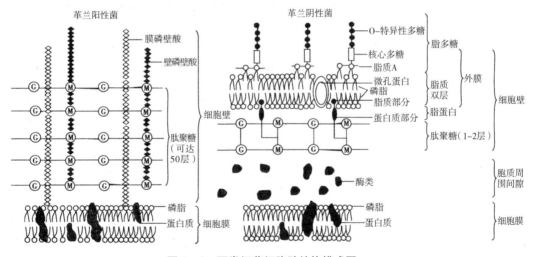

图1-4 两类细菌细胞壁结构模式图

（3）外膜　位于细胞壁肽聚糖的外侧，由内向外包括脂蛋白、脂质双层和脂多糖三部分。脂蛋白由脂质和蛋白质构成，连接脂质双层和肽聚糖，具有稳定外膜的作用。脂质双层是革兰阴性菌细胞壁的主要结构，类似细胞膜的磷脂双层，中间镶嵌有一些特异功能的蛋白质。脂多糖由脂质A、核心多糖、特异多糖三部分组成，为革兰阴性菌内毒素的主要成分，其中脂质A为内毒素的毒性部分，无种属特异性；核心多糖具有属的特异性，同一属细菌的核心多糖相同；特异多糖位于脂多糖最外层，是革兰阴性菌的菌体抗原（O抗原），具有种的特异性。

2. 主要功能　①维持细菌固有外形，抵抗低渗作用：细胞壁可承受细菌细胞内高浓度无机盐等营养物质所形成的高渗透压，使其生活在低渗透压环境中也不易破裂，细胞壁的坚韧性主要取决于肽聚糖；②物质交换作用：通过细胞壁上的小孔，与细胞膜一起共同完成细胞内外物质交换；③屏障作用：防止抗菌药物等有害物质渗入；④免疫原作用：细胞壁上有多种抗原决定簇，可引起机体的免疫应答；⑤致病作用：G^- 菌细胞壁上的脂多糖是具有致病作用的内毒素，G^+ 菌细胞壁上的磷壁酸具有黏附作用，某些细菌表面具有的特殊蛋白质如 A 型链球菌的 M 蛋白等，与细菌的抗吞噬有关；⑥有鞭毛的细菌，细胞壁是鞭毛运动的支点。

革兰阳性菌和革兰阴性菌的细胞壁结构有着显著的不同（表 1–1），导致这两类细菌在染色性、免疫原性、毒性和对药物的敏感性等方面均有很大的差异。

表 1–1　革兰阳性菌和革兰阴性菌细胞壁结构的比较

细胞壁结构	革兰阳性菌	革兰阴性菌
肽聚糖组成	聚糖骨架、四肽侧链、五肽交联桥	聚糖骨架、四肽侧链
机械强度	强，较坚韧	弱，较疏松
胞壁厚度	厚，20～80nm	薄，10～15nm
肽聚糖层数	多，可达50层	少，1～3层
肽聚糖含量	多，占细胞壁干重50%～80%	少，占细胞壁干重5%～20%
糖类含量	约45%	15%～20%
脂类含量	1%～4%	11%～22%
磷壁酸	有	无
外膜层	无	有

（二）细胞膜

细胞膜又称胞质膜，位于细胞壁内侧，紧密包绕着细胞质，是一层柔软有弹性、半渗透性的生物膜。

1. **基本结构**　为脂质双层，其中间镶嵌有多种蛋白质。这些蛋白质多为具有特殊作用的酶和载体蛋白。细菌细胞膜不含胆固醇，是其与真核细胞的区别点之一。

2. **主要功能**　①选择性渗透和物质转运作用：与细胞壁一起共同完成菌体内外物质的交换；②呼吸作用：参与细菌的呼吸过程，与能量的产生、储存和利用有关；③生物合成作用：细胞膜上有多种合成酶，参与了细胞壁、荚膜和鞭毛的合成；④分泌作用：分泌胞外酶。⑤形成中介体（又称中间体）：是细胞膜向胞浆内陷折叠成的囊状结构。它扩大了胞质膜的表面积，增强了胞膜的生理功能，增加了呼吸酶的含量，可为细菌的生命活动提供大量的能量；中介体还与细菌的分裂、细胞壁的合成和芽孢的形成有关；中介体多见于革兰阳性菌。

（三）细胞质

细胞质是由细胞膜包裹着的无色透明的胶状物质，其主要成分是水、蛋白质、核酸和脂类。细胞质内含有多种酶，是细菌细胞代谢的重要场所。细胞质中含有多种重要结构。

1. 核糖体 又称核蛋白体，是游离于细胞质中的微小结构，数量可达数万个。化学成分为 RNA 和蛋白质，是细菌合成蛋白质的场所。细菌核糖体的沉降系数与人体核糖体不同，某些药物如红霉素、链霉素等能与细菌的核糖体结合，干扰其蛋白质的合成，导致细菌死亡，但对人体核糖体无作用。

2. 质粒 是染色体外的遗传物质，为环状闭合的双链 DNA 分子。质粒并非细菌生命活动所必需，但它能控制细菌的某些特定的遗传性状，如细毛、细菌素、毒素和耐药性的产生等。质粒还常作为基因运载体用于基因工程。

3. 胞浆颗粒 细胞质中含有各种的颗粒，大多为营养贮藏物，包括多糖、脂类、多磷酸盐等。胞浆颗粒并非细菌所必须或恒定的结构。各种细菌有不同的胞浆颗粒，同一种细菌在不同环境或不同的生活时期中胞浆颗粒也不一样，也有一些细菌没有胞浆颗粒。一般细菌在营养丰富时胞浆颗粒较多，能源缺乏时减少或消失。有些细菌如白喉棒状杆菌胞质有一种颗粒，含有大量的核糖核酸和多聚偏磷酸盐，可作为能量和磷的贮存物，供细菌代谢所需；当用亚甲基蓝染色时，这种颗粒着色较深，与菌体不同，称为异染颗粒，对白喉棒状杆菌的鉴别有一定的意义。

（四）核质

细菌属于原核细胞，无成形的细胞核，无核膜和核仁等。故细菌的核质又称为拟核或核区。核区由一条双链环状的 DNA 分子反复回旋、卷曲盘绕成松散的网状结构，呈球形、棒状或哑铃形。核区的 DNA 是细菌生命活动的关键物质，控制着细菌的主要遗传变异性状。

三、细菌的特殊结构

（一）荚膜

某些细菌细胞壁外包绕着一层黏液性物质，当其厚度大于 0.2μm 时称为荚膜。

1. 显微形态 荚膜用革兰染色法染色时不易着色，在光学显微镜下仅能看到菌体周围有一未着色的透明圈（图 1-5），用特殊染色法可将荚膜染成与菌体不同的颜色；当黏液性物质的厚度 < 0.2μm，于光学显微镜下不能直接看到时称为微荚膜，其作用与荚膜相似。

2. 组成与免疫性 细菌荚膜的形成受遗传背景和周围环境的影响，一般在动物体内或营养丰富的培养基中易形成荚膜，在普通培养基上荚膜不易长成，已失去荚膜的细菌通过动物体内培养时荚膜常得以恢复。荚膜的化学成分随菌种而异，多数细菌的荚膜为多糖，少数细菌的荚膜为多肽，个别细菌的荚膜为透明质酸。荚膜与

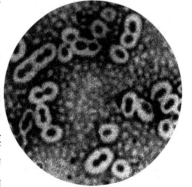

图 1-5 细菌的荚膜

同型抗荚膜血清结合后可逐渐增大，称为荚膜肿胀反应，可用于进行细菌鉴定和血清学分型。

3. 荚膜的作用与意义 ①保护作用：荚膜具有抵抗吞噬细胞的吞噬与消化作用，能抵抗溶菌酶、补体、噬菌体、抗菌药物等的伤害作用，荚膜贮存一定水分，有抗干燥的作用。②与致病性有关：上述荚膜的保护作用，增强了细菌的侵袭能力，如细菌失去荚膜，其致病能力也随着减弱或丧失。③鉴定作用：荚膜可作为细菌鉴别和分型的依据之一，如甲型溶血性链球菌与肺炎链球菌形态上很相似，但可依据有无荚膜鉴别出肺炎链球菌；另外，同一种细菌还可以用荚膜组分的不同来进行分型，如肺炎链球菌可根据荚膜多糖成分的不同分为多个型别。④具有免疫原性：荚膜可刺激机体产生抗体，相应抗体与荚膜结合，可使其失去抗吞噬的能力，故可用荚膜抗原制备有效的疫苗来预防疾病。

（二）鞭毛

鞭毛是某些细菌菌体表面附着细长呈波状弯曲的丝状物。所有弧菌、螺菌，约半数杆菌及极少的球菌有鞭毛。

1. 显微形态 鞭毛纤细，直径约为 12~18nm，电子显微镜下可见，直接在光学显微镜下看不见，但经特殊染色，使其增粗并着色后可观察到。还可通过暗视野显微镜观察细菌的运动方式，或在半固体培养基中观察细菌的生长现象，间接判断是否有鞭毛的存在。

2. 类型 依据鞭毛的数目、生长位置的不同，将鞭毛菌分为四种（图1-6）：①单毛菌：菌体一端有单根鞭毛，如霍乱弧菌。②双毛菌：菌体两端各有一根鞭毛，如空肠弯曲菌。③丛毛菌：菌体一端或两端有一丛鞭毛，如铜绿假单胞菌。④周毛菌：菌体周身有许多鞭毛，如伤寒沙门菌。

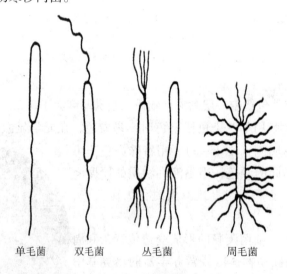

| 单毛菌 | 双毛菌 | 丛毛菌 | 周毛菌 |

图1-6 细菌鞭毛类型模式图

3. 作用 ①鞭毛是细菌的运动器官。②与细菌的致病性有关，某些细菌的鞭毛与其黏附性和侵袭力有关。③与细菌的鉴别有关，常依据细菌鞭毛的有无、类型及鞭毛抗原（H抗原）的不同来鉴别细菌。

（三）菌毛

菌毛为许多细菌菌体表面具有的比鞭毛更细、短且直的丝状物。菌毛主要在革兰阴性菌中出现，必须用电子显微镜才能观察到。菌毛与细菌的运动无关。根据菌毛功能的不同分为两种：

1. 普通菌毛 数目可达数万根，遍布菌体的表面。大肠埃希菌、淋病奈瑟菌等均有此菌毛。普通菌毛具有黏附作用，细菌依此可黏附于多种细胞表面的受体上，并在黏附处定植，从而构成了细菌的一种侵袭力。细菌通常易黏附于人和动物的红细胞，消化道、呼吸道、泌尿生殖道的黏膜上皮细胞等。有菌毛的细菌一旦失去菌毛，其致病力也大为降低或丧失。

2. 性菌毛 比普通菌毛长而粗，约1~4根，中空呈管状，仅见于革兰阴性细菌。有性菌毛的细菌称为F^+菌或雄性菌，无性菌毛的细菌称为F^-菌或雌性菌。雄性菌与雌性菌配对接合时，雄性菌可将F质粒或部分核质传递给雌性菌，使雌性菌获得雄性菌的某些遗传特性。细菌的耐药性、毒力等均可通过这种方式传递。

（四）芽孢

芽孢是某些细菌在一定环境条件下胞质脱水浓缩，在菌体内形成一个具有多层膜状结构的圆形或椭圆形小体。

1. 显微形态 芽孢用普通染色法染色时不易着色，在普通光学显微镜下只能看到菌体内无色透明的芽孢体，须用芽孢染色法才能着色。

2. 类型 芽孢的大小、形状和在菌体中的位置随菌种不同而异（图1-7）。

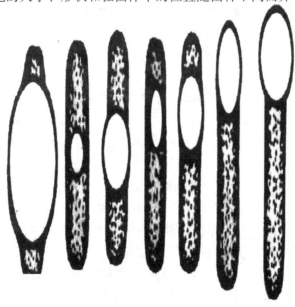

图1-7 细菌芽孢的形状与位置

3. 成因 细菌形成芽孢的能力取决于该菌体内是否有芽孢的基因，此外还需要一定的环境条件。环境条件的改变，如碳源、氮源或某些生长因子的缺乏，有氧或无氧等均可作为细菌形成芽孢的诱因。芽孢形成后，其菌体成为空壳，失去繁殖能力，并逐渐自溶崩溃，芽孢也脱出游离于环境中。

4. 特性 ①保留原菌的活性：芽孢带有完整的核质和酶系统，保持着该菌的全部生命活性。②为细菌的休眠体：芽孢代谢过程缓慢，对营养物质的需求降低，分裂停止，是细菌为适应不良环境而形成的休眠体。③可转为繁殖体：如芽孢遇到适宜环境条件，芽孢吸水膨大，出芽发育成新的菌体。一个细菌只能形成一个芽孢，而一个芽孢也只能发育成一个繁殖体，故芽孢的形成不是细菌的繁殖方式。

5. 作用和意义 ①增强细菌的抵抗力：芽孢壁厚且通透性低，杀菌物质不易渗入；芽孢体含水量少，有耐热蛋白质和大量的吡啶二羧酸，这些因素提高了芽孢的耐热性和稳定性，所以芽孢对热、干燥、化学消毒剂以及辐射等有强大的抵抗力；某些细菌的芽孢在自然界中可存活几年至几十年，有的芽孢能耐煮沸数小时。②可成为某些疾病的潜在病源：芽孢并不直接引起疾病，但条件适宜时发芽成为繁殖体，并大量繁殖后可导致疾病的发生。③判断灭菌效果的指标：由于芽孢对理化因素抵抗力强，故可以芽孢是否被杀死作为灭菌效果的指标。④鉴定细菌：芽孢的大小、形态及在菌体中的位置随菌种而异，具有重要鉴别价值。

（五）细菌的非典型形态与结构

1. 非典型形态 细菌的形态与结构在适宜的条件下是较为恒定的，但当环境条件改变时，它的形态与结构也会出现一定程度上的变化。这种变化可以是暂时的，随着外界影响因素的消除，细菌可恢复其正常的形态与结构。细菌在适宜条件下生长 8～18 小时时形态较为典型，当幼龄与衰老的菌体或环境中含有不利于细菌生长的因素（如抗菌药物、抗体、过高盐分等）时，细菌的形态常会出现如梨形、丝状等不规则形态变化，有时难于鉴别。所以在观察细菌的形态特征时，应留意菌体因自身或环境因素等所引起的变化。

有时也可利用人为的条件，使细菌产生非典型变化，以帮助鉴别某些细菌。如鼠疫耶尔森菌在含 3%～5% NaCl 培养基中培养 24 小时后，可观察该菌出现的多形性变化，有利于鉴别该菌。

2. 细菌 L 型

（1）概念 细菌 L 型即细菌细胞壁缺陷型。在人工诱导（如少量青霉素、头孢菌素的存在）或自然状态下，细菌的细胞壁缺失或丧失，成为细菌 L 型。细菌 L 型在体内或体外均能形成，其子代仍保留亲代的遗传特性，但在形态、染色性、培养特性及生化反应等生物学性状上已发生了显著的变化，对作用于细胞壁的抗生素也具有了抵抗力。几乎所有的细菌都有 L 型存在。发生于革兰阳性菌，细胞壁完全缺失时，称为原生质体，这只能在较高渗透压环境中生成。革兰阴性菌因少含肽聚糖，有外膜保护，且内部渗透压较革兰阳性菌低，其 L 型多呈圆球体，称为原生质球，可在高渗或非高渗环境中存活。

（2）**主要生物学特性** ①多形性：细菌 L 型因缺失细胞壁，故呈现高度的多形性，常见的有球状、杆状或丝状，且大多为革兰阴性细菌。②在普通培养基中不生长：细菌 L 型在普通培养环境中不能耐受菌体内部的高渗透压而易破裂死亡，但在含 10%～20% 的人或马血清的高渗培养基中能缓慢的生长，形成中间较厚、周围较薄的荷包蛋样小菌落。③可返祖性：细菌 L 型常在作药敏试验时即可返祖变为原来的形态，故细菌 L 型只有在形态染色、生长特点及返祖试验符合上述情况时才能确定。④可致病性：细菌 L 型仍有一定的致病性，可引起多种组织的间质性炎症，感染有呈慢性迁延、反复发作的可能，临床上常见有尿路感染、骨髓炎、心内膜炎等，并常在应用某些抗菌药物治疗中发生，但常规细菌学检查结果常呈阴性。因此，当临床上遇有明显症状而标本常规细菌培养为阴性者，应考虑细菌 L 型感染的可能性。

知识链接

细菌 L 型的由来

细菌 L 型是克兰伯格（Klieneberger）于 1935 年在 Lister 研究所研究念珠状链杆菌时发现，因其首次在该研究所发现，故以其第一个字母命名为细菌 L－型。

第二节 细菌的生理

一、细菌的主要理化性状

（一）细菌的化学组成

细菌的细胞内存在多种化学物质，是细菌进行生命活动的物质基础。与其他生物细胞相似，细菌的化学组成主要有水、无机盐、糖类、脂类、核酸和蛋白质等。水在细菌细胞中含量最多，占细胞总重量的 70%～90%。除水分以外，细菌细胞另外的主要固形物是有机物，其中糖类大多为多糖，占细菌干重的 10%～30%；蛋白质约占细菌干重的 50%～80%；脱氧核糖核酸（DNA）主要存在于染色体和质粒中，约占菌体干重的 3%；核糖核酸（RNA）存在于细胞质中，约占细菌干重的 10%。另外，还有少数无机离子，如钠、钾、镁、铁、钙和氯等，构成细胞的各种成分并且维持酶的活性和跨膜化学梯度。除此之外，细菌体内还含有一些细菌特有的化学物质，如肽聚糖、磷壁酸、胞壁酸、二氨基庚二酸、D 型氨基酸、吡啶二羧酸等，这些物质在真核细胞中还尚未发现。

（二）物理性状

1. 带电现象 细菌固体成分的 50%～80% 是蛋白质，他们是由兼性离子氨基酸组成的。因为氨基酸具有两性游离的性质，从而使细菌带上一定性质的电荷。在一定 pH 值溶液内，氨基酸电离的阳离子和阴离子数相等，此时 pH 值称为细菌的等电点（pI）。细菌所带电荷与所处溶液的 pH 值有关：当溶液的 pH 值与细菌 pI 相同时，细菌不带电荷；溶液 pH 低于细菌 pI 时，细菌带正电荷；溶液 pH 高于细菌 pI 时，细菌带负电荷。革兰阴性菌的 pI 约为 pH4 ~ 5，革兰阳性菌的 pI 约为 pH2 ~ 3，所以在弱碱性或接近中性的环境中细菌均带负电荷。细菌的带电现象与细菌的凝集反应、染色反应、杀菌和抑菌等作用有密切关系。

2. 光学性质 细菌细胞为半透明体。当光线照射至菌体时，一部分光线被折射，一部分光线被吸收，所以细菌悬液呈现混浊状态。此现象可帮助判断液体中有无细菌繁殖。此外，液体中细菌数量越多，浑浊度就越高，因此可利用比浊法或分光光度计来粗略计算悬液中细菌的数量。由于细菌具有这种光学性质，也可用相差显微镜观察其形态和结构。

3. 表面积 细菌体积微小，但相对表面积大。这是因为面积是半径平方的函数（$A = 4\pi r^2$），而体积是半径立方的函数（$V = 4/3\pi r^3$）。表面积和体积的比率可以表示成 $3/r$，因此，细胞半径越小，表面积与体积的比率就越大。巨大的表面积有利于细菌与外界物质交换，因此细菌代谢旺盛，繁殖迅速。

4. 渗透压 由于细菌细胞内含有高浓度的无机盐和有机物，因而具有较高的渗透压。一般革兰阴性菌的渗透压为 506. 625 ~ 607. 95kPa（5 ~ 6 个大气压），革兰阳性菌的渗透压高达 2026. 5 ~ 2533. 125kPa（20 ~ 25 个大气压）。细菌一般生活在低渗的环境中，由于有坚韧细胞壁的保护，才使细菌能承受巨大的压力而不至于胀裂。但如果细菌处在纯水中，仍可因大量吸水而破裂；若处在渗透压更高的环境中，则菌体内水分溢出，胞质浓缩，使细菌不能生长繁殖。

其他物理性状，如细菌的细胞膜及细胞壁具有半透明性的特点，可允许水及部分小分子物质通过，这种半透性有利于细菌吸收营养和排出代谢产物。

二、细菌的生长与繁殖

将外界环境中获取的营养物质用于细菌的生命活动，此过程称为细菌的营养。细菌吸收营养物质后，参与了细菌的细胞组成、酶的活性成分和提供细菌各种生命活动所需要的能量。在适宜的环境条件下进行代谢活动，通过分裂方式产生新的个体，使细菌数量增加，这两个过程称为细菌的生长繁殖。它们是紧密联系、难以划分的。

（一）细菌的营养类型

各类细菌代谢活性各异，酶系统也有所不同，因而对营养物质的需要也不同。根据细菌所利用的能源和碳源的不同，将细菌分为两大营养类型。

1. 自养菌 该类细菌以简单的无机物为原料，利用 CO_2、CO_3^{2-} 作为碳源，利用 NH_3、N_2、NO_3^-、NO_2^- 等作为氮源，合成菌体成分。这类细菌所需能量来自无机物的氧化称为化能自养菌，或通过光合作用获得能量的称为光能自养菌。

2. 异养菌 该类细菌必须以多种有机物为原料，如糖类、蛋白质等，才能合成菌体成分并获得能量。异养菌包括寄生菌和腐生菌。寄生菌寄生于活体内，从宿主的有机物获得营养；腐生菌以腐败食物、动植物尸体等作为营养物。所有的病原菌都是异养菌，大部分属寄生菌。

（二）细菌生长繁殖的条件

细菌的生长繁殖需要适宜的环境条件。不同种类的细菌，其生长繁殖所需的环境条件不尽相同，个别种类的细菌尚有特殊的需要，但基本条件主要有以下几个方面：

1. 营养物质 营养物质是细菌进行新陈代谢、生长繁殖的物质基础。细菌的生长繁殖，需要充足、平衡的混合营养，主要包括水、氮源、碳源、生长因子和无机盐等。在体外人工培养细菌时，一般将细菌所需成分调配成培养基，来为细菌提供全部营养物质。

（1）水 一切生命活动，如各种代谢活动、营养物质吸收、生长繁殖等都离不开水。水既是细菌细胞的主要组成成分，又是很好的溶剂，可使营养物质溶解，有利于细菌的吸收。此外，水还是细菌新陈代谢、调节温度的重要媒介。

（2）碳源 碳源是细菌合成蛋白质、糖类、脂类、核酸、酶类等菌体成分的原料，同时也为细菌新陈代谢提供必要的能量。细菌主要从含碳化合物（如糖类、有机酸等）获得碳源。

（3）氮源 主要作为菌体成分的原料，一般不提供能量。病原微生物主要从蛋白胨、氨基酸等有机氮化物中获得氮。少数病原菌，如克雷伯菌也可利用硝酸盐甚至是氮气，但利用率较低。

（4）生长因子 是某些细菌自身不能合成但生长繁殖必需的物质，如氨基酸、B族维生素、嘌呤、嘧啶等。有些细菌还需要特殊的生长因子，如V（辅酶Ⅰ或辅酶Ⅱ）因子、X（高铁血红素）因子。人工培养这类细菌时，通常需要在培养基中加入血清、血液、酵母浸出液等，为其提供生长因子。

（5）无机盐 细菌需要各种无机盐来提供细菌生长的各种元素，其需要浓度在 $10^{-3}\sim10^{-4}$ mol/L 的元素为常用元素，浓度在 $10^{-6}\sim10^{-8}$ mol/L 元素为微量元素。前者有钾、钠、镁、钙、铁、磷、硫等；后者有锌、铜、锰、钴、钼等。

各类无机盐的作用为：①构成菌体的必要成分。②参与能量的储存和转运。③调节菌体内外的渗透压。④作为酶的组成部分，维持酶的活性。⑤某些元素与细菌的生长繁殖和致病性密切相关。例如，白喉棒状杆菌在含铁 0.14mg/L 的培养基中产生毒素的量最高，而铁的浓度达到 0.6mg/L 时则完全不产毒。一些微量元素并非所有细菌都需要，不同菌种只需要其中的一种或数种。

不同种类的细菌对营养物质的要求不同，据此细菌可分为两类：①非苛养菌：指对营养要求不高，在含碳源、氮源、无机盐的普通培养基中即可生长繁殖的细菌，如葡萄球菌、大肠埃希菌等。②苛养菌：对营养要求苛刻，在普通培养基中不生长或难以生长的一类细菌，如流感嗜血杆菌、百日咳鲍特菌等。苛养菌需在含有生长因子或其他特殊营养成分的培养基中才能生长。

2. 适宜的酸碱度 pH 可影响细胞膜通透性和稳定性、电离和物质的溶解等过程。细菌的生化反应均为酶促反应，它需要最适的 pH，使酶促反应达到最高速率。大多数病原菌的最适酸碱度为 pH7.2 ~ 7.6，在此酸碱环境中，细菌的新陈代谢旺盛，酶活性强。但个别细菌更适宜在酸性或碱性环境中生长，如结核分枝杆菌在 pH6.4 ~ 6.8、霍乱弧菌在 pH8.4 ~ 9.2 的环境中生长最好。

3. 合适的温度 细菌生长所需的温度因种类不同而异。病原菌在长期进化过程中适应了人体环境，其最适生长温度多为 35℃ ~ 37℃。但个别细菌如耶尔森菌的最适生长温度为 20℃ ~ 28℃，而空肠弯曲菌的最适生长温度比较高，为 36℃ ~ 43℃。

4. 必要的气体环境 细菌生长繁殖需要的气体主要是 O_2 和 CO_2。一般细菌在代谢过程中产生的 CO_2 及空气中的 CO_2 足够满足其需要，不需要额外补充。少数细菌如脑膜炎奈瑟菌、淋病奈瑟菌等，在初次分离培养时，所需 CO_2 浓度较高，为 5% ~ 10%，需人为供给。

不同种类的细菌对 O_2 的需求不同，故将细菌分为四类：①专性需氧菌。此类细菌具有完善的呼吸酶系统，需要分子氧作为最终受氢体，来完成呼吸作用，因此必须在有氧环境中才能生长，如结核分枝杆菌、铜绿假单胞菌等。②专性厌氧菌。此类细菌缺乏完善的呼吸酶系统，不能利用分子氧，并且游离氧对其有毒性作用，只能在无氧的环境中进行无氧发酵，如脆弱类杆菌、破伤风梭菌等。③兼性厌氧菌。此类细菌既能进行有氧氧化，又能进行无氧发酵，因而在有氧和无氧环境中均能生长。但在不同环境中生成的呼吸产物不同，如大肠埃希菌在有氧环境中通过有氧呼吸产生大量 CO_2 及少量有机酸，而在无氧环境中则通过发酵生成大量乳酸、醋酸、甲酸及少量 CO_2。大多数病原菌属于兼性厌氧菌。④微需氧菌。此类细菌宜在 5% 左右的低氧环境中生长，氧浓度 > 10% 对其有抑制作用，如空肠弯曲菌、幽门螺杆菌等。

5. 渗透压 大多数细菌在等渗或低渗环境中都能生长，但少数的嗜盐菌在较高盐浓度中也能生长，称为兼性嗜盐菌，如金黄色葡萄球菌能在 0.1% ~ 20% NaCl 溶液中生长。专性嗜盐菌的最适盐浓度为 25% ~ 90%，如寄生在盐湖中的螺杆菌，若在低渗环境中，细菌细胞壁将会破裂溶解。

（三）细菌生长繁殖的规律

由于菌种不同和营养条件的差异，各种细菌的繁殖速度也不尽相同。在适宜条件下，大多数细菌 20 ~ 30 分钟即可分裂一次，称为一代。但个别细菌繁殖速度较慢，如结核分枝杆菌需 18 ~ 20 小时才可繁殖一代。

1. 细菌的繁殖方式 细菌以无性二分裂方式进行繁殖。球菌可从不同平面分裂，杆菌则沿横轴分裂。细菌分裂后，有的分开成散在的细胞，如单球菌；有的聚集在一起，则形成葡萄状、链状等排列。个别细菌如结核分枝杆菌通过分枝方式繁殖。

细菌的分裂繁殖过程如下：①细胞体积增大；②染色体复制，并与中介体相连；③中介体一分为二，各向两端移动，分别将复制好的染色体拉向细胞的一侧；④染色体中部细胞膜内陷形成横隔，同时细胞壁向内生长；⑤经肽聚糖酶水解，肽聚糖共价键断裂，分成两个子代细菌。

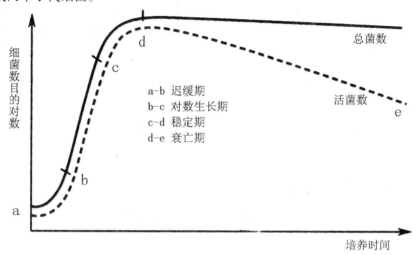

图1-8　细菌的生长曲线

2. 细菌的生长曲线　由于细菌细胞微小，以单一个体为对象研究其生长繁殖十分不方便，实践中常以细菌群体数量的变化来帮助研究。将一定数量的细菌接种在定量的液体培养基中培养，间隔一定时间取样检测活菌数目。以培养时间为横坐标，以活菌数的对数为纵坐标绘制一条曲线，称为细菌的生长曲线（图1-8）。

根据生长曲线，细菌的群体生长繁殖可分为四期（表1-2）：

（1）迟缓期：是细菌进入新环境后的适应阶段。此期细菌几乎不繁殖，但体积增大，代谢活跃、合成各种酶、辅酶及代谢产物，为以后的繁殖做准备。迟缓期的长短与细菌种类、培养基性质有关，一般约1~4小时。

（2）对数生长期：又称指数期。细菌在该期生长迅速，活菌数以几何级数增长，该期生长曲线呈直线上升，达到顶峰状态。此期细菌的形态、生理特性、染色性等都较为典型，对外界环境因素较敏感。因此，研究细菌的生物学性状（生化反应、形态染色、药物敏感试验等）应选用此期的细菌。对数生长速度受环境条件（温度、培养基组成）及自身遗传特征的影响，一般细菌对数期在培养后的8~18小时。

（3）稳定期：由于细菌在对数期迅速繁殖而导致培养基中营养物质被消耗、pH下降、毒性代谢产物积聚，因此在对数期后，细菌的繁殖速度逐渐减慢，死亡数量逐渐增多，细菌繁殖数和死亡数大致平衡，生长曲线趋于平稳。稳定期的生理特性、细菌形态常有变异，如革兰阳性菌可能被染成革兰阴性；同时，细菌的多种代谢产物如抗生素、外毒素、色素等也逐渐产生和积聚。另外，细菌芽孢也多在此期形成。

（4）衰亡期：在此期，由于营养物质的匮乏和毒性产物的累积，导致环境条件不断恶化，细菌繁殖速度越来越慢，死亡速度越来越快；活菌数越来越少，死菌数超过了活菌数。此期的细菌形态显著改变，生理代谢活动也趋于停滞，这些变化可影响对细菌的鉴定。

知识链接

> 细菌生长曲线只有在体外人工培养的条件下才能观察到。在自然界或人和动物体内繁殖时，受环境因素和机体免疫因素等多方面影响，不可能出现在培养基中的典型的生长曲线。

表1-2 细菌群体各期生长特点比较

生长特点	迟缓期	对数期	稳定期	衰亡期
活菌数量	稳定、增加少	对数增长	维持平衡	逐步减少
生长速率	迟缓	最大速率	速率降低	死亡量增加
细胞代谢	非常活跃	活性高而稳定	活性稳定	活性降低、衰老
适用范围	培养初期	研究生物学性状保存菌种	产生外毒素、抗生素、芽孢等	不用于研究

三、细菌的新陈代谢

细菌的新陈代谢是指细菌细胞内合成代谢与分解代谢的总和，其显著特点是代谢旺盛和代谢类型的多样化。合成代谢是将简单的小分子物质合成复杂的菌体成分和酶的过程，这一过程需要消耗能量。分解代谢是将复杂的营养物质降解为简单化合物的过程，同时伴有能量的释放。伴随着代谢过程，细菌可产生多种代谢产物，其中一些产物在细菌的鉴别和医学研究上具有重要意义。

（一）细菌的能量代谢

细菌能量代谢活动中主要涉及 ATP 形式的化学能。细菌细胞有机物分解或无机物氧化过程中释放的能量通过底物磷酸化或氧化磷酸化来合成 ATP。

能量代谢的基本生化反应是生物氧化。生物氧化的方式包括加氧、脱氢和脱电子反应，细菌则以脱氢或失电子的方式更为常见。在有氧或无氧环境中，各种细菌的生物氧化过程、代谢产物和产生能量的多少均有所不同。

病原菌合成细胞组分和获得能量的物质主要为糖类，通过糖的氧化或酵解释放能量，并以高能磷酸键的形式（ATP、ADP）储存能量。自然界中存在各种糖类，包括寡糖、多聚糖和各种单糖，其中最广泛、最重要的是葡萄糖。葡萄糖以外的单糖，多数也是先转化为葡萄糖或其磷酸化合物，再进一步降解。因此，葡萄糖的降解代谢是细菌代谢中最重要的内容。现以葡萄糖为例，简述细菌的能量代谢。

1. 需氧呼吸 是指以分子氧作为最终受氢体的生物氧化过程。需氧呼吸是需氧生物将底物完全氧化获得能量的主要方式。由于底物被彻底氧化，因而产生的能量较多。如 1 分子葡萄糖通过需氧呼吸过程被彻底氧化成 H_2O 和 CO_2，可生成 38 分子的 ATP。需氧菌和兼性厌氧菌进行需氧呼吸。

2. 厌氧呼吸 是指以无机物（除 O_2 外）作为最终受氢体的生物氧化过程，是一类产能效率低的特殊呼吸，仅有少数细菌以此方式产生能量。

3. 发酵 是指以有机物作为最终受氢体的生物氧化过程。发酵作用不能将底物彻底氧化，因此产生的能量较少。1 分子葡萄糖经发酵仅产生 2 分子的 ATP。

需氧呼吸必须在有氧条件下进行，厌氧呼吸、发酵必须在无氧条件下进行。

（二）细菌的分解代谢

不同种类的细菌具有不同的酶系统，因而对营养物质的分解能力和分解形成的代谢产物也不同。利用生化试验来检测细菌对各种物质的代谢作用及其代谢产物的试验方法，称为细菌的生化反应。生化反应对鉴别细菌有非常重要的意义。

1. **糖的分解** 糖是细菌代谢所需能量的重要来源，也是构成菌体有机物质的碳源。多糖类物质须先经细菌分泌的胞外酶分解为葡萄糖，再被吸收利用。细菌将多糖分解为单糖，然后转化为丙酮酸的分解过程基本相同，而对丙酮酸的进一步分解，不同的细菌会产生不同的终末产物。需氧菌将丙酮酸经三羧酸循环彻底分解成二氧化碳和水，在此过程中产生多种中间代谢产物。厌氧菌则发酵丙酮酸，产生各种酸类，如甲酸、丙酸、醋酸等；醛类，如乙醛；醇类，如丁醇、乙醇；酮类，如丙酮。常用的检测糖分解代谢产物的生化试验有糖发酵试验、甲基红试验和 VP 试验等（详见第五章第四节）。

2. **蛋白质和氨基酸的分解** 细菌分泌的胞外酶先将复杂的蛋白质分解为短肽，再由胞内酶将短肽分解为氨基酸。能分解蛋白质的细菌很少，而蛋白酶专一性又很强，因此分解蛋白质能力的多少有助于鉴别细菌。能分解氨基酸的细菌较多，其分解能力也各不相同，主要通过脱氨、脱羟两种方式来实现。常用于细菌鉴定的蛋白质和氨基酸分解产物检测试验有吲哚（靛基质）试验、硫化氢试验、苯丙氨酸脱氨酶试验等（详见第五章第四节）。

3. **细菌对其他物质的分解** 细菌除能分解蛋白质和糖外，还可分解利用一些有机物和无机物，如产气杆菌可分解枸橼酸钠、变形杆菌可分解尿素。由于各种细菌产生的酶不同，其代谢形成的产物也不一样，故可用于鉴别细菌。

（三）细菌的合成代谢

细菌利用分解代谢中的产物和能量不断合成菌体自身成分，如细胞壁、蛋白质、多糖、核酸、脂肪酸等，同时也通过合成代谢产生一些产物，以表现该生物体的特性。其中，在医学上具有重要意义的合成代谢产物主要有：

1. **热原质** 又称致热原，是细菌合成的一种注入人体和动物体内能引起发热反应的物质。产生热原质的细菌大多是革兰阴性菌，热原质即为细胞壁的脂多糖成分。

热原质耐高温，经 121℃、20 分钟的高压蒸汽灭菌也不被破坏，在 250℃高温下干烤才能被破坏；输液制剂中的热原质可用蒸馏法或用吸附剂来去除。临床上用于注射和输液的制剂如果含有热原质则很难去除，往往引起高热、寒战等输液反应。因此，在制备生物制品和注射制剂过程中要严格遵守无菌技术，防止细菌及其热原质的污染。

知识链接

　　防止和去除热原质的原则：①严格控制并保证注射用水、各类化学药品和原材料不被污染。②严格进行容器、用具的清洗与消毒灭菌。③在生产过程中，严格执行无菌操作。④生产工艺中，根据所用容器、用具的性质制订科学、有效的标准作业程序，并认真执行。

　　2. 毒素与侵袭性酶类　细菌产生的毒素包括外毒素和内毒素。外毒素是由革兰阳性菌及部分革兰阴性菌合成并可释放到菌体外的毒性蛋白质，毒性强而且对组织器官有高度的选择性。内毒素是革兰阴性菌细胞壁的脂多糖成分，当菌体死亡裂解后，才可释放到菌体外。不同细菌内毒素的毒性大致相同。

　　某些细菌还能产生具有侵袭性的酶类，如产气荚膜梭菌产生的卵磷脂酶、链球菌产生的透明质酸酶等。具有损伤机体组织、有利于细菌或毒素在体内侵袭和扩散的作用。毒素和侵袭性酶与细菌的致病性有重要关系（详见第四章第一节）。

　　3. 色素　某些细菌在一定环境条件下（营养、适宜温度、氧气等）能产生不同颜色的色素，可用于细菌的鉴别。细菌的色素有两类，一类为水溶性色素，能弥散到培养基或周围组织中，如铜绿假单胞菌产生的色素使培养基或感染的脓汁呈绿色；另一类为脂溶性色素，不溶于水，只存在于菌体，使菌落显色而培养基颜色不变，如金黄色葡萄球菌的色素。

　　4. 抗生素　某些微生物在代谢过程中产生的一类能杀死或抑制其他微生物或肿瘤细胞的物质，称为抗生素。抗生素主要由真菌和放线菌产生，由细菌产生的抗生素只有多粘菌素等少数几种。

　　5. 细菌素　某些细菌产生的一类具有抗菌作用的蛋白质称为细菌素。与抗生素不同的是细菌素抗菌范围狭窄，只对有近缘关系的细菌才有抑菌作用。例如，铜绿假单胞菌产生的铜绿假单胞菌素、大肠埃希菌产生的大肠菌素等。细菌素具有中和型的特异性，故可用于细菌分型，在流行病学的调查中有意义。

　　6. 维生素　有些细菌能合成一些维生素，除供菌体本身所需外，也能分泌到菌体外。如人体肠道内的大肠埃希菌能合成并分泌维生素 K 和维生素 B，可被人体吸收利用。

第三节　细菌与环境

　　细菌的生命活动与环境有着密切的关系。适宜的环境，能促进细菌的生长繁殖。不适宜的环境，可引起细菌的变异或抑制其生长，甚至杀灭细菌。因此掌握细菌与外界环境的关系，在医学实践中是非常重要的。一方面可创造有利条件采用人工的方法培养细菌，有助于感染性疾病的预防与诊断；另一方面，也可利用对细菌的不利因素，抑制或杀灭细菌，从而达到消毒灭菌和控制传染的目的。

一、细菌的分布

细菌种类多、繁殖快、适应能力强，广泛分布于自然界中。在空气、水、土壤、人和动物的体表以及与外界相通的腔道中，常有各种细菌和其他微生物存在。多数细菌对人类是无害的，并且是自然界和人类必不可少的组成部分，与外界环境及宿主一起构成相对平衡的生态体系。但也有部分细菌可引起人类疾病、造成环境污染、导致食品变质等。

（一）细菌在自然界的分布

1. 土壤中的细菌　土壤具备细菌生长繁殖所必需的水分、有机物、无机盐等营养物质以及适宜的 pH 与气体等条件，是细菌生长繁殖的良好环境。土壤中存在着不同数量和种类的细菌群。主要分布于距地表 10～20cm 的耕作层，大多是非致病菌，它们在物质循环等方面发挥着重要作用。另外，也有来自患者和患病动物排泄物中的致病菌进入土壤。多数致病菌抵抗力弱，在土壤中易死亡，但一些能形成芽孢的细菌如产气荚膜梭菌、破伤风梭菌、炭疽芽孢杆菌等，可在土壤中存活很多年，因此，深而狭窄的伤口被泥土污染时，易发生破伤风和气性坏疽等病，应采取清创等必要的措施进行预防和治疗。

2. 水中的细菌　水也是细菌生存的天然环境。水中有天然生存的细菌群，也有来自土壤、尘埃、人畜排泄物、垃圾的细菌。不同的水源以及不同的存在状态，水中的细菌种类和数量也有所不同，一般地面水比地下水含菌量多；沿岸水比中流水含菌量多；静止水比流动水含菌量多。一些致病菌如伤寒沙门菌、痢疾志贺菌、霍乱弧菌等，常通过人和动物粪便及其他方式进入水中，污染水源，从而引起各种消化系统传染病的传播。

3. 空气中的细菌　空气中微生物分布的数量和种类因环境不同而有所差别。微生物主要来源于人畜呼吸道的飞沫及地面飘扬起来的尘埃。由于空气中缺乏营养物质及适当的温度，细菌不能生长繁殖，且常因干燥和阳光的照射作用而被消灭。只有抵抗力较强的细菌和真菌或细菌芽孢才能存留较长时间。室外空气中常见有产芽孢杆菌、真菌孢子及产色素细菌等；室内空气中的微生物比室外多，尤其是人口密集的公共场所、医院门诊、病房等处，容易受到带菌者和病人排泄物的污染。如飞沫、痰液、粪便、皮屑等携带大量的微生物，可严重污染空气。

（二）细菌在人体的分布

1. 正常菌群　正常人体的体表以及与外界相通的腔道黏膜（如口腔、鼻咽腔、肠道、泌尿生殖道等）上存在着不同种类和一定数量的微生物，这些微生物通常对人体是无害的，甚至是有益的，称为正常微生物群或正常菌群。寄居在人体各部位的常见微生物见表1-3。

表 1 - 3 寄居在人体各部位的常见微生物

部位	微生物种类
皮肤	葡萄球菌、丙酸杆菌、类白喉棒状杆菌、分枝杆菌、铜绿假单胞菌、真菌
口腔	葡萄球菌、链球菌、乳杆菌、类白喉棒状杆菌、白假丝酵母菌、衣氏放线菌
鼻咽腔	葡萄球菌、链球菌、奈瑟菌、类杆菌、铜绿假单胞菌、变形杆菌
肠道	大肠埃希菌、产气肠杆菌、变形杆菌、葡萄球菌、双歧杆菌、铜绿假单胞菌、乳酸杆菌、产气荚膜梭菌、破伤风梭菌、类白喉棒状杆菌
尿道	葡萄球菌、类白喉棒状杆菌、分枝杆菌、大肠埃希菌
阴道	葡萄球菌、乳杆菌、大肠埃希菌、类白喉棒状杆菌、类杆菌、双歧杆菌、支原体、白假丝酵母菌
外耳道	葡萄球菌、类白喉棒状杆菌、铜绿假单胞菌、抗酸杆菌
眼结膜	葡萄球菌、结膜干燥杆菌、奈瑟菌

正常条件下，人体与正常菌群之间、正常菌群内各种微生物之间构成了一种生态平衡，既相互制约，又相互依存。正常菌群对保持人体生态平衡和内环境的稳定等方面起着重要作用：

（1）生物拮抗作用　正常菌群在人体构成生物屏障，从而阻止外来细菌的入侵。还能通过产生有害代谢产物或竞争营养等方式拮抗病原菌的生长。如大肠埃希菌产生的大肠菌素能抑制痢疾志贺菌的生长，口腔中唾液链球菌产生的过氧化氢，能抑制白喉棒状杆菌与脑膜炎奈瑟菌的入侵与生长。

（2）营养作用　正常菌群参与机体的物质代谢、营养合成和转化。有的菌群还能合成宿主所必需的维生素。如大肠埃希菌能合成维生素 K、维生素 B 等，供机体利用；双歧杆菌产酸造成的酸性环境，可促进机体对维生素 D、铁和钙的吸收。

（3）免疫作用　正常菌群具有免疫原性的作用，即能刺激机体产生抗体，从而促进机体免疫系统的发育和成熟，同时还可抑制或杀灭具有交叉抗原的病原菌。

（4）抑癌作用　某些正常菌群可使体内出现的致癌物质转化为非致癌物质，抑制肿瘤生长。如乳酸杆菌和双歧杆菌，它们的抑癌作用机制可能与其能降解亚硝酸铵，并能激活巨噬细胞、提高吞噬能力有关。

此外，正常菌群对于宿主的生长、发育也起到了一定的作用。由于人体内有正常菌群分布，因此，在采集人体标本时，需注意避免有正常菌群的污染。另外，若从有正常菌群存在的部位采集标本培养细菌时，需结合临床进行综合的分析，分辨是致病菌还是正常菌群。

2. 条件致病菌与菌群失调症

（1）条件致病菌　在宿主体内正常菌群一般不致病，具有相对稳定性。但受某些因素的影响，两者之间的平衡被打破，原来不致病的正常菌群也可引起疾病。这种在正常情况下不致病，但在特定条件下能引起疾病的菌群称为条件致病菌或机会致病菌。条件致病菌常为毒力弱或无明显毒力的菌株，如大肠埃希菌、肠杆菌属、铜绿假单胞菌、葡萄球菌、克雷伯菌属、变形杆菌属、沙雷菌属等。

条件致病菌的致病条件主要有：①寄居部位发生改变：如寄生于肠道内的大肠埃希

菌，由于外伤、手术、留置导尿管等原因进入血液、腹腔或泌尿生殖道等，可引起败血症、腹膜炎或泌尿道感染。②机体免疫力低下：如慢性消耗性疾病，大面积烧伤患者以及使用大剂量的皮质激素、抗肿瘤药物等而造成机体免疫力低下时，可引起感染而出现各种疾病。③不适当使用抗菌药物：长期使用广谱抗生素的患者，体内某部位的正常菌群中各菌种数量和比例发生了大幅度的改变，导致机体微生态系统不平衡，称为菌群失调。这些患者体内正常菌群中的敏感菌受药物影响被抑制，而对抗生素不敏感的菌株（如葡萄球菌、白假丝酵母菌等）趁机大量繁殖成为优势菌，引起假膜性肠炎、白假丝酵母菌性肺炎等疾病。

（2）菌群失调症 严重的菌群失调可导致宿主出现一系列的临床病症，称为菌群失调症。菌群失调的发生与不当使用抗菌药物或医疗器械操作导致外来菌入侵等因素有关。这种在抗菌药物治疗原有感染疾病的过程中诱发的第二次感染又称二重感染。引起二重感染的细菌以革兰阴性杆菌、金黄色葡萄球菌和白色念珠菌为多见。临床表现为肺炎、鹅口疮、肠炎、尿路感染或败血症等。若发生二重感染，应停用原来的抗生素，选用合适的敏感药物，以恢复正常菌群的生态平衡。

二、外界因素对细菌的影响

在自然界，细菌必然不断经受周围环境中各种因素的影响。当环境适宜时，细菌能进行正常的新陈代谢而生长繁殖；若环境条件变化，可引起细菌的代谢和其他性状发生变异，甚至导致其死亡。因此掌握外界因素对细菌的影响关系，不但可创造有利条件，从病理材料中分离培养病原微生物，而且还有助于传染病的诊断以及制备疫苗，以预防某些传染病；另一方面，也可利用环境对细菌不利因素，抑制或杀灭病原微生物，以达到消毒灭菌的目的。

（一）基本概念

1. 消毒 是指杀灭物体上病原微生物但不一定能杀死非病原微生物及细菌芽孢的方法。用于消毒的化学药物称为消毒剂，消毒剂一般在常用浓度下只对细菌的繁殖体有效。

2. 灭菌 是指杀灭物体上所有的微生物（包括病原微生物、非病原微生物和细菌芽孢）的方法。

3. 防腐 是指防止或抑制微生物生长繁殖的方法。用于防腐的化学药物称为防腐剂。某些化学药物，在高浓度时，具有杀菌作用，可作消毒剂；在低浓度时，仅能抑制细菌生长繁殖，可作为防腐剂。

4. 无菌和无菌操作 无菌是指没有活的微生物存在的状态。防止微生物进入机体或其他物体的方法称为无菌操作。在进行外科手术、插管、注射等医疗操作以及微生物实验时，必须严格无菌操作以防止微生物的侵入。

（二）物理因素

一些物理因素如热力、紫外线、辐射、超声波等对细菌可产生致死作用，因此实践中常利用这些因素来对物品或环境进行消毒灭菌。

1. 热力灭菌法 利用高温加热的方法进行消毒灭菌。高温可使菌体蛋白及酶类变性凝固、破坏核酸结构，从而导致细菌死亡。不同种类的细菌对高温的耐受力不同，无芽孢细菌在55℃～60℃经30～60分钟后死亡；在100℃时数分钟内死亡。而细菌芽孢比较耐高温，如破伤风梭菌芽孢煮沸1小时才被破坏。

热力灭菌法又分为干热灭菌法和湿热灭菌法：

（1）干热灭菌法 以热空气为导热介质，提高物体温度，以达到灭菌目的。

1）焚烧 灭菌彻底，但仅适用于废弃的物品和动物的尸体。

2）烧灼 将待灭菌的物品直接置于火焰中灼烧，如细菌实验中使用的接种环、试管口等多用此法灭菌。

3）干烤法 将物品置于专用的干烤箱内，通电后利用高热空气达到灭菌目的。此法适用于耐高温的物品，如瓷器、玻璃器皿、金属等，灭菌时一般加温至160℃～170℃，维持2～3小时。灭菌结束后，应关闭电源，待温度慢慢降至60℃左右时再开启箱门，以免高温的器皿因骤冷而破裂。

（2）湿热灭菌法 以高温的水或水蒸气为导热介质，提高物品温度，以达到灭菌目的。在同一温度条件下，湿热灭菌比干热灭菌效果要好，原因是：①蛋白质在有水分的环境中更容易发生变性和凝固，从而易使细菌死亡；②湿热的穿透力比干热强，可使被灭菌的物品均匀受热，温度迅速上升；③湿热蒸汽与物体接触后，凝固成水可释放出潜热，有利于被灭菌物品温度迅速的升高。

1）高压蒸汽灭菌法 是目前使用最广泛、最有效的灭菌方法。灭菌是在密闭的高压蒸汽灭菌器内进行。在蒸汽不外溢的情况下，随着灭菌器内压力的增高，温度也逐渐升高。当压力为103.4kPa（1.05kg/cm^2）时，温度达到121.3℃，维持15～30分钟，即可杀灭所有细菌的繁殖体和芽孢。该法适用于耐高温、不怕潮湿的物品，如手术器械、敷料、生理盐水、普通培养基、玻璃制品等。

某些微生物（如朊粒）对热力有比较强的抵抗力，高压蒸汽灭菌时需202kPa、134℃，维持1小时以上才能将其彻底杀灭。

知识链接

高压蒸汽灭菌法的注意事项：①灭菌包不宜过大过紧（体积不应大于30cm×30cm×30cm），灭菌器内物品的放置总量不应超过灭菌器柜室容积的85%，各包之间留有空隙，以便于蒸汽流通、渗入包裹中央，排气时蒸汽迅速排出，保持物品干燥。②灭菌锅密闭前，应将冷空气充分排空。③布类物品放在金属、搪瓷类物品之上。④被灭菌物品应待干燥后才能取出备用。⑤盛放物品的容器应有孔，若无孔，应将容器盖打开。⑥随时观察压力及温度情况。⑦注意安全操作，每次灭菌前，应检查灭菌器是否处于良好的工作状态。⑧灭菌完毕后减压不要过快，压力表回致"0"位后才可打开盖或门。

2）间歇灭菌法 采用流动蒸汽间歇加热的方式，以达到灭菌的目的。具体操作方法：将需灭菌物品置于流通蒸汽灭菌器或普通蒸笼中，100℃加热 30 分钟，以杀死细菌繁殖体（但杀不死芽孢），然后取出物品放于 37℃温箱过夜，使芽孢发育成繁殖体；第 2 天，再于100℃加热 30 分钟，杀死细菌繁殖体后置于 37℃温箱过夜。重复此过程 3 次，即可达到灭菌的目的。本法适用于一些不耐高温的物品灭菌，如含糖、蛋清或鸡蛋的培养基。

3）巴氏消毒法 是采用较低的温度来杀灭物品中病原菌或特定的微生物，而不影响被消毒物品的营养成分及不耐热成分的消毒方法。此种方法是由微生物学的奠基人巴斯德创立而得名，主要用于牛奶、酒类的消毒。消毒方法有两种：一种是于 61.1℃ ~62.8℃加热 30 分钟；另一种是于 71.7℃，加热 15 ~ 30 秒。

4）煮沸法 将消毒物品浸于水中，加热至沸腾（100℃），经 5 ~ 6 分钟，可杀死一般细菌的繁殖体，细菌芽孢需煮沸 1 ~ 2 小时才被杀灭。本法适用于食具、饮水、手术器械和注射器等消毒。若在水中加入 2% 碳酸氢钠可提高沸点达 105℃，既可促进细菌芽孢死亡，又可防止金属器材的生锈。若在高原地区海拔每增加 300m，消毒时间应延长 2 分钟。

2. 紫外线和电离辐射

（1）紫外线 紫外线的杀菌作用与其波长有关，波长在 200 ~ 300nm 时有杀菌作用。其中以 265 ~ 266nm 最强。杀菌机制是该波段与细菌 DNA 吸收波峰一致，易被吸收，从而干扰 DNA 的复制，导致细菌变异甚至死亡。

紫外线穿透力弱，普通玻璃、纸张及空气中的尘埃、水蒸气等均可阻挡紫外线，因此，紫外线只适用于传染病房、手术室、微生物实验室等室内空气的消毒和物品表面的消毒。应用紫外线灯进行空气消毒时，有效距离不超过 2 ~ 3m，照射时间为 1 ~ 2 小时。紫外线对皮肤和眼睛有损伤作用，使用时应注意防护。日光中因含有紫外线，因而也具有一定的杀菌作用。如将被褥、衣服放在日光下暴晒 2 小时以上，可杀死其中大部分细菌。

知识链接

> 紫外线可以杀灭各种微生物，一般来说，革兰阴性菌对紫外线最敏感，其次为革兰阳性球菌，细菌芽孢和真菌孢子抵抗力最强。病毒对紫外线的抵抗力介于细菌繁殖体与芽孢之间。紫外线具有杀菌谱广、对消毒物品无损害、无残留毒性、使用方便、价格低廉、安全可靠、适用范围广等优点。

（2）电离辐射 包括 X 线、γ 线和高速电子等。具有较高的穿透力与能量，在足够剂量时，对各种细菌均有致死作用。可在常温下对不耐热的物品进行灭菌，又称"冷灭菌"。其机制在于辐射粒子与某些分子撞击后，可激发这些分子产生离子或游离基，破坏 DNA。可用于消毒不耐热的塑料注射器和导管等。也能用于食品消毒而不破坏其营养成分。

3. 滤过 滤过是采取机械性阻留的一种方法，利用滤菌器除去空气或液体中的细菌等微生物。滤菌器含有微细小孔，液体或空气中小于滤孔孔径的物质（如病毒、支原体等）可通过，而大于孔径的细菌等颗粒被阻留。滤过除菌的效果与滤菌器孔径大小、滤速、电荷吸引等有关。常用滤菌器有薄膜滤菌器、玻璃滤菌器、蔡氏滤菌器等。

滤过除菌法可用于一些不耐高温、也不能用化学方法消毒的液体（如血清、抗毒素、抗生素及药液等制品）的除菌。此外，生物安全柜也是根据这个原理，利用空气过滤器的过滤作用，除去空气中的微生物，以达到保护操作对象、保护环境的目的。

4. 干燥 干燥可使细菌脱水、盐类浓缩和菌体蛋白变性，从而阻碍细菌生长繁殖和代谢，产生抑菌杀菌的作用。干燥对细菌的影响因菌种以及干燥的温度、程度、时间等因素而异，如淋病奈瑟菌、脑膜炎奈瑟菌干燥数小时即可死亡，而结核分枝杆菌在干燥的痰中可保持传染性数月；细菌芽孢在干燥环境中仍可存活数月至数年；将细菌迅速冷冻干燥可维持生命数年之久。根据这些原理，常用干燥方法保存菌种、食品、药材等，如用冷冻真空干燥法保存菌种、生物制品；将食品、药材晒干或烘干以防止霉变；用盐腌制处理食物，使食物中细菌脱水而停止生命活动，延长食品保存期等。

（三）化学因素

许多化学药物具有抑菌、杀菌的作用，化学控制法就是运用不同种类和浓度的化学药物（消毒剂）来处理物品，从而抑制或杀死细菌等微生物，达到消毒灭菌效果。消毒剂不仅能杀死病原体，对人体细胞也有损害作用，所以消毒剂只能外用，不能内服。主要用于物品表面、环境、人体表面（皮肤、黏膜、浅表伤口）的消毒。

1. 常用消毒剂的种类、主要性状与用途

消毒剂种类多，用途各异，在实际应用中应酌情选用（表1-4）。

表1-4　常用消毒剂的种类、主要性状与用途

类别	常用消毒剂	主要性状	用途
重金属盐	0.05%～0.1%升汞溶液	杀菌作用强，腐蚀金属器械	非金属器皿消毒
	2%的红汞水溶液	抑菌，无刺激性	皮肤、黏膜、小创伤消毒
	0.1%硫柳汞	抑菌力强	皮肤消毒，手术部位消毒
	1%硝酸银	有腐蚀性	新生儿滴眼，预防淋球菌
	1%～5%蛋白银	刺激性小	眼部及尿道黏膜消毒
氧化剂	0.01%～0.1%高锰酸钾	强氧化剂，稳定	皮肤、尿道消毒，水果消毒
	3%的过氧化氢	新生氧杀菌，不稳定	创口、皮肤、黏膜消毒
	0.2%～0.5%过氧乙酸	原液对皮肤、金属有腐蚀性	塑料、玻璃器皿消毒
酚类	3%～5%石炭酸	杀菌力强，有特殊气味	地面、家具、表面消毒
	2%来苏	杀菌力强，有特殊气味	皮肤消毒
	0.01%～0.05%洗必泰	溶于醇，忌与升汞配伍	术前洗手、阴道冲洗
醇类	70%～75%乙醇	对芽孢无效	皮肤、体温计消毒
	50%～70%异丙醇	毒性较乙醇高	皮肤、体温计消毒
醛类	10%甲醛	挥发慢，刺激性强	浸泡物品，空气消毒
	2%戊二醛	挥发慢，刺激性小	精密仪器、内窥镜消毒

类别	常用消毒剂	主要性状	用途
卤素及其化合物	2%~2.5%碘伏	无刺激性兼有去污作用	皮肤、伤口消毒
	2.5%碘酒	刺激皮肤，用后用乙醇拭净	皮肤消毒
	0.2~0.5ppm氯	刺激性强	饮水消毒
烷化剂	50mg/1000ml环氧乙烷	易燃，有毒，易爆	手术器械、敷料及手术用品等的消毒和灭菌
表面活性剂	0.05%~0.1%杜米芬	稳定，遇肥皂等作用减弱	皮肤创伤清洗、金属器械、棉织品、塑料、橡胶类物品消毒
	0.05%~0.1%新洁尔灭	刺激性小，对芽孢无效，遇肥皂或其他合成洗涤剂作用减弱	外科手术洗手、皮肤黏膜消毒、手术器械浸泡
染料	2%~4%龙胆紫	刺激性小	浅表创伤消毒
酸碱类	5~10ml/m³ 醋酸加等量水蒸发	浓烈醋味	空气消毒
	生石灰（按1:4~1:8配成成糊状）	杀菌力强，腐蚀性强	排泄物及地面消毒

2. 常用消毒剂的杀菌机制　消毒剂的种类繁多，其杀菌机制不尽相同，主要有：①使菌体蛋白质变性或凝固，如醇类、酚类、醛类、重金属盐类（高浓度）、酸碱类等；②损伤菌体细胞膜或改变细胞膜的通透性，如酚类化合物作用于细菌时，可损伤细胞膜，使胞质内容物溢出，并能破坏细胞膜上的脱氢酶和氧化酶，最终导致细菌死亡；③影响细菌的代谢和酶的活性，如氧化剂、重金属盐类（低浓度）等，可作用于酶蛋白的巯基（-SH），使酶丧失活性。

3. 影响消毒剂作用的因素　消毒剂的作用效果受多种因素的影响，掌握并利用这些因素可提高消毒灭菌的效果。影响消毒灭菌效果的因素主要有以下几种：

（1）消毒剂的性质、浓度和作用时间　各种消毒剂的理化性质不同，对微生物的作用大小也有差异。如表面活性剂对革兰阳性菌的杀菌效果要强于革兰阴性菌。同一种消毒剂的浓度与作用时间不同，消毒效果也不一样。通常，消毒剂的浓度越大，杀菌效果越强（但乙醇比较特殊，以70%~75%的浓度消毒效果最好）；消毒剂在一定浓度下，作用时间的长短与消毒效果的强弱成正比。

（2）微生物的种类与状态　不同种类的微生物对消毒剂的敏感性不同，因此，同一种消毒剂对不同微生物的杀菌效果各不相同。例如，一般消毒剂对结核分枝杆菌的作用较其他细菌繁殖体差；75%乙醇可杀死一般细菌繁殖体，但不能杀灭细菌的芽孢；5%苯酚5分钟可杀死沙门菌，而杀死金黄色葡萄球菌则需10~15分钟。此外，微生物的数量越多，消毒越困难，消毒所需的时间越长。

（3）温度与酸碱度　一般情况，温度越高，消毒剂的作用效果越佳。消毒剂的杀菌过程类似于化学反应过程，化学反应的速度随温度的升高而加快。例如，金黄色葡萄球菌在苯酚溶液中被杀死的时间在20℃时比10℃时大约快了5倍；2%戊二醛杀灭每毫

升含 10^4 个炭疽芽孢杆菌的芽孢，20℃时需 15 分钟，40℃时需 2 分钟，当升高到 56℃时仅需 1 分钟。消毒剂的杀菌作用还受酸碱度的影响，如戊二醛水溶液呈弱碱性，不具有杀芽孢的作用，只有在加入碳酸氢钠后才发挥杀菌作用。

（4）环境中有机物质的存在　一般情况下，病原菌常与血清、脓汁等有机物混合在一起，这些有机物中的蛋白质、油脂类物质包绕在菌体外可妨碍消毒剂的穿透，从而对细菌产生保护作用。此外，拮抗剂还可通过与消毒剂的有效成分结合产生中和作用，从而降低其杀菌效果。

（四）生物因素

某些生物因素也可对细菌产生杀菌作用，如噬菌体、细菌素等。噬菌体是感染细菌、真菌等微生物的病毒。因部分噬菌体能引起细菌细胞裂解，故称噬菌体。噬菌体结构简单，只含有一种核酸（DNA 或 RNA）；个体微小，需用电子显微镜观察；具有严格的活细胞内寄生性，并在细胞内以复制方式进行增殖。

在电镜下噬菌体有三种外形，蝌蚪形、线形和微球形。大多数噬菌体呈蝌蚪形，由头部和尾部两部分组成（图 1 - 9）。但少数也有无尾的噬菌体。噬菌体头部的形状常为六棱柱体，化学成分仅含蛋白质及一种核酸。少数噬菌体还具有包膜。其尾部为噬菌体与细菌接触的器官。不同的噬菌体尾部结构差异很大。

1. 噬菌体和宿主菌细胞的关系

噬菌体感染细菌时，先通过尾刺或尾丝等特异地吸附到敏感细菌表面受体上，当噬菌体的尾部插入细菌体时，借助于一种溶菌酶类物质，先将细胞壁溶解一小孔使尾鞘插入，然后噬菌体的核酸很快从尾部注入进细菌的细胞，导致细菌发生感染。细菌感染后可出现菌体裂解或形成溶源性细菌两种结果（图 1 - 10）。

噬菌体核酸进入细胞后，宿主细胞即停止合成细菌自身的 DNA，转而按照噬菌体核酸所提供的遗传信息合成新的蛋白质，包括合成噬菌体所需的酶类物质及噬菌体头、尾部蛋白质亚单位等。当噬菌体核酸和蛋白质分别合成以后，在细菌胞浆内装配

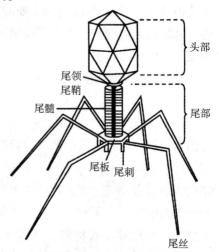

图 1 - 9　蝌蚪形噬菌体结构模式图

成为完整成熟的噬菌体。当增殖到一定程度，细菌细胞发生裂解，释放出游离的噬菌体。

有些噬菌体不在敏感细菌内增殖，而将基因整合于细菌基因组中，成为细菌 DNA 的一部分，当细菌分裂时，噬菌体的基因亦随着分布于两个子代细菌的基因中。这种噬菌体称为溶源性噬菌体或称温和噬菌体。整合在细菌 DNA 上的噬菌体基因称为前噬菌体，带有前噬菌体的细菌称为溶源性细菌。

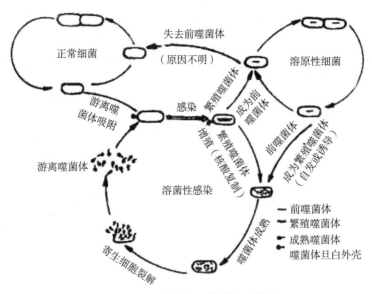

图 1-10 噬菌体与细菌的相互作用

2. 噬菌体在医学和生物学中的应用

（1）细菌的鉴定与分型 噬菌体具有高度特异性。一种噬菌体只能裂解一种或与该种相近的细菌，故可用于细菌的鉴定和分型。目前已利用噬菌体将金黄色葡萄球菌分为四个群数百个型，这种用噬菌体分型的方法，在流行病学调查上，对追查和分析这些细菌性感染的传染源很有帮助。

（2）检测标本中的细菌 应用噬菌体效价增长试验检查标本中相应的细菌，如果在标本中检出某种噬菌体时，常提示有相应细菌的存在。

（3）分子生物学研究的重要工具 噬菌体基因数量少，有些噬菌体具有经人工诱导易变异和遗传容易控制和辨认的特性，可用于基因的转导和变换等研究。近年来，噬菌体已成为遗传研究中的主要的基因载体工具。

第四节　细菌的遗传与变异

一、细菌遗传与变异的概念

细菌具有遗传和变异的生命特征。细菌在繁衍后代的过程中，其子代和亲代之间在形态、结构、代谢规律等生物学性状具有相似性，此现象称为细菌的遗传性。遗传可使细菌的基本性状保持相对稳定，且代代相传，使其种属得以保存。而在细菌的繁殖过程中，当外界环境条件发生变化或细菌的遗传物质结构发生改变时，细菌原有的性状也会随之发生改变，此为细菌的变异性。变异性可使细菌产生变种和新种，有利于细菌的生存和进化。

细菌的遗传物质包括染色体和染色体外的其他遗传物质（质粒和转座因子），化学组成多为 DNA。染色体是细菌的主要遗传物质。子代通过遗传物质的精确复制完全继承了亲代的 DNA 组成即基因型，特定基因型在一定条件下的表达所形成的各种生物学性状，称为表型。

按照细菌发生变异的机制不同，细菌变异可分为遗传型变异和非遗传型变异两种类型。由细菌的基因型发生改变，如基因突变或基因转移与重组等，引起的变异称为遗传型变异。这种变异能稳定的遗传，且不可逆转，受外界因素影响较小，常发生于个别细菌。如果细菌的基因型未发生改变，而是在一定的环境条件影响下发生改变称为非遗传型变异，又称为表型变异。该变异不能遗传，受外界因素影响大，外因去除后可恢复原来的性状，常发生于菌群中所有细菌。研究细菌的遗传与变异对细菌性感染疾病的预防、诊断和治疗均具有重要的意义。

二、常见的细菌变异现象

细菌的变异可表现在形态、结构、生理、致病性、耐药性等多个方面。

（一）形态与结构的变异

细菌在适宜的环境中形态相对稳定、典型，但在不同生长时期或当环境改变时，其形态、大小可发生改变。如鼠疫耶尔森菌在陈旧的培养物或在含 $30 \sim 60g/L$ NaCl 的培养基上，形态可从两端钝圆的典型形态变为多形态性，如球形、棒形、丝状、哑铃形状等。又如许多细菌受一些理化因素（如青霉素、免疫血清、补体和溶菌酶等）影响下，其细胞壁合成受阻，成为细胞壁缺陷型细菌（细菌 L 型变异），呈现形态高度多形性。

荚膜、芽孢、鞭毛等细菌的一些特殊结构也可发生变异。常见的有：①荚膜变异，有荚膜的细菌在普通培养基上多次传代后逐渐失去荚膜，其毒力也会随之减弱。如再接种于易感动物体内或在含有血清的培养基上培养后则又重新产生荚膜，恢复毒力。如肺炎链球菌在机体内或在含有血清的培养基中初分离时可形成荚膜，致病性强。经多次人工培养传代，其荚膜消失且毒力减弱，但通过小鼠的腹腔传代后又可重新产生荚膜，恢复毒力。②芽孢变异，某些可形成芽孢的细菌，体外培养时可失去形成芽孢的能力。例如，将有芽孢的炭疽芽孢杆菌在 42℃ 培养 $10 \sim 20$ 天后，细菌可失去形成芽孢的能力，同时毒力也会相应减弱。③鞭毛变异，将有鞭毛的普通变形杆菌点种在琼脂培养基上，由于鞭毛的动力使细菌在平板上弥散生长，称迁徙现象，菌落形似薄膜（德语 hauch 意为薄膜），故称 H 菌落。若将此菌点种在含 $1g/L$ 苯酚琼脂的培养基上，细菌失去鞭毛，只能在点种处形成不向外扩展的单个菌落，称为 O 菌落（德语 Ohne hauch 意为无薄膜），通常将失去鞭毛的变异称为 H－O 变异，此变异是可逆的。

（二）菌落变异

细菌的菌落主要有光滑型（S 型）和粗糙型（R 型）两种。S 型菌落表面光滑、湿润、边缘整齐。R 型菌落表面粗糙、干燥而有皱纹，边缘不整齐。这种光滑型与粗糙型的变异，称为 S－R 变异。S－R 变异时，不仅菌落的特征发生改变，而且细菌的毒力、生化反应性、抗原性等也发生改变。S 型菌的致病性强，但有少数细菌如结核分枝杆菌、炭疽芽孢杆菌等，其典型有毒力的菌落是粗糙型，而变异的无毒力的菌落却为光滑型。一般而言，由光滑型变为粗糙型较为容易，由粗糙型变为光滑型比较困难。

（三）耐药性变异

细菌对某种抗菌药物由敏感变为不敏感的变异现象称为耐药性变异。细菌耐药性变异发生的主要机制有：①产生药物灭活酶。耐药性细菌可产生多种钝化酶、水解酶等，来改变抗生素结构或破坏抗生素，使抗生素失活。如 β－内酰胺酶使 β－内酰胺类抗菌药的酰胺键断裂而失去抗菌活性。氨基糖苷类钝化酶使庆大霉素、奈替米星、妥布霉素、阿米卡星等氨基糖苷类抗菌药失活，氯霉素乙酰转移酶使氯霉素失活。②抗生素作用靶位的改变。细菌可改变抗菌药物的结合部位从而导致药物不能与其作用靶位结合，也可阻断药物抑制细菌合成蛋白的能力。例如，β－内酰胺类抗生素必须与细菌菌体膜蛋白——青霉素结合蛋白（PBP）结合，抑制细胞壁的合成，才能发挥杀菌作用。若抗生素作用的 PBP 改变，则影响其结合的亲和力，从而使细菌对该抗生素耐药。③膜泵外排。细菌普遍存在着主动外排系统，它们能将细胞内的多种抗菌药物主动泵出细胞外，如果细菌的主动外排系统过度表达，使菌体内的药物浓度不足以发挥作用或改变药物的代谢途径，导致细菌耐药。④其他。如细胞膜的通透性下降，致使抗菌药物渗透作用障碍。

细菌耐药性变异具有多重性，细菌可通过多种机制对抗生素产生耐药性。对同一类抗生素，不同的细菌产生耐药的机制可以相同，也可以不同。从抗生素广泛应用以来，细菌对抗生素耐药的不断增长是世界范围内的普遍趋势。金黄色葡萄球菌耐青霉素的菌株已从 1946 年的 14% 上升至目前的 80% 以上。耐甲氧西林金黄色葡萄球菌（MRSA）逐年上升，我国于 1980 年前仅为 5%，1985 年上升至 24%，1992 年以后达 70%。有些细菌还表现为同时耐受多种抗菌药物，即多重耐药性，甚至还有的细菌变异后产生对药物的依赖性。在临床疾病治疗中，合理用药对防止细菌发生耐药性变异有重要意义。

（四）毒力变异

细菌的毒力变异包括毒力的增强和减弱两种情况。通常寄居在咽喉部的白喉棒状杆菌无毒力，不致病；当它感染了 β－棒状杆菌噬菌体后变成溶原性细菌，则获得产生白喉毒素的能力，引起白喉。目前广泛用于预防结核病的卡介苗（BCG），是将强毒的牛型结核分枝杆菌培养在含有胆汁、甘油和马铃薯的培养基中，连续传代而获得的弱毒变异菌株制备而成，也就是通过毒力变异后而成为弱毒变异菌株，接种时它对人不致病，却可使人获得免疫力。

（五）酶活性的变异

酶是细菌新陈代谢的重要因素，细菌发生酶活性变异，对其生长繁殖、生化反应等均会产生影响。细菌的酶活性发生变异，有的可遗传，有的不可遗传。如某些细菌由于紫外线照射或化学诱变剂等因素的作用，基因型发生改变，丧失了代谢途径中的某种酶，从而导致其合成生长所必需的某些氨基酸和维生素的能力缺失，必须加入某些营养素才能生长。这种变异称为营养缺陷型变异，常可传给后代。又如大肠埃希菌只有当培养基中有乳糖存在时才产生 β - 半乳糖苷酶以分解乳糖产生葡萄糖和半乳糖；当培养基中无乳糖时，这种诱导酶则不产生。这种变异与遗传物质无关，不能传给后代。

（六）抗原性变异

菌落、形态变异多伴有细菌的抗原性变异，尤其在志贺菌属和沙门菌属中更为普遍。沙门菌属的鞭毛抗原较易发生相的改变，即在Ⅰ相和Ⅱ相之间相互转变。菌体抗原也可以发生变化，如福氏志贺菌菌体抗原有 13 种，其中Ⅰa 型菌株的型抗原消失变为 Y 变种，Ⅱ型菌株的型抗原消失变为 X 变种。

三、细菌的遗传变异在医学上的应用

（一）在传染病诊断方面的应用

由于细菌在形态、菌落、致病力、耐药性、抗原性等方面都可能发生变异，而使细菌的生物学性状不典型，给临床细菌学检验诊断带来困难。若不掌握变异规律，易造成误诊和漏诊。因此，细菌检验人员要作出正确的诊断，不但要熟悉细菌的典型特性，还要了解细菌各种性状的变异规律和变异现象。临床分离的菌株常因变异引起生物学性状改变而不易识别，但其遗传物质的改变不会太大，可根据对其 DNA 的检查来鉴定细菌。

（二）在传染病预防方面的应用

利用细菌变异制备各种菌苗、疫苗等，以提高机体特异性免疫力，有效预防传染病的发生。除在自然界中寻找无毒菌株外，更多的是用人工方法促使细菌发生变异，使有毒株变成保留免疫原性的无毒或减毒株，以制备出各种免疫制剂。活菌苗所用菌株的致病性已高度减弱，注射后副作用小，但免疫原性不变，效果好。如卡介苗、炭疽疫苗等均取得了良好的免疫效果，起到了预防作用。

（三）在传染病治疗方面的应用

由于近年来抗生素的广泛使用，耐药变异菌株逐渐增多，许多细菌常对多种药物均具有耐药性。为了提高药物的疗效，在选择抗菌药物治疗前应做药物敏感试验，根据试验结果选择敏感药物进行治疗。对于需要长期用药的慢性患者，应考虑联合用药，以减少细菌耐药性变异的几率。此外，加强细菌耐药性监测，注意耐药谱的变化和耐药机制的研究，将有利于指导正确选择抗菌药物和防止耐药菌株的扩散。

（四）在基因工程中的应用

基因工程是根据遗传变异中的细菌通过基因转移和重组而获得新性状的原理来设计的。基因工程也称遗传工程，在控制疾病、制造生物制剂和改造生物品系等方面有着重要意义。根据目的基因的选择，应用这一技术可使细菌表达出任何需要的性状和产物。目前利用大肠埃希菌所制备的胰岛素、干扰素、乙肝疫苗等生物制品已广泛用于临床。目前还有应用基因工程来使细菌产生出病毒的抗原成分，来制备新型疫苗。

第二章 真菌的基本性状

■ 知识要点

1. 掌握真菌的基本形态。
2. 熟悉真菌的结构及特点。
3. 熟悉酵母菌和霉菌的繁殖方式。
4. 熟悉孢子的形态。
5. 掌握真菌孢子与细菌芽孢的区别。
6. 正确理解真菌与人类的关系。

真菌是一类具有典型细胞核和完整细胞器，无根、茎、叶，不含叶绿素的真核细胞型微生物，真菌、显微藻类和原生动物等都属于真核微生物。真菌的特点是：无叶绿素，不能进行光合作用；一般具有发达的菌丝体；细胞壁多数含有几丁质；营养方式为异养吸收型；以无性和有性的方式进行繁殖；陆生性较强；细胞壁含几丁质和（或）纤维素。

真菌在自然界分布极为广泛，种类繁多，已报道的属 1 万以上，10 万余种，大多数对人类有利。食用真菌如香菇，药用真菌如茯苓、冬虫夏草，以及用于食品酿造、抗生素生产的真菌等。只有少数真菌可引起人或一些动物疾病。例如，白假丝酵母（旧称白色念珠菌）和新型隐球菌等一些条件致病菌可引起鹅口疮、肺炎和阴道炎等疾病。

知识链接

秦兵马俑是 20 世纪世界上最重要的考古发现之一。但是出土时色彩鲜艳的陶俑，表面颜色很快褪色。出土的兵马俑大多已"锈迹斑斑"，远看灰蒙蒙的。导致这一现象的"罪魁祸首"就是霉菌。到目前为止，在秦俑身上发现的霉菌多达 40 多种，霉菌已经成为兵马俑的"癌症"。

第一节 真菌的形态与结构

真菌细胞壁的主要成分是多糖，另有少量的蛋白质和脂类，缺乏肽聚糖，多糖构成了细胞壁中有形的微纤维和无定形基质的成分。微纤维部分可使细胞保持坚韧性。真菌细胞有典型的细胞器和核结构。真菌比细菌大几倍至几十倍，用普通光学显微镜即可看清。

真菌按形态结构分为包括单细胞真菌和多细胞真菌两大类。

一、单细胞真菌

单细胞真菌又称酵母菌。酵母菌是典型的真核微生物，其细胞直径约为细菌的10倍。酵母菌是一个通俗名称，一般泛指能发酵糖类产生酒精的各种单细胞真核微生物。酵母菌约有500多种，与人类关系密切。他是人类的"第一家养微生物"，它与人类关系非常密切，酵母菌在自然界分布很广，主要生长在偏酸性的含糖环境中，如水果、蔬菜、蜜饯的表面以及果园土壤中最常见，一些酵母菌可以利用烃类物质，故在油田和炼油厂附近的土层中可找到这类利用石油的酵母菌。

（一）形态

其菌体细胞即营养细胞通常有球状、卵圆状、柱状和香肠状，菌体大小为 $5 \sim 30 \mu m \times 3 \sim 5 \mu m$。酵母菌细胞具细胞壁、细胞核、细胞膜、细胞质及各种细胞器。细胞壁成分主要为酵母多糖（葡聚糖与甘露聚糖），其次含少量几丁质、蛋白质、脂类等物质；细胞多为单核，具核膜、核仁和染色体；细胞质中有一或多个液泡。

有的酵母细胞通过出芽方式繁殖形成的酵母细胞连在一起形成类似菌丝的结构，称为假菌丝（图2-1）。在酵母菌中，不产生假菌丝且有子囊形成的为酵母属，其代表种为啤酒酵母。此外，能形成假菌丝且无子囊形成的为假丝酵母属（念珠菌属），如白色念珠菌（图2-2）、热带假丝酵母等；既无假菌丝又无子囊的为隐球菌属，如新型隐球菌。

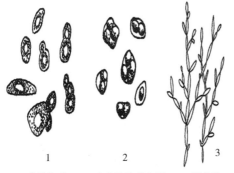

1 - 营养细胞；2 - 子囊及子囊孢子；3 - 假菌丝

图 2 - 1 酵母菌形态

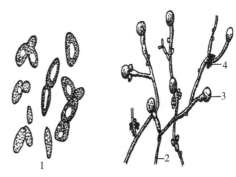

1 - 细胞；2 - 假菌丝；3 - 厚垣孢子；4 - 芽生孢子

图 2 - 2 白色假丝酵母

（二）酵母菌的菌落

与细菌相比，酵母菌细胞是短而粗的，在固体培养基上大多数酵母菌的菌落特征与细菌相似，但比细菌菌落大而厚，菌落表面光滑、湿润、黏稠，容易挑起，菌落质地均匀，正反面和边缘、中央部位的颜色都很均一，菌落颜色比较单调，多为乳白色，少数为红色，个别为黑色。不产假菌丝的酵母菌其菌落隆起，边缘十分整齐，产大量假菌丝的酵母，则菌落较平坦，表面和边缘较粗糙。酵母菌的菌落，由于存在酒精发酵，一般还会散发出悦人的酒香味。

在液体培养基中生长的酵母菌可使培养液变混浊，不同种类有不同特征，有的在培养基的底部生长且产生沉淀物；有的在培养基中均匀生长；有的则生长在液面，产生不同的菌醭，这些均可作为分类鉴定的依据。

二、多细胞真菌

多细胞真菌又称丝状真菌或霉菌。霉菌是丝状真菌的一个俗称，意即会引起物品霉变的真菌。

霉菌细胞由细胞壁、细胞膜、细胞质、细胞核及各种细胞器组成。细胞壁成分主要为几丁质。由于霉菌细胞壁成分与细菌细胞壁的成分不同，因此它们对药物的敏感性不同。细胞核由核膜、核仁及染色体组成，属真核。细胞中还存在着与高等植物细胞相似的线粒体、核糖体等细胞器。

霉菌由菌丝和孢子组成，其菌丝和孢子的形态因菌种不同而异，这是鉴别霉菌的重要依据。

（一）菌丝

真菌在适宜的环境中，由孢子出芽形成牙管，逐渐延长呈丝状，成为菌丝，菌丝继续生长、分枝，交织成团，成为菌丝体。霉菌的基本单位是菌丝，其直径通常为 $3 \sim 10 \mu m$，根据菌丝中是否存在隔膜，可把菌丝分为无隔菌丝和有隔菌丝两大类（图2-3），无隔菌丝中无横隔膜，整条菌丝就是一个细胞。如毛霉属和根霉属等低等真菌。大部分有隔菌丝在一定间距存在横隔，称为隔膜，隔膜中间有小孔，允许细胞质通过。如曲霉属、青霉属等高等

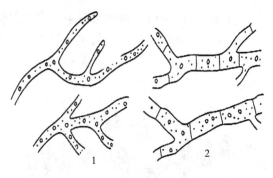

图2-3　霉菌的菌丝
1-无隔菌丝；2-有隔菌丝

真菌。在光学显微镜下，可清楚地观察到菌丝的形态和构造。根据功能可将菌丝分为营养菌丝、气生菌丝、生殖菌丝。

不同真菌的菌丝形态不同，如球拍状、结节状、鹿角状、破梳状、螺旋状等，菌丝的形状有助于真菌的鉴别。

（二）菌丝体及其各种分化形式

菌丝体分营养菌丝体和气生菌丝体两类，营养菌丝体具有吸取营养物的功能，伸展到空间的菌丝体成为气生菌丝体，营养菌丝体的特化形态有假根（图2-4）、匍匐菌丝

（匍匐枝）、吸器、附着胞、附着枝、菌核、菌索、菌环和菌网。气生菌丝主要特化成各种各样的子实体。子实体是指在其里面或者上面可产生有性或者无性孢子，有一定形状和构造的任何菌丝体组织。产生无性孢子的简单子实体常见的有曲霉属和青霉属等的分生孢子头（图2－5、图2－6）。产生有性孢子的简单子实体如担子菌的担子。

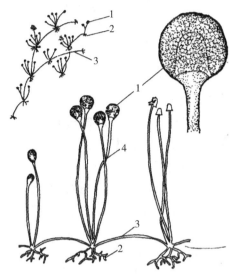

1－孢子囊；2－假根；3－匍匐菌丝；4－孢囊梗

图2－4　根霉

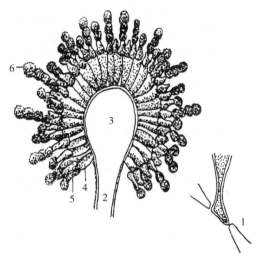

1－足细胞；2－分生孢囊梗；3－顶囊；4－梗基；
5－小梗；6－分生孢子

图2－5　黄曲霉

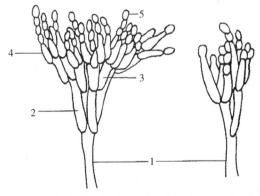

1－分生孢子梗；2－副支；3－梗基；4－小梗（瓶梗）；5－分生孢子

图2－6　产黄青霉

（三）孢子

孢子是真菌的繁殖结构，由生殖菌丝产生。真菌孢子的特点是小、轻、干、多，色泽形态各异，孢子的形态有球形、卵形、椭圆形、肾形等。真菌的孢子和细菌的芽孢不同，其区别见表2－1。

表 2 - 1　真菌的孢子和细菌的芽孢的区别

区别点	细菌芽孢	真菌孢子
形态	圆形或椭圆形	形态色泽多样
大小	较小	较大
抵抗力	抗逆性强	抗逆性不强
数目	一个细菌只形成一个芽孢	一条菌丝可产生多个孢子
作用	不是繁殖方式，是抗性构造	是繁殖方式之一

　　孢子分为无性孢子和有性孢子两种。无性孢子是菌丝上的细胞分化或出芽生成，有性孢子是由同一菌体或不同菌体上的两个细胞融合经减数分裂形成。大部分真菌既能形成有性孢子，又能形成无性孢子。孢子是真菌鉴定和分类的主要依据。

　　1. 无性孢子　按形态可分为分生孢子、叶状孢子和孢子囊孢子 3 种。

　　（1）分生孢子：由生殖菌丝末端细胞分裂、收缩或菌丝侧面出芽形成，按其形态结构可分为大分生孢子和小分生孢子。大分生孢子体积较大，由多个细胞组成，常为梭状或棒状，其形态、大小、颜色和结构是分类和鉴定的重要依据；小分生孢子体积较小，一个孢子只有一个细胞，常为圆形或卵圆形，因真菌都能产生小分生孢子，其诊断价值不大。

　　（2）叶状孢子：由菌丝内细胞直接形成，如厚垣孢子、关节孢子、芽生孢子。

　　（3）孢子囊孢子：菌丝末端的膨大成孢子囊，内含许多孢子，孢子成熟破囊而出。

　　2. 有性孢子　是由细胞间配合（质配和核配）后产生的孢子，可分为卵孢子、接合孢子、担孢子及子囊孢子。多由非致病真菌形成。真菌孢子的类型和特点见表2 - 2。

表 2 - 2　真菌孢子的类型及特点

	孢子名称	外或内生	外形	实例
无性孢子	分生孢子	外	多样	曲霉，青霉
	节孢子	外	柱形	白地霉
	厚垣孢子	外	近圆形	总状毛霉
	芽孢子	外	近圆形	假丝酵母
	掷孢子	外	豆、肾形	掷孢毛霉
	游动孢子	内	梨、肾形	壶菌
	孢囊孢子	内	近圆形	根霉，毛霉
有性孢子	卵孢子	内	近圆形	德氏腐霉
	接合孢子	内	近圆形	根霉，毛霉
	子囊孢子	内	多样	红曲
	担孢子	外	近圆形	香菇

　　此外，一些真菌可因寄生环境及培养条件（营养、温度、氧气等）的不同而交替形成两种形态，即在室温中呈霉菌型，在 37℃ 或体内呈单细胞的酵母型，这类真菌有

双向性，所以称之为双态真菌或二相真菌。

（四）霉菌的菌落

由于霉菌的菌丝较粗而长，因而霉菌的菌落较大，有的霉菌的菌丝蔓延，没有局限性，其菌落可扩展到整个培养皿，有的则有一定的局限性，直径 1～2 厘米或更小。菌落质地一般比放线菌疏松，外观干燥，不透明，呈现或紧或松的蛛网状、绒毛状或棉絮状；菌落与培养基的连接紧密，不易挑取；菌落正反面的颜色和边缘与中心的颜色常不一致。

菌落的特征是鉴定霉菌等各类微生物的重要形态学指标，在生产实践中有重要的意义。此外，菌落的颜色与培养基的种类、培养温度、培养时间、移种代数等因素也有关。所以菌落的颜色虽在菌种鉴定上有重要的参考价值，但除少数菌种外，一般不作为鉴定的重要依据。

知识链接

白假丝酵母菌又称白色念珠菌，生物学分类为半知菌亚门、半知菌纲、引球菌目，广泛存在于自然界，也存在于正常人口腔、上呼吸道、肠道及阴道黏膜上，一般在正常机体中数量少，不引起疾病。

白假丝酵母菌为条件致病性真菌。当机体免疫功能或一般防御力下降或正常菌群相互制约作用失调，白假丝酵母菌由酵母相转为菌丝相，在局部大量生长繁殖，引起皮肤、黏膜甚至全身性的假丝酵母菌病。

白色念珠菌可侵犯人体许多部位，可引起：①皮肤念珠菌病，好发于皮肤皱褶处（腋窝、腹股沟，乳房下，肛门周围及甲沟，指间），皮肤潮红、潮湿、发亮。②黏膜念珠菌病，以鹅口疮（尤其是体质虚弱的婴儿）、口角炎、阴道炎最多见。③内脏及中枢神经念珠菌病。

第二节 真菌的繁殖与培养

真菌的繁殖方式多样，通常可分为有性繁殖和无性繁殖两类。真菌的繁殖方式和培养对科学研究、菌种鉴定和菌种选育十分重要。

一、真菌的繁殖方式

（一）酵母菌的繁殖方式

酵母菌的繁殖包括无性繁殖和有性繁殖。无性繁殖包括芽殖、裂殖和产生无性孢子。有性繁殖是指通过两个不同性别细胞的融合而产生新的个体的繁殖过程，酵母菌的有性繁殖主要产生子囊孢子。

1. 无性繁殖方式

（1）芽殖 是酵母菌最普遍的繁殖方式。其过程是：成熟的母细胞在其形成芽体的部位长出芽细胞，芽细胞达到最大体积时脱离母体，于是在母细胞上留下一个牙痕，在子细胞上留下一个蒂痕。一个成熟的酵母细胞一生中靠芽殖可产生 9～43 个子细胞（平均为 24 个）。芽细胞如果不脱离母细胞，又长出新芽，子细胞就和母细胞连接在一起，形成藕节状或竹节状的细胞串，称为假菌丝。在良好的营养和生长条件下，酵母菌生长迅速，可以看到所有的细胞上都长有芽体，芽体上形成新的芽体，所以可以看见呈簇状的细胞团。

（2）裂殖 少数酵母菌如裂殖酵母属以裂殖方式进行繁殖，当母细胞长到一定大小时，细胞核开始分裂，之后在细胞中间产生一隔膜，将细胞一分为二。

（3）无性孢子 还有些酵母菌可形成一些无性孢子进行繁殖，比如掷孢子。掷孢子是掷孢酵母菌属等少数酵母菌产生的无性孢子，外形呈肾状。这种孢子是在卵圆形的营养细胞上生出的小梗上形成的。孢子成熟后通过一种特有的喷射机制将孢子射出。因此，如果用倒置培养皿培养掷孢酵母并使其形成菌落，则常因其射出掷孢子而可在皿盖上见到由掷孢子组成的菌落模糊镜像。此外，有的酵母能在假菌丝的顶端产生厚垣孢子，如白假丝酵母。

2. 有性繁殖 酵母菌是以形成子囊和子囊孢子的方式进行有性繁殖的。其过程分为质配、核配和形成子囊孢子三个阶段。①质配：是指两个细胞的原生质进行配合。②核配：两个细胞里的核进行配合。真菌从质配到核配之间的这段时间有短有长，这段时期称为双核期，即每个细胞里有两个没有结合的核。这是真菌特有的现象。③子囊和子囊孢子：当营养贫乏时，营养细胞形成子囊，囊内的核经过减数分裂，形成子囊孢子。成熟的子囊孢子释放，萌发形成单倍体酵母细胞。一般一个子囊可产生 4～8 个子囊孢子。孢子数目、大小、形状因种而异。

（二）霉菌的繁殖方式

霉菌具有极强的繁殖能力，虽然真菌菌丝体上任一部分的菌丝碎片都能进行繁殖，但在正常条件下，真菌主要是通过产生无性或有性孢子来进行繁殖的。

1. 无性繁殖和无性孢子 不经两性细胞配合，只是营养细胞的分裂或营养菌丝的分化（切割）而形成新个体的过程。无性孢子有：厚垣孢子、节孢子、分生孢子、孢囊孢子、游动孢子等。发酵工业生产多用无性孢子来进行繁殖和扩大培养。人畜及植物的某些真菌性疾病的传播，也是以真菌的无性孢子为媒介进行的。

2. 有性繁殖和有性孢子 经过两个性细胞结合而产生新个体的过程为有性繁殖。霉菌与其他真菌一样，有性繁殖可分为质配、核配和减数分裂三个阶段，霉菌的有性繁殖不及无性繁殖那样经常和普遍，在一般培养基上不常出现。有些霉菌，两条菌丝可直接结合，多数霉菌则由配子囊（由菌丝分化形成的性细胞）或配子（由配子囊产生）相互交配，形成有性孢子，主要类型有：卵孢子、接合孢子、子囊孢子和担孢子。

二、真菌的培养

真菌的营养要求不太高，培养酵母菌一般用麦芽汁培养基，培养霉菌用马铃薯葡萄糖培养基。马铃薯葡萄糖培养基是培养真菌较好的培养基，同时也是鉴定真菌较好的培养基之一。鉴定皮肤癣菌一般不用此培养基。多数真菌生长缓慢，培养 1~2 周才能出现典型菌落，深部致病性真菌 1~2 天可生长。分离真菌时在培养基里加入一定量的放线菌酮可以抑制污染真菌，加入氯霉素可以抑制细菌的生长。

培养真菌需要较高的氧、糖和湿度。一般真菌的最适温度为 22℃~28℃，某些深部感染真菌则需在 37℃生长最好。最适的酸碱度为 pH 4.0~6.0。

真菌由于菌丝体长入培养基中，用一般的工具不易挑取，常规方法很难得到完整的玻片标本，难以观察到子实体和孢子丝的着生状态，可采用玻片培养和插片法培养。

玻片培养又称小培养，小培养法可以随时观察真菌的生长形态（如大分生孢子、小分生孢子及孢子柄等），还可以随时观察其生长发育的全部情况，有利于菌种的鉴定。具体方法：用无菌操作法将制好的待用琼脂平板用无菌接种针或接种环切成大约 $1cm^2$ 的方块，将其放置于灭菌的载玻片上。将标本或待检菌接种于琼脂块四周边缘靠上方部位，然后用无菌镊子取一无菌的盖玻片盖在琼脂上。在无菌平皿内放入少量无菌水和一个无菌 U 形（或 V 形）玻璃棒。将此载玻片置于玻璃棒上，盖上平皿盖培养。每日用肉眼和显微镜观察孢子和菌丝的特点。

第三节　真菌与环境

影响微生物生长的外界因素很多，除了营养因素外，还有许多理化因素，如湿度、温度、pH 值和光照等。真菌的生命活动与环境有着密切的关系。适宜的环境能促进真菌的生长繁殖，不适宜的环境可引起真菌的变异、抑制真菌繁殖甚至杀灭真菌。因此，掌握真菌与环境的关系，对利用和控制真菌是非常重要的。

一、理化因素对真菌的影响

1. 水　水是生命之源，水分对于真菌生长像其他生命体一样是必需的，真菌要在高湿条件下生长，在相对湿度 95%~100% 条件下生长良好，相对湿度降至 80%~85%，真菌生长缓慢甚至停滞，少数真菌能生长在相对湿度 65% 的条件下。大多数真菌不耐高渗透压环境，食品工业就是利用这一方法防止食品腐败。例如，水果、肉类或果酱里加入高含量的糖或盐就能防止真菌生长，通常盐的浓度达到 20%~50% 称为盐渍，如盐渍蘑菇、盐渍辣椒等。糖的浓度达到 50% 以上称为糖渍，如各种蜜饯。

2. 温度　由于微生物受温度影响极其明显，故温度成了影响微生物生长繁殖的最重要因素之一。一般真菌生长的最适温度为 20℃~30℃，但也有例外。从温度角度可将真菌分为以下二类。

（1）嗜冷菌 最适生长温度低于15℃、最低生长温度在0℃以下。嗜冷菌主要生长在较冷的气候环境中，分布在深海、极地、高山、冰窖和冷藏库等处，但是它们也能生长在温暖的地区。如枝孢属和侧孢属的某些株系能够生活在 -5℃ ~ -8℃。例如枝霉，能在冰冻条件下生长而引起冷藏肉类的腐败，它们也能在土壤和动物粪便上生长，生活的范围十分广泛。

（2）适温菌 可在10℃ ~ 40℃下生长，大多数真菌是适温菌，一般生长的最适温度为25℃ ~ 35℃；

（3）嗜热菌 是一类生活在高温环境中的微生物，如火山口及其周围区域、温泉、工厂高温废水排放区等。嗜热菌可在40℃ ~ 60℃下生长。如粪污鬼伞的某些株系最适生长温度是40℃，能在44℃下生长。一般真菌的致死温度是50℃ ~ 60℃（在湿热条件下），但是有些木腐真菌的致死温度高达105℃，12小时后才能致死。

嗜热菌又称喜温菌，嗜热菌的最适温度是40℃，它们在堆肥中起着重要的作用，例如白腐菌、烟曲霉、地霉菌。有些嗜热菌是耐温菌，它们能在20℃的温度下生长，也能在高温下生长。烟曲霉就是耐温真菌很好的例子，它有广泛的适温范围（12℃ ~ 52℃），它不仅是一个嗜热菌而且也是普通的腐生菌，并能感染人和动物，引起"曲霉病"。

3. 通气 地球上氧气对真菌的生命活动有着极其重要的影响。根据微生物与氧气的关系，可把它们粗分为好氧菌和厌氧菌。大多数真菌是严格的好氧菌，它们必须有氧气才能生长。有些真菌，他们在有氧时靠呼吸产能，无氧时则借助发酵和无氧呼吸产能。如大多数酵母和少数丝状真菌能借助无氧呼吸（发酵）获得足够的能量，它们可以耐受周围中聚集的乳酸和乙醇。至今还没有发现专性厌氧的真菌。

不同的真菌能够耐受 CO_2 的浓度是不同的，大多数真菌在 CO_2 浓度过高的条件下不能生长，但尖孢镰刀菌和真马特镰刀菌能够在正常空气条件下生长，也能在 75.3% 的 CO_2 条件下生长。人工栽植蘑菇时，蘑菇房中 CO_2 浓度等于或低于 0.08% 时才能形成蘑菇芽（正常空气中 CO_2 浓度为 0.04%）。

4. pH 值 大多数真菌对酸碱度不太敏感，一般在 pH3 ~ 9 都能生长。真菌喜欢在酸性环境中生长，植物病原真菌的最适 pH 为 5 ~ 6.5，皮肤真菌在 pH4 ~ 10 都可生长。

5. 防腐剂 一些防腐剂对真菌有抑制作用，例如双乙酸钠是一种常用于酱菜类的防腐剂，有较好的抗真菌效果，对黑根菌、黄曲霉、李斯特菌等抑制效果明显。在酱菜类中用 0.2% 的双乙酸钠和 0.1% 的山梨酸钾复配使用，有较好的保鲜效果。真菌对防腐剂也有一定的抵抗能力。一般能杀死真菌的大部分防腐剂既有腐蚀性又对人体有剧毒。有时候，防腐剂对真菌有选择性刺激生长作用，有些药物在低浓度下可刺激真菌的生长。例如水杨酸对于大部分真菌生长都是有效的防腐剂，但黑曲霉可将其当做碳源。

6. 消毒剂 真菌对 2.5% 碘酊、10% 甲醛及 0.01% 升汞比较敏感。用甲醛熏蒸被真菌污染的物品，可达到灭菌的目的。某些染色剂对真菌生长也有抑制作用，如孔雀石绿等可抑制白假丝酵母的生长繁殖。

7. 抗生素 目前使用的多种抗真菌抗生素主要有灰黄霉素、制霉菌素和二性霉素 B、咪唑类药物（如克霉唑、益康唑、咪康唑和酮康唑等）、氟胞嘧啶、丙烯胺衍生物等。灰黄霉素只对皮肤癣菌病有效，主要是头癣、体癣、股癣、手足甲癣等，长期使用有少数浅部真菌产生耐药菌株，可换用酮康唑。制霉菌素治疗胃肠道念珠菌病，外用治疗皮肤黏膜念珠菌感染。二性霉素 B 主要治疗深部真菌病，如系统性念珠菌病、隐球菌病、曲霉病、结合菌病、芽生菌病、巴西副球孢子菌病、球孢子菌病和组织胞浆菌病等。

此外，也有不少中药有抗真菌作用，如牡丹皮、黄连、丁香、肉桂、高良姜、桂枝、知母、苦参、蛇床子、黄柏、紫草、土槿皮等。

二、真菌的变异

遗传与变异是一切生物体最本质的属性之一。真菌是极易发生变异的一类微生物，在人工培养基中多次移种，就可出现形态结构、菌落性状、色素及各种生理性状的改变；用不同的培养条件（培养基和温度）培养真菌，其性状也会发生改变。紫外线可使真菌发生变异。真菌也可以通过有性杂交、准性杂交、原生质体融合和遗传转化等方式进行基因重组。

真菌变异主要有 3 种表现形式：

1. 真菌抗药性变异　真菌突变引起的胞嘧啶通透酶、胞嘧啶脱氨酶、尿苷 - 磷酸焦磷酸化酶三者中的任何一个酶变异，都可使真菌产生耐药性。

2. 真菌形态、结构变异　一些真菌在经过几代培养后，该菌所特有的菌落颜色、大、小分生孢子等特征会消失。

3. 真菌菌落变异　有些真菌的菌落日久或经多次传代培养而发生变异，菌落颜色减退或消失，表面气生菌丝增多等。如絮状表皮癣菌在 2～3 周后便发生变异。

真菌中，丝状真菌的变异高于酵母菌的变异。因为丝状真菌是多细胞组成的，而每个细胞通常是多核的。如果细胞中一个核 DNA 发生变异，就可能形成异核体，导致菌落颜色、致病力及产孢能力的改变。

三、真菌与人类的关系

真菌在自然界中分布极广，有十万多种，很多真菌对人类是有益的。如酱油、醋、酒和霉豆腐等都要用真菌来发酵制作。微生物是一把双刃剑，在带给人类巨大恩惠的同时，也带来了巨大灾难，真菌可引起人畜疾病，危害健康。

（一）真菌对人类的贡献

1. 参与土壤元素循环，维持自然生态平衡　土壤是微生物的天然培养基，真菌大量存在于土壤中，真菌与细菌共同协力，发挥以下功能：①分解有机物质，直接参与碳、氮、硫、磷等元素的生物循环，使植物需要的营养元素从有机质中释放出来，重新供植物利用。②参与腐殖质的合成和分解作用。③具有溶解土壤中难溶性磷和分解含钾矿物等的能力，从而改善植物的氮、磷、钾的营养状况。④土壤微生物的生命活动产物如生长刺激素和维生素等能促进植物的生长。⑤参与土壤中的氧化还原过程。所有这些作用和过程的发生均借助于土壤生物体内酶的化学行为，并通过矿化作用、腐殖化作用等改变土壤的理化性状。

2. 真菌在农林业中的作用　真菌在农业和林业中发挥着极大的作用，真菌除了供植物所需的二氧化碳外，有的真菌还能与植物形成菌根，菌根是指土壤中某些真菌与植物根的共生体。菌根的作用主要是扩大根系吸收面，增加对原根毛吸收范围外的元素（特别是磷）的吸收能力。一方面从寄主植物中吸收糖类等有机物质作为自己的营养，另一方面又从土壤中吸收养分、水分供给植物。能引起植物形成菌根的真菌称为菌根真菌，其大部分属担子菌亚门，小部分属子囊菌亚门。有的真菌则能消灭或抑制危害植物的其他生物如昆虫、线虫等。

3. 真菌在工业中的应用　真菌除了应用于制酱、酿酒和其他发酵食品外，在工业方面也发挥着重要的作用，真菌能够产生多种酶，工业上采用的重要的真菌酶类有淀粉酶、蛋白酶、葡萄糖氧化酶、果胶酶、纤维素酶、脂肪酶、核糖核酸酶等。

4. 真菌在制药行业的作用　目前真菌已被广泛地应用到制药行业，利用真菌的代谢作用，生产多种药物或医药中间体。例如青霉素、头孢霉素、灰黄霉素的生产菌种均为真菌。还有许多真菌具有合成多种维生素的能力，真菌在医药行业有很大的潜力。此外，许多真菌本身就是名贵珍奇的中药材，如茯苓、灵芝、马勃、雷丸、猪苓、虫草、神曲、木耳、银耳等。

5. 食用真菌的营养价值　食用菌类一般都是高等真菌的子实体，在我国发现的有350多种，常见的有草菇、香菇、平菇、凤尾菇、金针菇、黑木耳、松口蘑、竹荪、羊肚菌、牛肝菌等。这些食用菌味道鲜美、营养丰富，含有丰富的蛋白质、脂肪、糖、维生素、矿物质等营养成分，享有"植物肉"之称。而且某些食用菌对动植物病毒性疾病有免疫或抑制作用，还能抑制肿瘤发生和发展，并能溶解一定量的胆固醇，所以被人们称为"保健食品"。

知识链接

　　食用菌是可供食用的蕈菌。蕈菌又伞菌，是指能形成大型的肉质（或胶质）子实体或菌核组织的高等真菌的一类总称。食用菌有350多种，其中多属担子菌亚门。常见的有：香菇、草菇、蘑菇、木耳、银耳、猴头、竹荪、松口蘑（松茸）、口蘑、红菇和牛肝菌等；少数属于子囊菌亚门，其中有羊肚菌、马鞍菌、块菌等。

　　银耳，真菌类银耳科，也叫白木耳、雪耳、银耳子等，性平，味甘、淡、无毒。具有润肺生津、滋阴养胃、益气安神、强心健脑等作用。有"菌中之冠"的美称。

　　香菇，又名香蕈、冬菇等，性平、味甘，无毒，有滋阴、润肺、养胃、活血益气、健脑强身等功效，是一种高营养低脂肪的保健食品。含有蛋白质、糖、多种维生素和矿物质。

　　冬虫夏草是一种真菌，是一种特殊的虫和真菌共生的生物体。冬虫夏草具有抗癌、滋补、免疫调节、抗菌、镇静催眠等功效。

（二）真菌对人类的危害

真菌按其侵犯的部位和临床表现，可分为浅部感染真菌、深部感染真菌和条件致病性真菌。

1. 浅部感染真菌 ①表面感染真菌：这类真菌主要寄居于人体皮肤的最表层。因不接触组织细胞，很少引起宿主细胞反应。这类真菌在我国主要有秕糠马拉癣菌，可引起皮肤表面出现黄褐色的花斑癣，如汗渍斑点，俗称汗斑。②皮肤癣真菌：引起皮肤浅部感染的真菌，主要是一些皮肤癣菌。皮肤癣菌有嗜角质蛋白的特性，使其侵犯部位只限于角化的表皮、毛发和指（趾）甲，而病理变化是由真菌的增殖及其代谢产物刺激宿主引起的反应。皮肤癣，特别是手足癣是人类最多见的真菌病。③皮下组织真菌感染：引起皮下组织感染的真菌主要有着色真菌和孢子丝菌。感染常发生于真菌侵入的创伤部位。感染最初发生于真皮深层、皮下组织或骨，逐渐扩展，最后可达到皮表下。感染一般只限于局部，但也可缓慢扩散至周围组织。

2. 深部感染真菌 深部或系统性感染真菌是能侵袭深部组织和内脏以及全身的真菌。感染大多系外源性，致病性较强，能引起慢性肉芽肿样炎症、溃疡和坏死等。其中以新生隐球菌病比较常见。其他如组织胞浆菌、球孢子菌、芽生菌以及副球孢子菌等则仅出现于南北美洲等某些局部地区，故又称之为地方流行性真菌。

3. 条件致病性真菌 条件致病性真菌感染多为内源性，如假丝酵母菌病和曲霉病等。这类真菌致病性不强，大多在久病体弱、免疫力低下或在菌群失调时发生，如肿瘤、糖尿病、器官移植及 HIV 患者、长期使用广谱抗生素、放疗、化疗等过程中易伴这类真菌感染。其致病性虽弱，若不及时诊治亦可危及生命。

4. 真菌毒素 真菌毒素已发现 100 多种，可侵害肝、肾、脑、中枢神经系统及造血组织。如黄曲霉素可引起肝脏变性，肝细胞坏死及肝硬化，并致肝癌。黄曲霉毒素是由黄曲霉、寄生曲霉代谢产生的一类结构相似含多环不饱和香豆素的化合物。黄绿青霉素引起中枢神经损害，包括神经组织变性、出血或功能障碍等。某些镰刀菌素和黑葡萄穗素主要引起造血系统损害，发生造血组织坏死或造血机能障碍，引起白细胞减少症等。黄曲霉毒素可存在于多种热带或亚热带地区出产的食品中。最常发现含有黄曲霉毒素的是花生。其他食品还有玉米、无花果、果仁及多类谷物中感染黄曲霉毒素都较常见。黄曲霉菌肉眼看来往往是绿色的，而黄曲霉毒素却无臭、无味、无色。

第三章　病毒的基本性状

1. 掌握病毒、干扰素、包涵体的概念。
2. 掌握病毒的大小、形态和结构。
3. 熟悉病毒的增殖过程与培养。
4. 熟悉病毒的异常增殖与干扰现象发生的原因。
5. 熟悉理化因素对病毒的影响。

病毒（virus）是一类体形微小、结构简单、只含一种核酸（RNA 或 DNA），必须在活的易感细胞内以复制方式增殖的非细胞型微生物。

病毒在自然界中广泛分布，人、动物、植物、真菌及细菌体内均可有病毒寄生，是引起人类多种疾病的重要微生物。所致疾病不仅种类繁多，而且有的病情严重，病死率较高或留有后遗症，如病毒性肝炎、脊髓灰质炎、狂犬病、艾滋病（AIDS）、出血热、病毒性脑炎以及严重急性呼吸综合征（SARS）等。许多病毒与肿瘤的发生也有着密切的关系。由于目前尚缺乏有效的抗病毒制剂，使得病毒性疾病对人类健康的威胁日益增加，因此病毒学的研究不仅要对其病因进行深入探讨，还要致力于对病毒基因结构和功能的研究，以及基因工程疫苗的开发、分子生物学诊断技术的建立，从而更有效地防治、控制和消灭病毒性疾病。

第一节　病毒的形态与结构

一、病毒的大小与形态

成熟、完整的具有感染性的病毒颗粒称为病毒体。病毒体是病毒在细胞外的存在形式，具有典型的形态结构。其大小、结构和形态是认识、确定和研究病毒的前提。可通过电子显微镜、超速离心、分级超过滤和 X 线晶体衍射等技术来研究病毒的基本特性。

（一）病毒的大小

病毒形态微小，以纳米（nm）为测量单位。必须用电子显微镜放大数千倍乃至数万倍才能看到。各种病毒体的大小差别悬殊，较大的如痘病毒约为300nm，在光学显微镜下勉强可见；较小的如脊髓灰质炎病毒只有27～30nm；中等大小的病毒如流感病毒、腺病毒、疱疹病毒，约80～150nm。绝大多数病毒体小于150nm（图3－1）。

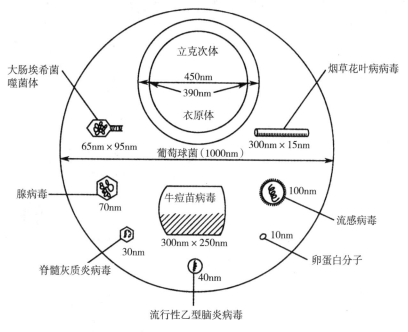

图3－1 各种微生物大小比较

知识链接

病毒大小的测定

病毒大小的测定方法有：①电子显微镜直接观察测量病毒大小。②超过滤法：用不同孔径的滤膜过滤病毒悬液，将获得的滤液接种组织细胞或其他方法测定病毒是否通过滤膜，从而估算病毒的大小。③超速离心法：病毒大小不同，沉降速度就不同。用超速离心法测得病毒的沉降系数，计算出病毒的大小。

（二）病毒形态

病毒的形态常因种类不同而各有所异。人和动物病毒大多呈球形或近似球形，少数呈砖形（如痘病毒）、弹状（如狂犬病病毒）、丝状体（如初分离时的流感病毒）；植物病毒（如烟草花叶病毒）多呈杆状，噬菌体多成蝌蚪状（图3－2）。

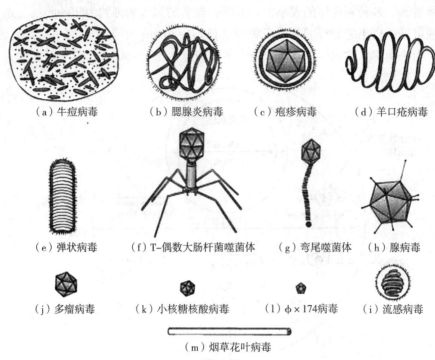

（a）牛痘病毒　　（b）腮腺炎病毒　　（c）疱疹病毒　　（d）羊口疮病毒

（e）弹状病毒　　（f）T-偶数大肠杆菌噬菌体　　（g）弯尾噬菌体　　（h）腺病毒

（j）多瘤病毒　　（k）小核糖核酸病毒　　（l）φ×174病毒　　（i）流感病毒

（m）烟草花叶病毒

图3-2　各种病毒形态、大小、结构示意图

二、病毒的结构与化学组成

（一）病毒的结构

病毒体结构很简单，其基本结构由核心和衣壳两部分组成。共同构成核衣壳，即最简单的病毒颗粒（裸病毒）。有些病毒在衣壳外面还有一层包膜，有些包膜表面有刺突，这些结构统称为辅助结构（图3-3）。

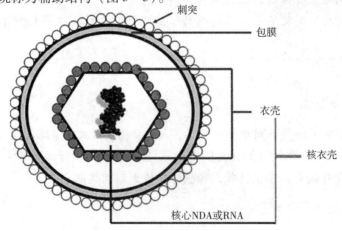

图3-3　病毒体基本结构模式图

1. 病毒核心 核心是病毒的中心结构，主要成分是核酸（DNA 或 RNA），构成病毒的基因组。大多数病毒的核酸是完整的，有的病毒核酸是分节段的，如流感病毒。核酸分子量小，约 $(2 \sim 160) \times 10^3 kD$，仅为细菌基因组的 1/1000～1/10，这些基因决定了病毒的遗传、变异、感染、增殖等特性。有些病毒除去蛋白质外壳，核酸仍具有感染性，进入宿主细胞后能增殖，称感染性核酸。感染性核酸不受衣壳蛋白和细胞受体的限制，因而感染宿主范围很广。但由于裸露核酸易被体液中的核酸酶所破坏，其感染性低于完整的病毒。

2. 病毒衣壳 衣壳是包围在病毒核心外面的一层蛋白质结构，由一定数量的壳粒组成。

（1）化学组成 壳粒是衣壳的形态学亚单位，在电镜下可以观察到壳粒彼此都呈对称性排列。用 X 线晶体衍射和化学检测发现，每一个壳粒可由一个或几个多肽组成，而每一个多肽链是一个化学亚单位。

（2）构型 不同的病毒，其壳粒数目和排列也不尽相同。根据壳粒的排列方式，病毒结构有下列几种对称型（图3-4）：①20面体立体对称型：病毒核酸聚集在一起形成球形或近似球形，其衣壳的颗粒呈 20 面体对称排列，如流行性乙型脑炎病毒、脊髓灰质炎病毒等。②螺旋对称型：病毒核酸呈盘旋状，壳粒沿核酸链走向排列成螺旋对称型，如流感病毒等。③复合对称型：是既有立体对称又有螺旋对称的病毒，如痘病毒和噬菌体（头部是 20 面体对称结构、尾部是螺旋对称结构）等。

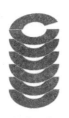 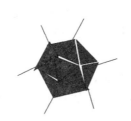 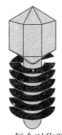

螺旋对称型　　　　20面体立体对称型　　　　复合对称型

图3-4　病毒的衣壳类型

（3）功能 ①保护病毒核酸：衣壳蛋白质包绕着核酸，可使核酸免受环境中核酸酶和其他理化因素（如紫外线、射线等）的破坏。②协助病毒感染：病毒引起感染首先需要病毒特异性吸附于易感细胞表面。无包膜病毒靠衣壳吸附于细胞，如脊髓灰质炎病毒只能吸附于人和某些灵长类动物的中枢神经细胞及肠壁细胞上，却不能吸附在其他动物的细胞上，这是因为前者细胞膜上有脂蛋白受体可与脊髓灰质炎病毒衣壳蛋白发生特异性的结合。③具有良好的免疫原性：衣壳蛋白是一种抗原。病毒进入机体后，能引起特异性细胞免疫和体液免疫，不仅有免疫防御作用，而且还可引起相应的病理损伤。

3. 病毒包膜 是包裹在病毒核衣壳外面的一层膜状结构。

（1）化学组成 主要含有蛋白质、脂类及少量糖类。因为有包膜的病毒都是芽生增殖，当其以"出芽"方式释放时，获得宿主细胞膜中的脂质、多糖和少许蛋白质成分。有些病毒其包膜表面还有钉状突起，称为刺突或包膜子粒，决定了病毒的一些特殊功能。

（2）功能：①保护核衣壳，维护病毒结构的完整性：因为包膜中含有脂类，其主要成分是胆固醇、磷脂及中性脂肪，它们能加固病毒的结构。②与宿主细胞膜亲和及融合：病毒体包膜的脂类，绝大部分来自宿主细胞膜，因而彼此易于亲和及融合，起到介导病毒吸附、穿入易感细胞、辅助病毒感染的作用。③免疫原性强：病毒包膜含有糖蛋白和脂蛋白，所以它们具有较强的免疫原性，可刺激机体产生相应抗体。

知识链接

病毒的大小、形态和结构在病毒分类学中有重要价值，在诊断病毒感染中也起到重要作用。我国洪涛教授在成人腹泻标本中观察到一定大小病毒体，据形态初步认定为轮状病毒，经基因组分析予以确定，从而在国际上首次发现了成人轮状病毒。

（二）病毒的化学组成及功能

1. 病毒核酸　病毒核酸位于病毒体的核心，只含有一种类型，构成病毒体的基因组，为病毒的感染、增殖、遗传和变异提供物质基础。

病毒核酸的功能：①病毒复制：病毒进入活的易感细胞后，释放核酸，自我复制同样的子代核酸；②决定病毒特性：病毒核酸携带了病毒的全部遗传信息，决定了病毒的生物学性状；③具有感染性：有的病毒核酸在除去衣壳蛋白后，仍具有感染性，因不受相应病毒受体限制，所以感染宿主的范围比病毒体广泛。

2. 病毒蛋白质　病毒蛋白质约占病毒体总重量的70%，可将其分为结构蛋白和非结构蛋白。

（1）结构蛋白：指构成病毒有形成分（衣壳、包膜）的蛋白质。

结构蛋白的功能：①保护病毒核酸，使之免遭环境中的核酸酶和其他理化因素破坏。②参与病毒的感染过程，如衣壳蛋白、包膜蛋白与病毒特异性吸附易感细胞膜表面受体有关。③衣壳蛋白、包膜蛋白具有良好的免疫原性，诱发机体产生体液免疫与细胞免疫，这些免疫应答不仅有免疫防御作用，也可引起免疫病理损害，与病毒的致病性有关。

（2）非结构蛋白：非结构蛋白是由病毒基因组编码，但不参与病毒体的构成。可以存在于病毒体内，也可以存在于感染细胞内。

3. 脂类和糖　主要存在于病毒的包膜中，跟病毒体吸附、穿入宿主细胞以及病毒的抗原特异性有关。

第二节　病毒的增殖

一、病毒的增殖与培养

（一）病毒增殖条件

病毒是非细胞型微生物，缺乏原料、能量和独立代谢的酶系统。因此，在细胞外处于无活性或静止状态。只有进入活的易感细胞内，易感细胞提供合成病毒核酸与蛋白质的原料，如能量、必需的酶、细胞器和低分子量前体成分等，病毒才能以复制的方式增殖。

（二）病毒增殖过程

病毒在易感活细胞内以复制的方式进行增殖。增殖过程被人为分成吸附、穿入、脱壳、生物合成、装配、成熟与释放七个步骤，这一完整过程称为一个复制周期（图3-5）。病毒复制周期的长短与病毒种类有关，如小RNA病毒约为6~8小时；腺病毒约为25小时；正粘病毒约为25~30小时。

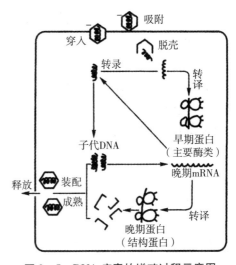

图3-5　DNA病毒的增殖过程示意图

1. 吸附　病毒包膜或无包膜病毒的衣壳与易感细胞膜上特定的受体结合，称为吸附。吸附是病毒感染的第一步。吸附又可分两个阶段：①病毒与细胞接触，进行静电结合。该过程与温度关系不大，0℃~37℃内都能结合，但与 Na^+、Ca^{2+}、Mg^{2+} 等阳离子有关，这些离子可促进两者的结合。这种结合是可逆的，是非特异的。②真正的吸附，指病毒表面的吸附位点与易感细胞膜上相应受体特异性的结合。该过程需要一定的温度条件，以促进与酶反应相类似的化学反应。病毒吸附过程，一般在几分钟至几十分钟内完成。

2. 穿入　吸附于易感细胞表面的病毒，通过不同方式进入细胞内，称为穿入。穿入与吸附不同，是个需要能量的过程。只有生长良好、代谢旺盛的细胞才能让病毒完成穿入过程。穿入的方式至少有3种：①胞饮：无包膜病毒体一般以此方式穿入。即细胞膜内陷将病毒包裹其中，形成类似吞噬泡的结构，使病毒体原封不动地进入胞质内。②融合：有包膜的病毒靠吸附部位的酶作用，通过包膜与细胞膜的融合，使病毒核衣壳进入胞质内。③转位：是少数无包膜病毒体直接穿入的方式。

3. 脱壳　穿入胞质中的核衣壳脱去衣壳蛋白，使核酸裸露的过程称为脱壳。不同病毒的脱壳方式不同，多数病毒在穿入时已在宿主细胞溶酶体酶的作用下脱去衣壳，释出病毒核酸，如脊髓灰质炎病毒。少数病毒的脱壳过程比较复杂，如痘病毒只能脱去部分衣壳，还需病毒特有的脱壳酶作用，使病毒核酸完全释放出来。

4. 生物合成 在病毒基因组控制下，利用宿主细胞提供的低分子物质复制病毒核酸和合成蛋白质的过程即为生物合成期。此期用电镜和血清学方法检查，在细胞内不能找到病毒颗粒，故称隐蔽期。

以 DNA 病毒为例，其生物合成的过程是：首先以病毒 DNA 为模板，在宿主细胞提供的 RNA 聚合酶作用下，转录出 mRNA；然后在细胞核糖体上转录早期蛋白质，即病毒编码的依赖 DNA 的 DNA 聚合酶等；在此酶的作用下，以亲代病毒 DNA 为模板，复制大量子代病毒的核酸；再以子代病毒核酸为模板转录出晚期 mRNA，并转译大量晚期蛋白质，即子代病毒衣壳蛋白质和包膜表面的结构蛋白。

5. 装配 装配是指生物合成的核酸、蛋白及其他构件，组装成子代核衣壳的过程。病毒的种类不同，装配的部位也不同，与病毒释放机制和复制部位有关。DNA 病毒多在胞核内装配；RNA 病毒多在细胞质内装配。

6. 成熟 成熟是指病毒核衣壳装配完后，病毒发育成为具有感染性的病毒体的过程。

7. 释放 成熟病毒从宿主细胞游离出来的过程称为释放。释放的方式有：①破胞释放：无包膜病毒在宿主细胞内复制增殖，引起细胞破坏，细胞溶解后一次性大量释放病毒。②出芽释放：有包膜的病毒在细胞内装配的同时，核衣壳外面会包上一层来自宿主细胞膜的成分。子代病毒以出芽方式逐次释放时，细胞一般并不死亡，仍可照常分裂繁殖。

（三）病毒感染后的细胞变化

病毒对细胞的致病作用包括来自病毒的直接损伤和机体免疫应答两个方面。敏感的宿主细胞被病毒感染后，两者相互作用下可表现为：①杀细胞性感染；②稳定状态感染；③细胞凋亡；④包涵体的形成；⑤病毒基因的整合与细胞的转化。

1. 杀细胞性感染 病毒在宿主细胞内增殖成熟后，在很短时间内一次性释放大量子代病毒，细胞被裂解而死亡，多见于无包膜病毒。如腺病毒、脊髓灰质炎病毒等。

2. 稳定状态感染 一些不具有杀细胞效应的病毒（多为有包膜病毒）所引起的感染，称为稳定状态感染。病毒对感染细胞的溶酶体以及代谢影响不是很大。成熟的病毒多以出芽方式释放，病程缓慢、病变轻微，细胞短时间内不会裂解和死亡。但细胞膜的受体可被破坏，并出现细胞融合及在细胞表面产生新抗原。

3. 细胞凋亡 是由宿主细胞基因自身指令发生的一种生物学过程。当细胞受到诱导因子作用激发并将信号传导入细胞内部，细胞的死亡基因被激活后，细胞膜出现鼓泡、细胞核浓缩、染色体被降解。已证实，在人类免疫缺陷病毒、腺病毒等感染细胞后，病毒可直接作用或由病毒编码蛋白因子间接作用引发细胞凋亡。

4. 包涵体形成 病毒感染细胞后，在胞质或胞核内出现了在光学显微镜下可见的斑块状结构，称包涵体。病毒的包涵体由病毒颗粒或未装配的病毒组分组成，也可是病毒增殖留下的细胞反应痕迹。包涵体破坏了细胞的正常结构和功能，有时会引起细胞死亡（图3-6）。

知识链接

　　包涵体是宿主细胞被病毒感染的标志。包涵体有的位于细胞质中（如天花病毒包涵体），有的位于细胞核中（如疱疹病毒），或细胞质、细胞核中都有（如麻疹病毒）。

　　有的包涵体还具有特殊名称，如天花病毒包涵体叫顾氏（Guarnieri）小体，狂犬病毒包涵体叫内基氏（Vegri）小体。昆虫病毒可根据包涵体的形状、位置而分为细胞质型多角体病毒、核型多角及颗粒体病毒等。

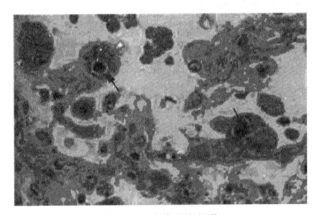

图3-6　病毒的包涵体

　　5. 病毒基因的整合与细胞转化　病毒的核酸插入到宿主细胞染色体DNA中的过程称整合。基因组整合有两种方式：一种是全基因整合；另一种是失常式整合，即病毒基因组中部分基因或DNA片段随机整合到宿主细胞DNA中。整合的DNA可随细胞分裂进入子代细胞中。病毒基因组的整合会造成宿主细胞的基因组损伤、整合处基因失活和附近基因激活等现象。

　　少数病毒感染细胞后不仅不抑制细胞DNA的合成，反而促进细胞的DNA合成。这些细胞生物学特性的改变称细胞转化。在人类病毒中，巨细胞病毒、EB病毒、单纯疱疹病毒、腺病毒和人乳头瘤病毒中的某些可转化体外培养细胞，这些具有细胞转化能力的病毒与其致瘤潜能有密切关系，部分转化细胞在动物实验中可以变成肿瘤细胞。

　　（四）病毒培养

　　病毒具有严格的细胞内寄生性。人工培养病毒的方法包括：①组织细胞培养；②鸡胚培养；③动物接种（详见第七章"病毒检验技术"）。

二、病毒的异常增殖与干扰现象

（一）病毒的异常增殖

病毒进入宿主细胞后，由于病毒本身基因组发生变化或感染细胞的环境不利于其复制，使之出现异常增殖。包括两种情况：

1. 顿挫感染 病毒进入宿主细胞，若细胞缺乏病毒复制所需的能量、酶和必要成分等，则病毒无法合成自身成分，或虽能合成病毒成分，但不能装配和释放完整的子代病毒，此现象称为顿挫感染。引起顿挫感染的细胞称为非容纳细胞。如人腺病毒感染人胚肾细胞（容纳细胞）时能正常增殖；若感染猴肾细胞（非容纳细胞）则发生顿挫感染。

2. 缺陷病毒 因病毒基因不完整或发生改变，核酸复制时失去正常的互补作用，使 mRNA 功能受阻，病毒蛋白质合成失调，致使不能复制出完整的有感染性的病毒体。这种病毒称为缺陷病毒。但当与另一种病毒共同培养时，若后者能弥补缺陷病毒的不足，使缺陷病毒增殖出完整的病毒体，则这种有辅助作用的病毒被称为辅助病毒。如丁型肝炎病毒（HDV）是缺陷病毒，只有与乙型肝炎病毒（HBV）共存时，HDV 才能复制，所以 HBV 是 HDV 的辅助病毒。

（二）病毒的干扰现象

当两种病毒同时或先后感染同一细胞时，可发生一种病毒抑制另一种病毒增殖的现象，称为病毒的干扰现象。干扰现象在异种、同种、同型甚至同株病毒之间均可发生。常常是先进入细胞的病毒干扰后进入的病毒、死病毒干扰活病毒、缺损病毒干扰完整病毒。由于病毒之间的相互干扰可终止感染，使机体康复，故干扰现象在机体固有免疫中发挥着重要的作用。一般认为，干扰现象的出现与干扰素的产生有关。

知识链接

> 由于病毒之间存在着干扰现象，故在使用病毒疫苗进行预防接种时，应避免同时使用相互之间有干扰作用的疫苗，以免影响疫苗的免疫效果。

第三节　病毒与环境

病毒受理化因素作用后，失去感染性称为灭活。灭活的病毒仍能保留其他特性，如免疫原性、血凝、红细胞吸附及细胞融合等特性。灭活病毒的机制可以是破坏病毒的包膜，致使病毒蛋白质变性及损伤病毒的核酸等。病毒对理化因素的敏感性的强弱，因病毒的种类而异。了解理化因素对病毒的影响，在病毒的分离、疫苗研制及预防病毒感染等方面均有意义。

一、理化因素对病毒的影响

（一）物理因素

1. 温度　大多数病毒耐冷不耐热。在低温、特别是干冰温度（－70℃）或液氮温度（－196℃）条件下，其感染性可保持数月至数年。因此，常用低温保存病毒，但反复冻融数十次可使病毒失活。病毒对温度的敏感性差异很大，一般加热60℃经30分钟或100℃数秒钟可使大多数病毒灭活，但乙型肝炎病毒例外，需100℃经10分钟才能使其灭活。另外，有包膜的病毒比无包膜病毒更不耐热，高温使其感染性迅速消失。

2. 酸碱度　不同病毒对酸碱的敏感性不同，如肠道病毒在pH3.0～5.0环境中非常稳定，而鼻病毒在pH3.0～5.0环境中则迅速被灭活。所以可用病毒对pH的稳定性来鉴别病毒，也可利用酸性、碱性消毒剂消毒实验室或用于防疫。

3. 射线　紫外线、X射线及γ射线都能灭活病毒，电离辐射使核苷酸链发生致死性断裂。紫外线使病毒基因组中核苷酸的结构发生变化，影响核酸复制。但有些病毒（如脊髓灰质炎病毒）经紫外线灭活后，再用可见光照射，激活酶可切除二聚体，使灭活病毒又复活（光复活），故不宜用紫外线杀病毒法来制备灭活疫苗。

（二）化学因素

1. 化学消毒剂　除强酸、强碱消毒剂外，醇类、酚类、氧化剂、卤类等对病毒均有灭活作用。常用的有1%～5%苯酚、70%甲醇、乙醇、碘及碘化物、漂白粉等均有效。消毒剂灭活病毒的效果不如细菌，而且不同病毒敏感性不同，无包膜的小病毒抵抗力较强。肝炎病毒对次氯酸盐、过氧乙酸较敏感。由于醛类消毒剂虽破坏病毒感染性却可保持其抗原性，故常用来制备灭活病毒疫苗。

2. 脂溶剂　氯仿、乙醚、去氧胆酸盐等脂溶剂可使包膜病毒（如流行性乙型脑炎病毒、流感病毒等）的包膜脂质溶解而灭活病毒，失去吸附能力。但对无包膜的病毒（如肠道病毒）几乎无作用。因此，可用耐乙醚试验鉴别病毒有无包膜。

3. 抗病毒化学药物　病毒严格细胞内寄生，抗病毒药物必须进入到宿主细胞内才能作用于病毒，而且必须对病毒有选择性作用，对宿主细胞或机体无害。病毒在宿主细胞内的复制过程与人类细胞自身的生物合成过程相似，区别两者很困难，故很难找到只针对病毒而不伤及宿主细胞的抗病毒药物。目前，能供临床使用和正在研发的抗病毒药物主要有核苷类药物、非核苷类似药、蛋白抑制剂等。

4. 抗生素与中草药　一般认为，抗生素及磺胺对病毒无抑制作用。在分离培养病毒时，待检标本中加入抗生素可抑制细菌生长，便于分离病毒。多种中草药有一定的抗病毒作用，如板蓝根、黄芪、甘草、大黄、大青叶、贯众等，对病毒增殖有一定的抑制作用。

5. 甘油　大多数病毒在50%甘油盐水中能存活较久。因病毒体中含游离水，不受甘油脱水作用的影响，故可用于保存病毒感染的组织。

6. 其他 $MgSO_4$、$MgCl_2$、Na_2SO_4 等盐类对疱疹病毒科、小 RNA 病毒科和正粘病毒科等病毒有稳定作用，能提高病毒对热的抵抗力，可耐受 50℃ 1 小时。为此在保存这些病毒时经常加入镁盐，以延长病毒保存期。

（三）生物因素

目前，对多数病毒感染尚无特效治疗药物，预防病毒感染显得尤为重要。另外，干扰素在控制病毒感染方面也起一定作用。

1. 人工免疫

（1）人工自动免疫　是指采用人工免疫的方法将疫苗、类毒素和菌苗等免疫制剂接种至人体，使宿主自身的免疫系统产生对于相关传染病的特异性免疫力。用于预防病毒感染的疫苗主要有：减毒活疫苗（如脊髓灰质炎疫苗、流感疫苗、麻疹疫苗、腮腺炎疫苗、水痘疫苗、风疹疫苗等）、灭活疫苗（如流行性乙型脑炎疫苗、流感疫苗、脊髓灰质炎疫苗、狂犬病疫苗等）、基因工程疫苗（如乙型肝炎基因工程疫苗）及核酸疫苗等。

（2）人工被动免疫　采用人工方法向机体输入由他人或动物产生的免疫效应物，如免疫血清、白细胞介素–2、丙种球蛋白与细胞免疫有关的干扰素、转移因子等细胞因子，使机体立即获得特异性免疫，达到防治某种疾病的目的。其特点是产生作用快，输入后立即发生作用。但由于该免疫力非自身免疫系统产生，易被清除，故免疫作用维持时间较短，一般只有 2~3 周。主要用于治疗和紧急预防。

2. 干扰素

（1）干扰素　是由病毒或干扰素诱生剂作用于中性粒细胞、成纤维细胞或免疫细胞产生的一种糖蛋白。除抗病毒外，干扰素也是一种调节细胞功能的激素类蛋白质，是重要的细胞因子之一。因此，干扰素具有抗病毒、抗肿瘤及免疫调节等多种生物学活性。

（2）种类　根据产生细胞不同，将其分为 α、β 和 γ 干扰素。α 干扰素和 β 干扰素又称为 I 型干扰素，用于防治病毒感染。γ 干扰素称 II 型干扰素，又称免疫干扰素，具有免疫调节作用和抗肿瘤作用。目前，应用基因工程技术生产高效价的重组人干扰素，可用于治疗多种病毒感染，如乙型肝炎病毒、甲型肝炎病毒、丙型肝炎病毒、人乳头瘤病毒、单纯疱疹病毒和鼻病毒等。

（3）理化性质　为小分子蛋白质，56℃ 被灭活，可被蛋白酶破坏。4℃ 可保存较长时间，–20℃ 可长期保存。

（4）作用特点　①具有广谱抗病毒作用，但只有抑制病毒作用而无杀病毒作用。②抗病毒作用有相对的种属特异性，一般在同种细胞中活性最高。③具有免疫调整功能和抑制肿瘤细胞生长的作用。

（5）抗病毒机制　干扰素无直接杀伤病毒的作用，其抗病毒作用是通过与宿主细胞膜受体结合，触发宿主细胞的信号传递，发生一系列生化反应，诱导基因转录并翻译出抗病毒蛋白，由抗病毒蛋白发挥抗病毒作用（图3-7）。

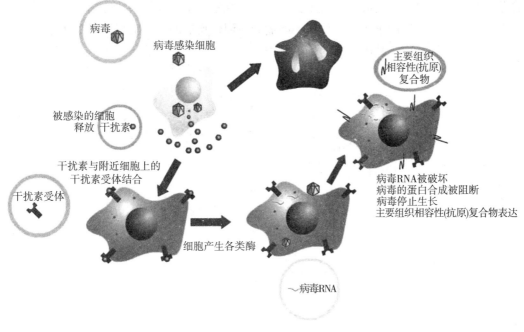

图3-7　干扰素抗病毒机制

二、病毒的变异与基因工程

（一）病毒的变异

由于各种原因致使病毒的遗传物质发生改变称为病毒的变异。病毒容易发生变异。除类病毒外，病毒可以说是生命体中最简单的成员。它的遗传密码或基因组主要集中在核酸链上，只要这种核酸链发生任何变化都会影响它们后代的特性表现。实际上，病毒的基因组在其增殖过程中不是一成不变的，而是时时刻刻都自动地发生突变。其中大多数突变是致死性的，只有少数能生存下来。由于病毒在一次感染中，一个病毒粒子要增殖几百万次，存在产生突变的机会。病毒的自然变异是非常缓慢的，但这种变异过程可通过外界强烈因素的刺激而加快变异。许多化学和物理因素均可以用来诱发突变，诸如高温、亚硝酸、羟胺等，另外，病毒变异时有时会产生赖药性。

（二）病毒变异在基因工程中的应用

基因工程是将一个生物体的基因，也就是携带遗传信息的DNA片段，转移到另一个生物体内，与原有生物体的DNA结合，实现遗传性状的转移和重新组合，从而使人们能够定向地控制、干预和改变生物体的变异和遗传。因病毒基因组小、相对简单，早就成为分子遗传学的研究材料，也被列入基因组计划中的模式生物进行研究。利用病毒专一性寄生和整合特性，对病毒基因组进行分子遗传学改造，设计出基因工程病毒载体。利用病毒载体容量大和繁殖快等特点,把目的基因带入到靶细胞中,让其表达目的产物。目前,病毒载体已成功应用于:①真核细胞基因工程大量表达外源目的基因,获得基因工程产品;②用于人类遗传病、肿瘤和代谢性疾病的基因治疗;③用作基因转移工具,进行基因功能、基因调控的理论研究。

第四章　微生物的致病性与感染

1. 掌握微生物的致病因素。
2. 熟悉细菌外毒素与内毒素的区别。
3. 熟悉如何控制病原微生物的感染。
4. 熟悉常见病原微生物的感染类型。

第一节　微生物的致病性

微生物的致病性是指微生物引起疾病的能力。不同的病原微生物对机体可引起不同的疾病，即某种病原微生物只能引起某种特定的疾病，如伤寒沙门菌引起伤寒，结核分枝杆菌可引起结核病。因此致病性是病原体"种"的特征，是质的概念。

一、病原微生物的致病因素

病原微生物的致病作用，与病原体的毒力强弱、侵入机体的数量、侵入门户以及机体的环境因素等紧密相关。

毒力是指病原微生物致病性的强弱程度。各种病原微生物的毒力有所差异。毒力是病原体个体的特征，是量的概念。毒力常用半数致死量（LD_{50}）或半数感染量（ID_{50}）表示，即在特定条件下，能使某种动物半数死亡或感染需要的最小病原体数量或毒素量。构成毒力的物质基础主要包括侵袭力和毒素。

（一）病原微生物的侵袭力

病原微生物突破机体的防御机制，侵入机体，并在体内繁殖生长、蔓延扩散的能力，称为侵袭力。微生物的侵袭力包括病原体的黏附与侵入、繁殖与扩散以及对宿主防御功能的抵抗等因素。

1. 黏附　病原微生物黏附于宿主细胞是其致病作用的第一步。在黏附的基础上，病原微生物才能获得定居生存的机会，进而可侵入、扩散。不同的病原微生物通过不同的黏附物质作用于相应的靶细胞受体而引起致病作用。常见病原微生物的黏附物质主要见于细菌表面的一些大分子结构成分（大肠埃希菌表面 I 型菌毛、金黄色葡萄球菌表面脂磷壁酸）、病毒包膜或衣壳表面的病毒吸附蛋白（甲型流感病毒 HA 蛋白、HIV 黏附物质 gp^{330}），真菌表面也存在类似的黏附物质，如白假丝酵母菌细胞壁上的甘露聚糖或甘露聚糖 – 蛋白质复合物、几丁质和黏附素。

2. 逃避或干扰宿主的防御机制 病原微生物通过黏附物质作用于细胞或组织表面后，必须克服机体周围的防御屏障，尤其是要逃避或干扰局部的吞噬作用及分泌抗体介导的免疫作用，才能建立感染。病原微生物能够逃避或干扰宿主的防御机制主要包括以下几个方面：

（1）抗吞噬作用机制 包括以下几个方面：①抑制吞噬细胞的摄取，如新型隐球菌的荚膜多糖、链球菌的 M 蛋白等。②在吞噬细胞内生存，如沙门菌的某些成分可抑制溶酶体与吞噬小体的融合。③抑制吞噬细胞的作用，如链球菌溶血素等可通过胞外酶破坏细胞骨架以抑制吞噬细胞的作用。④杀死或损伤吞噬细胞，如细菌通过分泌外毒素或蛋白酶来破坏吞噬细胞的细胞膜，或诱导细胞凋亡，或直接杀死。⑤通过抑制补体激活或黏附能力来降低吞噬细胞调理作用。

（2）抗体液免疫机制 病原微生物逃避体液免疫主要通过：①抗原伪装或抗原变异，如金黄色葡萄球菌通过葡萄球菌 A 蛋白（SPA）结合免疫球蛋白形成抗原伪装。②分泌蛋白酶降解免疫球蛋白，如嗜血杆菌等分泌 IgA 蛋白酶，破坏黏膜表面的 IgA。③通过脂磷壁酸或荚膜的作用，逃避补体，抑制抗体产生。

（3）内化作用 指某些毒力强或具有侵袭能力的病原体黏附于细胞表面之后，进入吞噬细胞或非吞噬细胞内部的过程。内化作用对病原体的意义在于：病原体通过这种移位作用进入深层组织或血液循环，宿主细胞为侵入的病原体提供了一个增殖的庇护所，使其逃避宿主免疫机制的杀灭。如结核分枝杆菌、李氏杆菌等严格的胞内寄生菌及大肠杆菌、沙门菌等胞外寄生菌的感染都离不开内化作用。这些病原体如果丧失了内化作用，则毒力会明显下降。

3. 侵袭性酶类 侵袭性酶类是某些病原体在代谢过程中产生的与致病性有关的胞外酶，其本身一般不具有毒性，主要的作用是作用于组织基质或细胞膜，造成它们的损伤，有利于病原体在体内的扩散。此类常见的有：①胶原酶：主要分解细胞外基质中的胶原蛋白，从而使肌肉软化、崩解、坏死，有利于病原微生物的侵袭和蔓延。②透明质酸酶：分解结缔组织中起黏合作用的透明质酸，使细胞间隙扩大，通透性增加。有利于细菌及毒素向周围及深层扩散，易造成全身感染。③神经氨酸酶：主要分解肠黏膜上皮细胞的细胞间质，霍乱弧菌可产生此酶。④磷脂酶：可水解细胞膜的磷脂，产气荚膜梭菌可产生此类酶。⑤卵磷脂酶：分解细胞膜的卵磷脂，使组织细胞坏死和红细胞溶解。⑥凝固酶：特别是细胞结合性凝固酶，除可为细菌提供抗原伪装外，还使之不被吞噬或机体免疫机制所识别，利于病原体在局部繁殖，见于致病性金黄色葡萄球菌。⑦激酶：能将血纤维蛋白酶原激活为纤维蛋白酶，以分解血纤维蛋白，防止形成血凝块，见于链球菌产生的链激酶和葡萄球菌产生的激酶等。

一些真菌（例如烟曲霉）也可产生多种细胞外酶，包括磷酸酶、核酶、蛋白酶和肽酶，这些酶通过降解大分子物质，为真菌生长提供营养，其中蛋白酶可以促进真菌与宿主组织黏附和穿透，进而达到致病的效果。

（二）毒素

毒素是指由生物体产生的、极少量即可损害宿主组织、器官并引起生理功能紊乱的毒性成分。微生物毒素主要包括细菌毒素和真菌毒素、病毒毒素等。

1. 细菌毒素 细菌毒素按其来源、性质和作用的不同，可分为外毒素和内毒素两大类。

（1）外毒素 外毒素主要是由多数革兰阳性菌和少数革兰阴性菌在生长繁殖过程中合成并分泌到菌体外的毒性蛋白质产物。能产生外毒素的革兰阳性菌如破伤风芽孢梭菌、肉毒芽孢梭菌、炭疽杆菌等，少数革兰阴性菌如霍乱弧菌、大肠杆菌等也可产生外毒素。大多数外毒素在菌体内合成后分泌在胞体外，也有少数细菌产生的外毒素存在于菌细胞内，只有当菌体细胞裂解后才能释放出来，如鼠疫耶尔森菌产生的外毒素。

根据外毒素对宿主细胞的亲和性及作用靶点等，可分成神经毒素（破伤风痉挛毒素、肉毒毒素等）、细胞毒素（白喉毒素、A群链球菌致热毒素等）和肠毒素（霍乱弧菌肠毒素、葡萄球菌肠毒素等）三类（表4-1）。

表4-1 外毒素的种类和作用机制

类型	细菌	外毒素	作用机制	疾病
神经毒素	破伤风梭菌	痉挛毒素	阻断神经元间抑制性神经冲动传递	破伤风
	肉毒梭菌	肉毒毒素	抑制胆碱能运动神经释放乙酰胆碱	肉毒中毒
细胞毒素	白喉棒状杆菌	白喉毒素	抑制细胞蛋白合成	白喉
	葡萄球菌	毒性休克综合征毒素I	增强对内毒素作用的敏感性	毒性休克综合征
		表皮剥脱毒素	表皮剥脱性皮炎	剥脱性皮炎
	A群链球菌	致热外毒素	破坏毛细血管内皮细胞	猩红热
肠毒素	霍乱弧菌	肠毒素	激活肠黏膜腺苷活化酶，增高细胞内cAMP水平	霍乱
	产毒素型大肠埃希菌	肠毒素	不耐热肠毒素作用同霍乱肠毒素 耐热肠毒素使细胞内cGMP增高	腹泻
	产气荚膜梭菌	肠毒素	作用同霍乱肠毒素	食物中毒
	金黄色葡萄球菌	肠毒素	作用于呕吐中枢	食物中毒

（2）内毒素 内毒素是许多革兰阴性菌细胞壁中的脂多糖成分，生活状态时不释放到外环境中，只有当细菌死亡、破裂、菌体自溶，或用人工方法裂解细菌时才释放出来。大多数革兰阴性菌能产生内毒素，如伤寒沙门菌、痢疾志贺菌及脑膜炎奈瑟菌等。

内毒素的主要特点：①化学性质是脂多糖。②产生于革兰阴性细菌。③理化因素相对稳定，加热160℃ 2~4 小时或用强碱、强酸、强氧化剂煮沸30分钟才能灭活。④毒性作用相对较弱，且对组织无选择性。不同革兰阴性菌内毒素的毒性作用大致相同。

⑤内毒素不能被甲醛溶液脱去毒性成为类毒素，但能刺激机体产生中和内毒素活性的抗多糖抗体。

内毒素的主要生物学作用有：①致热作用：人体对细菌内毒素极为敏感，极微量（$1 \sim 5\mathrm{ng/kg}$）内毒素就能引起发热反应；内毒素可直接作用于体温调节中枢，引起发热反应，也可作用于中性粒细胞等，使之产生内源性致热原；作用于体温调节中枢，间接引起发热反应。②白细胞反应：机体注入内毒素后，血液循环中的白细胞数先骤减，然后显著增多。这是由于内毒素刺激骨髓，使大量白细胞进入循环血液的结果。但伤寒沙门菌内毒素并非如此，它始终使血液循环中白细胞数减少。③内毒素休克：以微循环障碍、低血压为其特征。当血液有革兰阴性菌大量繁殖（败血症）或病灶释放内毒素或输液中含有内毒素时，宿主可发生内毒素血症。高浓度的内毒素也可激活补体旁路途径，引发高热、低血压以及活化凝血系统，最后导致弥散性血管内凝血（DIC），严重时可导致微循环功能紊乱而导致微循环障碍，临床表现为微循环衰竭和低血压为特征的内毒素休克甚至死亡。

细菌外毒素与内毒素的区别见表 4-2。

表 4-2　细菌外毒素与内毒素的主要区别

区别要点	外毒素	内毒素
主要来源	革兰阳性菌和少数革兰阴性菌	革兰阴性菌
存在部位	活菌分泌，少数在细菌裂解后释出	细胞壁结构成分，菌体裂解后释出
化学成分	蛋白质，由 A、B 两种蛋白质亚单位组成	脂多糖，由脂质 A、非特异性核心多糖、O 特异性多糖三部分组成
稳定耐热性	不稳定、不耐热（$60\,\mathrm{℃} \sim 80\,\mathrm{℃}$ 30min 被破坏）	稳定，耐热（$160\,\mathrm{℃}$ $2 \sim 4\mathrm{h}$ 被破坏）
毒性作用	毒性强，对组织细胞有选择性毒害作用，引起特殊临床表现	毒性弱，各菌的毒性效应相似，引起发热、白细胞增多、微循环障碍、休克等
免疫原性	强，刺激宿主产生高效价的抗毒素，经甲醛液处理后脱毒成类毒素	弱，不能刺激机体产生抗毒素，甲醛液处理不形成类毒素

2. 真菌毒素

真菌毒素是真菌产生的代谢产物，目前已知有 300 多种不同的真菌毒素。对人类危害严重的真菌毒素主要有十几种。它们一般同时具有毒性强和污染频率高的特点。如黄曲霉毒素 B1 毒性极强。

真菌毒素根据作用的靶组织不同可分为肝脏毒、肾脏毒、心脏毒、造血器官毒等。人或动物摄入被真菌毒素污染的农、畜产品或通过吸入及皮肤接触真菌毒素，可引发多种中毒症状如致幻、催吐、出血症、皮炎、中枢神经受损甚至死亡。经动物试验和流行病学的调查结果证实，许多真菌毒素在体内积累后还可产生畸变、突变、白细胞缺乏症、类激素中毒等，对机体造成永久性损害。当几种真菌毒素进入机体后，可相互影响其作用结果。

3. 病毒毒素样物质

一些病毒也可产生毒素样物质，如流感病毒进入体内后可产生一种内毒素样的毒性物质，这种毒素样物质释放入血液循环后，会引起全身中毒症状，其表现为发热、头痛、畏寒、全身酸痛等症状。腺病毒能使宿主细胞缩成一团而死亡，主要是通过产生的一种称为五邻体蛋白的毒性物质。

并非所有的微生物都产生毒性物质，也有些微生物不产生毒素等毒性物质，而是通过其他方式引起感染。如病毒可引起宿主细胞膜出现新的抗原，激发机体产生超敏反应而导致免疫病理损伤；也可在宿主细胞内增殖，从而干扰宿主的正常代谢，导致细胞病变甚至死亡。

二、病原体的侵入数量

具有毒力的微生物侵入机体后，尚需要足够的数量才能引起致病。引起感染的病原体的数量，与病原体的致病力强弱和宿主免疫力高低有关。一般是病原体致病力愈强，引起感染所需的病原体量愈小；反之则愈大。例如鼠疫耶尔森菌，在无特异性免疫力的机体中，有几个细菌侵入就可造成感染；而某些引起食物中毒的沙门菌，常需摄入数亿个菌才能引起急性胃肠炎。

三、病原体的侵入门户和感染途径

具有致病因素和足够数量的病原体，必须侵入易感机体的适宜部位，到达一定的器官和组织细胞才能致病。各种病原微生物均有特定的侵入途径。例如，脑膜炎奈瑟菌应通过呼吸道吸入；伤寒沙门菌必须经口进入；破伤风梭菌的芽孢在深部创伤的厌氧微环境中才能发生破伤风，经口进入则不能致病。有的病原微生物可经多个途径侵入机体，如结核分枝杆菌可经呼吸道、皮肤创伤部位、消化道等途径进入机体引起结核病；乙型肝炎病毒，可经手术、输血、共用餐具等；人类免疫缺陷病毒，既可经性接触传播，也可通过胎盘、输血等感染。根据病原体侵入门户的不同，感染途径主要有：

1. 呼吸道感染 主要通过吸入污染病原微生物的飞沫或者尘埃引起，所致疾病有肺结核、肺炎、白喉、流行性感冒、百日咳等。

2. 消化道感染 主要是食用病原微生物污染的食物或水，或通过手媒介引起，如沙门菌、霍乱弧菌、志贺菌、甲型肝炎病毒、真菌毒素等病原。

3. 皮肤黏膜、创伤感染 主要经皮肤黏膜或因其创伤、破损而感染，如产气荚膜梭菌、破伤风梭菌等是通过破损皮肤进入机体而发生感染的；还有一些病原体可以通过动物咬伤进行传播，如狂犬病毒。

4. 接触感染 通过人与人、人与动物直接或间接接触而感染，常见的疾病有淋病、AIDS 等。另外，浅部真菌病的传播途径可分为直接感染或间接接触传播，如可通过直接接触患病的人和动物而感染头癣、体癣等，通过穿用公共拖鞋而间接感染足癣等。

5. 虫媒感染 病原体通过节肢动物为媒介而引起的感染，如鼠疫耶尔森菌可经鼠蚤作媒介传播鼠疫，乙型脑炎经蚊叮咬而感染。

6. 血液传播 是指通过输血、使用血液制品、穿刺、注射等途径而感染某种病原体，多见于病毒的感染。常见的病毒有 HBV、HIV、HCV、单纯疱疹病毒、巨细胞病毒等。

7. 垂直感染 一般是指病毒通过胎盘或产道直接由亲代传播给子代而导致的感染，现已知有十余种病毒可通过胎盘垂直传播，引起死胎、早产或先天畸形，如 HIV、HBV、风疹病毒等。

第二节 微生物感染的发生发展

感染是指病原微生物侵入机体内，在机体内繁殖和（或）产生代谢产物，并与宿主防御功能相互作用，引起不同程度病理改变的过程。

一、感染来源

（一）外源性感染

外源性感染是指病原体来自宿主体外，传染源主要有：

1. 病人 大多数人类感染是通过人与人之间的传播。病人在疾病潜伏期到病后恢复期内，都有可能将致病微生物传播给周围人。如能对患者及早作出诊断并采取防治措施，是控制和消灭传染病的一项根本措施。

2. 病原携带者 有些健康人携带有某种病原微生物但不产生临床症状，也有些传染病患者恢复后在一段时间内仍继续排放致病微生物及其代谢产物。这些健康携带者和恢复期携带者是很重要的传染源，因其没有临床症状，不易被人们察觉，故其危害性甚至大于患者。脑膜炎奈瑟菌、乙肝病毒常有健康携带者；志贺菌、伤寒沙门菌等可有恢复期带菌者。

3. 病畜和带菌（毒）动物 有些微生物是人兽共患性的病原体，因而病畜或带菌（毒）动物的病原体也可传播给人类。例如鼠疫杆菌、炭疽杆菌、布鲁菌、牛分枝杆菌、白假丝酵母菌以及引起食物中毒的沙门菌等。

（二）内源性感染

内源性感染指来自于体表或体内的正常菌群，或少数是以潜伏状态存在于体内的病原体所引起的感染。肠道菌群和口咽部菌群是比较常见的内源性感染源。临床治疗中大量使用抗生素导致菌群失调或者因其他各种条件而导致机体免疫功能下降，如老年人、癌症晚期患者、艾滋病患者、器官移植使用免疫抑制剂者等，正常菌群就成为条件致病菌而导致内源性感染。内源性感染在临床感染中已显得愈来愈重要，不容忽视。

另外，还有一些特殊形式的感染来源，如实验室感染，通过在实验室接触感染材料，注射时不慎刺破皮肤等实验室活动而获得的感染。大部分实验室感染是由细菌引起的，其次为病毒和立克次体。实验室感染的主要传播途径是微生物气溶胶，微生物检验的各个环节都能产生气溶胶，故临床微生物检验工作者应注意防护，避免造成感染。

二、感染的发生发展

感染的发生、发展和结局，是机体的防御功能和病原微生物的致病作用，在一定条件下相互作用的过程。根据两者力量对比和斗争发展的结果，感染类型常表现为不感染、隐性感染、潜伏感染、显性感染和携带状态等五种不同的临床表现。但这几种类型并非一成不变，随着双方力量的增减，可以移行、转化或交替出现动态变化。

（一）不感染

当机体具有高度免疫力，或侵入的病原体致病力很弱或数量不足，或侵入的部位不适当，机体的免疫系统会迅速将病原体清除，从而不发生感染。

（二）隐性感染

当机体的抗感染免疫力较强，或侵入的病原体致病力较弱、数量不多，感染后对机体损害较轻，不引起明显的临床症状，称为隐性感染或亚临床感染。通过隐性感染，机体可获得足够的特异免疫力，能抵御相同病原体的再次感染。如结核分枝杆菌、白喉杆菌常有隐性感染。

（三）显性感染

机体抗感染的免疫力较弱，或侵入病原体致病力较强、数量较多，以致机体的组织细胞受到不同程度的损害，生理功能相应发生改变，并出现一系列临床症状和体征，称显性感染。

1. 根据发病快慢和病程长短分为急性感染和慢性感染

（1）急性感染 突然发作，病程较短，一般是数日至数周。病愈后，病原体从宿主体内消失。急性感染的病原体常见于流感病毒、水痘病毒、脑膜炎奈瑟菌、霍乱弧菌等。

（2）慢性感染 病程较长，常持续数月至数年。胞内菌和病毒往往引起慢性感染，如结核分枝杆菌、麻风杆菌、EB 病毒等。

2. 根据感染发生部位和性质分为局部感染和全身感染

（1）局部感染 病原体侵入机体后，局限在特定部位生长繁殖引起病变的一种感染类型，例如头癣、甲癣和化脓性球菌所致疖、痈、牙龈脓肿等。

（2）全身感染 感染后，病原体或其毒性代谢产物向全身播散引起全身性症状的一种感染类型。

细菌全身感染在临床上常见的有下列几种情况：①毒血症：致病菌侵入宿主体后，只在机体局部生长繁殖，只有其产生的外毒素入血，而致病菌不入血。外毒素引起特殊的中毒症状。②菌血症：是致病菌由原发部位一时性或间歇性侵入血流，到达体内适宜部位后在进行繁殖而致病。③败血症：致病菌侵入血流后，在其中大量繁殖并产生毒性产物，引起严重的全身性中毒症状。④脓毒血症：指化脓性病菌侵入血流后，在其中大量繁殖，并通过血流扩散至机体的其他组织或器官，引起新的化脓性病灶。⑤内毒素血症：革兰阴性菌侵入血流，并在其中大量繁殖，崩解后释放出大量内毒素致病的一种感染类型。

真菌也可引起败血症，称为真菌败血症。

（四）病原携带状态

有些病原体在显性或隐性感染后，仍继续存在于机体内。按病原体种类不同而分为带病毒者与带菌者等。按其发生于显性或隐性感染之后而划分为恢复期携带者与健康携带者。病原体持续存在于体内，称为健康携带者，如伤寒、菌痢、乙型肝炎等。由于病原携带者经常或间歇排除病原体，成为重要的传染源之一。因此及时发现携带者并对其进行隔离和治疗，对于控制传染源具有重要的意义。

（五）潜伏性感染

当机体与病原体在相互作用过程中处于暂时的平衡状态，病原体寄生在机体中某些部位，机体免疫功能足以将病原局限化而不引起显性感染，但又不足以将病原体清除时，病原体便可长期潜伏起来，一旦机体免疫功能下降时，则潜伏的病原体大量繁殖而引起显性感染。常见的潜伏性感染病原体有单纯疱疹病毒、带状疱疹病毒、结核杆菌等。

三、抗感染免疫

常见的微生物感染主要有细菌感染、真菌感染和病毒感染三类。由于这三类微生物的致病特点不同，机体对这三类感染的免疫应答亦有所差异。

（一）抗细菌免疫

1. 抗胞外菌免疫　胞外菌感染时，细菌主要停留在宿主细胞外的血液、组织液等体液中，致病性胞外菌进入机体后，先受到非特异性吞噬细胞吞噬和炎症反应，随后产生特异性抗体，两者配合，共同消灭病菌。体液免疫是胞外菌感染中的主要免疫机制，中性粒细胞、单核细胞是杀灭和清除胞外菌的主要力量。

2. 抗胞内菌免疫　凡病原菌入侵机体后，主要位于机体细胞内的称为胞内菌感染。体液免疫对这类菌难以清除，主要靠细胞免疫功能进行杀灭，见于麻风分枝杆菌、结核分枝杆菌、布鲁菌、沙门菌等细菌感染。

3. 抗毒素免疫　主要依靠特异性抗毒素对外毒素起中和作用。抗毒素与外毒素结合成免疫复合物后，进入血液循环，最后被吞噬细胞吞噬清除。见于白喉杆菌、破伤风梭菌、气性坏疽病原菌感染。特异性抗毒素对外毒素的中和作用，必须用于外毒素与易感靶细胞表面受体结合之前。

（二）抗真菌免疫

1. 固有免疫　真菌感染的发生与机体的固有免疫状态有关，最主要的是皮肤黏膜屏障。包括皮肤分泌短链脂肪酸和乳菌的抗真菌作用等。且许多真菌受生理状态影响，如婴儿对念珠菌比较敏感等。

2. 适应性免疫 真菌感染的治愈与细胞免疫有密切关系。特异性抗体可阻止真菌转为菌丝相以提高吞噬率，并抑制真菌吸附于体表。真菌感染可引起迟发型超敏反应。但一般认为真菌感染的恢复主要依靠细胞免疫，而抗体的作用不大。

（三）抗病毒免疫

1. 固有免疫 固有免疫是针对病毒感染的第一道防线，是机体在进化过程中逐渐形成的自然抵抗能力。干扰素（IFN）、细胞因子、单核吞噬细胞系统和 NK 细胞等因素，均针对病毒的侵入而迅速发生反应。自然杀伤细胞能杀死许多病毒感染的宿主细胞，其活性可被干扰素增强，是抗病毒感染中主要的非特异性杀伤细胞。

2. 适应性免疫 体液免疫和细胞免疫的抗病毒作用都很重要。一般说来，体液免疫中起主要作用的是 IgM、IgG 和 IgA 三大类免疫球蛋白。这些抗体主要与病毒结合后解除病毒的感染能力；而当病毒进入宿主细胞后，主要依赖细胞免疫发挥作用。细胞免疫主要是 CTL 对靶细胞的杀伤作用，是促进机体从初次感染中恢复的主要因素。涉及的免疫细胞主要有 T 细胞中的细胞毒 T 细胞（CTL）和迟发型变态反应 T 细胞（Td 细胞），以及 NK 细胞和巨噬细胞。

第二篇　微生物检验基本技术

第五章　细菌检验技术

知识要点

1. 熟悉显微镜的种类、结构和光学显微镜的使用方法。
2. 掌握常见细菌的染色标本和不染色标本的检查方法。
3. 熟悉常用玻璃器材的准备工作。
4. 熟悉常用培养基的成分、种类及制备方法。
5. 掌握无菌操作技术、一般细菌的接种和培养方法。
6. 熟悉细菌在各种培养基中的生长现象。
7. 掌握常见细菌的生化鉴定技术。
8. 熟悉细菌的其他鉴定技术。

第一节　细菌的形态学检验

　　细菌形态学检查是细菌检验的重要方法之一，它是利用显微镜，对细菌的大小、形态、排列、结构、动力和染色性等特性进行观察分析的方法。常用于细菌的分类和鉴定，并进一步为细菌生化和血清学鉴定、临床初步诊断、选择抗生素等提供依据。

　　细菌个体微小，观察其形态必须使用显微镜，细菌形态学检查根据检查目的和方法不同，可分为不染色标本检查法和染色标本检查法两大类。

一、显微镜

对细菌形态与结构进行检查的主要工具是显微镜，显微镜包括普通光学显微镜、暗视野显微镜、荧光显微镜、相位差显微镜、电子显微镜等。其中普通光学显微镜是医学检验工作中细菌形态检查常用的仪器之一。

（一）普通光学显微镜

普通光学显微镜（简称显微镜）是以可见光（日光或灯光）为光源，利用光学原理，把人眼所不能分辨的微小物体放大成像，以供人们提取微细结构信息的光学仪器。在微生物检验工作中利用光学显微镜，可以对大多数原核及真核微生物等的形态与结构进行检查。

1. 显微镜的构造（图 5 – 1）

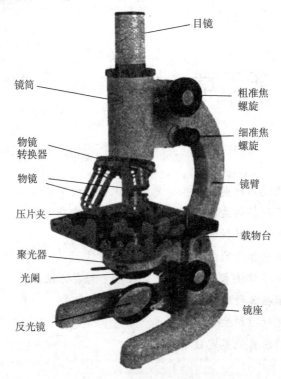

目镜

镜筒

粗准焦螺旋

细准焦螺旋

物镜转换器

物镜

镜臂

压片夹

载物台

聚光器

光阑

镜座

反光镜

图 5 – 1　显微镜的构造

（1）光学部分

接目镜　装在镜筒上端，其上刻有放大倍数，常用的有 5 ×（放大倍数），10 × 及 15 ×。为了指示物象，镜中可自装黑色细丝一条（通常使用人头发一段），作为指针。

接物镜　为显微镜最主要的光学装置，位于镜筒下端。一般装有三个接物镜，分为低倍镜（10 ×）、高倍镜（40 ×）和油浸镜（100 ×）。各接物镜的放大率也可由外形辨认；镜头长度愈长，放大倍数愈大，反之，放大倍数愈小。根据各接物镜的 N. A.（开口率）亦可区别，10×，N.A.为0.25；40×，N.A.为0.65；100×，N.A.为1.25。另外油浸镜上一般均刻有圈线作为标志。

聚光器　位于载物台下方可上下移动，起调节和集中光线的作用。

反光镜　装在显微镜下方，有平凹两面，可自由转动方向，以将最佳光线反射至聚光器。

（2）机械部分

镜筒　在显微镜前方，为一金属圆筒，光线从中通过。

镜臂　在镜筒后面，呈圆弧形，为显微镜的握持部。

镜座　是显微镜的底部，呈马蹄形，用以支持全镜。

回转盘（转换器）　在镜筒下端，上有3～4个圆孔。接物镜装在其上。回转盘可以转动，用以调换各接物镜。

调节螺旋　在镜筒后方两侧，分粗细两种。粗螺旋用于镜筒较大距离的升降。细螺旋位于粗螺旋的下方，用以调节镜筒作极小距离的升降。

载物台　在镜筒下方，呈方形或圆形，用以放置被检物体。中央有孔，可以透光。台上装有固定夹（压片夹）可固定被检标本。固定夹连接推进器；捻动其上螺旋，能使标本前后左右移动。

光圈　在集光器下方，可以行各种程度的开闭，借以调节射入聚光器的光线的多寡。

次台　装于载物台下，可上下移动，上安装有集光器和光圈。

2. 显微镜的使用方法

（1）采光　先将低倍物镜转到中央，眼睛移至目镜上，转动反光镜和调节粗螺旋使镜筒升降至适合高度，待视野明亮即可。光源为间接日光或人工日光灯。以天然光为光源时，宜用反光镜的平面；采用人工灯光时，宜用反光镜的凹面。

（2）对光和调试　放置标本于载物台上，并用固定夹固定，捻动推进器上的螺旋，使其移至适当位置，即可用低倍镜（其工作距离为9mm）或高倍镜（其工作距离为0.5mm）配合粗细螺旋调节距离，进行观察。依据需要可上下移动聚光器和缩放光圈，以获得最适合的光线。如欲用油浸镜观察，光线宜强，可将光圈开大，聚光器上升与载物台相平，并在标本上滴一小滴香柏油。然后眼睛从镜筒侧面看着，慢慢扭动粗螺旋使镜筒下移，直至油浸镜浸于油滴内，但勿使油浸镜与标本片相撞（其工作距离最小，只有0.18mm）；移目至目镜，一面观察，一面扭粗螺旋使镜筒缓缓上移，待看到模糊物象时，换用细螺旋调节至物象清晰为止。

显微镜放大倍数为目镜和物镜单独放大率的乘积。如使用目镜为10×，物镜为100×，则物象放大倍数为10×100＝1000倍。

（3）观察　观察标本时，须两眼同时睁开，用左眼观察窥镜，右眼用以绘图或记录。

如长时间使用显微镜观察标本，必须端坐，凳和桌的高度要配合适宜，否则容易疲劳。观察活菌液标本或使用油浸镜时，载物台不可倾斜，以免油滴或菌液外溢。

3. 显微镜的保护

（1）显微镜是很贵重和精密的仪器，使用时要十分爱惜，各部件不要随意拆卸。搬动显微镜时应一手托镜座，一手握镜臂，放于胸前，以免损坏。

（2）要经常保持显微镜的清洁，用前用后均应以细布和软绸分别擦拭机械部分和光学部分。油浸镜用后，应即以擦镜纸拭去香柏油。如油已干，可用擦镜纸沾少许二甲苯擦净，并随即用干的擦镜纸拭去余留的二甲苯。

（3）显微镜用毕和清洁后，需将低倍镜移至中央，或将各物镜转成"八"字形。集光器下移，然后轻轻放回镜箱。

（4）显微镜放置的地方要干燥，以免镜片生霉，亦要避免灰尘；在箱外暂时放置不用时，要用细布等盖住镜体。显微镜不能和具有腐蚀性的物品或化学试剂放在一起，如硫酸、盐酸、强碱等；防热，不能受阳光直晒，不应靠近火炉或暖气管，以免镜片脱胶。

（二）暗视野显微镜

暗视野显微镜，它与普通显微镜的区别是照明方式的不同。普通显微镜是让光束透过标本后，直接进入物镜，所以视野是明亮的。暗视野显微镜却用强而窄的斜射光束照射标本，而又不让光束直接进入物镜。本来没有光线进入物镜时，什么也看不见，视野将是一片黑暗。但由于标本中的微粒能够散射光线，这些散射光线中，有一部分能够进入物镜。因此黑暗的背景上，能看见标本中微粒的闪烁光点，好像微粒在发光一样。暗视野显微镜是根据丁达尔效应这一原理设计的。

暗视野显微镜虽然不具备观察物体内部的细微结构的功能，但可以分辨 $0.004\mu m$ 以上的微粒的存在和运动，比普通光学显微镜高 50 倍。因而常用于观察未染色的活菌标本，尤其是未染色的活螺旋体的形态和动力的检查。

知识链接

丁达尔效应

当一束光线透过黑暗的房间，从垂直于入射光的方向上可以观察到空气里出现的一条光亮的灰尘"通路"，这种现象即丁达尔效应。暗视野显微镜的基本原理是丁达尔效应。

1. 构造 在普通光学显微镜上，安装下述器件即成暗视野显微镜。

（1）暗视野集光器 它代替显微镜原有的明视野集光器。该集光器的中央被不透光的黑板遮盖，光线不能直接射入镜筒，仅可从其四周边缘斜射到载玻片的标本上，因光线不是直接照射标本，所以视野背景是黑暗的。从集光器斜射到细菌等微粒上的光线，由于散射作用而产生亮光，反射到接物镜内。集光器上有准中设备，在低倍镜下可见一光亮的环形光圈。

（2）遮光器 呈漏斗形，（也可以用包装照相胶卷的黑纸自制）加于原油浸镜头的后部透镜处。如使用有光栏的油浸镜头则更为便利，可直接调节光栏至 N.A. 小于1.0，即能获得良好的暗视野效果。

（3）人工光源　用弧光灯或用光线较强的显微镜灯。

（4）载玻片　要求洁净无油渍，厚度以 1.0～1.1mm 者适用。此项极为重要，因为暗视野集光器的焦点距离约为 1.2mm。如玻片太厚，实物将处于集光器焦点以上，造成照明不良；但玻片也不能过薄，因集光器与玻片间距离增大，需使用较多的镜油才使其相互接触。

（5）盖玻片　厚度不得超过 0.15mm，应洁净无油渍。

2. 使用法

（1）将显微镜原有集光器取下，换上暗视野集光器，并将暗视野集光器上端的透镜面与载物台齐平。将镜头旋下，加遮光器后再装上。如使用附有光栏的油浸镜头时，调节好物镜的孔径数即可。使用高倍镜观察时不需加遮光器。

（2）将光源对准显微镜的凹面反光镜，并调节两者的距离，使灯丝在反光镜上清晰可见。转动反光镜，使在低倍镜下所见的光环亮度最大。

（3）在低倍镜下找集光器的光亮环状圈，并扭动暗视野集光器两旁的调节棒，使之移至视野的正中央。

（4）将集光器稍扭向下，于集光器透镜面上端滴加镜油一滴，暂将光源关闭。

（5）将标本滴加载物玻片上，如标本浓稠时可用 0.9% 盐水适当稀释。滴加的标本液不可过多或过少。以盖玻片覆盖标本液，液体不致外溢和无气泡为宜。

（6）将涂片置镜台上，然后将集光器上移，使与载玻片紧密接触但不可有气泡存在。在盖玻片上再滴加镜油一滴。

（7）将镜头下移使之与标本上的镜油接触。

（8）开启光源，按常法调节物镜与标本间焦距及反光镜位置，以求获得在均匀的暗视野中看到明亮清晰的微生物个体。

（三）荧光显微镜

荧光显微镜与普通光学显微镜基本相同。但荧光显微镜的聚光系统和反射镜采用特制的石英玻璃和表面镀铝膜的反射镜制成，不吸收紫外光，可见光和紫外光均能良好地透过和反射，使激发光的强度不受损失。普通光学显微镜的聚光系统和反射镜是用普通光学玻璃制成的，对低于 300nm 的紫外光有较大的吸收，但对波长在 340nm 以上的光线仍有良好的透过性。目前常用的荧光色素所需的激发光的波长大多在 380nm 以上，因此用普通光学显微镜，配上荧光光源，在一般情况下也能满足荧光显微术的要求。

荧光显微术主要是利用荧光色素染色标本，在荧光显微镜下，经荧光光源发出的激发光照射，吸收了激发光的能量，从而辐射出比激发光波长较长的荧光，然后观察通过荧光显微镜的光学系统放大后的荧光图像。荧光显微术有许多优点，例如免疫荧光染色可以在显微细胞水平上进行鉴定及定位工作，并将经荧光色素标记的抗体与组织或细胞上的特异性抗原，在适当条件下相结合，通过荧光显微镜可以在细胞水平上观察抗原的存在和存在的部位。免疫荧光术就是利用了免疫学的特异性、敏感性和显微术的精确性相结合的一种检测方法，故具有很大的优越性。

（四）相位差显微镜

相位差显微镜是利用一套特殊装置，将直射光的光相移动1/4波长，同时又将直射光的振幅减弱并接近于散射光的振幅，如此可使未经染色的活细菌与视野背景成明暗鲜明的对比，菌体各部位也有明暗差别，因此容易看到标本并有立体感。

在检查未染色标本或活的细菌时，由于细菌的折光率与环境差不多，在普通显微镜下没有明暗对比，不易看清楚。相位差显微镜可以加强明暗对比，弥补了此缺点。

（五）电子显微镜

电子显微镜是用电子束代替光束，用电磁透镜代替玻璃透镜的一种显微观察装置。由于电子束波长极短，仅为可见光的十万分之一。波长与扩大倍数成反比，故电子显微镜有极大的扩大力，可达几十万倍以上。电子显微镜能观察几个纳米的物体，直径大多在 10～200nm 之间的病毒，仍能被看得清楚。电子束被被检物所折散，故被检物的影像呈负像。标本影像可投射于荧光屏上或经照相拍摄。若以磷钨酸盐等重金属喷涂于被检物的表面与间隙，增加标本各部分对电子束折散的对比度，可使影像更为清楚。被检物需在真空和干燥状态下检查，因而电子显微镜一般不能检查活的微生物。

二、细菌不染色标本检查法

不染色标本检查是用显微镜对活细菌进行直接观察，由于该法对细菌的形态结构显示不清，故主要目的是观察细菌的动力和运动方式。观察细菌有无动力时，应选用新鲜的幼稚培养物，并在20℃以上室温中进行，同时应注意细菌的真正运动和布朗运动的区别。由于检查目的、方法的不同，可分别选用普通光学显微镜、暗视野显微镜、相差显微镜等作为观察工具。

（一）常用方法

常用的细菌不染色标本检查法有压滴法、悬滴法、暗视野映光法等。

1. 压滴法

（1）操作　压滴法是用无菌吸管或灭菌接种环挑取少许细菌培养液至玻片中央，夹一盖玻片使其一边接触菌液边缘，然后缓慢放下覆盖于菌液上，置光学显微镜下观察。

（2）结果　有鞭毛的细菌有方向性位移，为真正运动；无鞭毛的细菌因水分子撞击而在原位颤动称布朗运动（分子运动）。

2. 悬滴法

（1）操作 悬滴法是取洁净凹玻片，在凹孔四周平面上涂一薄层凡士林，用无菌吸管取菌液滴至盖玻片中央，将凹玻片的凹孔对准盖玻片中央的菌液并盖于其上，迅速翻转玻片，用小镊子轻压盖玻片四周使其与凹孔边缘粘紧封闭，置光学显微镜下观察。（图5-2）

（2）结果 镜下所见与压滴法相同。

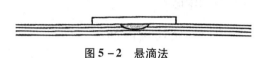

图5-2 悬滴法

3. 暗视野映光法

（1）原理 在暗视野显微镜特制聚光器的控制下，光线不能经聚光器往上射入镜筒。只能从聚光器四周边缘斜射至载玻片的标本上，故背景视野为黑暗的，但斜射到菌体上的光线由于散射作用，使菌体在黑暗的背景中散射呈发亮的小体（图5-3）。

常用于检查活的细菌、螺旋体及其动力。

（2）操作 用固定光源对准显微镜的凹面反光镜，在低倍镜观察下调节聚光器透镜上光环的亮度（达到最大）和位置（居中），聚光器下移，加镜油1~2滴于聚光器透镜上，并调反光镜和聚光器位置，使聚光器透镜上的光圈变为亮点，将载玻片置载物台上，并将聚光器上移使镜油与玻片紧密接触（不留气泡），按常规方法调节焦距待视野清晰后观察。

（3）结果 背景黑暗，菌体呈发亮的小体。

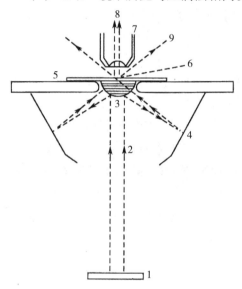

1. 平面镜（或光源） 2. 反射光线
3. 圆柱状反光镜 4. 斜射反光镜
5. 载玻片 6. 被检细菌标本
7. 接物镜 8. 射入眼睛的光线
9. 斜射光线

图5-3 暗视野聚光器的原理

（二）影响因素

1. 操作因素 制片时滴加的菌液量要适当，尽量避免菌液外溢和产生气泡。做好片子后尽快观察，以免水分蒸发影响观察结果。气候寒冷时，应注意保温，避免影响细菌动力。

2. 玻片因素 在使用暗视野显微镜时，载玻片的厚度以1.0~1.1mm为宜。载玻片的厚度不得超过0.15mm，否则影响调焦。玻片均应清洁无油渍。

3. 光线亮度 镜下观察时光线不宜过亮。可通过调节光圈大小和聚光器上下位置来控制光线亮度，以达到最佳效果。

三、细菌染色标本检查法

细菌为无色半透明的微小生物，非经染色不易观察清楚。用光学显微镜直接进行观察通常显示不清。为了更好地显示细菌的形态排列、染色和结构组成等特点，常先将细菌标本制片染色后再进行镜检。通过染色，除可清楚地观察细菌的形态、构造外，还可帮助鉴别细菌。

（一）常用染色剂

用于细菌染色的染料多为人工合成含苯环的化合物，要取得满意染色效果，首先取决于选用适当的染色剂。根据其酸碱性的差异把染料分为碱性染料、酸性染料、中性染料三种。

（1）碱性染料 常用的碱性染料有美篮（亚甲蓝）、碱性复红、结晶紫及龙胆紫等。此类染料电离时，染料离子带正电荷。细菌在一般环境中带负电荷，因而易与碱性染料结合。因此在细菌染色中碱性染料应用最广泛。

（2）酸性染料 常用的酸性染料有伊红、酸性复红等。酸性染料电离时，染料离子带负电荷。细菌含有大量的多种氨基酸，这些氨基酸均是两性化合物，氨基酸极性基带有正电荷的部分能与酸性染料结合，当培养基内糖分解使酸碱度下降时，细菌所带正电荷增加，更易被酸性染料着色。

（3）中性染料 是酸性染料和碱性染料的结合物，如瑞特染料、姬姆萨染料等，在细菌学检验中该类染料应用较少。

（二）染色标本检查的基本程序

染色标本检查的基本程序是涂片、干燥、固定、染色、镜检。

1. 涂片 将临床标本或细菌培养物用适当的方式涂布于洁净无油脂的载玻片上。涂片的方式随标本的性质、种类略有不同，一般临床标本或细菌培养液可直接取样涂布于载玻片上。若为细菌固体培养物，则用灭菌接种环挑取菌落或菌苔少许，与载玻片上预先滴加的生理盐水磨匀，使菌液呈均匀乳浊状，再涂布成直径约1cm大小的椭圆形或蚕豆大小的半透明薄膜。

2. 干燥 标本涂片后最好自然干燥，若需加快干燥速度，则可将涂磨面朝上，置于火焰上方慢慢烘干，切勿紧贴火焰。

3. 固定 玻片干燥后常用火焰加热法固定，即中速通过火焰3次进行固定，以玻片反面接触皮肤，热而不烫手为宜。固定的目的是使细菌的蛋白质凝固，杀死细菌，改变细菌对染料的通透性，有利于细菌细胞着色，并使菌体与玻片粘附牢固，保持细菌原有的形态与结构。

4. 染色 按检验方法和目的要求，选用不同的染料对标本涂片进行着色的过程。染色时滴加染液的量以覆盖菌膜为宜。

5. 镜检 待已染色的细菌标本干燥后，再用显微镜进行观察。

（三）细菌常用染色法

细菌常用染色法有单染色法、复染色法、特殊结构染色法以及荧光染色法等。

1. 单染色法　用一种染料染色的方法，如吕氏亚甲蓝或稀释石炭酸复红等，使各种细菌均染成同一颜色。此法只能显示细菌的形态、大小、排列及简单结构，无法显示细菌不同的染色性，对细菌鉴别价值不大。

2. 复染色法　需用两种以上的染料进行先后染色的方法。此法染色后既可以观察细菌的形态特征，还可以观察不同种类细菌或同一细菌不同结构的不同染色性，更便于细菌的观察鉴别，又称为鉴别染色法。它是细菌检验中用途最广泛的染色法，常用的有革兰染色法、抗酸染色法等。

复染色法一般包括初染、媒染、脱色、复染四个步骤。

初染　先用一种染液对已干燥固定的细菌标本片进行染色，以初步显示细菌的形态学特征。

媒染　用媒染剂以增加染料与被染物的亲和力或使细胞膜通透性改变，以提高染色效果，常用作媒染剂的物质有碳酸、碘液、明矾、苯酚等，也可用加热的方法促进着色。

脱色　用脱色剂使某些已着色的被染物脱去颜色，检查某种染料与被染物结合的稳定性，以显示不同种类细菌的染色反应性和结构特点。常用的脱色剂有醇类、丙酮、氯仿、酸类和碱类，其中乙醇是最常用的脱色剂。

复染　又称对比染色，其作用是使已脱色的被染物重新着色，并与初染的颜色之间形成鲜明的对比。常用的复染剂有稀释复红、沙黄、亚甲蓝等。

（1）革兰染色法

革兰染色法是最常用的鉴别染色法之一，革兰染色的结果与培养基成分、培养条件及操作技术等有着密切关系。

①染液　结晶紫染液、卢戈碘液、95%乙醇、稀释石炭酸复红液或沙黄。

②操作方法　细菌标本经涂片、干燥固定后，用结晶紫液初染1分钟，水洗，以卢戈碘液媒染1分钟，水洗后用95%乙醇脱色，轻轻摇动玻片约30秒~1分钟直至无明显紫色脱落，水洗后用稀释苯酚（石炭酸）复红液复染30秒，使脱色的细菌重新着色，最后洗去多余染料，吸干玻片，镜检。

③结果　用普通光学显微镜观察，染成紫色的是革兰阳性（G⁺）菌，染成红色的是革兰阴性（G⁻）菌。

④染色原理　革兰染色的原理有以下主要学说。

a 渗透学说　革兰阳性菌细胞壁结构较致密，肽聚糖层厚，含脂质少，脱色时乙醇不易渗入，反而使细胞壁脱水，通透性下降，胞内结晶紫与碘的复合物不易渗出。革兰阴性菌细胞壁结构较疏松，肽聚糖层薄，含脂质多，易被乙醇溶解，使细胞壁通透性增加，胞内结晶紫与碘的复合物易被乙醇溶解逸出而被脱色。

b 化学学说　革兰阳性菌所含大量的核糖核酸镁盐可与结晶紫、碘牢固结合，而不易被乙醇脱色。革兰阴性菌体内所含核糖核酸镁盐少，易被脱色。

c 等电点学说　革兰阳性菌的等电点（pI 2～3）比革兰阴性菌（pI 4～5）低，在相同 pI 条件下，革兰阳性菌比革兰阴性菌所带的负电荷多，与带正电荷的碱性染料结合较牢，不易脱色。

知识链接

细菌染色法的发现

汉斯·革兰姆（1853－1938 年）生于丹麦，1884 年在柏林时发现了染细胞的方法。他按欧利希氏方法用阿尼林水和龙胆紫溶液染色后，再用卢戈碘液（含碘和碘化钾）和乙醇处理后，发现有些细菌染成紫色（革兰阳性），而另一些则没有染上颜色（革兰阴性）。革兰姆这个发现，创立了细菌革兰染色法，是细菌学中最经典、应用最广泛的染色法之一。

⑤临床意义

a 鉴别细菌　革兰染色法可将细菌分成革兰阳性菌和革兰阴性菌两大类，便于初步识别细菌，缩小检查范围，并确定进一步的鉴定方法。

b 选择药物　革兰阳性菌和革兰阴性菌因细胞壁结构的差异，使之对抗生素和化学药剂的敏感性不同。如大多数革兰阳性菌对青霉素、红霉素、头孢菌素等敏感；而大多数革兰阴性菌对链霉素、氯霉素、庆大霉素等敏感。临床上可依据病原菌的革兰染色性，指导选择有效的治疗药物。

c 与细菌致病性有关　大多数革兰阳性菌主要以外毒素致病，而革兰阴性菌则多以内毒素致病，两者的致病机理和治疗方法不同。因此区别细菌的染色性可指导临床采用针对性的治疗方案。

⑥影响因素

a 操作因素　脱色是影响革兰染色的关键步骤，脱色时间的长短直接影响染色的准确性。涂片太厚、太薄会使菌体分散不匀，干燥时菌体过分受热会导致菌体变形、排列失常等也是影响因素之一。

b 染液因素　陈旧染液会因蒸发、化学沉淀等因素而降低实际浓度。如卢戈碘液久存或受光作用后易失去媒染作用；95% 乙醇会因瓶盖密封不良而挥发；结晶紫与草酸铵溶液混合时间太久，易出现沉淀而影响有效浓度。一般新配制的染液应先用已知的革兰阳性菌和革兰阴性菌进行对照实验以确定染液质量。操作时涂片上积水过多，可稀释染液而影响染色效果。

c 细菌因素　放置不同时间的细菌标本或培养物，染色结果会有所差异。一般幼龄菌、正常生长状态的细菌形态染色性较典型，而衰老、变形、死亡的细菌会出现染色性的改变。故细菌染色宜用新鲜标本或 18～24 小时的细菌培养物。

（2）抗酸染色法

有些细菌，如结核杆菌、麻风杆菌等分枝杆菌，一般不易着色，一旦染上色后又不易被盐酸酒精脱色，称为抗酸菌。应用该原理进行染色的方法称为抗酸染色法。

①染色液　石炭酸复红液、3%盐酸酒精、吕氏碱性亚甲蓝液。

②操作方法　细菌标本涂片经自然干燥固定后，先用石炭酸复红加温染色（保持染液冒热气）5分钟，冷却后水洗，再用3%盐酸酒精脱色（直至玻片已无红色脱出），水洗后用碱性亚甲蓝液复染1分钟，水洗后吸干镜检。

③结果　用普通光学显微镜观察，染成红色的是抗酸菌，背景细胞和非抗酸菌呈蓝色。因此抗酸染色法也将细菌分成两类，即抗酸性细菌和非抗酸性细菌。由于抗酸性细菌较少，故一般仅在有目的地检查抗酸性细菌时应用。

3. 细菌特殊结构的染色法

检查细菌的特殊结构，对鉴别细菌很有帮助，用普通染色法不易着色，需用特殊染色法。细菌特殊结构染色法不仅能使特殊结构着色，还可使特殊结构染成与菌体不同的颜色，有利于观察。在细菌检验过程中，除异染颗粒染色法较常用外，由于其他特殊结构染色法操作费时，而用普通染色法虽不能使特殊结构本身着色，但菌体着色后，荚膜和芽孢部分由于不着色也能显示出来。由于特殊染色法比较复杂，故日常检验工作中较少使用这些特殊染色法。见表5-1。

表5-1　常用的细菌特殊结构染色法及结果

细菌结构	染色法	光镜观察结果
细胞壁	细胞壁染色法	有细胞壁的细菌周边成紫色，菌体内部无色；无细胞壁的细菌整个染成紫色
荚膜	黑斯（Hiss）法	菌体及背景呈紫色，荚膜为淡紫色或无色
鞭毛	改良Ryu法	菌体及鞭毛均呈红色
芽孢	芽孢染色法	芽孢呈红色，菌体呈蓝色
异染颗粒	阿伯特（Albert）法	菌体呈绿色，异染颗粒呈蓝黑色

4. 细菌的荧光染色法

用荧光染料，如金胺、吖啶橙等进行染色。此类染料分为酸性染料及碱性染料两种，易溶于水中，离解出 OH^- 或 H^+ 离子，荧光染料在紫外线照射下，能激发出荧光。细菌用荧光染料着色后在荧光显微镜下检查，可在黑的背景中观察到细菌发出明亮的荧光。用荧光染色法检查细菌，有加快检查速度和提高阳性率等优点。另外，由于各种细菌的化学组成和结构的不同，各种荧光染料在菌体各个构成部位中的溶解、吸附、化合情况也不同，因此，发出不同色调和不同亮度的荧光。所以本法既能观察菌体的不同构成部分，同时也能观察荧光物质在菌体内的分布和变化情况。被荧光染料染色的活菌短时不会死亡，经培养仍能继续增值，因此还能区别死菌与活菌，这在研究定向变异及抗生素和消毒剂对细菌的作用方面有很重要的价值。

第二节　培　养　基

一、常用玻璃器材的准备

微生物实验室内应用的玻璃器材种类很多，如吸管、试管、烧瓶、培养皿、培养瓶、毛细吸管、载玻片、盖玻片等，在采购时应注意各种玻璃器材的规格和质量，一般要求能耐受多次高热灭菌，且以中性为宜。玻璃器皿用前要经过刷洗处理，使之干燥清洁，有的需要无菌处理。对于每个从事微生物工作的人员应熟悉和掌握各种玻璃器皿用前用后的处理。

（一）新购入玻璃器皿的处理

新购玻璃器皿常附有游离碱质，不宜直接使用，应先在 2% 盐酸溶液中浸泡数小时，以中和碱性，然后用肥皂水及洗衣粉洗刷玻璃器皿内外，再以清水反复冲洗数次，以除去遗留的酸质，最后用蒸馏水冲洗。

（二）用后玻璃器皿的处理

凡被病原微生物污染过的玻璃器皿，在洗涤前必须进行严格的消毒后，再行处理，其方法如下：

1. 一般玻璃器皿（如平皿、试管、烧杯、烧瓶等）均可置高压灭菌器内灭菌（压力：103.4kPa，温度：121.3℃，时间：15~30 分钟）。随后趁热将内容物倒净，用温水冲洗后，再用 5% 肥皂水煮沸 5 分钟，然后按新购入产品的方法同样处理。

2. 吸管类使用后，投入 2% 来苏儿或 5% 石炭酸溶液内浸泡 48 小时，以使其消毒，但要在盛来苏儿溶液的玻璃器皿底部垫一层棉花，以防投入吸管时损破。吸管洗涤时，先浸在 2% 肥皂水中 1~2 小时，取出，用清水冲洗后再用蒸馏水冲洗。

3. 载玻片与盖玻片用过后，可投入 2% 来苏儿或 5% 石炭酸溶液，取出煮沸 20 分钟，用清水反复冲洗数次，浸入 95% 酒精中备用。

凡粘有油脂如凡士林、石蜡等的玻璃器材，应单独进行消毒及洗涤，以免污染其他的玻璃器皿。这种玻璃器材于未洗刷之前须尽量去油，然后用肥皂水煮沸趁热洗刷，再用清水反复冲洗数次，最后用蒸馏水冲洗。

> **知识链接**
>
> 各种玻璃器材若用上述方法处理尚未达到清洁目的，则可将其浸泡于下述清洁液中过夜，取出后用水反复冲洗数次，最后用蒸馏水冲洗。
>
> 清洁液的配制方法：重铬酸钾 60g、硫酸 60ml、自来水 100ml。清洁液可连续使用，直至液体变绿后不再使用。此种清洁液内含有硫酸，腐蚀性很强，在使用时要切实注意不能溅到身上，以防"烧"破衣服和损伤皮肤。

（三）玻璃器皿的干燥

玻璃器材洗净后，通常倒置于干燥架上，自然干燥，必要时亦可放于干烤箱中50℃左右烘烤，以加速其干燥；烘烤温度不宜过高，以免玻璃器皿碎裂。干燥后以干净的纱布或毛巾拭去干后的水迹，以备做进一步处理应用。

（四）玻璃器皿的包装

玻璃器皿在消毒之前，须包装妥当，以免消毒后又被杂菌污染。

1. 一般玻璃器材的包装 如试管、三角瓶、烧杯等的包装，选用大小适宜的棉塞，将试管或三角烧瓶口塞好，外面再用纸张包扎，烧杯可直接用纸张包扎。

2. 吸管的包装 用细铁丝或长针头塞少许棉花于吸管口端，以免使用时，将病原微生物吸入口中，同时又可滤过从口中吹出的空气。塞进的棉花大小要适度，太松太紧对其使用都有影响。最后，每个吸管均需用纸分别包卷，有时也可用报纸每5～10支包成一束或装入金属筒内进行干烤灭菌。

3. 培养皿、青霉素瓶的包装 用无油质的纸将其单个或数个包成一包，置于金属盒内或仅包裹瓶口部分直接进行灭菌。

知识链接

> 棉塞的制作：制作棉塞，最好选择纤维长的新棉花，绝不能用脱脂棉，其制法视试管或瓶口的大小取适量棉花，分成数层。互相重叠，使其纤维纵横交叉，然后折叠卷紧，用两层纱布捆系结实，做成长约4～5cm的棉塞。良好的棉塞上下粗细一样，并且与管口紧接，没有可见空隙。

（五）玻璃器材的灭菌

玻璃器材干燥包装后，均置于干热灭菌器内，调节温度至160℃维持1～2小时进行灭菌，灭菌后的玻璃器材，须在1周内用完，过期应重新灭菌，再行使用。必要时，也可将玻璃器材用油纸包装后，用121℃高压蒸汽灭菌20～30分钟。

二、培养基的成分与作用

培养基是指用人工方法配制的适合细菌生长繁殖的营养基质。培养基的成分主要可以分为营养物质、水、凝固物质、指示剂和抑制剂五大类。

1. 营养物质

（1）肉浸液 是将新鲜牛肉去除脂肪、肌腱及筋膜后，浸泡、煮沸而制成的肉汁。肉汁中含有可溶性含氮浸出物、非含氮浸出物及一些生长因子。该物质可为细菌提供氮源和碳源。

（2）牛肉膏 由肉浸液经长时间加热浓缩熬制而成。由于糖类物质在加热过程中被破坏，因而其营养价值低于肉浸液，但因无糖可用作肠道鉴别培养基的基础成分。

（3）糖与醇类　为细菌生长提供碳源和能量。制备培养基常用的糖类有单糖（葡萄糖、阿拉伯胶糖等）、双糖（乳糖、蔗糖等）、多糖（淀粉、菊糖等）；常用醇类有甘露醇、卫茅醇等。糖、醇类物质除作为碳源和提供能量外，还用于鉴别细菌。糖类物质不耐热，高温加热时间过长会使糖破坏，因而制备此类培养基时不宜用高温灭菌，而宜用 55.46kPa/cm^2 的压力灭菌。

（4）血液　血液中既含有蛋白质、氨基酸、糖类及无机盐等营养物质，还能提供细菌生长所需的辅酶（如 V 因子）、血红素（X 因子）等特殊生长因子。培养基中加入血液，适用于营养要求较高的细菌的培养。含血液的培养基还可检测细菌的溶血特性。

（5）鸡蛋与动物血清　鸡蛋和血清不是培养基的基本成分，却是某些细菌生长所必需的营养物质，因而可用于制备特殊的培养基，如培养白喉棒状杆菌的吕氏血清培养基、培养结核分枝杆菌用的鸡蛋培养基等。

（6）无机盐类　提供细菌生长所需要的化学元素，如钾、钠、钙、镁、铁、磷、硫等。常用的无机盐有氯化钠和磷酸盐等。氯化钠可维持细菌酶的活性及调节菌体内外渗透压；磷酸盐是细菌生长良好的磷源，并且在培养基中起缓冲作用。

（7）生长因子　是某些细菌生长需要但自身不能合成的物质。主要包括 B 族维生素、某些氨基酸、嘌呤、嘧啶及特殊生长因子（X 因子、V 因子）等。在制备培养基时，通常加入肝浸液、酵母浸液、肉浸液及血清等，这些物质中含有细菌生长繁殖所需要的生长因子。

2. 水　水是细菌代谢过程中重要的物质，许多营养物质必须溶于水才能被细菌吸收。制备培养基常用不含杂质的蒸馏水或离子交换水。也可用自来水、井水、河水等，但此类水中常含有钙、磷、镁等，可与蛋白胨或肉浸液中磷酸盐生成不溶性的磷酸钙或磷酸镁，高压灭菌后，可析出沉淀。因而用自来水、井水等制备培养基时应先煮沸，使部分盐类沉淀，过滤后方可使用。

3. 凝固物质　制备固体培养基时，需在培养基中加入凝固物质。最常用的凝固物质为琼脂，特殊情况下亦可使用明胶、卵清蛋白及血清等。

琼脂是从石花菜中提取的一种胶体物质，其成分主要为多糖（硫酸酚醋半乳糖）。该物质在 98℃ 以上时可溶于水，45℃ 以下时则凝固成凝胶状态，且无营养作用，不被细菌分解利用，是一种理想的固体培养基赋形剂。

4. 指示剂　在培养基中加入指示剂，可观察细菌是否利用或分解培养基中的糖、醇类物质。常用的有酚红（酚磺酞）、溴甲酚紫、溴麝香草酚蓝、中性红、中国蓝等酸碱指示剂及亚甲蓝等氧化还原指示剂。

5. 抑制剂　在培养基中加入某种化学物质，抑制非目的菌的生长而利于目的菌的生长，此类物质称抑制剂。抑制剂必须具有选择性抑制作用，在制备培养基时，根据不同的目的选择不同的抑制剂。常用的有胆盐、煌绿、玫瑰红酸、亚硫酸钠、抗生素等。

三、培养基的种类

1. 按培养基的物理性状可分为 3 类

（1）液体培养基 在肉浸液中加入 1% 蛋白胨和 0.5% NaCl，调 pH 至 7.4，灭菌后即成为液体培养基。液体培养基常用于增菌培养或纯培养后观察细菌的生长现象。

（2）半固体培养基 在液体培养基中加入 0.2% ~ 0.5% 的琼脂，琼脂溶化后即成半固体培养基。半固体培养基常用于保存菌种及观察细菌的动力。

（3）固体培养基 在液体培养基中加入 2% ~ 3% 的琼脂，琼脂溶化后即成固体培养基。该培养基倾注至培养皿中制成平板，用于细菌的分离纯化、鉴定及药敏试验等，注入试管中则可制成斜面而用于菌种的保存。

2. 按培养基的用途可分为下列几类

（1）基础培养基 含有细菌生长所需的基本营养成分，如肉浸液（肉汤）、普通琼脂平板等。基础培养基广泛应用于细菌检验，也是制备其他培养基的基础成分。

（2）营养培养基 包括通用营养培养基和专用营养培养基，前者为基础培养基中添加合适的生长因子或微量元素等，以促使某些特殊细菌生长繁殖，例如链球菌、肺炎链球菌需在含血液或血清的培养基中生长；后者又称为选择性营养培养基，即除固有的营养成分外，再添加特殊抑制剂，有利于目的菌的生长繁殖，如碱性蛋白胨水用于霍乱弧菌的增菌培养。

（3）鉴别培养基 在培养基中加入糖（醇）类、蛋白质、氨基酸等底物及指示剂，用以观察细菌的生化反应，从而鉴定和鉴别细菌，此类培养基称为鉴别培养基。常见的有糖发酵培养基、克氏双糖铁琼脂等。

（4）选择培养基 是根据某一种或某一类细菌的特殊营养要求，在基础培养基中加入抑制剂，抑制非目的菌的生长，选择性促进目的菌生长，此类培养基为选择培养基。常用的有 SS 琼脂、伊红亚甲蓝琼脂、麦康凯琼脂等。

> **知识链接**
>
> 培养肠道致病菌的沙门菌 – 志贺氏菌琼脂培养基（SS 琼脂），是临床上分离类志贺邻单胞菌（PS）的常用培养基之一。其中的胆盐能抑制革兰阳性菌，枸橼酸钠和煌绿能抑制大肠埃希菌，因而使致病的沙门菌和志贺菌容易分离到。临床结果判断：沙门菌的菌落呈现无色半透明状；志贺菌的菌落可呈现无色至淡红色半透明状；大肠杆菌的菌落呈现粉红色；葡萄球菌不生长。以此鉴定腹泻是哪种病原菌引起的。

（5）厌氧培养基 专供厌氧菌的分离、培养和鉴别用的培养基，称为厌氧培养基。这种培养基营养成分丰富，含有特殊生长因子，氧化还原电势低，并加入美蓝作为氧化还原指示剂。其中心、脑浸液和肝块、肉渣含有不饱和脂肪酸，能吸收培养基中的氧；硫乙醇酸盐和半胱氨酸是较强的还原剂；维生素 K_1、氯化血红素可以促进某些类杆菌的生长。常用的有庖肉培养基、硫乙醇酸盐肉汤等，并在液体培养基表面加入凡士林或液体石蜡以隔绝空气。

四、培养基的制备

不同培养基的制备程序不尽相同，但配制一般培养基的程序基本相似，分为下列几个步骤：

1. 培养基配方的选定　同一种培养基的配方在不同著作中常会有某些差别。因此，除所用的是标准方法并严格按其规定进行配制外，一般均应尽量收集有关资料加以比较核对，再依据自己的使用目的加以选用，记录其来源。

2. 培养基的制备记录　每次制备培养基均应有记录，包括培养基名称，配方及其来源，最终 pH 值、消毒的温度和时间、制备的日期和制备者等，记录应复制一份，原记录保存备查，复制记录随制好的培养基一同存放，以防发生混乱。

3. 培养基成分的称取　培养基的各种成分必须精确称取并要注意防止错乱，最好一次完成，不要中断。每称完一种成分即在配方上做出记号，并将所需称取的药品一次取齐，置于左侧，每种称取完毕后，即移放于右侧。完全称取完毕后还应进行一次检查。

4. 培养基各成分的混合和溶化　使用的蒸煮锅不得为铜锅或铁锅，以防有微量铜或铁混入培养基中，使细菌不易生长。最好使用不锈钢锅加热溶化，也可放入大烧杯中再置于高压蒸汽灭菌器或流动蒸汽消毒器中蒸煮溶化。在锅中溶化时，可先用温水加热并随时搅动，以防焦化，如发现有焦化现象，该培养基即不能使用，应重新制备。待大部分固体成分溶化后，再用较小火力使所有成分完全溶化，直至煮沸。如为琼脂培养基，应先用一部分水将琼脂溶化，用另一部分水溶化其他成分，然后将两溶液充分混合。在加热溶化过程中，因蒸发而丢失的水分，最后必须加以补足。

5. 培养基 pH 值的调整　培养基 pH 值即酸碱度，是细菌生长繁殖的重要条件。不同细菌对 pH 值的要求不一样。一般培养基的 pH 值为中性或偏碱性的（嗜碱细菌和嗜酸细菌例外）。所以配制培养基时，都要根据不同细菌的要求将培养基的 pH 调到合适的范围。

在未调 pH 之前，先用精密 pH 试纸测量培养基的原始 pH，如果偏酸，用滴管向培养基中滴加入 1mol/L NaOH，边加边搅拌，并随时用 pH 试纸测其 pH，直至 pH 达到 7.2 ~ 7.6。反之，用 1mol/L HCl 进行调节。注意 pH 值不要调过头，以避免回调，否则将会影响培养基内各离子的浓度。对于有些要求 pH 值较精确的微生物，其 pH 的调节可用酸度计进行（使用方法，可参考有关说明书）。

培养基在加热消毒过程中 pH 会有所变化，例如，牛肉浸液约可降低 pH 0.2，而肝浸液 pH 却会有显著的升高。因此，对这个步骤，操作者应随时注意探索经验、以期能掌握培养基的最终 pH，保证培养基的质量。pH 调正后，还应将培养基煮沸数分钟，以利培养基沉淀物的析出。

6. 培养基的过滤澄清　液体培养基必须绝对澄清，琼脂培养基也应透明无显著沉淀，因此需要采用过滤或其他澄清方法以达到此项要求。一般液体培养基可用滤纸过滤法，滤纸应折叠成折扇或漏斗形，以避免因压力不均匀而引起滤纸破裂。琼脂培养基可用清洁的白色薄绒布趁热过滤。亦可用中间夹有薄层吸水棉的双层纱布过滤。新制肉、肝、血和土豆等浸液时，则须先用绒布将碎渣滤去，再用滤纸反复过滤。如过滤法不能达到澄清要求，则须用蛋清澄清法。即将冷却至55℃～60℃的培养基放入大的三角烧瓶内，装入量不得超过烧瓶容量的1/2，每1000ml培养基加入1～2个鸡蛋的蛋白，强力振摇3～5分钟，置高压蒸汽灭菌器中121℃加热20分钟，取出，趁热以绒布过滤即可。若能自行沉淀者，亦可静置冰箱中1～2天吸取其上清液即可。

7. 培养基的分装

（1）基础培养基　基础培养基一般分装于三角烧瓶中，灭菌后备用。

（2）琼脂平板　将溶化的固体培养基（已灭菌）冷却至50℃左右，按无菌操作倾入无菌平皿内，轻摇平皿，使培养基铺于平皿底部，凝固后备用。一般内径为90mm的平皿中倾入培养基的量约为13～15ml，如为MH琼脂则每个平皿倾入培养基的量为25ml。内径为70mm的平皿内，倾入培养基约7～8ml较为适宜。

（3）半固体培养基　半固体培养基一般分装于试管内，分装量约为试管长度的1/3，灭菌后直立凝固待用。

（4）琼脂斜面　制备琼脂斜面应将培养基分装在试管内，分装量为试管长度的1/5，灭菌后趁热放置斜面凝固，斜面长约为试管长度的2/3。

（5）液体培养基　液体培养基一般分装在试管内，分装量为试管长度的1/3，灭菌后备用。

8. 培养基的灭菌　一般培养基经高压蒸汽法灭菌，这是目前最可靠的方法。培养基的灭菌温度和时间因培养基的品种、装量和容器的大小而定，如培养基中含不耐热的成分，灭菌时的压力不可过高。培养基可采用121℃高压蒸汽灭菌15分钟的方法。在各种培养基制备方法中，如无特殊规定，即可用此法灭菌。某些畏热成分，如糖类应另行配成20%或更高的浓液，以过滤或间歇灭菌法消毒，以后再用无菌操作技术定量加入培养基。明胶培养基亦应用较低温度灭菌。血液、体液和抗生素等则应从无菌操作技术抽取和加入已经冷却约50℃左右的培养基中。琼脂斜面培养基应在灭菌后立即取出，待冷至55℃～60℃时，摆置成适当斜面，待其自然凝固。

9. 培养基的质量测试　为确保培养基的使用效果，制备好的培养基应做以下检验，以确定所制的培养基质量是否合格。

（1）一般性状检查　一般性状检查包括培养基的颜色、澄清度、pH值等是否符合要求。固体培养基还查其软硬度是否适宜。干燥培养基则应测定其水分含量和溶解性等。

（2）无菌检查　无论是经高压蒸汽灭菌或是无菌分装的培养基，均应做无菌试验，合格的方可使用。通常将配制好的培养基于37℃培养，过夜后，观察是否有细菌生长。如果没有细菌生长视为合格。

（3）培养基性能试验　对于细菌生长繁殖、增菌、分离、选择和鉴别等用培养基，均应用已知特性的、稳定标准菌株进行检查，符合规定要求的方可使用。即使市购的干燥培养基商品，也要按照产说明书规定进行检查。

①测试菌株选择：测试菌株是具有其代表种的稳定特性并能有效证明实验室特定培养基最佳性能的一套菌株，应来自国际/国家标准菌种保藏中心的标准菌株。

②定量测试方法：测试菌株过夜培养物 10 倍递增稀释；测试平板和参照平板划分为 4 个区域并标记；从最高稀释度开始，分别滴一滴稀释液于试验平板和对照平板标记好的区域；将稀释液涂满整个 1/4 区域，37℃培养 18 小时；对易计数的区域计数，按公式计算生长率（生长率＝待测培养基平板上得到的菌落总数/参考培养基平板上获得的菌落总数）。非选择性培养基上目标菌的生长率应不低于 0.7，该类培养基应易于目标菌生长；选择性培养基上目标菌的生长率应不低于 0.1。

③半定量测试方法：平板分 ABCD 四区，共划 16 条线，平行线大概相隔 0.5cm，每条有菌落生长的划线记作 1 分，每个仅一半的线有菌落生长记作 0.5 分，没有菌落生长或生长量少于划线的一半记作 0 分，分数加起来得到生长指数 G。目标菌在培养基上应呈现典型的生长，而非目标菌的生长应部分或完全被抑制，目标菌的生长指数 G 大于 6 时，培养基可接受。

④定性测试方法：平板接种观察法，用接种环取测试菌培养物，在测试培养基表面划平行直线。按标准中规定的培养时间和温度对接种后的平板进行培养，目标菌应呈现良好生长，并有典型的菌落外观、大小和形态，非目标菌应是微弱生长或无生长。

10. 培养基的保存

新配制的培养基，其保存条件的好坏，对培养基的使用寿命关系很大。如保存不当，加速培养基的物理和化学变化，因为培养基的成分大多是由动物组织提取的大分子肽和植物蛋白质，它们能引起不溶性的沉淀和雾浊。为避免和减慢这些变化，新配制的培养基一般存于 2℃~8℃冰箱中备用；为防止培养基失水，液体或固体的试管培养基应放在严密的容器中保存；平板培养基应密封于塑料袋中保存。放置时间不宜超过一周，倾注的平板培养基不宜超过 3 天。

第三节　细菌的接种与培养技术

一、无菌技术

微生物检验的标本主要来自患者，这些标本具有传染性，有可能导致实验室感染和医院感染。另外，微生物广泛分布于自然界及正常人体，这些微生物可能污染实验环境、实验材料等，因而影响实验结果的判断。因此，微生物检验工作中，工作人员必须牢固树立无菌观念，严格执行无菌操作技术。

1. 无菌室、超净工作台、生物安全柜使用前必须消毒。

2. 微生物检验所用物品在使用前应严格进行灭菌，在使用过程中不得与未灭菌物品接触，如有接触必须更换无菌物品。

3. 接种环（针）在每次使用前、后，均应在火焰上烧灼灭菌。

4. 无菌试管或烧瓶在拔塞后及回塞前，管（瓶）口应通过火焰 1~2 次，以杀灭管（瓶）口附着的细菌。

5. 细菌接种、倾注琼脂平板等应在超净工作台或生物安全柜内进行操作。

6. 使用无菌吸管时，吸管上端应塞有棉花，不能用嘴吹出管内余液，以免口腔内杂菌污染，应使用吸耳球轻轻吹吸。

7. 微生物实验室所有感染性废弃物、细菌培养物等不能拿出实验室，亦不能随意倒入水池。须进行严格消毒灭菌处理后，用医用废物袋装好，送医疗废物集中处置部门处置。

8. 临床微生物检验工作人员须加强个人防护。工作时穿工作衣、戴口罩及工作帽，必要时穿防护衣、戴防护镜及手套。离开时更衣、洗手。实验台在工作完毕应进行消毒灭菌。

二、接种工具

接种环和接种针是微生物检验中用以取菌、接种及分离细菌的器具，是细菌学实验必需的工具。接种环可用于划线分离培养、纯菌转种、挑取菌落和菌液以及制备细菌涂片等。接种针主要用以挑取单个细菌、穿刺接种及斜面接种细菌等。

接种针一般用镍合金制成。接种环系由接种针的游离端弯成圆环而成，环部的直径一般 2~4mm。接种针的另一端固定于接种杆上，接种杆另一端为接种柄（图 5-4）。使用时右手握持接种环（针）的柄部（握毛笔状），将环（针）部置于酒精灯火焰上或红外接种环灭菌器中灭菌，杀灭环（针）部的细菌，冷却后挑取细菌。接种完毕再灭菌接种环（针）。

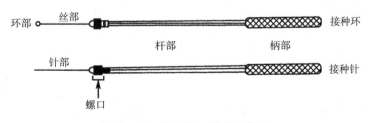

图 5-4 接种环与接种针示意图

三、细菌的一般接种方法

细菌接种时，应根据待检标本的种类、检验目的及所用培养基的类型选择不同的接种方法。常用的细菌接种方法有平板划线分离法、斜面接种法、穿刺接种法、液体和半固体接种法、涂布接种法等。

（一）平板划线分离法

平板划线分离法是指把混杂在一起的微生物或同一微生物群体中的不同细胞用接种环在平板培养基表面，通过分区划线稀释而得到较多独立分布的单个细胞，经培养后生长繁殖成单菌落，通常把这种单菌落当做待分离微生物的纯种。有时这种单菌落并非都由单个细胞繁殖而来的，故必须反复分离多次才可得到纯种。

为方便划线，一般培养基不宜太薄，每皿约倾倒 20ml 培养基，培养基应厚薄均匀，平板表面光滑。划线分离主要有分区划线法和连续划线法两种（图 5-5）。分区划线法是将平板分为大小相似的几个区。划线时每次将平板转动 60°~70° 划线，每换一次角度，应烧灼灭菌接种环，再通过上次划线处划线；另一种连续划线法是从平板边缘一点开始，连续作波浪式划线直到平板的另一端为止，当中不需烧灼灭菌接种环。

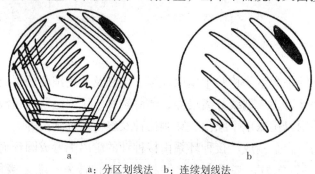

a：分区划线法　b：连续划线法

图 5-5　平板划线分离法

1. 连续划线法　轻轻摇匀待接种试管，左手手心托待接种试管底侧部，右手执接种环，右手小指拔下试管塞，灭菌接种环，并于酒精灯附近将接种环伸进试管，稍候，再插入待接接种液中，蘸一下，取满一环，抽出、烧塞、盖盖、放回试管架。或将接种环通过稍打开皿盖的缝隙伸入平板，在平板边缘空白处接触一下使接种环冷却，然后以无菌操作接种环直接取平板上待分离纯化的菌落。

用左手小指和无名指托接种的平皿底部，中指和拇指捏平皿盖，于靠近酒精灯处打开平皿盖约 30°，右手将环伸进平皿，将菌种点种在平板边缘一处，轻轻涂布于琼脂培养基边缘，抽出接种环，盖上平皿盖，然后将接种环上多余的培养液在火焰中灼烧，打开平皿盖约 30° 伸入接种环，待接种环冷却后，再与接种液处轻轻接触，开始在平板表面轻巧滑动划线，接种环不要嵌入培养基内划破培养基，线条要平行密集，充分利用平板表面积，注意勿使前后两条线重叠，划线完毕，关上皿盖。灼烧接种环，待冷却后放置接种架上。培养皿倒置于适温的恒温箱内培养（以免培养过程皿盖冷凝水滴下，冲散已分离的菌落）。

2. 分区划线法　取菌、接种、培养方法与"连续划线法"相似。用接种环挑取细菌标本，将标本沿平板边缘均匀涂布在培养基表面，约占培养基面积的 1/5，此为第一区。烧灼灭菌接种环，待冷，转动平板约 70°，将接种环通过第一区 3~4 次，连续划线，划线面积约占培养基面积的 1/5，此为第二区。依次划第三区、第四区、第五区。

分区划线法多用于含菌量较多的细菌标本的接种，如粪便、脓汁、痰液等标本。经过分区划线，可将标本中的细菌分散开，从而获得单个菌落。

（二）斜面接种法

该法主要用于单个菌落的纯培养、保存菌种或观察细菌的某些特性。

1. 左手平托两支试管，拇指按住试管的底部。外侧一支试管是斜面上长有菌苔的菌种试管，内侧一支是待接的空白斜面，两支试管的斜面同时向上。用右手将试管塞旋松，以便在接种时容易拔出。

2. 右手拿接种环（如握毛笔一样），在火焰上先将环部烧红灭菌，然后将有可能伸入试管的其余部位也过火灭菌。

3. 将两支试管的上端并齐，靠近火焰，用右手小指和掌心将两支试管的试管塞一并夹住拔出，试管塞仍夹在手中，然后让试管口缓缓过火焰。注意不得将试管塞随意丢于桌上受到沾污，试管口切勿烧得过烫以免炸裂。

4. 将已灼烧的接种环伸入外侧的菌种试管内。先将接种环触及无菌苔的培养基上使其冷却。再根据需要用接种环沾取一定量的菌苔，注意勿刮破培养基。将沾有菌苔的接种环迅速抽出试管，注意勿使接种环碰到管壁或管口上。

5. 迅速将沾有菌种的接种环伸入另一支待接斜面试管的底部，轻轻向上划线（直线或曲线，根据需要确定），勿划破培养基表面。

6. 接种好的斜面试管口再次过火焰，试管塞底部过火焰后立即塞入试管内。

7. 将沾有菌苔的接种环在火焰上烧红灭菌。先在内焰中烧灼，使其干燥后，再在外焰中烧红，以免菌苔骤热，会使菌体爆溅，造成污染。

8. 放下接种环后，再将试管塞旋紧，在试管外面上方距试管口 2~3cm 处贴上标签。

9. 在 28℃~37℃恒温中培养。

斜面接种方法及无菌操作过程如下具体操作过程（图 5 - 6）。

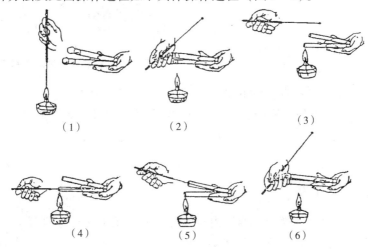

（1）　　　　（2）　　　　（3）

（4）　　　　（5）　　　　（6）

图 5 - 6　斜面接种无菌操作示意图

（三）穿刺接种法

此方法用于半固体培养基或细菌生化反应用鉴别培养基的接种。用接种针挑取菌落或培养物，由培养基中央垂直刺入管底（距管底约 0.4cm），再沿穿刺线拔出接种针（图 5 - 7）。

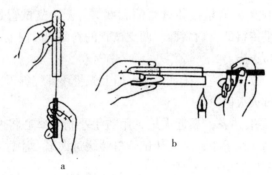

a：垂直法　b：水平法

图 5 - 7　穿刺接种的两种方法

（四）液体和半固体接种法

1. 液体接种法

用接种环（针）挑取细菌，倾斜液体培养管，先在液面与管壁交界处（以试管直立后液体培养基能淹没接种物为准）研磨接种物，并沾取少许液体培养基与之调和，使细菌均匀分布于培养基中。此方法多用于普通肉汤、蛋白胨水等液体培养基的接种。

2. 半固体培养基接种法

将烧灼过的接种针插入菌种管冷却后，沾取菌液少许，立即垂直插入半固体培养基的中心至接近于管底处，

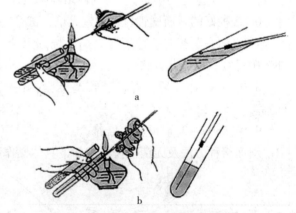

图 5 - 8　液体和半固体培养基接种法

但不可直刺至管底，然后按原路退出（图 5 - 8）。管口通过火焰，塞上棉塞，接种针烧灼灭菌后放下。将上述已接种好的培养物，37℃恒温箱内培养，24 小时后取出观察结果。

（五）涂布接种法

将琼脂平皿半开盖倒置于培养箱内至无冷凝水，用无菌移液管吸取菌悬液 0.1ml，滴加于培养基平板上，右手持无菌玻璃涂棒，左手拿培养皿，并用拇指将皿盖打开一缝，在火焰旁右手持玻璃涂棒与培养皿平板表面将菌液自平板中央均匀向四周涂布扩

散，切忌用力过猛将菌液直接推向平板边缘或将培养基划破。接种后，将平板倒置于恒温箱中，培养观察（图5-9）。

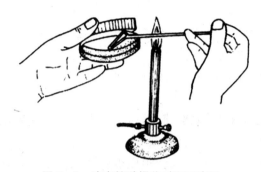

图5-9　涂布接种操作过程示意图

　　螺旋接种法：此法主要用于菌落总数计数。可以在无任何稀释的情况下快速细菌接种。对数减少的样品容量以阿基米德螺旋线的形式被自动分注在旋转式培养基表面。培养基上每一点的容量可以被知晓和校准。菌液的浓度可以通过培养皿上一定区域的菌落数量除以同区域样品分注量来计算。

　　优点：螺旋接种法菌液无需稀释（其他接种方法均需经过梯度稀释才能计菌落数），自动化接种，效率高，可节省3/4的耗材和时间。

　　缺点：产品成本高，适用于样品量比较大的实验。

四、细菌的一般培养方法

　　根据细菌标本的类型、细菌的种类及培养目的，选择适宜的培养方法，对细菌进行培养。常用方法有：普通培养、二氧化碳培养及厌氧培养法等。

　　1. 普通培养法　又称需氧培养法，将已接种好的平板、肉汤管、半固体、斜面置于37℃温箱中，一般的细菌培养18~24小时即可生长，但菌量很少或生长较慢的细菌培养3~7天，甚至一个月才能生长。注意事项：①箱内不应放过热或过冷物品，取放物品时应随手关闭箱门，以维持恒温；②箱内培养物不宜过挤，以保证培养物受温均匀；③金属孔架上物品不应过重，以免压弯孔架，物品滑脱，打碎培养物；④温箱底层温度较高，培养物不宜与之直接接触。

　　2. 二氧化碳培养　二氧化碳培养是将细菌置于5%~10% CO_2环境中进行培养的方法。有的细菌（如脑膜炎奈瑟菌、淋病奈瑟菌、布鲁菌等）初次分离培养时在有 CO_2 环境中生长良好。常用方法有：

　　（1）二氧化碳培养箱培养法　二氧化碳培养箱能调节箱内 CO_2 的含量、温度和湿度。将已接种好细菌的培养基置于二氧化碳培养箱内，孵育一定时间后，可观察到细菌的生长现象。

（2）**烛缸培养法** 将接种好细菌的培养基置于标本缸或玻璃干燥器内，把蜡烛点燃后置于缸内，加盖，并用凡士林密封缸口，待蜡烛自行熄灭，缸内可产生 5% ~ 10% 的 CO_2。

（3）**化学法** 将接种好细菌的培养基置于标本缸内，按标本缸每升容积加碳酸氢钠 0.4g 和浓盐酸 0.35ml 的比例，分别加入此两种化学物质于平皿内，将该平皿放入标本缸内，加盖密封标本缸。使标本缸倾斜，两种化学物质接触后发生化学反应，产生 CO_2。

3. 厌氧培养 厌氧菌对氧敏感，培养过程中，必须降低氧化还原电势，构成无氧环境。厌氧培养的方法很多，常用的方法有以下几种。

（1）**庖肉培养法** 此法为利用动物组织促进还原法。培养基中的肉渣含有不饱和脂肪酸和谷胱甘肽，能吸收培养基中的氧，使氧化还原电势下降。加之培养基表面用凡士林封闭，使与空气隔绝而造成厌氧条件。

方法：接种时先于火焰上稍加热，使凡士林融化后接种（如作厌氧芽胞菌分离，接种后将肉渣培养基置 80℃ ~ 85℃ 水浴 10 分钟处理），置 37℃ 温箱培养 2 ~ 4 天观察结果。

（2）**焦性没食子酸法** 焦性没食子酸与碱能生成棕色的焦性没食子碱，此碱性溶液能迅速吸收空气中的氧，造成厌氧条件。

方法：于接种厌氧菌的血平板盖的外侧面中央，放一直径约 4cm 圆形纱布两层，其上放焦性没食子酸 0.29，再盖同样的纱布两层。然后加 100g/L NaOH 0.5ml，迅速将平皿底倒扣在盖上，周围用石蜡密封，置 37℃ 温箱培养 24 ~ 48 小时观察结果。

（3）**硫乙醇酸钠法** 硫乙醇酸钠是还原剂，能除去培养基中氧或还原氧化型物质，有利于厌氧菌生长。

方法：将厌氧菌接种于含 1g/L 的硫乙醇酸钠液体培养基中，37℃ 温箱培养 24 ~ 48 小时，观察结果。培养基内加有美蓝作氧化还原指示剂，无氧时美蓝还原成无色。

（4）**气袋法** 此法不需要特殊设备，具有操作简便、使用方便等特点。气袋为一透明而密闭的塑料袋，内装有气体发生安瓿、指示剂安瓿、含有催化剂的带孔塑料管各 1 支。

方法：将接种厌氧菌的平板放入气袋中，用弹簧夹夹紧袋口（或用烙铁加热封闭），然后用手指压碎气体发生安瓿。30 分钟后再压碎指示剂安瓿，若指示剂不变蓝仍为无色，证明袋内达到厌氧状态。可放 37℃ 温箱进行培养 18 ~ 24 小时，观察厌氧菌生长情况。一只厌氧袋只能装 1 ~ 2 个平板，故只适合小量标本的使用。

（5）**厌氧罐法** 此法适用于一般实验室，具有经济并可迅速建立厌氧环境的特点。

方法：将已接种厌氧菌的平板置于厌氧罐中，拧紧盖子。用真空泵抽出罐中空气，再充入氮气使压力真空表指针回到零，如此反复三次，以排出绝大部分空气。最后当罐内压力为 -79.98kPa 时，充入 80% N_2、10% H_2、10% CO_2。排气过程中厌氧指示剂美蓝呈淡蓝色，待罐内无氧环境建立后，指示剂美蓝则持续无色。

（6）**厌氧箱培养法** 这是一种较先进的厌氧菌培养装置。适合于处理大量标本。

标本接种、分离培养和鉴定等全部检验过程均在箱内进行，有利于厌氧菌检出。装置由手套操作箱和传递箱两个主要部分组成。

传递箱有两个门，一个与操作箱连接，一个与外部相通，起缓冲间的作用，以保持操作箱内的无氧环境不变。由外向内传递物品时，先关闭内侧门，物品由外侧门进入传递箱，然后关闭外侧门。用真空泵排气减压，充入氮气。重复排气一次，其中的氧可排除99％以上。再通过手套操作箱打开内侧门，无氧的气体则从操作箱自动流入传递箱，保持无氧环境。手套操作箱内有接种环、灭菌器、标本架和过氧化氢酶等用品。

五、细菌在培养基中的生长现象

将细菌接种到适宜的培养基中，经35℃培养18～24小时（生长慢的细菌需数天或数周）后，可观察到细菌的生长现象。不同的细菌在不同的培养基中的生长现象不一样，据此可鉴别细菌。

（一）细菌在液体培养基中的生长现象

细菌在液体培养基中生长可出现3种现象。

1. 混浊　大多数细菌在液体培养基中生长后，使培养基呈现均匀混浊。

2. 沉淀　少数呈链状生长的细菌在液体培养基底部形成沉淀，培养液较清亮。如链球菌、炭疽芽孢杆菌等。

3. 菌膜　专性需氧菌多在液体表面生长，形成菌膜。如铜绿假单胞菌等。

（二）细菌在半固体培养基中的生长现象

有鞭毛的细菌在半固体培养基中可沿穿刺线扩散生长，穿刺线四周呈羽毛状或云雾状。无鞭毛的细菌只能沿穿刺线生长，穿刺线四周的培养基透明澄清。

（三）细菌在固体培养基上的生长现象

细菌经分离培养后，在固体培养基上生长可形成菌落。菌落是由单个细菌分裂繁殖形成的肉眼可见的细菌集团。当进行样品活菌计数时，以在琼脂平板上形成的菌落数来确定样品中的活菌数，用菌落形成单位表示。不同细菌在琼脂平板上形成的菌落特征不同，表现在菌落大小、形态、颜色、气味、透明度、表面光滑或粗糙、湿润或干燥、边缘整齐与否等方面各有差异。据细菌菌落表面特征不同，可将菌落分为3种类型：

1. 光滑型菌落（S型菌落）　菌落表面光滑、湿润、边缘整齐。新分离的细菌大多为光滑型菌落。

2. 粗糙型菌落（R型菌落）　菌落表面粗糙、干燥，呈皱纹或颗粒状，边缘不整齐。R型菌落多为S型细菌变异失去表面多糖或蛋白质而成，其细菌抗原不完整，毒力及抗吞噬能力均比S型细菌弱。但也有少数细菌新分离的毒力株为R型，如结核分枝杆菌、炭疽芽孢杆菌等。

3. 黏液型菌落（M型菌落）　菌落表面光滑、湿润、有光泽，似水珠样。多见于有肥厚荚膜或丰富黏液层的细菌，如肺炎克雷伯菌等。

另外，细菌在血琼脂平板上生长可出现不同的溶血现象。如出现 a 溶血（亦称草绿色溶血），菌落周围出现 1~2mm 的草绿色溶血环，可能为细菌代谢产物使红细胞中的血红蛋白变为高铁血红蛋白所致；β 溶血（又称完全溶血），菌落周围出现一个完全透明的溶血环，系由细菌产生溶血素使红细胞完全溶解所致；γ 溶血（即不溶血），菌落周围培养基无溶血环。

有些细菌在代谢过程中产生水溶性色素，使菌落周围培养基出现颜色变化，如绿脓杆菌产生的绿脓色素使培养基或脓汁呈绿色；有些细菌产生脂溶性色素，使菌落本身出现颜色变化，如金黄色葡萄球菌色素。

此外，有的细菌在琼脂平板上生长繁殖后，可产生特殊气味，如铜绿假单胞菌（生姜气味）、变形杆菌（巧克力烧焦的臭味）、厌氧梭菌（腐败的恶臭味）、白色假丝酵母菌（酵母味）和放线菌（泥土味）等。

第四节　常见细菌的生化鉴定技术

细菌作为原核细胞型微生物，在其新陈代谢过程中不断地进行着各种生物化学反应，但各种细菌具有的酶系统不尽相同，对同一种底物的分解能力也不一样，所以产生的代谢产物也不同。由于这些代谢产物各具有不同的化学特点，所以可利用生物化学的方法检测这些代谢产物以鉴定和鉴别细菌，这些生化反应测定方法称为细菌的生化鉴定技术。在目前的临床细菌学检验工作中，除根据细菌的形态、染色及培养特性对细菌进行初步鉴定外，对绝大多数分离出的未知菌，均通过生化鉴定技术进行属或种的鉴定。因此，掌握细菌生化反应的原理、方法和应用，对临床细菌学检验工作有着重要的意义。

细菌生化鉴定技术的基本方法是将已经分离纯化的待检细菌接种到含有特殊物质和指示剂的鉴别培养基中，通过培养观察培养基内指示剂颜色变化，或是否产生某种特殊代谢产物，来判断细菌的生化反应结果。

一、碳水化合物的代谢试验

（一）糖（醇、苷）类发酵试验

【原理】由于各种细菌含有发酵不同糖（醇、苷）类的酶，因此对糖等碳水化合物的分解能力各不相同，其最终的代谢产物也不一样，如有的细菌能分解某些糖产酸产气。有的细菌只能产酸而不产气，有的细菌因缺乏某些酶而不能分解某些糖类。据此可鉴定和鉴别细菌。

【培养基】液体糖发酵管、半固体糖发酵管、固体糖发酵管、微量糖发酵管。

【试剂】常用试剂有酚红、溴麝香草酚蓝、溴甲酚紫、酸性复红等。前两者颜色反应敏感，但稳定性差；后两者比较稳定。适用于培养时间较长的细菌。

【方法】将已分离的纯种待检细菌，以无菌操作的技术接种到含有指示剂的糖（醇、苷）类发酵培养基中，35℃恒温生化培养箱中培养 18 ~ 24 小时观察结果（有些缓慢发酵的细菌则需培养数天至两周的时间）。若用微量发酵管或培养时间较长，应注意保持培养环境的湿度，以免培养基干燥而影响细菌的生长。

【结果】被检细菌分解糖类、培养基中的指示剂呈酸性反应的为阳性。若产气，则可使液体培养基中导管内或半固体培养基中出现气泡，使固体培养基出现裂隙现象。若被检菌不分解糖类，则培养基中除有细菌生长外，不出现其他变化。

【应用】该类试验是细菌鉴定最常用和最主要的试验，尤其是肠杆菌科细菌的鉴定。

（二）葡萄糖氧化发酵（O – F）试验

【原理】根据细菌分解葡萄糖过程中对氧需求不同，将细菌分为氧化型、发酵型和产碱型三类。氧化型细菌仅在有氧的环境中才能利用葡萄糖，在无氧环境中不能分解葡萄糖；发酵型细菌有氧或无氧环境中都能分解葡萄糖；产碱型细菌不管有氧或无氧环境中都不能分解利用葡萄糖。该试验亦被称为 O – F 试验，利用此试验可区分细菌的代谢类型。

【培养基】Hugh – Leifson（HL）葡萄糖培养基。

【方法】取两支 HL 葡萄糖培养基放入沸水水浴 10 分钟，驱赶其中的氧气，冷却后将待检菌接种到 2 支培养基中。其中一支培养基滴加无菌液体石蜡（或矿物油），使培养基与空气隔绝；另一支不加液体石蜡，培养基暴露在空气中。将培养基置于 35℃恒温生化培养箱中培养 18 ~ 24 小时观察结果。

【结果】两支培养基均无变化为产碱型；两支培养基均产酸（变黄）为发酵型；加液体石蜡的培养基不产酸（不变黄）、不加液体石蜡的培养基产酸（变黄）为氧化型。

【应用】该试验主要用于肠杆菌科细菌和非发酵菌的鉴别，肠杆菌均为发酵型，而非发酵菌通常为氧化型或产碱型。也可用于葡萄球菌和微球菌的鉴别。

（三）甲基红（MR）试验

【原理】细菌发酵葡萄糖产生丙酮酸，丙酮酸进一步代谢因菌种不同出现差异，有的细菌可产生甲酸、乙酸、乳酸等大量的酸，使 pH 值下降到 4.4 以下从而使培养基中的甲基红指示剂呈现红色反应，MR 试验阳性。如果细菌产酸较少或因产酸后进一步分解为其他物质（如醇、醛、酮、气体和水等）使培养基 pH 值在 5.4 以上，则甲基红指示剂呈现黄色反应，MR 试验阴性。

【培养基】葡萄糖蛋白胨水培养基。

【试剂】甲基红指示剂。

【方法】将待检菌接种于葡萄糖蛋白胨水培养基中，经 35℃恒温培养 2 ~ 4 天，于培养基中滴加甲基红指示剂（通常每毫升培养液滴加 1 滴），观察结果。

【结果】培养基呈红色为阳性，橘黄色为阴性。

【应用】该试验主要用于肠杆菌科细菌的鉴别。

（四）V-P试验

【原理】有些细菌发酵葡萄糖产生丙酮酸后，能使丙酮酸脱羧，生成中性的乙酰甲基甲醇，乙酰甲基甲醇在碱性环境中能被空气中的氧气氧化成二乙酰，二乙酰与培养基中的精氨酸所含的胍基反应，生成红色化合物。试验时可在加碱前加入肌酸（或肌酐）和 α-茶酚，以加速反应和增加试验的敏感性。

【培养基】葡萄糖蛋白胨水培养基。

【试剂】VP试剂：含0.3%肌酸或肌酐的40% KOH溶液。

【方法】将待检菌接种于葡萄糖蛋白胨水培养基中，经35℃恒温培养48小时后，于每毫升培养液中滴加0.1ml VP试剂，充分摇动，数分钟内或35℃ 4小时后观察结果。

【结果】培养基呈红色为阳性，不显红色为阴性。

【应用】该试验主要用于肠杆菌科中产气肠杆菌和大肠埃希菌的鉴别，前者为阳性，后者为阴性。故此试验常和MR试验联用。

（五）β-半乳糖苷酶试验（ONPG试验）

【原理】有的细菌可产生β-半乳糖苷酶，能分解邻硝基酚β-半乳糖苷（ONPG）而释放黄色的邻硝基苯酚。

【培养基】1%的乳糖肉汤琼脂或克氏双糖铁琼脂。

【试剂】

1. pH7.0的磷酸二氢钠缓冲液 称取6.9g磷酸二氢钠溶于40ml水中，以5mol/L的NaOH矫正pH至7.0，再加水至50ml。

2. ONPG液 称取80mgONPG溶于15ml水中，再加入上述缓冲液5ml，置于4℃冰箱中保存。

【方法】将被检菌接种到1%的乳糖肉汤琼脂培养基上，35℃恒温培养18~24小时。用接种环取菌苔1环置于0.25ml生理盐水中制成菌悬液，加入1滴甲苯充分振摇，37℃水浴5分钟，然后再加入0.25ml ONPG液，混匀后，置37℃温育20分钟至3小时，观察结果。

【结果】出现黄色为阳性，不出现黄色为阴性。

【应用】该试验主要用迟缓发酵乳糖的菌株快速鉴定。

（六）七叶苷水解试验

【原理】有的细菌可分解七叶苷产生葡萄糖和七叶素，七叶素与培养基中的 Fe^{2+} 结合形成黑色的化合物，使培养基变黑。

【培养基】七叶苷培养基。

【方法】将被检菌接种到七叶苷培养基上，35℃恒温培养18~24小时，观察结果。

【结果】培养基变黑色为阳性，培养基不变色为阴性。

【应用】主要用于D群链球菌与其他链球菌的鉴别，前者为阳性，后者为阴性。

二、蛋白质和氨基酸的代谢试验

(一) 靛基质 (吲哚) 试验

【原理】某些细菌含有色氨酸酶，能分解蛋白胨中的色氨酸生成靛基质 (吲哚)，靛基质与对二甲基氨基苯甲醛作用，形成红色的玫瑰靛基质 (玫瑰吲哚)，故该试验也称为吲哚试验。

【培养基】蛋白胨水培养基。

【试剂】靛基质试剂 (主要成分为对二甲基氨基苯甲醛、95%乙醇、浓盐酸)

【方法】将待检细菌接种到蛋白胨水培养基中，35℃恒温生化培养箱中培养 18~24 小时，在培养基中加入靛基质试剂数滴，观察试剂与培养基两液面交界处的颜色变化。

【结果】试剂与培养基两液面交界处呈现红色为阳性，无色为阴性。

【应用】该试验主要用于肠杆菌科细菌的鉴定。如大肠埃希菌为阳性，沙门菌属多为阴性。

(二) 硫化氢试验

【原理】某些细菌能分解培养基中含硫氨基酸 (如胱氨酸，半胱氨酸等)，产生 H_2S，H_2S 与培养基中的 Fe^{2+} (Pb^{2+}) 反应生成黑色的 FeS (或 PbS)。

【培养基】含硫酸亚铁或醋酸铅的培养基。

【试剂】硫酸亚铁或醋酸铅直接加入培养基中。培养基中可加入少量硫代硫酸钠，使硫化氢不被氧化。

【方法】将待检细菌接种到含硫酸亚铁或醋酸铅的培养基中，35℃恒温生化培养箱中培养 18~24 小时，观察结果。

【结果】有黑色沉淀出现为阳性，无黑色沉淀为阴性。

【应用】该试验主要用于肠杆菌科菌细菌的鉴定。沙门菌属、爱德华菌属、枸橼酸杆菌属、变形杆菌属的细菌大多数为阳性，其他菌属的细菌多为阴性。

(三) 尿素酶试验

【原理】某些细菌能产生尿素酶，可分解培养基中的尿素产生氨和 CO_2，氨在水中形成碳酸铵，培养基呈碱性，使酚红指示剂显红色。

【培养基】尿素培养基。

【试剂】酚红指示剂。

【方法】将待检细菌接种到尿素培养基中，35℃恒温生化培养箱中培养 18~24 小时，观察结果。

【结果】培养基呈红色反应为阳性，不变色或呈黄色为阴性。

【应用】该试验主要用于肠杆菌科细菌的鉴定。如变形杆菌属中的奇异变形杆菌和普通变形杆菌为阳性；雷氏普罗威登斯菌和摩根菌为阳性，而斯氏和产碱普罗威登斯菌为阴性；其他菌属的细菌亦多为阴性。另外，幽门螺杆菌也为阳性。

（四）苯丙氨酸脱氨酶试验

【原理】某些细菌可产生苯丙氨酸脱氨酶，使苯丙氨酸脱去氨基，形成苯丙酮酸，加入三氯化铁试剂后产生绿色化合物。

【培养基】苯丙氨酸琼脂培养基。

【试剂】10%三氯化铁试剂。

【方法】有琼脂斜面法和快速纸片法。

1. 琼脂斜面法 将待检菌接种于苯丙氨酸琼脂培养基斜面上，35℃恒温生化培养箱中培养18～24小时，滴加10%三氯化铁试剂3～4滴，自斜面上方流下，观察结果。

2. 快速纸片法 用 $1cm^2$ 大小的纸片浸泡于10%的苯丙氨酸磷酸盐缓冲液（pH7.2～7.4）中，取出晾干备用。将待检菌涂布在纸片上，35℃孵育15分钟，取出后滴加10%三氯化铁试剂，立即观察结果。

【结果】呈绿色反应为阳性，注意延长反应时间会引起褪色；无色为阴性。

【应用】该试验主要用于肠杆菌科细菌的鉴定。变形杆菌属、普罗威登斯菌属和摩根菌属的细菌均为阳性，肠杆菌科其他菌属的细菌为阴性。

（五）氨基酸脱羧酶试验

【原理】某些细菌含有氨基酸脱羧酶，可分解氨基酸使其脱羧生成胺和 CO_2，胺使培养基变碱性，使指示剂显示出来。

【培养基】氨基酸脱羧酶培养基（如鸟氨酸培养基、赖氨酸培养基、精氨酸培养基）。

【试剂】溴甲酚紫指示剂。

【方法】将待检细菌接种到鸟氨酸（或赖氨酸或精氨酸）培养基和氨基酸对照培养基（此培养基中不含氨基酸）中，并加入无菌液体石蜡或矿物油，于35℃恒温生化培养箱中培养1～4天，每日观察结果。

【结果】对照管应为黄色，测定管呈紫色为阳性，黄色为阴性。若对照管呈现紫色则试验无意义，不能做出判断。

【应用】该试验主要用于肠杆菌科细菌的鉴定。如沙门菌属中除伤寒和鸡沙门菌外，其余沙门菌的赖氨酸和鸟氨酸脱羧酶均为阳性。志贺菌属除宋内和鲍氏志贺菌外，其他志贺菌均为阴性。

三、碳源和氮源利用试验

（一）枸橼酸盐利用试验

【原理】某些细菌能利用铵盐作为唯一的碳源和氮源，可在枸橼酸盐培养基中生长，分解枸橼酸盐，使培养基变碱性。

【培养基】枸橼酸盐培养基。

【试剂】溴麝香草酚蓝指示剂。

【方法】将待检菌接种于枸橼酸盐培养基中，于35℃恒温生化培养箱中培养 1~4 天，每日观察结果。

【结果】培养基由淡绿色变深蓝色为阳性，培养基不变色为阴性。

【应用】该试验用于肠杆菌科中菌属的鉴定。其中埃希菌属、志贺菌属、爱德华菌属和耶尔森菌属均为阴性；沙门菌属、克雷伯菌属为阳性。

（二）丙二酸盐利用试验

【原理】某些细菌能利用丙二酸盐作为唯一的碳源，将丙二酸盐分解生成碳酸钠，使培养基变碱性。

【培养基】丙二酸盐培养基。

【试剂】溴麝香草酚蓝指示剂。

【方法】将待检菌接种于丙二酸钠培养基中，于35℃恒温生化培养箱中培养 24~48 小时，培养后观察结果。

【结果】培养基由淡绿色变深蓝色为阳性，培养基不变色为阴性。

【应用】该试验用于肠杆菌科中菌属间及菌种间的鉴别。克雷伯菌属为阳性，枸橼酸杆菌属、肠杆菌属、哈弗尼亚菌属中有些菌种也为阳性；其余菌属为阴性。

四、酶类试验

（一）氧化酶（细胞色素氧化酶）试验

【原理】氧化酶（细胞色素氧化酶）是细胞色素呼吸酶系统中的最终呼吸酶，具有该酶的细菌能将二甲基对苯二胺或四甲基对苯二胺氧化生成红色的醌类化合物。

【试剂】1%盐酸二甲基对苯二胺或1%盐酸四甲基对苯二胺。

【方法】常用的有三种：

1. 菌落法　直接滴加试剂于被检菌落上。

2. 滤纸法　取洁净滤纸片一小块，沾取被检菌少许，然后滴加试剂。

3. 试剂纸片法　将滤纸片浸泡于试剂中制成试剂纸片，取菌涂于试剂纸片上。

此试验应避免接触含铁物质，因遇铁会出现假阳性。

【结果】细菌于试剂接触10秒内呈现深紫色为阳性，为保证结果的准确性，分别以铜绿假单胞菌和大肠埃希菌作为阳性和阴性对照。

【应用】该试验主要用于肠杆菌科细菌与假单胞菌的鉴别，前者为阴性，后者为阳性。奈瑟菌属、莫拉菌属也呈阳性反应。

（二）过氧化氢酶（触酶）试验

【原理】具有过氧化氢酶（触酶）的细菌能催化过氧化氢生成水和新生态氧，继而形成分子氧出现气泡。

【试剂】3% 过氧化氢溶液或30% 过氧化氢溶液。30% 过氧化氢溶液仅用于奈瑟菌属中淋病奈瑟菌与其他奈瑟菌的鉴别，前者为阳性，其他奈瑟菌为阴性。

【方法】用接种环取少量被检菌涂于洁净玻片上，然后滴加过氧化氢试剂数滴，立即观察结果。

【结果】1 分钟内有大量气泡产生者为阳性，不产生气泡者为阴性。

【应用】该试验常用于革兰阳性球菌的初步分类。葡萄球菌属、微球菌属为阳性，链球菌属为阴性。

（三）硝酸盐还原试验

【原理】某些细菌能还原培养基中的硝酸盐为亚硝酸盐，亚硝酸盐与醋酸作用，生成亚硝酸，亚硝酸与对氨基苯磺酸作用生成重氮磺酸，再与 α - 萘胺结合，生成红色的 N - α - 萘胺偶氮苯磺酸。

【试剂】

甲液　对氨基苯磺酸 0.8g + 5mol/L 醋酸 100ml。

乙液　α - 萘胺 0.5g + 5mol/L 醋酸 100ml。

【方法】被检菌接种于硝酸盐培养基中，于 35℃ 恒温生化培养箱中培养 1~4 天，培养后将甲、乙液等量混合后（约 0.1ml）加入培养基内，立即观察结果。

【结果】10 分钟内出现红色者为阳性。若加入试剂后无颜色反应，可能是：①硝酸盐没有被还原，结果为阴性；②硝酸盐被还原为氨和氮等其他产物而导致假阴性，这时应在试管内加入少许锌粉，如出现红色则表示确实为阴性，若仍不产生红色，表示结果为假阴性。

若要检查是否有氮气产生，可在培养基管内加一小导管，如有气泡产生，表示有氮气产生。

【应用】该试验在细菌鉴定中广泛应用，肠杆菌科细菌的检验且均为阳性，铜绿假单胞菌、嗜麦芽窄食单胞菌等假单胞菌可产生氮气；有些厌氧菌如韦荣球菌等也为阳性。

（四）凝固酶试验

【原理】致病性葡萄球菌含有凝固酶，可使血浆中的纤维蛋白原转变为不溶的纤维蛋白。凝固酶有两种，一种是结合凝固酶，结合在细胞壁上；另一种是分泌到菌体外的游离型凝固酶。

【方法】有玻片法和试管法两种

1. 玻片法　取人或兔血浆和盐水各一滴，分别置于洁净的玻片上，然后用接种环挑取被检菌分别与血浆和盐水混合。

2. 试管法　取试管 3 支，各加入 0.5ml 按 1∶4 稀释的人或兔血浆，其中一支试管加入 0.5ml 含待检菌的肉汤，另两支分别加入 0.5ml 凝固酶阳性和阴性的菌株肉汤做对照。置于 37℃ 水浴箱中孵育 1~4 小时后观察结果。

【结果】

1. 玻片法　以血浆中有明显的颗粒出现而盐水中无自凝现象判为阳性，若为均匀浑浊则判为阴性。

2. 试管法　试管内的血浆凝固成胶冻状判为阳性，试管内血浆流动不凝固判为阴性。

【应用】该试验是鉴定葡萄球菌致病性的重要指标。致病性金黄色葡萄球菌凝固酶试验阳性。

（五）DNA 酶试验

【原理】某些细菌能产生 DNA 酶，能分解培养基中的 DNA，把长链 DNA 水解成寡核苷酸链。长链 DNA 可被酸沉淀，寡核苷酸链则溶于酸，故在琼脂平板上加入酸后，菌落周围可出现透明环。

【试剂】1mol/L 盐酸。

【培养基】0.2% DNA 琼脂平板。

【方法】将被检菌接种到 0.2% DNA 琼脂平板上，于 35℃ 恒温生化培养箱中培养 18~24 小时，然后用 1mol/L 盐酸覆盖平板，观察结果。

【结果】菌落周围出现透明环为阳性，无透明环为阴性。

【应用】该试验主要用于细菌的鉴别。在革兰阳性球菌中只有金黄色葡萄球菌为阳性；在肠杆菌中沙雷菌和变形杆菌为阳性。

（六）脂酶试验

【原理】某些细菌能产生脂酶，把脂肪分解成游离的脂肪酸，从而使培养基中原来与脂肪结合形成无色化合物的维多利亚蓝释放出来，呈现深蓝色。

【培养基】含维多利亚蓝脂肪培养基。

【方法】将被检菌接种于上述培养基中，于 37℃ 恒温生化培养箱中培养 18~24 小时，观察结果。

【结果】培养基变蓝色为阳性，粉红色或无色为阴性。

【应用】该试验主要用于厌氧菌的鉴别。类杆菌属中的中间类杆菌为阳性，其余类杆菌为阴性；芽孢梭菌属中的产芽孢梭菌、肉毒梭菌和诺维梭菌为阳性，其他梭菌为阴性。

（七）卵磷脂酶试验

【原理】某些细菌能产生卵磷脂酶（α - 毒素），此酶在钙离子存在时可迅速分解卵磷脂，生成甘油酯和水溶性磷酸胆碱。

【培养基】1% 卵黄琼脂平板。

【方法】将被检菌接划线或点种于上述培养基中，于 35℃ 恒温生化培养箱中培养

3~6小时，观察结果。

【结果】3 小时后在菌落周围形成乳白色浑浊环，即为阳性，6 小时后浑浊环可扩展至 5~6mm。

【应用】该试验主要用于厌氧菌的鉴定，产气荚膜梭菌、诺维梭菌为阳性，其余梭菌为阴性。

五、其他试验

（一）复合生化试验

该类试验是设计一种专门的培养基，被检菌在该培养基中生长后，可观察到被检菌多种生化反应的试验。目前常用的有克氏双糖铁试验和动力靛基质尿素酶试验。

1. 克氏双糖铁（KIA）试验

【原理】KIA 琼脂培养基含有丰富的营养，其中乳糖的含量为葡萄糖的 10 倍，若被检菌只分解葡萄糖而不分解乳糖，则只能产生少量的酸，在最初培养的 8~12 小时内，这些酸可使培养基中的酚红指示剂变色，使培养基的底部和斜面均呈黄色。但继续培养数小时后，斜面氨基酸在细菌和氧的作用下被降解，产生了碱性的氨类，中和了斜面的酸，使斜面转变为碱性（K）而呈红色。培养基底层中，氨基酸降解不足以中和所形成的酸，故仍为酸性（A）而呈黄色。因此，KIA 琼脂培养基斜面呈碱性（红色），深层呈酸性反应（黄色）说明该菌只分解葡萄糖而不分解乳糖。若被检菌分解乳糖，则会产生大量的酸，斜面部分氨基酸降解产生的氨类不足以中和大量的酸，所以斜面和深层都呈酸性（黄色）。若被检菌能分解培养基中含硫氨基酸，则可产生 H_2S，H_2S 与培养基中的枸橼酸铵铁起反应，生成不溶性的黑色 FeS 沉淀。

【培养基】KIA 琼脂斜面培养基。

【方法】用接种针挑取被检菌先穿刺接种到培养基深层，再拔出接种针在斜面接种，于 35℃ 恒温生化培养箱中培养 18~24 小时后观察结果。

【结果】

（1）斜面碱性（红）/底层碱性（红），不发酵任何糖类。

（2）斜面碱性（红）/底层酸性（黄），发酵葡萄糖，不发酵乳糖。

（3）斜面碱性（红）/底层酸性（黄）伴黑色，发酵葡萄糖，不发酵乳糖，产生 H_2S。

（4）斜面酸性（黄）/底层酸性（黄），既发酵葡萄糖又发酵乳糖。

【应用】该试验主要用于肠杆菌科细菌的鉴定。

2. 动力靛基质尿素酶（MIU）试验

【原理】动力靛基质尿素酶（MIU）培养基含有蛋白胨、尿素和酚红指示剂，并制成半固体培养基，可用于观察细菌动力。蛋白胨中有丰富的色氨酸，产生色氨酸酶的细菌可以分解色氨酸形成靛基质，所以当加入靛基质试剂时可形成红色的玫瑰吲哚；产生尿素酶的细菌可分解尿素产碱，使酚红指示剂呈红色反应；该试验同时可观察细菌的动力、靛基质的产生和尿素分解情况，故称为动力（M）靛基质（I）尿素酶（U）试验，简称 MIU 试验。

【培养基】MIU 培养基。

【方法】用接种针挑取被检菌穿刺接种到培养基底部，于 35℃恒温生化培养箱中培养 18~24 小时后观察结果。

【结果】

（1）若接种线变宽、变模糊，培养基变浑浊，为动力试验阳性。

（2）若加入靛基质试剂后，试剂与培养基交界面变红，为靛基质试验阳性。

（3）若培养基全部变成桃红色，为尿素酶试验阳性。

（二）CAMP 试验

【原理】B 群链球菌能产生 CAMP 因子，可促进葡萄球菌的 β-溶血素溶解红细胞的活性，因此在 B 群链球菌和葡萄球菌交界处，溶血力增加，出现半月形或箭矢型的溶血区。

【培养基】血琼脂平板。

【方法】先以金黄色葡萄球菌划一横线接种于血琼脂平板上，再将被检菌于与前一划线作垂直划线接种，两线不相交，相距 0.5~1cm，于 35℃恒温生化培养箱中培养 18~24 小时，观察结果。每次试验均应设置阴性和阳性对照。

【结果】在两菌交界处出现箭头样的溶血区为阳性。

【应用】在链球菌中只有 B 群链球菌 CAMP 试验阳性，故该试验可作为特异性鉴定试验。

（三）胆汁溶菌试验

【原理】胆汁或胆盐可溶解肺炎链球菌。

【试剂】10% 去氧胆酸钠或纯牛胆汁。

【方法】有试管法和平板法两种。

（1）试管法　取被检菌培养肉汤 2 支，各 0.9ml，分别加入 10% 去氧胆酸钠溶液和生理盐水（对照管）0.1ml，混匀后 35℃水浴 10~30 分钟，观察结果。

（2）平板法　取 10% 去氧胆酸钠溶液一接种环，滴加于被检菌的菌落上，置 35℃温箱内 30 分钟后观察结果。

【结果】

（1）试管法　加胆盐的试管培养物变透明，对照管仍浑浊为阳性；如两试管都浑浊则为阴性。

（2）平板法　若菌落消失为阳性；菌落不消失为阴性。

【应用】该试验主要用于肺炎链球菌与甲型链球菌的鉴别，前者阳性，后者阴性。

第五节 细菌的其他鉴定技术

细菌的病原学检查除可对细菌直接分离培养和生化鉴定外，还可应用免疫学检测、分子生物学检测、细菌毒力鉴定等非培养的检测方法及药敏鉴定试验等多种检验方法对细菌进行鉴定。

一、免疫学鉴定

细菌的免疫学检测是利用免疫学实验的原理和方法，用已知的抗体检测标本中的抗原，或用已知的抗原检测标本中的抗体，是细菌感染性疾病诊断的重要手段之一。

（一）抗原检测

抗原检测的常用方法包括：凝集反应、荚膜肿胀试验、酶免疫测定、免疫荧光技术等。

1. 凝集反应 用玻片凝集试验、反向间接凝集试验、SPA 协同凝集试验可检测传染病患者早期血液、脑脊液和其他体液中可能存在的抗原。如取流行性脑脊髓膜炎患者脑脊液，与特异性诊断血清进行凝集试验，可直接检测标本中的脑膜炎奈瑟菌。

2. 荚膜肿胀试验 当含有特异性抗体的血清与相应细菌的荚膜抗原特异性结合时，可使细菌的荚膜显著增大，呈肿胀现象。该试验常用于肺炎链球菌、流感嗜血杆菌及炭疽芽孢杆菌的检测及分型。

3. 酶免疫测定 目前常用的是酶联免疫吸附试验（ELISA），既可用于病原体的检测，也可用于细菌代谢产物的检测，最小值甚至可达 pg 水平，具有很高的敏感性，同时特异性也很高。该试验试剂的商品化及自动化操作仪器的广泛应用，使之逐渐成为临床细菌学检验技术中应用最为广泛的免疫学检测技术，其中的双抗体夹心法和竞争法常用于检测抗原。

4. 免疫荧光技术 利用免疫学特异性反应与荧光示踪技术相结合的显微镜检查技术，即先让带有荧光标记物的抗体与特异性的细菌进行结合，再用荧光显微镜进行观察反应的结果。该法既保证了血清学的高特异性，又极大地提高了检测的敏感性，在细菌鉴定方面占有重要地位。常用的有直接法、间接法和免疫荧光菌球法。常用于链球菌、脑膜炎奈瑟菌、致病性大肠埃希菌、志贺菌、沙门菌的检测。

除上述几种方法外，对流免疫电泳、免疫印迹试验、发光免疫技术等亦可用于临床标本中细菌的鉴定。

（二）抗体检测（血清学诊断）

人体感染病原菌后，机体免疫系统受到刺激通过免疫应答产生了特异性抗体，且抗体的量一般随感染过程而增多，表现为抗体的效价或滴度升高。因此，利用已知的细菌或其特异性抗原检测病人血清中有无相应抗体及其效价或滴度的动态变化，可作为某些传染病的辅助诊断。该类试验常用于检测抗原性较强的致病菌和病程较长的感染性疾病的诊断，特别是对一些病原体不能培养或难以培养的感染性疾病，更具有诊断价值。由于抗体一般存在于血清中，故抗体检测也称为血清学诊断。

因体内某种特异性抗体也可因受到相应细菌的隐性感染或近期预防接种而产生，所以抗体效价必须明显高于正常人群的水平或随病程有明显递增才具有诊断价值。通常血清学诊断时需取病人疾病急性期和恢复期各一份血清标本，当后者的抗体效价比前者抗体效价升高 4 倍或 4 倍以上方有诊断意义。

常用于细菌性感染的血清学诊断方法见表 5 - 2。

表 5 - 2　细菌性感染的血清学诊断方法

血清学试验	疾病（举例）
直接凝集试验	伤寒、副伤寒（肥达试验）、斑疹伤寒（外斐试验）、钩端螺旋体病（显微镜凝集试验）、布鲁菌病等
胶乳凝集试验	脑膜炎奈瑟菌、流感嗜血杆菌引起的脑膜炎
沉淀试验	梅毒（VDRL、RPR）、白喉毒素（Elek）
间接免疫荧光技术	各类微生物感染
补体结合试验	Q 热
中和试验	风湿热（抗 O 试验）
ELISA	各类微生物感染

二、药敏鉴定试验

（一）Optochin 敏感试验

【原理】几乎所有肺炎链球菌对 Optochin（乙基氢化羟基奎宁）敏感，其他链球菌则表现为耐药。

【培养基】血琼脂平板。

【方法】将待检菌菌落或肉汤培养液均匀涂布于血琼脂平板上，稍干后贴上 5μg/片 Optochin 纸片，置 35℃ 恒温生化培养箱内培养 18~24 小时，观察结果。

【结果】抑菌环直径 >14mm 为敏感；若抑菌环直径 ≤14mm，对此菌再做胆汁溶菌试验，以证实是否为肺炎链球菌。

【应用】该试验主要用于肺炎链球菌与其他链球菌的鉴别。

（二）杆菌肽试验

【原理】杆菌肽对几乎所有的 A 群链球菌都有抑制作用，而对其他群的链球菌无抑制作用。

【培养基】血琼脂平板。

【方法】将待检菌菌落或肉汤培养液密集均匀地涂布于血琼脂平板上，稍干后贴上

0.04U/片的杆菌肽纸片，置 35℃恒温生化培养箱内培养 18～24 小时，观察结果。

【结果】抑菌环直径 >10mm 为敏感；若抑菌环直径≤10mm 为耐药。

【应用】该试验主要用于 A 群链球菌与非 A 群链球菌的鉴别。

（三）O/129 抑菌试验

【原理】O/129（二氨基喋啶）对弧菌属、邻单胞菌属和发光杆菌属的菌株有抑制作用，而对气单胞菌属、假单胞菌属的菌株无抑制作用。

【培养基】碱性琼脂平板。

【方法】将待检菌菌悬液均匀涂布于碱性琼脂平板上，稍干后贴上 O/129 纸片（含药 40μg），置 35℃恒温生化培养箱内培养 18～24 小时，观察结果。

【结果】出现抑菌环为敏感，无抑菌环为耐药。

【应用】该试验主要用于弧菌科的属间鉴别，弧菌属、邻单胞菌属、发光杆菌属对 O/129 敏感，而气单胞菌属、假单胞菌属耐药。

三、毒素鉴定

细菌毒素是构成细菌致病力的重要物质，包括内毒素和外毒素两类。检测细菌的毒素可了解细菌的致病性，亦可鉴定细菌。

（一）内毒素测定

内毒素是革兰阴性菌细胞壁内的脂多糖（LPS）在菌体死亡裂解后释放。因此，通过对病人标本中病原菌内毒素的检测，可诊断患者是否发生革兰阴性菌的感染。

细菌内毒素的检测通常使用鲎试验，实验原理是海洋中的节肢动物鲎体内含有一种有核变形细胞，这种细胞内含有凝固酶原及凝固蛋白原。鲎的变形细胞经低温冷冻干燥后制成鲎试剂。细菌内毒素可激活鲎试剂中的凝固酶原，凝固酶原被激活成凝固酶，继而使可溶性的凝固蛋白原转变凝胶状的凝固蛋白，即内毒素使鲎试剂变成凝胶状态为阳性反应。该试验简单、快速、灵敏、准确，有利于指导临床合理用药和早期治疗。

若采用动态浊度法还可定量检测内毒素。

（二）外毒素测定

细菌外毒素是细菌在生长繁殖过程中在胞内合成后分泌到菌体外的毒性蛋白质。外毒素的毒性可被相应抗毒素中和，据此，若给动物先注射抗毒素，然后再注射待检外毒素，观察动物是否出现中毒症状，以此可鉴定细菌是否产生与抗毒素相对应的外毒素，如破伤风抗毒素中和破伤风外毒素试验。另外在体外用细菌外毒素的特异性免疫血清与被检细菌外毒素（抗原）进行抗原－抗体反应，以此可鉴定细菌是否产生了该种毒素，从而可对被检菌是否为产毒致病菌作出诊断。如白喉棒状杆菌的 Elek 平板毒力测定。ELISA 法测定葡萄球菌肠毒素，肠毒型大肠埃希菌的耐热肠毒素（LT）及不耐热肠毒素（ST）等。

四、分子生物学检测

分子生物学技术诊断细菌更加快速、简便、准确，尤其对于那些难以培养或培养时间太长的细菌，该技术较传统的培养鉴定方法有着明显的优势。随着分子生物学技术的不断发展和完善，利用该技术对患者标本中的致病菌及耐药性进行直接地检测试验也开展的越来越广泛。目前常用的方法有：核酸杂交、聚合酶链反应、生物芯片技术三种。

（一）核酸杂交

单链核酸分子在适宜条件下，与具有碱基互补序列的异源核酸形成双链杂交体的过程称为核酸分子杂交。该法可定性或定量检测 DNA 或 RNA 序列片段，具有特异性强、敏感、简便、快速，并可直接检出临床标本中的致病菌。核酸杂交的方法是：先制备特定序列 DNA 片段并进行标记，作为探针；然后在一定条件下，按碱基互补配对原则与标本中已变性（即单链）的待检 DNA 进行杂交，通过检测杂交信号判断是否发生杂交反应，从而确定标本中有无相应的待检细菌基因。目前，该技术已经广泛运用于致病性大肠埃希菌、沙门菌、志贺菌、空肠弯曲菌、结核分枝杆菌、衣原体等多种致病菌的检测。此外，核酸杂交法还应用于细菌的分类鉴定、细菌的耐药性检测、细菌毒素的检测及细菌流行病学调查。

（二）聚合酶链反应

聚合酶链反应（PCR）是一种模拟天然 DNA 复制过程，简便而快速的特异性 DNA 体外扩增技术，包括：① DNA 模板的制备；②PCR 循环；③PCR 产物测定三个步骤。应用这种技术可在数小时内将待检 DNA 片段扩增百万倍，足以被检测到。该法具有特异、灵敏、快速、操作简便等优点。目前，该技术已成为细菌研究的最有力工具之一。在细菌的快速检测方面，对于传统方法不能及时或无法检出的病原菌可用 PCR 技术检测，如结核分枝杆菌、麻风分枝杆菌、军团菌、肺炎支原体、立克次体等病原菌的检测。另外，PCR 技术在检测细菌毒素基因方面也有广泛的应用，如金黄色葡萄球菌产生的肠毒素、霍乱弧菌产生的霍乱肠毒素、产毒素大肠埃希菌产生的耐热肠毒素和不耐热肠毒素等都可通过 PCR 技术进行基因检测。目前，随着对临床各种细菌特异性 DNA 的不断识别及 PCR 技术的改进和完善，将更加促进 PCR 技术在临床病原菌诊断上的应用。

（三）生物芯片技术

生物芯片技术是通过微加工技术和微电子技术在固体芯片表面构建微型生物化学分析系统，以实现对细胞、蛋白质、DNA 及其他生物组分的准确、快速、大信息量的检测。因此，用极少量的标本就可以在短时间内对病原菌进行快速检测。另外，该技术还可以检测多种抗原、抗体及蛋白质。随着芯片特异性的进一步提高，信号检测灵敏度的提高，样品制备和标记操作的简单化，芯片制备及检测仪器的开发和普及，生物芯片技术将会在临床实验室得到更广泛的应用。

第六章　真菌检验技术

 知识要点

1. 熟悉真菌标本的采集与处理。
2. 掌握真菌的镜检方法。
3. 掌握真菌的培养技术及生长现象。
4. 了解真菌的其他鉴定技术。
5. 了解酵母样真菌的体外抗菌药物敏感试验。

真菌学检验是诊断真菌病的重要依据，临床真菌检验技术一般包括形态检验技术、培养技术及其他鉴定技术。

第一节　真菌形态检验技术

形态学检查为检测真菌的重要手段，可获得真菌感染的直接证据，是最常用的实验室诊断方法。

一、标本的采集与处理

不同疾病采集不同的标本。浅部真菌病可采集皮屑、甲屑、毛发等，深部真菌病可采集血液、脓汁、脑脊液、痰液、分泌物、尿液、组织等，食物中毒可采集可疑食物、粪便等。标本应在用药前采集，已用药者，停药一段时间后再采集。采集标本时，应无菌操作，必要时培养基内要加入抗生素抑制细菌的生长。标本量要充足，液体标本应多于 5ml，组织标本应根据病理检验和组织培养的需要采取。标本采集后，立即送往实验室检查，一般不超过 2 小时，4℃保存不超过 8 小时。

二、直接镜检

直接采取标本制片镜检，不染色，若发现真菌菌丝或孢子可初步判定为真菌感染。但多数不能确定其种类。常用的方法有：

1. 氢氧化钾透明法　常用于癣病标本的检查。将皮屑、甲屑、毛发、组织等少许标本置于载玻片上，加一滴 10% ~20% 的 KOH，盖上盖玻片，微加热促进角质蛋白溶解，使标本透明，并轻压盖玻片，驱逐气泡，用棉拭或吸水纸吸去周围溢液，置于显微镜下检查。检查时光线稍暗，先在低倍镜下检查有无菌丝和孢子，然后用高倍镜观察孢子和菌丝的形态特征。

2. 生理盐水法 常用于观察真菌的出芽现象。将标本置于载玻片上，加一滴生理盐水，在盖玻片四周涂上凡士林，盖在标本上，可防止水分蒸发，37℃ 3～4 小时观察结果。此外，脓液、尿液、粪便等标本可滴加生理盐水直接镜检。

此外，还可用水合氯醛－苯酚－乳酸液来消化透明标本。

三、染色镜检

染色镜检可清晰地观察到真菌的形态结构，提高检出率。可根据菌种和检验要求选取染色方法，常用的染色方法如下：

1. 革兰染色 适用于酵母菌、孢子丝菌、组织孢浆菌等。所有真菌均为革兰阳性，深紫色。

2. 乳酸－酚－棉蓝染色 用于各种真菌的检查及标本保存。将少许标本置于洁净载玻片上，滴加染液，加上盖玻片（加热或不加热），镜检。真菌被染成蓝色。如需保存染色片，盖玻片四周用特种胶封固。

3. 印度墨汁染色 常用于脑脊液（CSF）中的新生隐球菌的检查。将印度墨汁或优质墨汁 1 滴滴于洁净载玻片上，加入待检标本或脑脊液沉渣 1 滴，必要时加生理盐水 1 滴稀释，加上盖玻片，镜检。在黑色背景下可见到圆形或有出芽的透亮菌体，外周有一层透明的荚膜，宽度与菌体相当。

如标本是皮屑、甲屑、毛发等，须先用 10%～20% KOH 处理 5～20 分钟，然后再在盖玻片一端加染液，另一端用吸水纸缓慢将 KOH 吸去，直到真菌染上颜色为止。此外，根据需要还可选用其他染色方法。如瑞氏染色用于骨髓和血液中荚膜组织胞浆菌的检测；粘蛋白卡红染色法（MCS）用于新生隐球菌荚膜染色；糖原染色（PAS）、嗜银染色（GMS）及荧光染色可用于标本直接涂片或组织病理切片染色检查。

直接镜检也有局限性，阴性结果不能排除真菌感染，不如培养法敏感。可有假阳性结果，如脑脊液中的淋巴细胞在墨汁染色中易误认为新型隐球菌，微小的脂肪滴可误认为出芽的酵母细胞。可疑结果应复查或进一步培养检查。

第二节 真菌的培养技术

一、基本条件

多数真菌营养要求不高，在一般细菌培养基上能生长，多用沙保弱培养基培养。培养基可加入一些抑菌剂，有利于选择培养。深部真菌可用血琼脂或脑心葡萄糖血琼脂37℃培养。还有通过显色来鉴别真菌的显色培养基。常用真菌培养基及用途见表 6－1。培养真菌需较多氧气。多数真菌在 22℃～28℃生长良好，有些深部真菌最佳生长温度为37℃。最适 pH 为 4.0～6.0。需较高的湿度。真菌生长较慢，除类酵母菌等可在 1～2 天内长出菌落外，其他真菌需培养 1～2 周才能形成典型菌落。所有分离标本应孵育至少 4 周。

表 6 – 1　常用真菌培养基及用途

培养基	用途
沙保弱培养基	深浅部真菌的常规培养
马铃薯葡萄糖琼脂培养基	观察菌落色素，鉴别真菌
玉米粉聚山梨酯（吐温）-80 琼脂培养基	观察白色念珠菌厚膜孢子及假菌丝
脑心葡萄糖血琼脂培养基	培养深部真菌，使二相性真菌呈酵母型
皮肤真菌试验培养基	分离皮肤真菌
左旋多巴 – 枸橼酸铁和咖啡酸培养基	分离新生隐球菌
酵母浸膏磷酸盐琼脂培养基	分离荚膜组织胞浆菌和皮炎芽生菌
科玛嘉念珠菌显色培养基	分离和鉴定主要致病性念珠菌
尿素琼脂培养基	鉴别酵母菌和类酵母菌，石膏样毛癣菌和红色毛癣菌

二、培养方法

1. 大培养　又称平皿培养，将标本接种在培养皿或特别的培养瓶内，因表面较大，可使标本分散，易于观察菌落特征。但因水分易蒸发，只能用于培养生长繁殖较快的真菌。

2. 试管培养　将标本接种在琼脂斜面上，主要用于临床标本分离培养、菌种保存和传代。

3. 其他培养方法　根据临床需要还可选用其他培养方法，如小培养、组织或细胞培养、单孢子培养等。

三、生长现象

真菌经过培养后，会长出菌落，菌落是鉴别真菌的重要依据。主要从生长速度、菌落的性质（酵母型菌落、类酵母型菌落、丝状菌落）、菌落的形态特征（菌落大小、菌落颜色、菌落表面、菌落质地、菌落的边缘、菌落高度及菌落底部等）来观察真菌的生长现象。

此外，通过小培养可在显微镜下直接观察菌体的结构及菌丝、孢子等形态。若培养基上长满细菌或确定为实验室污染菌者应弃去，尽快采集新鲜标本重检。

第三节　真菌的其他鉴定技术

一、生化试验检查

主要用于检测深部感染真菌，如假丝酵母菌、新型隐球菌等。有糖（醇）类发酵试验、同化碳源试验、同化氮源试验、明胶液化试验、牛乳分解试验、尿素分解试验及测定淀粉样化合物等试验。临床常用微量生化反应管或鉴定卡来鉴别真菌，有酵母样真菌生化鉴定管、酵母样真菌同化试验编码鉴定管等。

二、免疫学检查

色真菌的诊断除依靠病原学诊断外，有时还需免疫学手段进行辅助诊断。深部感染的病原菌如白念珠菌、曲霉菌和隐球菌等，传统的微生物检测方法主要为血培养，时间太长，阳性率较低，可用免疫学方法检测抗原、抗体及代谢产物辅助诊断。常用的方法有胶乳凝集试验、ELISA 法、荧光免疫法、放射免疫法等。

真菌的其他鉴定诊断实验还有动物实验、核酸检测及真菌毒素的检测及组织病理学检查，可根据临床需要选用。

第四节　酵母样真菌的体外抗菌药物敏感试验

一、临床常用抗真菌药物

临床上常用的抗真菌药物主要有两性霉素 B、制霉菌素、酮康唑、氟康唑、5 - 氟胞嘧啶等。抗真菌药物主要通过破坏真菌细胞膜、干扰细胞膜的合成、阻断真菌核酸的合成及抑制真菌细胞壁合成等方式发挥抗真菌作用。

二、真菌的药物敏感试验方法

真菌药物敏感试验方法有常量（试管）肉汤稀释法、微量肉汤稀释法、琼脂稀释法、琼脂扩散法及 E 试验法（E - test）等。CLSI 采用的液体稀释法，尤其微量液体稀释法，简便易行，结果敏感，应用较广。

（一）常量（试管）肉汤稀释法

1. 药物稀释　药物贮存液浓度按试验中所需最高浓度的 10 倍（水溶性药物）或 100 倍（脂溶性药物）用无菌水或相应溶剂配制。将药物贮存液用 RPMI1640 培养基进行一系列倍比稀释，稀释后的浓度为待测浓度的 10 倍。

2. 待测菌液的制备　待测菌接种于沙保弱琼脂培养基，假丝酵母菌和球拟酵母菌属孵育 24 小时，新型隐球菌孵育 48 小时，挑取 5 个直径≥1mm 的菌落混悬于 5 ml 生理盐水中，调整浓度为 0.5 麦氏浊度，接种前用生理盐水进行 1 : 100 稀释，最后用 1640 培养基稀释 10 倍，使最终菌量为 $(1.0 \sim 5.0) \times 10^3 \, CFU/ml$。

3. 实验步骤

（1）在试管中依次加入 0.1ml 倍比稀释的不同浓度药物稀释液。

（2）在试管中依次加入 0.9ml 菌工作液，混匀。注意整个过程需在 15min 内完成。

（3）设置阴性对照和生长对照。同时进行质控菌株平行试验，进行质量控制。

（4）将试管置于 35 ℃培养 48 小时观察结果（新生隐球菌为 72 小时）。

4. 结果判读　两性霉素 B 的 MIC 为无肉眼可见生长的最低药物浓度；5 - 氟胞嘧啶及吡咯类采用 80% MIC 判断标准，即取生长对照管中菌悬液 0.2ml，加入培养基 0.8ml

混匀作为判断终点的浊度（即80%菌的生长受到抑制时的浊度），与此浊度相近的试管即可判定为终点，其药物浓度为该药的 MIC 值；对于棘白菌素类药物采用50% MIC 判断标准。

判定标准如下：

表6-2　念珠菌体外药物敏感试验的结果判定标准

抗菌药物	MIC（mg/L）			
	敏感 （S）	剂量依赖敏感 （S-DD）	中度敏感 （I）	耐药 （R）
氟康唑	≤8	16~32	-	≥64
伊曲康唑	≤0.125	0.25~0.5	-	≥1
伏立康唑	≤1	2	-	≥4
氟胞嘧啶	≤4	-	8~16	R≥32
棘白菌素类	≤2	-	-	-

注：如果测定的 MIC 值位于上述分类之间，则将该菌划分入高一级类别中。

注意事项：氟康唑的判定标准不适用于克柔念珠菌。采用不适当的溶媒溶解伊曲康唑可导致结果偏差。对于两性霉素 B，虽然 CLSI 没有解释标准，但有文献介绍，当两性霉素 B 的 MIC 值大于 1mg/L 时，就可作为判断两性霉素 B 耐药菌株的指标。

5. 质量控制　将质控菌株与测试菌株相同条件下进行药敏试验，质控菌株的 MIC 应落在相应预期值范围内。常用质控菌株为克柔念珠菌（ATCC 6258）、近平滑念珠菌（ATCC 22019），其质控范围（见表8-10）。

表6-3　常用质控菌株的质控范围

抗菌药物	MIC（mg/L）	
	克柔念珠菌（ATCC 6258）	近平滑念珠菌（ATCC 22019）
氟胞嘧啶	1.0~4.0	0.12~0.5
氟康唑	16.0~64.0	0.5~2.0
伊曲康唑	0.03~0.12	0.03~0.12
两性霉素 B	0.12~1.0	0.12~1.0
伏立康唑	0.03~0.25	0.015~0.06
泊沙康唑	0.015~0.06	0.015~0.06

（二）微量肉汤稀释法

培养基、药物的稀释、接种菌的准备以及结果的判断均同常量肉汤稀释法。

试验步骤：

1. 采用96孔 U 型板，每排1~10孔依次加入不同浓度待测药物工作液100μl，第1孔为最高浓度，第10孔为最低浓度。制备好的药敏板可用塑料薄膜包裹后置 -70℃ 保存6月以上。

2. 取制备好的药敏板，在 1～10 孔加入 100μl 菌工作液，第 11 孔中加入 100μl 无菌蒸馏水和 100μl 菌工作液，作为生长对照；第 12 孔仅加无菌不含药物的培养基作为阴性对照。

3. 将培养板置于 35 ℃孵育 48 小时（新生隐球菌为 72 小时）后读取结果。

4. 观察前，可轻轻震摇药敏板，使终点判读更容易。如果出现菌膜及沉淀，须进行吹打、涡旋或其他方法混匀后，再进行结果判读（同常量肉汤稀释法）。

第七章　病毒检验技术

 知识要点

1. 熟悉病毒标本的采集原则和运送保存方法。
2. 掌握病毒的形态学检验方法。
3. 熟悉病毒的分离培养方法。
4. 掌握病毒的血清学及分子生物学检测方法。

病毒学检验对病毒性疾病的诊断、防治及流行病学调查具有非常重要的意义。病毒的检测主要依靠形态学检查、分离鉴定、血清学及分子生物学检测，尤其是血清学和分子生物学检测在临床应用较广泛。

第一节　病毒标本的采集与运送

一、采集原则

1. 应在发病初期或病人急性期采集标本。因疾病后期机体会产生抗体及常继发细菌感染，影响病毒的分离和检测。
2. 不同病毒感染疾病采集不同标本，如呼吸道感染可采集鼻咽拭子或含漱液、痰液；胃肠炎可采集直肠拭子、粪便；脑膜炎可采取脑脊液；检测抗体及某些病毒可采集血液；尸检时可采集组织标本等。含漱液、拭子标本可置含有抗生素和 0.5% 明胶或牛血清蛋白的 HanKs 液的试管内送检；粪便可取 5～10g；脑脊液、渗出液、尿液等可取 5～10ml。
3. 采集标本时进行无菌操作，采集于无菌容器内，若有杂菌污染应加入青霉素、庆大霉素等抗生素处理。
4. 特异性 IgG 抗体检测应采取双份血清（发病初期和恢复期），特异性 IgM 抗体检测应采取单份急性期血清。

二、标本的运送与保存

多数病毒抵抗力弱，易灭活，标本应尽快送检，立即处理和接种。标本运送时注意冷藏。若不能立即处理接种，可在4℃保存数小时，长期保存应置 – 70℃。冻存时可加入适当的保护剂如甘油或二甲亚砜，以免病毒失去感染性。远距离传送时，应将标本置于装有干冰的密封容器送检。组织、粪便标本可置于50%甘油缓冲盐水中低温保存运送。烈性病毒标本应置于密封容器内，专人送检。标本应注明病人的信息及取材部位等。

第二节　病毒形态学检验技术

一、光学显微镜检查

用普通的光学显微镜检查病变组织或脱落细胞中病毒的包涵体，也可检测大病毒颗粒（如痘类病毒）。组织或细胞经吉姆萨或 HE 染色后，在胞浆或胞核内查找嗜酸性或嗜碱性包涵体，作为病毒感染的辅助诊断。如取犬或其他动物大脑海马回部位组织作病理切片，经染色后，镜下寻找胞质内嗜酸性狂犬病病毒包涵体（内基小体），可协助诊断狂犬病。

二、电子显微镜检查

用电子显微镜直接检查病毒颗粒，可从病毒形态结构做出明确诊断。检查方法有负染色法和免疫电镜法。负染色法是用重金属盐溶液浸染病毒悬液标本后镜检，由于电子光速不易透过金属盐而能透过病毒颗粒，从而在黑色背景下呈现出病毒颗粒的明亮清晰结构。此法要求标本中病毒量达到 $10^6 \sim 10^7$ 个/ml 才能检出。免疫电镜法是先在病毒悬液中加入病毒特异性抗体，使病毒颗粒凝集，再进行负染色后镜检，可提高检出率。

第三节　病毒的分离与鉴定

一、分离培养方法

病毒必须在活细胞内增殖，可根据病毒的不同选择活组织细胞、鸡胚及动物接种培养病毒。

（一）组织培养

通过模拟生理条件，将人或动物活组织或分散的活细胞在试管或培养瓶内进行培养，使之生长增殖，称为组织培养。可分为器官培养、组织块培养及细胞培养，其中细胞培养是大多数实验室常用的方法。常用的组织培养细胞有人羊膜细胞、人胚肺细胞、HeLa（人宫颈癌）细胞、Hep – 2（人喉上皮癌）细胞、猴肾细胞等。根据病毒的不同选择适当的细胞。病毒在细胞内增殖后，可根据细胞病变等特点进行鉴定。

（二）鸡胚接种

通常采用孵化 9～12 天的鸡胚，接种部位有尿囊腔、羊膜腔、卵黄囊及绒毛尿囊膜（见图 7-1）。根据病毒种类的不同，接种鸡胚的部位也不同。如分离流感病毒和腮腺炎病毒以羊膜腔和尿囊腔接种较好，绒毛尿囊膜对痘类病毒和疱疹病毒形成痘疮非常敏感，乙型脑炎病毒接种卵黄囊最佳。鸡胚接种常用于黏液病毒、疱疹病毒、痘类病毒等的原代培养，也可选择性地用于疫苗生产。接种孵育后可收集相应的组织或囊液进行检查。

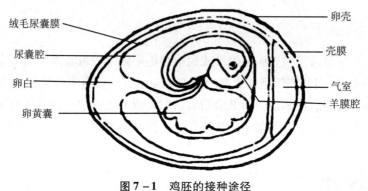

绒毛尿囊膜　　　　　　　　　　　　　　卵壳
尿囊腔　　　　　　　　　　　　　　　　壳膜
卵白　　　　　　　　　　　　　　　　　气室
卵黄囊　　　　　　　　　　　　　　　　羊膜腔

图 7-1　鸡胚的接种途径

（二）动物接种

这是最原始的病毒培养方法。常用新生小鼠或乳鼠进行病毒分离。接种的途径有鼻内、皮下、皮内、脑内、腹腔内、静脉等。根据病毒种类不同，选择敏感动物及适宜的接种部位。

如流行性乙型脑炎病毒最好接种小鼠脑内，柯萨奇病毒可接种于小鼠腹腔或脑内。接种后每日观察和记录动物发病情况，如死亡，可取病变组织鉴定。

二、病毒的鉴定

通过组织培养、鸡胚接种及动物接种可分离培养出病毒。但病毒的种类还需进一步鉴定。可根据临床症状、流行病学特征、标本来源、易感动物范围、细胞病变特征、干扰现象、血凝现象及其他生物学特性可初步确定病毒的科及属。在初步鉴定的基础上，选用适当的血清学方法及分子生物学方法对病毒分离株进行最后鉴定。

第四节　病毒的血清学及分子生物学检测技术

一、病毒的血清学检测技术

血清学诊断是根据抗原与相应抗体特异性结合的原理，用已知病毒的抗原（抗体）检测患者标本中相应抗体（抗原）的方法。具有较高的应用价值，特别是对一些培养时间较长或培养困难的病毒更适用。常用的方法有：

（一）中和试验

中和试验指用特异性抗体中和动物体内、鸡胚或组织培养中的病毒，使其失去感染性的一种试验。先将不同稀释度的待检患者血清与一定量已知病毒混合，作用一定时间后，接种于敏感动物、鸡胚或细胞进行培养，观察病毒的致病作用。若不出现感染，则病毒被中和，可判断病人血清中有与病毒相对应的特异性中和抗体的存在。本法特异性高，但操作比较复杂，一般不作为常规检测方法。

（二）补体结合试验

补体结合试验是根据抗原抗体特异性结合后，能激活补体的原理而设计的。可用已知病毒抗原测定患者血清中有无相应抗体，也可用已知免疫血清检测未知病毒。本法操作繁琐，特异性低，应用较少，但补体结合抗体出现早，可用于病毒的早期诊断。

（三）血凝抑制试验

许多病毒能吸附于一定的哺乳动物和禽类红细胞表面产生血凝现象。在病毒悬液中加入特异性抗血清，再加入哺乳动物和禽类红细胞，则不发生凝集，即血凝现象被抑制，称为血凝抑制试验。可用已知抗血清鉴定病毒的型与亚型。本法敏感、快速、简便、特异，常用于流感、麻疹病毒等的辅助诊断、流行病学调查。

（四）酶联免疫吸附试验

酶联免疫吸附试验（ELISA）是病毒血清学诊断中最常用的技术。ELISA 法被广泛用于肝炎病毒、巨细胞病毒、单纯疱疹病毒、风疹病毒等的检测，特异性好，敏感度高，操作简便，是实验室常用检测病毒的方法。

其他的血清学诊断方法还有免疫荧光技术、胶乳凝集试验、间接血凝试验等。

二、病毒的分子生物学检测技术

利用核酸杂交和 PCR 等技术检测病毒特异基因片段，为病毒性疾病的诊断开辟了新途径，比血清学方法特异性更强、更敏感且快速，但检出病毒基因不等于检出具有传染性的病毒颗粒。其他分子生物学检测技术有生物芯片技术、基因测序及核酸电泳等。

第八章 细菌对抗菌药物的敏感试验

■ 知识要点

1. 掌握抗菌药物的主要种类及常规药敏试验的药物选择原则。
2. 熟悉抗菌药物敏感试验的目的和意义。
3. 掌握抗菌药物敏感试验的方法及敏感、中介、耐药、MIC、MBC 的概念。
4. 熟悉联合药敏试验的意义及可能的结果。
5. 熟悉抗结核分枝杆菌药物的种类及体外抗结核分枝杆菌药物敏感试验。

第一节 临床常用抗菌药物

一、抗菌药物分类

抗菌药物是指具有杀菌或抑菌活性的抗生素和人工合成药物。前者是微生物（细菌、真菌和放线菌属）的代谢产物；后者是经人工化学改造的半合成抗生素和化学合成药物。临床上常用的抗菌药物主要有 β-内酰胺类、氨基糖苷类、喹诺酮类、大环内酯类、糖肽类、磺胺类、四环类、氯霉素类、林可酰胺类及合成抗菌药物等。

（一）β-内酰胺类

β-内酰胺类抗生素是临床上最常用的抗菌药物，它们都有 β-内酰胺环这一共同的化学结构，包括青霉素类、头孢菌素类、其他 β-内酰胺类抗生素及 β-内酰胺酶抑制剂。

各类 β-内酰胺类抗生素的抗菌机制相似。β-内酰胺类抗生素与细菌细胞膜上的青霉素结合蛋白（PBP）结合，抵制其细胞壁的合成，从而发挥抑菌和杀菌作用。

1. 青霉素类抗生素 常见青霉素类抗生素的种类及其抗菌活性见表 8-1。

表 8-1　常见青霉素的种类及其抗菌活性

青霉素种类	代表抗生素	抗菌活性
天然青霉素	青霉素 G、青霉素 V	对不产青霉素酶的革兰阳性、革兰阴性球菌和厌氧菌等作用强
耐青霉素酶青霉素	甲氧西林、奈夫西林、苯唑西林、氯唑西林、双氯西林、氟氯西林	对产青霉素酶的葡萄球菌作用强
广谱青霉素		
氨基青霉素	氨苄西林、阿莫西林	对青霉素敏感的细菌、大部分大肠埃希菌、奇异变形杆菌、流感嗜血杆菌等革兰阴性菌作用强
羧基青霉素	羧苄西林、替卡西林	对产 β-内酰胺酶肠杆菌科细菌和假单胞菌作用强，对克雷伯菌和肠球菌无效，但可协同氨基糖苷类抗生素作用于肠球菌
脲基组青霉素	美洛西林、阿洛西林、呱拉西林	对产 β-内酰胺酶肠杆菌科细菌和假单胞菌作用强
青霉素+β-内酰胺酶抑制剂类	氨苄西林/舒巴坦、阿莫西林/克拉维酸、呱拉西林/他唑巴坦、替卡西林/克拉维酸	β-内酰胺酶抑制剂能抑制 β-内酰胺酶的活性，青霉素+β-内酰胺酶抑制剂组方，可恢复青霉素原有的抗菌活性和抗菌谱，对产 β-内酰胺酶的阴性和阳性细菌有作用

2. 头孢菌素类抗生素　临床上常用的头孢菌素类抗生素的分类方法是根据发现的先后分别命名为第一代、第二代、第三代和第四代。常见头孢菌素类抗生素的种类及其抗菌活性见表 8-2。

表 8-2　头孢菌素类抗生素的种类及其抗菌活性

头孢菌素种类	代表抗生素	抗菌活性
第一代头孢菌素	头孢氨苄、头孢唑林、头孢羟氨苄、头孢拉定、头孢噻吩、头孢噻啶、头孢硫脒、头孢乙氰、头孢替唑钠、头孢匹林钠	对金黄色葡萄球菌、肺炎链球菌、厌氧链球菌、化脓性链球菌等革兰阳性菌有较强的作用；对大肠埃希菌、克雷伯菌等有中度敏感；对 MRS、肠球菌、假单胞菌、变形杆菌、沙雷菌、肠杆菌等耐药
第二代头孢菌素	头孢呋辛钠、头孢克洛、头孢孟多、头孢替安、头孢丙烯、头孢雷特、头孢尼西钠	对大肠埃希菌、肺炎克雷伯菌、变形杆菌、沙雷菌、流感嗜血杆菌、奈瑟菌和厌氧菌等产 β-内酰胺酶的阴性和阳性细菌有作用
第三代头孢菌素	头孢噻肟、头孢曲松、头孢哌酮、头孢他啶、头孢克肟、头孢泊肟、头孢甲肟、头孢地嗪、头孢磺啶、头孢唑喃、头孢唑肟、头孢咪唑、头孢他美酯、头孢特伦酯、头孢布坦、头孢地尼、头孢匹胺	对肠杆菌科细菌和铜绿假单胞菌等产 β-内酰胺酶的阴性菌有很强的抗菌活性，但口服对肠球菌、铜绿假单胞菌及不动杆菌无作用
第四代头孢菌素	头孢吡肟、头孢克定、头孢匹罗	对肠杆菌科菌和铜绿假单胞菌作用强
头孢菌素+β-内酰胺酶抑制剂（头孢三代+酶抑制剂）	头孢哌酮/舒巴坦、头孢哌酮/他唑巴坦、头孢噻肟/舒巴坦、头孢曲松/舒巴坦	β-内酰胺酶抑制剂能抑制 β-内酰胺酶的活性，头孢菌素+β-内酰胺酶抑制剂组方，可恢复头孢菌素原有的抗菌活性和抗菌谱，对产 β-内酰胺酶的阴性和阳性细菌有作用

3. 其他 β - 内酰胺类抗生素及 β - 内酰胺酶抑制剂的复合制剂

（1）单环 β - 内酰胺类抗生素 代表药物有氨曲南和卡芦莫南。对革兰阴性菌作用强，如脑膜炎奈瑟菌、淋病奈瑟菌、流感嗜血杆菌、铜绿假单胞菌；对革兰阳性菌和厌氧菌几乎无作用。

（2）头孢霉素类抗生素 代表药物有头孢西丁、头孢替坦、头孢美唑等，此类药物是自链霉菌获得的 β - 内酰胺类抗菌药物。对革兰阳性菌有较好的抗菌活性，对包括脆弱类杆菌等厌氧菌有高度的抗菌活性，但对铜绿假单胞菌耐药。

（3）氧头孢烯类抗生素 代表药物有拉氧头孢和氟氧头孢。具有第三代头孢菌素的特点，抗菌谱广，对革兰阴性菌作用强，对产 β - 内酰胺酶阴性菌有很强的杀菌作用，对产酶的金黄色葡萄球菌也具有一定的抗菌活性。

（4）碳青霉烯类抗生素 代表药物有亚胺培南、美罗培南、比阿培南、帕尼培南等，是目前具有良好穿透性、抗菌谱最广的抗菌药物。除了嗜麦芽窄食单胞菌、耐甲氧西林葡萄球菌（MRS）、屎肠球菌和某些脆弱类杆菌耐药外，对几乎所有的由质粒或染色体介导的 β - 内酰胺酶稳定，具有快速杀菌作用。

（5）β - 内酰胺酶抑制剂的复合制剂 β - 内酰胺酶抑制剂包括克拉维酸、舒巴坦和他唑巴坦。其中，舒巴坦对不动杆菌属的作用强，他唑巴坦酶抑制作用优于克拉维酸和舒巴坦。加酶抑制剂的复合制剂主要用于产 β - 内酰胺酶的革兰阴性和阳性菌。种类包括：氨苄西林/舒巴坦、阿莫西林/克拉维酸、阿莫西林/舒巴坦、替卡西林/克拉维酸、美洛西林/舒巴坦、哌拉西林/他唑巴坦、哌拉西林/舒巴坦。

（二）氨基糖苷类

氨基糖苷类抗生素是由氨基糖与氨基环醇通过氧桥连接而成的苷类抗生素。按其来源分为：①由链霉菌属发酵滤液提取获得，有链霉素、卡那霉素、妥布霉素、巴龙霉素、核糖霉素、新霉素。②由小单胞菌属发酵滤液提取，有庆大霉素、福提霉素。③半合成氨基糖苷类，有阿米卡星、奈替米星、地贝卡星等。氨基糖苷类抗生素对需氧的革兰阴性杆菌有较强的抗菌活性。目前临床上常用的氨基糖苷类抗生素有庆大霉素、妥布霉素、阿米卡星和奈替米星等。

氨基糖苷类抗生素的抗菌机制为：①依靠离子吸附于菌体表面，造成膜的损伤；②抑制细菌 mRNA 的转录和蛋白质的合成，造成遗传密码的错读，产生无意义的蛋白质。

（三）喹诺酮类

1. 第一代喹诺酮类 为窄谱抗生素，对革兰阳性球菌无作用，主要作用于大肠埃希菌，且迅速出现耐药，已较少应用于临床，有奈啶酸、新恶酸和恶喹酸。

2. 第二代喹诺酮类 对革兰阴性和阳性细菌均有作用，比较此类药物的抗菌活性强度，依次为环丙沙星、氧氟沙星、洛美沙星、氟洛沙星、培氟沙星、诺氟沙星。

3. 第三代喹诺酮类 为超广谱抗生素，对革兰阳性菌作用高于第二代的 4 ~ 8 倍，对耐甲氧西林葡萄球菌（MRS）、多重耐药肺炎链球菌（PRSP）和肠球菌优于第二代，对厌氧菌均有作用，有司帕沙星、妥舒沙星、左氧氟沙星、格帕沙星、莫西沙星等。

喹诺酮类抗生素的作用机制是：①通过外膜孔蛋白和磷脂渗透进入菌体。②作用于 DNA 旋转酶，干扰细菌 DNA 复制、修复和重组。

（四）大环内酯类

目前国内常用的大环内酯类抗生素有红霉素、吉他霉素、麦迪霉素、乙酰螺旋霉素。抗菌谱和青霉素相仿，主要是革兰阳性菌，对流感嗜血杆菌、脑膜炎奈瑟菌、淋病奈瑟菌、军团菌也敏感。除脆弱类杆菌、梭杆菌外的各类厌氧菌也具有强大的抗菌活性，对某些螺旋体、肺炎支原体、立克次体、衣原体、非结核分枝杆菌等有抑制作用。新一代大环内酰类有克拉霉素、罗红霉素、氟红霉素、地红霉素、阿奇霉素、罗地霉素和美欧卡霉素。和红霉素相比，新一代大环内酯类抗菌谱扩大、抗菌活性增强。

喹诺酮类的作用机制是：①可逆结合细菌核糖体 50S 大亚基，抑制细菌蛋白质合成和肽链延伸。②肺部浓度较血清浓度高。③新一代大环内酯类药物具有免疫调节功能，能增强单核 – 巨噬细胞功能。

（五）糖肽类

目前有万古霉素、去甲万古霉素、替考拉宁等。万古霉素、替考拉宁对革兰阳性菌具有强大的活性，对 MRS 非常敏感。其作用机制是能与细菌细胞壁上一个或多个肽聚糖合成中间产物形成复合物，阻断肽聚糖合成，阻止细胞壁合成。

（六）磺胺类

磺胺类药物分为三类：①口服吸收好，可用于全身感染的药物，按药物清除速度又分为短效、中效、长效三类，有磺胺嘧啶、磺胺甲基异噁唑、磺胺甲氧吡嗪。②口服吸收差，主要在肠道起作用的药物，有柳氮磺嘧啶银、磺胺二甲氧嘧啶。③主要应用于局部感染的药物，有磺胺米隆、磺胺醋酰钠。磺胺类是通过人工合成的氨苯磺胺衍生物，对革兰阳性和阴性菌均有抗菌作用，对肺孢子虫、弓形虫滋养体有作用，局部用药用于创面和眼科。主要用于预防和治疗细菌感染性疾病。和增效剂甲氧苄啶（TMP）组成复合制剂时，抗菌活性增加数十倍，抗菌范围也扩大由抑菌作用变为杀菌作用。其作用机制是：通过竞争性抑制叶酸代谢循环中的对氨基苯甲酸，从而抑制细菌的繁殖。细菌对各种磺胺类药物的敏感性都相同，对一种磺胺类耐药意味着对所有的磺胺类药物耐药。

（七）四环素类

四环素类抗生素分为短效、中效和长效。短效四环素有土霉素、四环素；中效四环素有地美环素、美他环素；长效四环素有多西环素、米诺环素。四环素是广谱抗生素，包括对革兰阳性菌和阴性菌，如部分葡萄球菌、链球菌、肺炎链球菌、大肠杆菌等均有一定的抗菌作用；对立克次体、支原体、螺旋体、阿米巴原虫等敏感。其作用机制主要是：药物与细菌的核糖体 30S 亚基的 A 位特异性结合，阻止氨基酰 tRNA 进入 A 位，阻碍肽链延长和蛋白质合成。药物的抗菌活性为：米诺环素 > 多西环素 > 美他环素 > 地美环素 > 四环素 > 土霉素。临床上四环素类常用于治疗衣原体、立克次体感染的首选药物。

（八）氯霉素类

氯霉素类抗生素包括氯霉素、甲砜霉素。其作用机制是：药物通过可逆性与细菌的 50S 亚基结合，阻断转肽酰酶的作用，干扰带有氨基酸的氨基酰 – tRNA 终端与 50S 亚基结合，从而使新肽链的形成受阻，抑制蛋白质合成。

（九）林可霉素类

林可霉素类包括林可霉素和克林霉素。对大多数革兰阳性球菌、多种革兰阳性杆菌（包括破伤风梭菌、产气荚膜梭菌、白喉棒状杆菌等）有效，对某些厌氧的革兰阴性杆菌如脆弱类杆菌敏感；沙眼衣原体对本类药物敏感。其作用机制是：药物作用于细菌核糖体的 50S 亚基，阻止肽链的延长，从而抑制细菌细胞的蛋白质合成。克林霉素是治疗肺部厌氧菌感染、衣原体性传播性疾病的首选药物。

（十）其他合成抗菌药物

1. 硝基呋喃类 有呋喃妥因和呋喃唑酮等。具有广谱抗菌作用，对革兰阳性球菌和部分革兰阴性杆菌具有较强的抑菌或杀菌作用。其机制是：作用于细菌酶系统，抑制乙酰辅酶 A，干扰细菌糖类的代谢，从而起抑菌、杀菌作用。但本类药物口服后，大部分在体内很快被代谢灭活，部分以原形自尿中排出，在血中浓度较低，一般不易达到有效浓度，故本类药物不适用于全身性感染的治疗，临床上一般用于治疗尿路感染、肠道感染及用作消毒剂。

2. 硝基咪唑类 临床上使用的有甲硝唑、替硝唑和奥硝唑。硝基咪唑类对厌氧菌及原虫有独特的杀灭作用，对需氧菌无效。其作用机制是：药物的硝基被厌氧菌还原成一种细胞毒性物质，从而作用于细菌 DNA 的代谢过程，抑制细菌的 DNA 合成，干扰细菌的生长、繁殖，最终导致其死亡。替硝唑还能穿透细胞膜，快速进入细菌体内。

二、常规药敏试验药物的选择原则

临床微生物实验室在分离出病原菌时，必须选择合适的抗菌药物和合适的方法进行药物敏感试验。抗菌药物的选择应遵循有关指南，并与本医院感染科、药事委员会和感染控制委员会的专家们共同讨论决定。目前我国主要遵循美国临床实验室标准化研究所（CLSI）制定的抗菌药物敏感性试验执行标准。

CLSI 将试验用药物分为四组（表 8 – 3、8 – 4、8 – 5）。表中 A 组为常规药敏试验首选及报告药物，是针对不同种类病原体的最佳选择；B 组所列药物可用于首选，但只能是在 A 组药物耐药、过敏、无效或多部位感染时选择；C 组是替代或补充药物，当对

A 组和 B 组药物呈现多重耐药时必须报告；U 组为只用于尿路感染的药物。

表 8 – 3 非苛氧菌常规药敏试验和报告中抗菌药物建议分组

	肠杆菌科细菌	铜绿假单胞菌	葡萄球菌属	肠球菌属
A 组 首选试验并常规报告的药物	氨苄西林	头孢他啶	阿奇霉素或克拉维酸或红霉素	青霉素 氨苄西林
	头孢唑啉 头孢噻吩	庆大霉素	克林霉素	
		美洛西林 替卡西林 哌拉西林	苯唑西林	
	庆大霉素 妥布霉素		甲氧苄啶/磺胺甲噁唑	
			青霉素	
B 组 首选试验有选择报告的药物	阿米卡星	阿米卡星	阿奇霉素或克拉霉素或红霉素	*达托霉素
	阿莫西林/克拉维酸或氨苄西林/舒巴坦 哌拉西林/他唑巴坦 替卡西/克拉克维酸	氨曲南 头孢哌酮	克林霉素	利奈唑胺
			*达托霉素	
	头孢孟多或头孢尼西或头孢呋辛		利奈唑胺	
			泰利霉素	奎奴普汀/达福普汀
	头孢吡肟	头孢吡肟	甲氧苄啶 – 磺胺甲噁唑	
	头孢美唑 头孢哌酮 头孢替坦 头孢西丁	环丙沙星 左氧氟沙星		
		亚胺培南 美洛培南		
	头孢噻肟或头孢唑肟或头孢曲松		万古霉素	万古霉素
		妥布霉素		
	厄他培南 亚胺培南或美洛培南			
	美洛西林或哌拉西林 替卡西林	哌拉西林/他唑巴坦 替卡西林		
	甲氧苄啶/磺胺甲噁唑			
C 组 补充试验有选择报告的药物	氨曲南 头孢他啶		氯霉素	庆大霉素
				链霉素
		奈替米星	环丙沙星或左氧氟沙星 加替米星或莫西沙星	
	氯霉素			氯霉素 红霉素 四环素 利福平
	卡那霉素			
	奈替米星			
	四环素			
	妥布霉素		奎奴普汀/达福普汀	

续表

	肠杆菌科细菌	铜绿假单胞菌	葡萄球菌属	肠球菌属
U组 补充试验有选 择报告的药物	羧苄西林	羧苄西林	美罗沙星或 诺氟沙星	环丙沙星 左氧氟沙星 诺氟沙星
	西诺沙星或诺氟沙星 或氧氟沙星	罗美沙星或 洛美沙星或 诺氟沙星 氧氟沙星	呋喃妥因	呋喃妥因
	加替沙星		磺胺异噁唑	四环素
	氯碳头孢		甲氧苄啶	
	呋喃妥因			
	磺胺异噁唑			
	甲氧苄啶/磺胺甲噁唑			

注：*，仅用于 MIC 试验，纸片扩散法不可靠

表 8-4　非苛氧菌常规药敏试验和报告中抗菌药物建议分组

	不动杆菌	洋葱伯克霍尔德菌	嗜麦芽窄食单胞菌	其他非肠杆菌科菌
A组 首选试验并常 规报告的药物	氨苄西林/舒巴坦	复方新诺明	复方新诺明	头孢他啶
	头孢他啶			庆大霉素 妥布霉素
	环丙沙星 左氧氟沙星			
	亚胺培南 美罗培南			哌拉西林
	庆大霉素 妥布霉素			
B组 首选试验有选 择报告的药物	阿米卡星	头孢他啶	*头孢他啶	阿米卡星
	哌拉西林/他唑巴坦 替卡西林/克拉维酸	*氯霉素	*氯霉素	氨曲南
	头孢吡肟		左氧氟沙星	头孢吡肟
	头孢噻肟 头孢曲松	*左氧氟沙星	米诺环素	环丙沙星 左氧氟沙星
	多西环素 米诺环素 四环素	美罗培南	*替卡西林/克拉维酸	亚胺培南 美罗培南
		米诺环素		哌拉西林/他唑巴坦 替卡西林/克拉维酸
	哌拉西林	*替卡西林/克拉维酸		复方新诺明
	复方新诺明			
C组 补充试验有选 择性报告				头孢他啶 头孢曲松
				氯霉素

续表

	不动杆菌	洋葱伯克霍尔德菌	嗜麦芽窄食单胞菌	其他非肠杆菌科菌
U 组 补充试验仅用 于泌尿道				左氧氟沙星或 氧氟沙星 诺氟沙星
				磺胺异噁唑
				四环素

* 仅用于 MIC 试验：纸片扩散法不可靠。

表8-5 苛氧菌常规药敏试验和报告中抗菌药物建议分组

	嗜血杆菌属	淋病奈瑟菌	肺炎链球菌	除肺炎链球菌外的其他
A 组 首选试验并常 规报告的药物	氨苄青霉素		红霉素	红霉素
	复合磺胺		青霉素 （苯唑青霉素纸片）	青霉素或氨苄青霉素
			复合磺胺	
B 组 首选试验有选 择报告的药物	头孢噻肟或头孢他啶或 头孢唑肟或头孢三嗪		左氟沙星或司帕 沙星、氧氟沙星	氯霉素
	头孢呋肟钠 （胃肠道外）		四环素	
	氯霉素			
	美洛培南		万古霉素	氯林可霉素
				万古霉素
C 组 补充试验有选 择报告的药 物告	阿齐霉素或甲红霉素	头孢西米或头孢 噻肟或头孢泊肟 或头孢唑肟 或头孢三嗪	氯霉素	头孢噻肟或头孢三嗪
	氨曲南			头孢砒肟
	头孢克洛或氯碳头孢或 头孢西米或头孢泊肟	头霉甲氧氰唑头孢 替坦或头孢西丁或 头孢呋新	利福平	左氟沙星或氧氟沙星
	头孢尼西			
	头孢呋肟脂（口服）	环丙沙星或氧氟沙星		
	环丙沙星或左氟 沙星或洛美沙星或 氧氟沙星或司帕沙星	青霉素		
	亚胺硫霉素	壮观霉素		
	利福平	四环素		
	四环素			

第二节 抗菌药物敏感试验常用方法

抗菌新药不断涌现，给感染性疾病的治疗带来福音。然而随着抗菌药物的长期、广泛应用和不恰当使用，造成耐药菌株数迅速增加，耐药范围不断扩大，导致抗菌治疗效果严重下降。因此，及时准确地报告病原体对抗菌药物的敏感性是临床微生物实验室的主要工作之一。细菌对抗菌药物敏感试验（AST）简称药敏试验，是指在体外测定抗生素或其他抗微生物制剂抑制或杀灭细菌的能力，以判断某一菌株对待测药物是否敏感的实验方法。药敏试验的意义：①指导临床医师选择最佳抗菌药物进行治疗。②预测抗菌药物疗效。③及时发现或提示细菌耐药的存在，帮助临床医师合理选择药物，避免产生或加剧细菌的耐药。④在一定区域里内监测耐药性的变迁，掌握耐药菌感染的流行病学，以控制和预防耐药菌感染的发生和流行。

有关药敏试验的几个概念：

1. 最低抑菌浓度（MIC） 抗菌药物在体外能够抑制测试菌生长的最低浓度，英文缩写为 MIC。对于同一菌株而言，药物的 MIC 值越小，其抗菌能力就越强，细菌对该药物就越敏感。

2. 最低杀菌浓度（MBC） 抗菌药物在体外能够完全杀死测试菌的最低浓度，英文缩写为 MBC。

3. 敏感（S） 指测试菌株能被常规剂量使用的待检药物在体内达到的浓度所抑制或杀灭。

4. 耐药（R） 指测试菌株不被常规剂量使用的待检药物在体内达到的浓度所抑制。

5. 中介（I） 指测试菌株对常规剂量使用的待检药物的反应性低于敏感菌株，但在此药物生理性浓集部位或通过提高用药剂量仍可发挥临床效力，它表示抑菌环直径介于敏感与耐药之间的"缓冲区"，它可以避免微小的不能控制的技术因素造成结果误判。因临床意义难于确定，故不应向临床医师报告。如果没有其他可替换的药物，应重复试验或再以稀释法测 MIC。

常用的药敏试验方法有纸片扩散法、稀释法、E 试验法、联合药敏试验和自动化药敏仪器测定等。

一、纸片扩散试验

纸片扩散法由 Bauer 和 Kirby 所创建，故又称 K－B 法，因该方法操作简便、选药灵活、成本低廉而被世界卫生组织（WHO）推荐为定性药敏试验的基本方法，在临床上已被广泛应用。

（一）实验原理

将含有定量抗菌药物的滤纸片贴在已接种了测试菌的琼脂表面上，纸片中的药物吸收琼脂中的水分溶解后在琼脂中扩散，随着扩散距离的增加，抗菌药物的浓度呈对数减少，从而在纸片的周围形成递减的浓度梯度。在纸片周围抑菌浓度范围内的菌株不能生长，而抑菌范围外的菌株则可以生长，从而在纸片的周围形成透明的抑菌环，不同抑菌药物的抑菌环直径因受药物在琼脂中扩散速度的影响而可能不同，抑菌环的大小可以反映测试菌对药物的敏感程度，并与该药物对测试菌的 MIC 呈负相关。

（二）实验材料

1. 药敏纸片　直径为 6.0 ~ 6.35mm 的滤纸片上，含有一定量的某种抗菌药物。可按标准自制或从市场购买获得国家食品药品监督管理局（SFDA）许可生产的产品，用前必须做质量鉴定。不同种类的待测菌药敏试验选择不同的抗菌药物，药敏纸片的选择见表 8 - 3。

2. 培养基　WHO 推荐使用水解酪蛋白（Mueller - Hinton，M - H）琼脂培养基，适用于生长较快的需氧菌和兼性厌氧菌进行药敏试验；对那些营养要求高的细菌，如流感嗜血杆菌、链球菌、淋病奈瑟球菌等，需加入所需的营养物质。配制培养基时要求 pH 值为 7.2 ~ 7.4，90mm 内径的平皿倾注 25ml，使琼脂的厚度为 4mm，待琼脂凝固后当天使用或置塑料密封袋中 4℃ 冰箱备用，可保存 1 周。使用前应置 35℃ 温箱孵育 30 分钟，使其表面干燥。

3. 菌液

（1）药敏试验标准比浊管的配制　0.048mol/L（1.175%）氯化钡 0.5ml 加 0.18mol/L（1%）硫酸溶液 99.5ml 于试管中，冰水浴中冷却后充分混匀，其浊度为 0.5 麦氏比浊标准，相当于 $1.5 \times 10^8/ml$ 的含菌量。分装于螺口试管中，置室温暗处保存。用前充分混匀。有效期 6 个月。

（2）测试菌液的配制　一般采用比浊法控制细菌悬液浓度，方法有两种：①生长法：用接种环挑取已分纯的测试菌菌落 4 ~ 5 个，移种于 3 ~ 5ml M - H 液体培养基中，置 35℃ 水浴箱中培养 4 小时，用灭菌生理盐水或肉汤调校菌液浊度至 0.5 号麦氏比浊标准。②直接调制法：用接种环挑取生长在无选择性琼脂平板上新鲜菌落，悬浮于生理盐水中，振荡混匀后与标准比浊管比浊，以有黑白相间线条的白纸为背景，调整浊度与 0.5 号麦氏管浊度相同。校正后的菌液应在 15 分钟内接种平板。

（三）实验方法

1. 接种　用灭菌的棉拭子蘸取菌液，在管壁上旋转挤压几次，去掉过多的菌液。用拭子均匀涂布接种于 M - H 琼脂表面，一般涂布 3 次，每次将平板旋转 60 度，最后沿平板内缘涂抹一周。

2. 贴放药敏纸片　平板置室温干燥 3 ~ 5 分钟，用纸片分配器或灭菌镊子将药敏纸片紧贴于含菌琼脂表面，用镊尖轻压纸片使其与琼脂面紧贴，纸片一旦贴下就不可再移动，因纸片中的药物已扩散到琼脂中。纸片位置要适当，各纸片中心相距不少于 24mm，纸片中心距平皿内缘不少于 15mm。内径 90mm 的平板最多贴 6 张。

3. 培养　纸片贴好后须在 15 分钟内置 35℃ 孵箱里培养，平板最好在孵育箱里单独平放，叠放不可超过二个。平板孵育在规定时间（一般为 18 ~ 24 小时）后读取结果。

（四）结果判断和报告

培养后取出，用游标卡尺或直尺从平板背面量取抑菌环直径（单位为 mm）。先量取质控菌株的抑菌环直径，以判断质控是否合格；然后量取测试菌株的抑菌环直径。根据 CLSI 标准（见表 8-6），对量取的抑菌环直径作出"敏感"、"耐药"或"中介"的判断。

表 8-6 部分药物纸片扩散法及稀释法结果解释标准（CLSI）

药物及名称	纸片含量	抑菌圈直径（mm）			相应的 MIC（μg/ml）		
	（μg/片）	耐药	中介	敏感	耐药	中介	敏感
(1) β-内酰胺类/β-内酰胺酶抑制剂							
阿莫西林/克拉维酸							
葡萄球菌	20/10	≤19		≥20	≥8/4		≤4/2
其他细菌	20/10	≤13	14~17	≥18	≥32/16	16/8	≤8/4
氨苄西林/舒巴坦	10/10	≤11	12~14	≥15	≥32/16	16/8	≤8/4
哌拉西林/他唑巴坦							
候单胞菌属	100/10	≤17		≥18	≥128/4		≤64/4
其他革兰阴性杆菌	100/10	≤17	18~20	≥21	≥128/4	64/4~2/4	≤16/4
葡萄球菌	100/10	≤17		≥18	≥16/4		≤8/4
替卡西林/克拉维酸							
候单胞菌属	75/10	≤14		≥15	≥128/2		≤64/2
其他革兰阴性杆菌	75/10	≤14	15~19	≥20	≥128/2	64/2~32/2	≤16/2
葡萄球菌	75/10	≤22		≥23	≥16/2		≤8/2
(2) 头孢菌素类							
头孢克罗	30	≤14	15~17	≥18	≥32	16	≤8
头孢孟多	30	≤14	15~17	≥18	≥32	16	≤8
头孢唑啉	30	≤14	15~17	≥18	≥32	16	≤8
头孢他美	10	≤14	15~17	≥18	≥16	8	≤4
头孢吡肟	30	≤14	15~17	≥18	≥32	16	≤8
头孢克肟	5	≤15	16~18	≥19	≥4	2	≤1
头孢美唑	30	≤12	13~15	≥16	≥64	32	≤16
头孢尼西	30	≤14	15~17	≥18	≥32	16	≤8
头孢哌酮	75	≤15	16~20	≥21	≥64	32	≤16
头孢噻肟	30	≤14	15~22	≥23	≥64	32~16	≤8
头孢替坦	30	≤12	13~15	≥16	≥64	32	≤16
头孢西丁	30	≤14	15~17	≥18	≥32	16	≤8
头孢泊肟	10	≤17	18~20	≥21	≥8	4	≤2
头孢唑肟	30	≤14	15~19	≥20	≥64	32~16	≤8
头孢丙烯	30	≤14	15~17	≥18	≥32	16	≤8
头孢他啶	30	≤14	15~17	≥18	≥32	16	≤8
头孢布烯	30	≤17	18~20	≥21	≥32	16	≤8

续表

药物及名称	纸片含量	抑菌圈直径（mm）			相应的 MIC（μg/ml）		
	（μg/片）	耐药	中介	敏感	耐药	中介	敏感
头孢曲松	30	≤13	14~20	≥21	≥64	32~16	≤8
头孢呋辛酯	30	≤14	15~22	≥23	≥32	16~8	≤4
头孢呋辛钠	30	≤14	15~17	≥18	≥32	16	≤8
头孢噻吩	30	≤14	15~17	≥18	≥32	16	≤8
氯碳头孢	30	≤14	15~17	≥18	≥32	16	≤8
拉氧头孢	30	≤14	15~22	≥23	≥64	32~16	≤8
（3）其他 β–内酰胺类							
亚胺培南	10	≤13	14~15	≥16	≥16	8	≤4
胺曲南	30	≤15	16~21	≥22	≥32	16	≤8
美罗培南	10	≤13	14~15	≥16	≥16	8	≤4
（4）糖肽类							
替考拉宁	30	≤10	11~13	≥14	≥32	16	≤8
万古霉素							
肠球菌	30	≤14	15~16	≥17	≥32	16~8	≤4
凝固酶阴性葡萄球菌	30	若≤14 需测 MIC		≥15	≥16	8~4	≤2
金黄色葡萄球菌	30	若≤14 需测 MIC		≥15	≥16	8~4	≤2
（5）青霉素类							
氨苄西林							
肠杆菌	10	≤13	14~16	≥17	≥32	16	≤8
葡萄球菌	10	≤28		≥29	≥0.5		≤0.25
肠球菌	10	≤16		≥17	≥16		≤8
阿洛西林							
假单胞菌属	75	≤17		≥18	≥128		≤64
羧苄西林							
假单胞菌属	100	≤13	14~16	≥17	≥512	256	≤128
其他革兰阴性杆菌（不动杆菌）	100	≤19	20~22	≥23	≥64	32	≤16
甲氧西林	5	≤9	10~13	≥14	≥16		≤8
美西林	10	≤11	12~14	≥15	≥32	16	≤8
美洛西林							
假单胞菌属	75	≤15		≥16	≥128		≤64
其他革兰阴性杆菌（不动杆菌）	75	≤17	18~20	≥21	≥128	64~32	≤16
苯唑西林							
金黄色葡萄球菌/里昂葡萄球菌	1	≤10	11~12	≥13	≥4		≤2

续表

药物及名称	纸片含量	抑菌圈直径（mm）			相应的 MIC（μg/ml）		
凝固	≤0.25	1	≤17		≥18	≥0.5	
葡萄球菌	10U	≤28		≥29	≥0.25		≤0.12
肠球菌	10U	≤14		≥15	≥16		≤8
呱拉西林							
假单胞菌属	100	≤17		≥18	≥128		≤64
其他革兰阴性杆菌（不动杆菌）	100	≤17	18~20	≥21	≥128	64~32	≤16
替卡西林							
假单胞菌属	75	≤14		≥15	≥128		≤64
其他革兰阴性杆菌（不动杆菌）	75	≤14	15~19	≥20	≥128	64~32	≤16
（6）氨基糖苷类							
阿米卡星	30	≤14	15~16	≥17	≥64	32	≤16
庆大霉素							
肠杆菌科	10	≤12	13~14	≥15	≥16	8	≤4
肠球菌	120	≤16	7~9	≥10	≥500		<500
萘替米星	30	≤12	13~14	≥15	≥32	16	≤8
链霉素							
肠球菌							
肉汤微量稀释法					≥1000		<1000
琼脂法	300	≤6	7~9	≥10	≥2000		<2000
妥布霉素	10	≤12	13~14	≥15	≥16	8	≤14
（7）大环内酯类							
阿奇霉素	15	≤13	14~17	≥18	≥8	4	≤2
克拉霉素	15	≤13	14~17	≥18	≥8	4	≤2
地红霉素	15	≤15	16~18	≥19	≥8	4	≤2
红霉素	15	≤13	14~22	≥23	≥8	4~1	≤0.5
（8）四环素类							
多西环素	30	≤12	13~15	≥16	≥16	8	≤4
米诺环素	30	≤14	15~18	≥19	≥16	8	≤4
四环素	30	≤14	15~18	≥19	≥16	8	≤4
（9）喹诺酮类							
环丙沙星	5	≤15	16~20	≥21	≥4	2	≤1
依诺沙星	10	≤14	15~17	≥18	≥8	4	≤2
氟罗沙星	5	≤15	16~18	≥19	≥8	4	≤2
左氧氟沙星	5	≤13	14~16	≥17	≥8	4	≤2
洛美沙星	10	≤18	18~21	≥22	≥8	4	≤2
萘啶酸	30	≤13	14~18	≥19	≥32	16	≤8

续表

药物及名称	纸片含量	抑菌圈直径（mm）			相应的 MIC（μg/ml）		
	（μg/片）	耐药	中介	敏感	耐药	中介	敏感
诺氟沙星	10	≤12	13～16	≥17	≥16	8	≤4
氧氟沙星	5	≤12	13～15	≥16	≥8	4	≤2
司帕沙星	5	≤15	16～18	≥19	≥2	1	≤0.5
加替沙星	5	≤14	15～17	≥18	≥8	4	≤2
（10）其他类							
氯霉素	30	≤12	13～17	≥18	≥32	16	≤8
克林霉素	2	≤14	15～20	≥21	≥4	2～1	≤0.5
磷霉素	200	≤12	13～15	≥16	≥256	128	≤64
利奈唑胺							
肠球菌	30	≤20	21～22	≥23	≥8	4	≤2
葡萄球菌	30			≥21			≤2
呋喃妥因	300	≤14	15～16	≥17	≥128	64	≤32
奎奴普汀/达福普汀	15	≤15	16～18	≥19	≥4	2	≤1
利福平	5	≤16	17～19	≥20	≥4	2	≤1
磺胺类	250	≤12	13～16	≥17	≥512		≤256
甲氧苄啶	5	≤10	11～15	≥16	≥16		≤8
甲氧苄啶/磺胺甲噁唑	1.25/23.75	≤10	11～15	≥16	≥4/76		≤2/38

（五）影响因素

1. 培养基　培养基的成分、含量、pH 值、琼脂的厚度、硬度和表面湿度等，都可影响药物在培养基中的扩散，故对每批 M – H 琼脂平板都需进行检测，合格后方可使用。

2. 药敏纸片　纸片质量是影响药敏试验结果的主要因素。纸片的含药量、吸水性、直径、保存方式等都会影响抑菌环的大小。

3. 菌量　测试菌液的浓度、接种量，取决于麦氏比浊标准管的配制、保存和正确使用。接种的菌量应相对固定；接种菌量加大可使抑菌环减小，反之可使抑菌环扩大。

4. 操作方法　菌液涂布应厚薄均匀，涂布后应在室温下平置片刻，待菌液被培养基吸收后再贴纸片，但也不宜放置过久，否则细菌在贴纸片前已生长，使抑菌环减小。另外，菌液的涂布方法、纸片贴放位置、纸片移动、孵箱里平板摆放方法及各部位温度的平衡等也会影响实验结果。

5. 培养条件、温度及时间的调制。

6. 抑菌环测量工具的精度和测量方法　一般用精度为 0.10mm 的游标卡尺，测量范围以抑菌环的边缘内肉眼见不到细菌明显生长为限。

7. 质控菌株本身的药敏特性是否合格，有无变异。

（六）质量控制

1. 质控菌株 为控制以上诸多因素可能的影响，主要措施是采用标准菌株进行质控。标准菌株应从国家菌种保藏中心购置，如金黄色葡萄球菌 ATCC25923、大肠埃希菌 ATCC25922、铜绿假单胞菌 ATCC27853、粪肠球菌 ATCC29212 等。标准菌株应每周在 M－H 琼脂培养基上传代一次，4℃保存备用。

2. 质控方法 在同一条件下，将新鲜传代的质控菌株，使用与临床常规实验相同的操作方法，测定质控菌株的抑菌环，以便对照监测。接种菌液的涂布方法等均同常规操作，测定的抗生素种类也应与常规测定的种类相同。原则上要求每天做临床测定的同时作质控，在实验条件恒定的情况下，每周测 2 次即可保证质量监测。

3. 抑菌环质量控制范围 标准菌株的抑菌环应落在表 8－7 所列出的规定范围内，这个范围为 95% 的可信度，即实验室日间质控得到的抑菌环直径，在连续 20 个数值中，仅允许有 1 个超出这个范围。如果经常有质控结果超出这个范围，说明实验方法不稳定，不应报告；应从上述影响因素中找原因，并及时纠正。每日标准质控菌株抑菌环直径的均值应接近允许范围的中间值，变化数值不得超出 2mm，否则说明操作中有不规范之处，应予以调整。

表 8－7　4 种质控菌株对部分抗菌药物的抑菌环允许范围和 MIC 质量控制范围（CLSI）

抗菌药物	纸片含药量	大肠埃希菌 ATCC25922		金黄色葡萄球菌 ATCC25923		铜绿假单胞菌 ATCC27853		粪肠球菌 ATCC29212
		抑菌圈	MIC（μg/ml）	抑菌圈	MIC（μg/ml）	抑菌圈	MIC（μg/ml）	MIC（μg/ml）
	μg	直径（mm）	预期值	直径（mm）	预期值	直径（mm）	预期值	预期值
青霉素 G	10U			26~37	0.25~2			1~4
甲氧西林	5			17~22	0.5~2			>16
苯唑西林	1			18~24	0.12~0.5			8~32
羧苄西林	100	23~29	4~16		2~8	18~24	16~64	16~64
氨苄西林	10	16~22	2~8	27~35	0.5~2			0.5~2
阿莫西林/克拉维酸	20/10	18~24	2/1~8/4	28~36	0.12/0.06~0.5/0.25			0.25/0.12~1.0/0.05
氨苄西林/舒巴坦	10/10	10~24	2/1~8/4	29~37				
替卡西林	75	24~30	4~16		2~8	21~27	8~32	16~64
替卡西林/克拉维酸	75/10	24~30	4/2~16/2	29~37	0.5/2~2/2	20~28	8/2~32/2	16/2~64/2
美洛西林	75	23~29	2~8		1~4	19~25	8~32	1~4
哌拉西林	100	24~30			1~4	25~33	1~8	1~4
头孢唑林	30	21~27	1~4	29~35	0.25~1			
头孢噻吩	30	15~21	416	29~37	0.12~0.5			
头孢曲松	30	29~35	0.03~0.12	22~28	1~8	17~23	8~64	
头孢美唑	30	26~32	0.25~2	25~34	0.5~2		>32	
头孢呋辛	30	20~26	2~8	27~35	0.5~2			
头孢哌酮	75	28~34	0.12~0.5	24~33	1~4	23~29	2~8	

二、稀释法

稀释法是体外定量的抑菌试验方法，依据临床和实验室标准机构（CLSI）提供的 MIC 解释标准判断细菌对被测药物的敏感程度。基本原理：将抗菌药物进行对倍稀释，然后接种定量的待测菌并孵育，在规定时间内，观察不同浓度的药物对细菌的抑菌或杀灭情况，可直接定量测定抗菌药物对该细菌的最低抑菌浓度（MIC）或最低杀菌浓度（MBC）。有利于临床根据 MIC、药物代谢等拟定合理的治疗方案，也是目前厌氧菌等的最佳测定方法；但也有操作比较烦琐，不便于基层实验室开展的缺点。常用于临床药理研究和方法学评价。

1. 肉汤稀释法　遵照 CLSI 标准，使用 M－H 液体培养基将抗菌药物进行对倍稀释为不同的浓度，然后接种定量的待测菌（0.5 麦氏比浊标准），35℃孵育 16～20 小时，观察结果；肉眼观察无菌生长的最低药物浓度即为该药物对待测菌的最低抑菌浓度。有常量稀释法和微量稀释法，常量稀释法肉汤含量每管≥1.0ml（通常 2.0ml），微量稀释法每孔含 0.1ml。微量稀释法是近来临床微生物实验室应用较多的药敏试验法。商品化的微量稀释板上含有多种经对倍稀释的冻干抗菌药物，操作方便、结果可信赖，广泛应用于临床。

2. 琼脂稀释法　将不同剂量的抗菌药物分别加于 50℃～55℃融化状态的定量琼脂培养基中，混匀后倾注无菌平皿，制成含递减浓度的抗菌药物琼脂平板。将待测菌接种于这些平板上，经培养后观察菌落的生长情况，以能抑制细菌生长的最低药物浓度为该菌的最低抑菌浓度。其优点：①比肉汤稀释法重复性好；②每个平板可同时测定多株细菌；③可观察待测菌落生长良好与否；④能发现污染的菌落或耐药突变株；⑤可引用机械化手段，提高效率。

三、E 试验

E 试验法（E－test）是一种用抗生素浓度梯度稀释法直接测量最低抑菌浓度的药敏试验，它结合了扩散法和稀释法的原理和特点。E 试验所用试条为宽 5mm，长 50mm 的无孔试剂载体，一面固定有干化、稳定的且浓度由高至低的呈指数梯度分布的某种抗菌药物，另一面标有该药物的浓度刻度（μg/ml），梯度范围可覆盖 20 个等倍稀释度。

操作时，将药敏试条紧贴在已涂布待测细菌的琼脂平板上，试条刻度面朝上，药物最高浓度处应靠平板边缘。采用 CLSI AST 执行标准推荐的孵育条件培养。经孵育过夜，围绕试条明显可见椭圆形抑菌环，在抑菌环和试条的横切相交处试条上的读数刻度即是该抗菌药物抑制待测菌的特定浓度（又称为抑制浓度，IC）（见图 8－1）。直径 150mm 的平皿内可放置 6 根 E 试验试条（见图 8－2），90mm 平皿一般只能放置 1 根。当 E 试条周围无抑菌环时，IC 值为≥最大浓度；当抑菌环延伸到试条下方，与试条无交点，IC 值≤最小浓度。

由于 IC 值与 CLSI 的稀释法 MIC 值高度相关，因此可直接对应 MIC，然后查解释标准表以判断敏感度。该法的优点有操作简便、定量检测、结果直观准确、重复性好，可广泛应用于病原微生物体外药物敏感试验及探讨耐药机制。

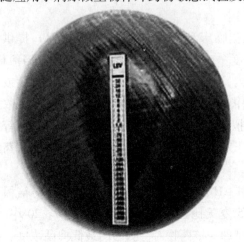 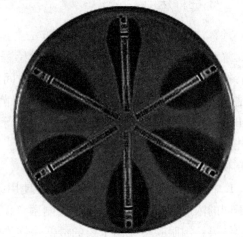

图 8 - 1　E 试验药敏试验结果　　　　　图 8 - 2　E 试验药敏试验结果

四、联合药物敏感试验

体外联合药敏试验的目的在于：①治疗多种细菌引起的混合性感染；②预防或推迟细菌耐药性的发生；③联合用药可以减少剂量，从而减轻其不良反应；④对某些耐药菌株引起的严重感染，联合用药比单一用药效果更好。

抗菌药物联合用药可出现 4 种结果：①无关作用，两种抗菌药物联合作用时，药效等于活性最大的抗菌药物的药效；②累加作用，两种抗菌药物联合作用时，药效等于两药单独抗菌活性之和；③协同作用，两种抗菌药物联合作用时，药效显著大于其单药抗菌活性的总和；④拮抗作用，两种抗菌药物联合作用时，药效显著低于其单药抗菌活性，即一种抗菌药物的活性被另一抗菌药物所削弱。

目前临床实验室常用的联合药敏试验方法有棋盘稀释法和单药纸片法，前者为定量试验，后者为定性试验。

五、仪器法

仪器化和自动化是体外药物敏感试验的发展方向。根据仪器操作的自动化程度分为3 种：①计算机辅助手工系统；②半自动系统；③全自动系统。这些系统的主要功能是鉴定细菌，同时能对该菌进行药物敏感性和 MIC 测定。微生物鉴定和药敏系统自动化技术的广泛应用，为医学微生物检验工作提供了一个简便、科学的细菌鉴定程序，显著提高了细菌鉴定和抗菌药物敏感试验的准确性。

第三节　细菌耐药性检测

细菌的耐药机制各异，针对具有特定耐药机制的细菌的检测方法也不尽相同。主要有纸片扩散法、肉汤稀释法、E 试验法、自动微生物分析仪检测以及分子生物学方法。

一、耐药表型的检测

(一) β-内酰胺酶检测

细菌产生的 β-内酰胺酶能裂解青霉素及头孢菌素类抗生素的基本结构 β-内酰胺环，使其失去抗菌活性。β-内酰胺酶检测主要有碘淀粉测定法、酸测量法和硝基头孢硝噻吩显色反应法。

1. 碘淀粉测定法 在含有青霉素的磷酸盐缓冲液中接种被检菌，加入淀粉、碘后，如被检菌产生 β-内酰胺酶，青霉素结构中被裂解而打开的 β-内酰胺环就会与碘结合，使蓝色的淀粉-碘复合物在 10 分钟内转变为无色。

2. 青霉素 被 β-内酰胺酶水解成青霉素酸后，pH 值下降至 6.8 以下，用酚红指示剂检测，可见红（紫）的枸橼酸缓冲液（pH8.5）变为黄色。

3. 硝基头孢硝噻吩显色反应法 有液体法和纸片法。

（1）液体法 在含有硝基头孢噻吩缓冲液中接种被检细菌，温育 10~30 分钟，如被检细菌产生 β-内酰胺酶，硝基头孢噻吩液体由黄色变成红色。

（2）纸片法 对于革兰阳性球菌，直接用无菌牙签挑取 16~20 小时的细菌培养悬液或菌落涂抹于硝基头孢噻吩纸片上；对于革兰阴性杆菌，提取细菌裂解液涂抹于硝基头孢噻吩纸片上。8~10 分钟后观察结果，纸片由黄色变为红色者为阳性，表示被检细菌产生 β-内酰胺酶。每次试验都应设已知的产酶阳性菌和阴性菌做对照。

(二) 超广谱 β-内酰胺酶检测

超广谱 β-内酰胺酶（ESBLs）是一种能水解青霉素、广谱头孢菌素及单环 β-内酰胺类的新型 β-内酰胺酶，多由克雷伯菌、肠杆菌等细菌产生。目前，ESBLs 检测方法有纸片扩散法、稀释法进行抑菌环、MIC 测定，主要用于检测肺炎克雷伯菌、产酸克雷伯菌、大肠埃希菌和奇异变形杆菌等。

1. ESBLs 纸片法表型初筛试验 操作方法同 K-B 法，并用一种以上药物。测定抑菌环直径，按以下条件进行判断：①用肺炎克雷伯菌、产酸克雷伯菌、大肠埃希菌检测其抑菌环直径，当头孢泊肟≤17mm 或头孢他定≤22mm、氨曲南和头孢噻肟≤27mm 或头孢曲松≤25mm 的菌株初筛为 ESBLs 菌。②用奇异变形杆菌测其抑菌环直径，当头孢泊肟≤22mm、头孢他定≤22mm 或头孢噻肟≤27mm 的菌株初筛为 ESBLs 菌。

2. ESBLs 纸片法表型确证试验 操作方法同 K-B 法，同时使用二组四种以上药物。因克拉维酸可抑制 ESBLs，初筛试验为 ESBLs 阳性的细菌，用头孢他定（30μg）与头孢他定/克拉维酸（30/10μg）、头孢噻肟（30μg）与头孢噻肟/克拉维酸（30/10μg）两组纸片同时检测，两组中任何一组药物加克拉维酸与不加克拉维酸的抑菌环相比，抑菌环直径增大值大于或等于5mm 者判断为 ESBLs 菌株。产 ESBLs 的克雷伯菌和大肠杆菌，无论其体外药敏试验结果如何，用青霉素、头孢菌素和氨曲南治疗均无效。

（三）耐甲氧西林葡萄球菌检测

耐甲氧西林葡萄球菌（MRS）检测方法有：①对 1μg 苯唑西林纸片的抑菌环直径 ≤10mm（或 MIC≥4μg/ml），或对 30μg 头孢西丁纸片的抑菌环直径 ≤19mm 的金黄色葡萄球菌。②对 1μg 苯唑西林纸片的抑菌环直径 ≤17mm（或 MIC≥0.5μg/ml），或对 30μg 头孢西丁纸片的抑菌环直径 ≤24mm 的凝固酶阴性葡萄球菌被称为 MRS。

绝大多数的 MRS 且有多重耐药性，一旦检出，预示细菌的耐药范围除全部的 β - 内酰胺类抗生素外，还包括大环内酯类、氨基糖苷类等抗生素。

（四）D 试验 - 克林霉素诱导耐药试验

对红霉素耐药、克林霉素敏感或中介的葡萄球菌，可能对克林霉素耐药。检测方法称为 "D" 抑菌环试验，操作方法同 K - B 法。试验菌为葡萄球菌，克林霉素纸片（2μg/片）和红霉素纸片（15μg/片）贴在相邻的位置，纸片边缘相距 12mm，经温育培养后若靠近红霉素纸片一侧的克林霉素的抑菌环出现 "截平" 现象（整个抑菌环形态如字母 "D"，见图 8 - 3），则为克林霉素诱导耐药，应报告克林霉素耐药；若无 "截平" 现象，应按真实的抑菌环报告结果。

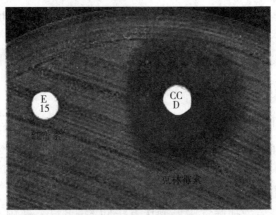

图 8 - 3　D 试验阳性结果

（五）肠球菌对万古霉素耐药和对高水平氨基糖苷类耐药的检测

肠球菌对抗生素的耐药机制比较复杂，有许多是多重耐药株。临床上常采用协同用药治疗肠球菌感染，如青霉素、氨苄西林、万古霉素与氨基糖苷类联合使用以提高杀菌作用。若肠球菌获得氨基糖苷类修饰酶后，会对高浓度氨基糖苷类药物产生耐药性，从而失去与其他抗生素的协同作用，给临床治疗带来了很大难度。所以临床实验室须及时用纸片法或稀释法检验万古霉素或高水平氨基糖苷类耐药菌株，以指导临床医生使用有效的抗生素。

（1）耐万古霉素肠球菌的检测　肠球菌对 30μg 万古霉素纸片抑菌环 ≤14mm 或 MIC≥32μg/ml 时被称为耐万古霉素肠球菌。

（2）高水平氨基糖苷类耐药的检测　肠球菌对 120μg 庆大霉素纸片抑菌环≤6mm 或 MIC≥500μg/ml 时；对 300μg 链霉素纸片抑菌环≤6mm 或 MIC≥1000μg/ml（肉汤）或 MIC≥2000μg/ml（琼脂）时；被称氨基糖苷类高水平耐药肠球菌。

二、耐药基因检测

临床上常用的检测方法有 DNA 扩增技术和基因芯片技术，检测的基因有 β - 内酰胺类抗生素的耐药基因、糖肽类抗生素的耐药基因、大环内酯类抗生素的耐药基因、喹诺酮类抗生素的耐药基因及分枝杆菌耐药基因等。

第四节　结核分枝杆菌的药物敏感试验

一、抗分枝杆菌药物

抗分枝杆菌药物包括抗结核分枝杆菌、抗非结核分枝杆菌、抗麻风杆菌药物，抗结核分枝杆菌药物见表 8-8。一线抗结核药物主要用于治疗初治结核病患者和无耐药依据的复治结核，二线药价格昂贵、不良反应偏多，主要用于耐药结核病的治疗，应用时需掌握使用原则和适应证。

表 8-8　抗结核分枝杆菌药物

	一线药物	二线药物
结核分枝杆菌群	异烟肼、利福平、吡嗪酰胺、乙胺丁醇、链霉素、利福喷汀、利福布汀	卡那霉素、阿米卡星、卷曲霉素、氧氟沙星、左氧氟沙星、莫西沙星硫代异烟胺、对氨基水杨酸钠、环丝氨酸、克拉霉素、氯法齐明阿莫西林 - 克拉维酸、利奈唑胺
麻风分枝杆菌	克拉霉素、氨苯砜、利福平	丙硫异烟胺、米诺环素、氯法齐明
鸟 - 胞内分枝杆菌	阿奇霉素、乙胺丁醇、克拉霉素	阿米卡星、利福布汀
龟分枝杆菌、偶发分枝杆菌	阿米卡星、克拉霉素、多西霉素、米诺环素、磺胺类	氧氟沙星、妥布霉素、头孢美唑、亚胺培南
堪萨斯分枝杆菌	异烟肼、利福平、乙胺丁醇	克拉霉素
海分枝杆菌	多西霉素、米诺环素、利福平、乙胺丁醇、磺胺类	阿米卡星、克拉霉素、利福布汀
苏尔加、猿、蟾、溃疡分枝杆菌	克拉霉素、利福平、乙胺丁醇	阿米卡星、异烟肼、利福布汀

二、结核分枝杆菌体外药物敏感试验

分枝杆菌的药敏试验有助于筛选有效的抗结核药物，除提示药物所需的治疗剂量供临床医生参考，还可了解耐药菌株的流行情况。分枝杆菌药敏试验方法有多种，包括绝对浓度法、比例法、仪器快速药敏法、E 试验法、分子生物学法等，但至今未能正式确认一种标准检测方法。以下仅对此类方法作简单介绍，具体的操作可参考相关的专业文献。

（一）绝对浓度法

绝对浓度法可分为直接法和间接法，前者是以临床标本直接进行检测，较少用；后者以临床标本经分离培养后再取菌落进行检测，国内较常用。其原理是将抗结核药物溶解后加入结核菌培养基中，制成含有不同药物浓度的培养基，再将待测菌接种，用以检测各种药物对结核杆菌的最低抑菌浓度。

（二）比例法

其方法是用制备好的菌悬液同时接种含有抗菌药物的培养基和不含抗菌药物的对照培养基，如果含有抗菌药物的培养基上细菌生长量超出对照培养基上生长菌量的 1%，即判断为耐药。即以是否能够抑制 99% 的细菌生长作为判断标准，WHO 和中国防痨协会推荐使用此法。

（三）其他药敏试验方法

1. 仪器快速药敏法　国内比较多用的仪器是 BD 公司的 BACTEC MGIT 960 系统和生物梅里埃的 BacT/ALERT 3D 系统，均使用荧光检测技术，具有快速、灵敏度高的优点，是目前较为准确的方法，但测试的药物种类较少，且设备和耗材昂贵，尚未能在临床普及。相关操作参见各仪器说明书。

2. E 试验法　该法操作较为简单，并且可以测定抗结核分枝杆菌药物的 MIC。缺点是试剂昂贵，测定的药物种类较少，未被美国临床和实验室标准协会（CLSI）推荐使用。

3. 分子生物学法　目前已发现多种基因的突变和结核菌的耐药形成有关，通过检测相关的突变基因可以判断结核杆菌的耐药性。如 rPoB 基因突变与耐 RFP 有关；katG、ildlA、ahnC、ndh 基因突变与耐 INH 有关；gyrA、gyrB 基因突变对喹诺酮类耐药等。检测方法包括 PCR - SCP、PCR - RELP、DNA 测序、基因芯片检测等。此类方法技术要求高，尚未能推广使用。

第九章　动物实验与血清学试验

 知识要点

1. 熟悉实验动物的接种方法和采血方法。
2. 熟悉细菌血清学鉴定和血清学诊断的方法。

第一节　动物实验

动物实验是微生物学检验技术的重要组成部分，广泛用于分离和鉴定病原微生物，测定细菌的毒力，制备疫苗、免疫血清，鉴定生物制品的安全和毒性试验，建立致病动物模型等。动物实验和其他临床微生物检验技术一样，要按规程严格操作。只有了解动物实验的有关知识，掌握其基本技能，才能达到实验目的，取得良好的实验效果。

一、实验动物的选择

常用的实验动物有小白鼠、大白鼠、家兔、豚鼠、绵羊等。为保证实验结果的正确性和可靠性，必须根据实验目的和要求选择合适的实验动物。选择实验动物应考虑如下三点：

1. 选择敏感动物　在分离、鉴定病原菌时，应选择敏感的动物作为实验对象，如小白鼠对肺炎链球菌易感，测定金黄色葡萄球菌肠毒素以幼猫作为敏感动物。

2. 选择不同品系动物　根据实验目的、性质和要求的不同选择不同品系动物。如细菌学检验的一般动物实验，采用敏感的动物即可；制备抗体常用家兔；测定对病原体的感染性，最好选用无菌动物。

知识链接

什么是无菌动物？

无菌动物是指将剖宫产后的胎儿动物立即放入无菌的恒温、恒湿环境，用无菌饲料饲养的动物。这类动物无论体表或体内均无微生物存在，因此对各种病原体的感受性相同。同时自身无感染性疾病，不含任何抗体，因而不会干扰实验结果，但饲养管理要求高。

3. 选择符合生理指标要求的健康动物

由于动物个体之间的差异，应考虑动物的年龄、性别、体重、数量和生理状态，并证明确实健康。一般选用成年动物进行实验，雌性动物若处于怀孕、授乳期不宜采用。

二、实验动物接种技术

（一）接种前的准备

1. 选择动物与标记 按上述要求选择体重适当、健康状况良好、易感的动物。编号、标记，测体重、体温等，做好记录，如果使用的动物较多时，应按体重、雌雄搭配，并随机分组，尽可能减少实验误差。

2. 接种材料处理 对细菌纯培养物，病人血液、胸水、腹水等，可直接接种；对杂菌较多的标本，如病人粪便、尿液、痰液，应作适当处理后再接种，以防止非目的菌造成病变或死亡而影响实验结果。

3. 接种部位消毒 常用消毒剂为碘伏。

4. 注射器使用 应检查注射器与针头吻合严密，吸取接种物的针头向上，针尖端置于挤干的酒精棉球，然后缓慢排出空气。用过的酒精棉球焚烧或投入消毒缸内。

（二）接种途径和方法

接种途径和方法有很多种，应根据实验目的和要求进行选择。

1. 皮内接种 常选择背部皮肤（以白毛处为佳），去毛消毒后，将局部皮肤绷紧，针孔向上，平刺入真皮层后随即缓慢注入接种物，直至注射局部出现小圆丘隆起。注射量一般以 0.1~0.2ml 为宜。

2. 皮下接种 常选择腹股沟、腹壁或背部等处。去毛消毒后，将局部皮肤轻轻捏起，针头刺入皮褶，将接种物缓慢注入，此时注射部位初显隆起，不久渐消退（图 9-1）。注射量 0.2~1.0ml。

3. 肌肉接种 常选用臀部和大腿肌肉。局部除毛消毒后将注射针头直接刺入肌肉注射。注射量一般为 0.2~1.0ml。

4. 静脉接种 家兔以耳静脉外缘为宜。先用手轻捏或弹动耳缘，使静脉充血，必要时用酒精摩擦，使血管扩张，再进行消毒。注射应从耳尖部血管开始，以防止血管因多次注射发生栓塞。针头以平行方向穿破皮肤，刺入血管，注入接种物，此时，可见静脉血色变浅。如果接种部位局部隆起表示未刺入静脉，应重新穿刺（图 9-2）。拔针时应注意用酒精棉球按压针眼。注射量一般为 0.1~1.0ml。另外，对于小鼠和大鼠可选择尾静脉注射，豚鼠可选择后腿静脉注射。

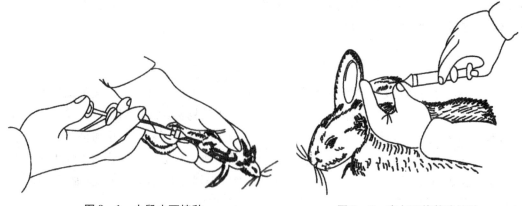

图 9 - 1　小鼠皮下接种　　　　　　　　图 9 - 2　家兔耳缘静脉接种

5. 腹腔接种　常用于小白鼠。先将小白鼠固定于左手掌心，使其头向下垂，使肠管聚向横膈，右手持注射器将针头由下腹部刺入，可避免刺破肠管（图 9 - 3）。接种量一般为 0.2 ~ 2.0ml。

6. 脑内接种　常用于小白鼠。用微量注射器在外耳道至眼上角直线 1/2 处，垂直刺入颅内，深度约为 3 ~ 6mm，应缓慢注入，以免颅内压突然增高（图 9 - 4）。注射量小白鼠为 0.01 ~ 0.03ml，家兔或豚鼠为 0.1 ~ 0.2ml。家兔或豚鼠颅骨较硬，需用钢锥打孔后注射。

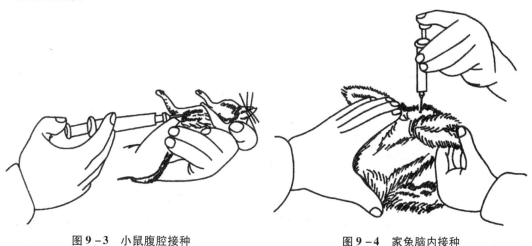

图 9 - 3　小鼠腹腔接种　　　　　　　　图 9 - 4　家兔脑内接种

（三）接种后观察与解剖

1. 接种后观察　根据实验目的和要求，一般每日或每周观察 1 ~ 2 次，要注意动物的外表、行动、精神状态、生理体征，接种部位及附近淋巴结的变化。必要时测量体温、体重、呼吸、脉搏等生理体征及血液学指标，并详细记录。

2. 动物解剖　动物死亡后，应立即解剖，若已发病或处于濒死状态，或观察期已满未死的动物，应人工处死进行解剖。若未能及时解剖，应将动物尸体包好，置低温冰箱中暂时保存。解剖实验动物，应在专用的实验台上进行。如果要解剖因感染毒力强的病原微生物而死亡的动物，必须在专用实验室内进行。解剖时取组织器官涂片染色、接种培养，必要时做组织切片检查。

三、实验动物采血技术

动物的血液和血清是配制细菌培养基的实验材料，采血成功与否直接影响培养基质量。由于实验目的不同对血液的处理方法不同。如用动物全血或血细胞时，采血后应加入盛有玻璃珠的灭菌容器内，不断摇动以除去血液中的纤维蛋白，防止血液凝固；若制备血浆，在容器内加入抗凝剂以防凝血；若分离动物血清，应将血液放入干燥无菌的离心管中，置 35°C 温箱或室温，凝后剥离血块，即可得到分离血清。为保证血清的质量，防止混浊，应在早晨喂食前采血。常用动物采血法有如下三种：

（一）心脏采血法

多用于豚鼠或家兔的采血。方法是将动物固定在解剖台上，局部去毛消毒后，用手指触摸心跳最显著部位，在此处垂直进针，刺入心脏后血液当即涌出，缓慢抽到所需血量时拔出针头。如果未刺入心脏，可将针头外提再行穿刺，切忌针头在胸腔内乱刺，以免划破心脏、血管，导致动物死亡。采血量根据动物体重而定，一般家兔 20～40ml/次，豚鼠可采 5～10ml/次。隔 2～3 周后可重复进行。

（二）静脉采血法

1. 颈静脉采血　常用于绵羊的采血。方法是将绵羊侧卧，固定稳妥，在颈部一侧去毛消毒后，用止血带捆扎颈部，血管充血隆起。将无菌 16 号针头以向心方向刺入静脉抽取血液。拔出针头后即用酒精棉球压住穿刺部位，直至该部位不流血为止。成年绵羊一次可采 100～200ml，隔 2～4 周可重复采血。

2. 耳静脉采血　常用于家兔抗体效价的测定。将家兔固定，按耳静脉接种法操作，用针头在近耳根处作静脉穿刺抽血，用小试管收集血液，一般采集 1～2ml。

（三）颈动脉采血法

常用于家兔的全采血。将家兔仰卧于解剖台上，使头部后仰。颈部剪毛消毒，沿正中线从下颌到胸骨柄处切开皮肤，分离组织，暴露颈动脉。用丝线将远心端结扎，近心端用血管钳夹住，在其间向心方向用剪刀把动脉壁剪一小口，插入灭菌的玻璃导管，将玻璃导管另一端导入无菌的三角烧瓶内，松开血管钳，血液即可流入烧瓶内。一般 2kg 以上家兔可采血 100ml 以上。

第二节　血清学试验

血清学试验是根据抗原与相应的抗体在适宜的条件下，能在体外发生特异性结合，出现肉眼可见反应的原理，用已知抗体检测抗原，或用已知的抗原检测抗体。因抗体主要存在于血清中，抗原或抗体检测常采用血清，故体外的抗原抗体反应常称为血清学试验或血清学反应。血清学试验的主要优点是特异性强、敏感性高、简便、快速，在微生物学检测中应用广泛。血清学试验包括血清学鉴定和血清学诊断两方面。

一、血清学鉴定

血清学鉴定是用含有已知特异性抗体的免疫血清（诊断血清）去检测患者标本中或培养物中的未知细菌或细菌抗原，以确定病原菌的种或型。

（一）诊断血清

诊断血清是用已知的细菌抗原免疫家兔等动物后取其血清而制成，用于细菌鉴定。种类有多价诊断血清、单价诊断血清、因子血清等，见表9-1。常用的有志贺菌属、沙门菌属、弧菌属、致病性大肠埃希菌、脑膜炎奈瑟菌等诊断血清。

诊断血清是血清学试验的主要试剂之一，其质量直接影响试验的特异性和敏感性，要求抗体效价高、特异性强，由国家生物制品研究所统一制备供应，使用方法按说明书进行。

表9-1 诊断血清常见种类

种类	抗体类型	应用
多价诊断血清	含有两种（或型）以上细菌的相应抗体	主要用于细菌的定群或初步分型
单价诊断血清	含有一种（或型）细菌的相应抗体	主要用于菌株的鉴定或分型
因子（诊断）血清	含细菌某种抗原的相应抗体	用于细菌的鉴别分型
抗O诊断血清	含细菌某种菌体（O）抗原的相应抗体	检测某种菌体（O）抗原，进行细菌鉴别分型
抗HO诊断血清	含细菌某种菌体（O）抗原和鞭毛（H）抗原的相应抗体	检测某种鞭毛（H）抗原，进行细菌鉴别分型
表面抗原诊断血清	含有表面抗原（如Vi抗原，K抗原，M抗原等）的相应抗体	主要用于细菌表面抗原的鉴定

注：以上抗O诊断血清、抗HO诊断血清、表面抗原诊断血清均属于因子血清。

诊断血清一般置4℃冰箱保存，使用时应无菌操作，试剂避免反复冻融，以免降低效价，注意有效期限。

（二）血清学鉴定

常用的血清学试验是凝集试验、沉淀试验、荚膜肿胀试验和毒素－抗毒素中和试验等。下述两种常用方法。

1. 直接凝集试验（玻片法） 用含已知抗体的诊断血清在载玻片上直接与细菌凝合，若有相应细菌，则可出现肉眼可见的凝集小块。本试验为定性试验，简单易行，主要用于鉴定菌种及菌型。

以沙门菌血清凝集为例：取洁净的载玻片一张，用接种环取数环沙门菌多价O诊断血清于玻片一端，在玻片另一端加等量的生理盐水作为对照，再用接种环取少许疑为沙门菌的菌落，分别涂于生理盐水和多价血清中，与之混匀。2~3 分钟后，试验侧出现肉眼可见的颗粒状凝集物，而生理盐水对照侧无凝集颗粒出现，为阳性反应。

2. 荚膜肿胀试验 原理是荚膜特异性诊断血清与相应细菌的荚膜抗原特异性结合，形成复合物时，使细菌荚膜显著增大，呈肿胀现象。常用于肺炎链球菌、流感嗜血杆菌、炭疽芽孢杆菌检测及其分型。方法是取一张洁净载玻片，两侧各加待检细菌 1~2 环，用接种环于一侧加荚膜诊断血清，另一侧加正常兔血清（对照用）各 1~2 环，混匀，再于两侧各加 1% 亚甲蓝（美蓝）水溶液 1 接种环，混匀，分别加盖玻片，放湿盒内置于室温 5~10 分钟后镜检。若菌体染成蓝色，其周围可见厚薄不等、边界清晰的无色环状物，而对照侧无此现象，为荚膜肿胀试验阳性；试验侧与对照侧均不产生无色环状物时，则为试验阴性。

二、血清学诊断

血清学诊断是指用已知抗原检测患者血清中相应抗体的方法，用于辅助诊断感染性疾病。人体感染某种病原微生物或近期预防接种后，机体免疫系统发生免疫应答而产生特异性抗体，抗体的量随病程进展而增加，表现为抗体的效价升高，因此检测患者血清中有无相应抗体及其效价的变化，可作为某些传染病的辅助诊断。但是，抗体效价明显高于正常人群的水平或随病程递增才有诊断价值。一般作血清学诊断时，需取患者急性期和恢复期双份血清标本，若后者的抗体效价比前者升高 4 倍或 4 倍以上才有诊断意义。如果患者在疾病早期用过抗菌药物，抗体增长可能不明显，那么血清学诊断需结合临床进行具体分析。

细菌性感染的血清学诊断常用的试验见表 9-2。

表 9-2 细菌性感染的血清学诊断

血清学试验	疾病（举例）
直接凝集试验	肠热症（肥达试验）、斑疹伤寒（外斐试验）等
间接红细胞凝集试验	梅毒（TPHA）
胶乳凝集试验	脑膜炎奈瑟菌引起的脑膜炎
沉淀试验	梅毒（DVRL、RRR）、炭疽病（Ascoli 试验）
中和试验	风湿热（抗 O 试验）
酶联免疫吸附试验（ELISA）	各类微生物感染

第三篇　常见微生物的检验

第十章　病原性球菌

 知识要点

1. 掌握葡萄球菌、链球菌、奈瑟球菌的主要生物学特性及其检验方法、检验依据。

2. 熟悉肠球菌的主要生物学特性及检验方法、检验依据。

3. 了解常见病原性球菌的临床意义。

球菌的种类很多，其中对人类有致病性的球菌称为病原性球菌，因其通常引起机体化脓性感染，故又称为化脓性球菌。临床上常见的病原性球菌主要有葡萄球菌、链球菌、肠球菌、奈瑟球菌和莫拉菌属。根据革兰染色性的不同，球菌又被分为革兰阳性菌和革兰阴性菌两类。革兰阳性球菌有葡萄球菌、链球菌、肺炎链球菌及肠球菌；革兰阴性球菌有脑膜炎奈瑟球菌、淋病奈瑟球菌、卡他布兰汉菌、干燥奈瑟菌及浅黄奈瑟菌等。

第一节　葡萄球菌属

葡萄球菌为革兰阳性球菌，因常堆集排列呈葡萄串状而得名。葡萄球菌在自然界中广泛分布。在人和动物的皮肤表面、鼻咽部、肠道等处的葡萄球菌大部分不致病，少数可引起人和动物的化脓性感染和食物中毒。引起人类疾病的葡萄球菌，常见的有金黄色葡萄球菌、表皮葡萄球菌、腐生葡萄球菌和溶血性葡萄球菌等。

一、生物学特性

【分类】

葡萄球菌属现有35种，17个亚种。根据色素和生化反应的不同将葡萄球菌分为金黄色葡萄球菌、表皮葡萄球菌和腐生葡萄球菌。临床上依据是否产生血浆凝固酶，将葡萄球菌分为凝固酶阳性和阴性两大类；凝固酶阳性葡萄球菌包括金黄色葡萄球菌、中间型葡萄球菌和猪葡萄球菌，凝固酶阴性葡萄球菌包括表皮葡萄球菌和腐生葡萄球菌等。

【形态与染色】

菌体呈球形，直径0.5～1.5μm。在液体培养基或脓汁标本中可见菌体呈单个、成双或短链状排列，在琼脂平板培养基上常呈葡萄串状排列（见图10－1）。

葡萄球菌无鞭毛、不形成芽孢，某些菌株能形成荚膜；革兰染色阳性，当菌体衰老、死亡或被白细胞吞噬后，可被染成革兰阴性。

【培养特性】

需氧或兼性厌氧，营养要求不高，在普通培养基上生长良好，最适培养 pH 值为7.4～7.6，最适生长温度为35℃～37℃。某些菌株耐盐性强，在含10%～15%氯化钠的琼脂培

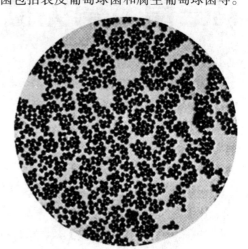

图10－1　葡萄球菌镜下图

养基中仍能生长，因此可用高盐培养基来分离葡萄球菌。葡萄球菌在各种培养基上生长特点如下：

1. 肉汤培养基　在普通肉汤培养基中生长迅速，经35℃培养18～24小时，肉汤均匀混浊，管底可有少许沉淀。

2. 普通琼脂平板　经35℃培养24～48小时，可形成直径2～3mm、圆形、凸起、表面光滑、边缘整齐、湿润、有光泽，不透明的菌落。不同菌株可产生不同的脂溶性色素，如金黄色、白色和柠檬色色素。

3. 血液琼脂平板　经培养后形成较大菌落，大多数致病性葡萄球菌能产生溶血毒素，使菌落周围的红细胞溶解而形成透明溶血环（β－溶血），非致病性葡萄球菌无此现象。

4. 高盐甘露醇琼脂平板　金黄色葡萄球菌在此培养基上生长，分解甘露醇，形成淡橙黄色菌落，而大多数革兰阴性杆菌在此培养基上不生长。

5. 卵黄高盐琼脂平板　大多致病性葡萄球菌能产生卵磷脂酶，使菌落周围形成白色沉淀圈。

高盐甘露醇琼脂平板和卵黄高盐琼脂平板常用作为葡萄球菌的选择性培养基。

【生化反应】

1. 触酶试验阳性　可与链球菌（为阴性）相区别。

2. 血浆凝固酶试验 多数金黄色葡萄球菌阳性，而表皮葡萄球菌、腐生葡萄球菌或溶血性葡萄球菌均为阴性。

3. 耐热 DNA 酶阳性

4. 能分解多种糖类 如葡萄糖、麦芽糖和蔗糖，产酸不产气。

致病性葡萄球菌菌株可分解甘露醇产酸，产生血浆凝固酶，耐热 DNA 酶阳性。

【抗原构造】

葡萄球菌的抗原构造比较复杂，主要有两种：

1. 葡萄球菌 A 蛋白（SPA） 为具有种属特异性的完全抗原，存在于葡萄球菌细胞壁中。SPA 还具有抗吞噬、促细胞分裂等作用，可与人类 IgG 的 Fc 段非特异性结合，而不影响 IgG 分子的 Fab 段与特异性抗原结合的特性。常用含 SPA 的葡萄球菌作为载体，结合特异性抗体后，通过协同凝集试验检测多种微生物抗原。

2. 多糖抗原 为具有型特异性的半抗原，存在于菌体细胞壁上，可用于葡萄球菌的分型。

【抵抗力】

葡萄球菌是无芽孢细菌中抵抗力最强者之一。耐干燥，在干燥的脓汁中可存活 2 ~ 3 个月。耐盐，在含 10% ~ 15% 氯化钠的培养基中能生长。对某些染料比较敏感，如培养基中含 1∶100 000 ~ 1∶200 000 的甲紫即可抑制其生长。对红霉素、链霉素、氯霉素及四环素敏感；但由于近年来抗生素的广泛应用，耐药菌株逐年增多，如对青霉素 G 耐药菌株已达 90% 以上，尤其是耐甲氧西林金黄色葡萄球菌（MRSA）和表皮葡萄球菌（RRSE）的感染，已成为医院感染的常见和棘手的问题。

二、临床意义

金黄色葡萄球菌、表皮葡萄球菌和腐生葡萄球菌是引起临床感染最常见的葡萄球菌。葡萄球菌感染的特点是感染部位的组织化脓、坏死和形成脓肿。

金黄色葡萄球菌对人类所致疾病主要有以下三种：

1. 化脓性感染

（1）皮肤及软组织感染 如毛囊炎、疖、痈及伤口化脓等。

（2）内脏器官感染 如气管炎、肺炎、脓胸等。

（3）全身感染 细菌侵入血液，随血流向全身播散，当机体抵抗力减弱时，可引起败血症和脓毒血症。

2. 毒素性疾病

（1）食物中毒 由葡萄球菌肠毒素引起。进食含足够量葡萄球菌肠毒素的食物后 1 ~ 6 小时，病人出现恶心、呕吐、腹痛、腹泻等急性胃肠炎症状，其中以恶心、呕吐为主，大多数患者数小时至 1 天内康复。

（2）烫伤样皮肤综合征 由产生表皮剥脱性毒素的金黄色葡萄球菌引起，多见于新生儿、幼儿及免疫功能低下者。疾病初期，病灶局部皮肤有弥漫红斑，1 ~ 2 天皮肤起皱，继而出现大水疱，最后表皮上层大片脱落。病死率较高。

（3）假膜性肠炎　由葡萄球菌肠毒素引起，以腹泻为主要临床症状，本质上是菌群失调性肠炎，其特点为肠黏膜被一层炎性假膜所覆盖，此层假膜由炎症渗出物、肠黏膜坏死块和细菌构成。

（4）毒性休克综合征　主要由 TSST－1 引起，病死率高。多见于月经期使用阴道塞的女性；主要临床表现为急性高热，低血压，猩红热样皮疹伴脱屑；严重时出现休克，也有些患者出现呕吐、腹泻、肌痛等症状。

表皮葡萄球菌虽是人体皮肤、黏膜的正常菌群成员，但近年来已成为重要的条件致病菌和免疫受损者的感染菌，甚至已成为医院感染的主要病原菌；可引起人工瓣膜性心内膜炎、静脉导管感染、腹膜透析性腹膜炎、血管移植物感染和人工关节感染等。

腐生葡萄球菌是导致女性尿路感染的重要病原菌，还可引起前列腺炎和败血症等。

知识链接

凝固酶阴性葡萄球菌（CoNS）

凝固酶阴性葡萄球菌（CoNS）是人类皮肤和黏膜上的正常菌群之一。一直以来，它都被认为是非致病菌而未引起足够的重视。近年来，各种高效、广谱抗生素的大量应用，出现了多重耐药性的 CoNS；已有许多资料表明 CoNS 是医院感染的重要病原菌。

近年来，随着大量头孢菌素尤其是第三代头孢菌素等高效广谱抗菌药物的广泛使用，耐甲氧西林葡萄球菌（MRS）在全球范围内不断增加，耐甲氧西林凝固酶阴性葡萄球菌（MRCNS）作为 NRS 和凝固酶阴性葡萄球菌（CoNS）家族的一员，其检出率和多重耐药性呈逐年增加趋势，已成为医院感染的主要病原菌之一。MRCNS 为低毒力条件致病菌，感染后的症状不典型，且呈现多重耐药现象，给临床诊断和治疗带来一定的困难，高效的检验方法是必然需要。

葡萄球菌的致病性与其所产生的多种侵袭性酶类和毒素有关，主要有：

金黄色葡萄球菌产生的侵袭性酶类主要有凝固酶，透明质酸酶、DNA 酶、耐热核酸酶、溶纤维蛋白酶、磷酸酶和卵磷脂酶。凝固酶是一种能使经枸橼酸钠或肝素抗凝的家兔或人的血浆凝固的酶类物质；有游离凝固酶和结合凝固酶 2 种。

金黄色葡萄球菌产生的毒素主要有葡萄球菌溶素、肠毒素、毒性休克综合征毒素、杀白细胞毒素和表皮剥脱毒素等。其中，葡萄球菌溶素能破坏红细胞、白细胞、血小板及肝细胞等多种组织细胞；肠毒素是一种对热稳定的可溶性蛋白，耐热，100℃30 分钟不被破坏，可引起食物中毒，主要表现为急性胃肠炎；毒性休克综合征毒素（TSST－1）能引起机体发热，增强了宿主对内毒素的敏感性，引起多个器官系统的功能紊乱或导致毒性休克综合征；杀白细胞毒素能杀伤多种动物的白细胞，导致中性粒细胞和巨噬细胞的损伤或死亡；表皮剥脱毒素也称表皮溶解素，性质为蛋白质，它能分离皮肤表层细胞，使表皮与真皮脱离。

预防葡萄球菌的感染，应注意个人卫生，对皮肤创伤应及时消毒处理，防止感染；

加强医院管理，严格无菌操作，防止医院内感染。目前葡萄球菌耐药菌株日益增多，对病人的治疗应根据药敏试验结果，选择敏感抗菌药物。

三、微生物学常规检验

【标本采集】

根据不同病症采集不同标本。化脓性感染采集脓汁、渗出液、伤口分泌物、穿刺液、咽拭子标本；菌血症、败血症采集血液标本；脑部感染可采集脑脊液；食物中毒采集粪便、呕吐物或剩余食物等标本。

【检验程序】

见图 10 - 2

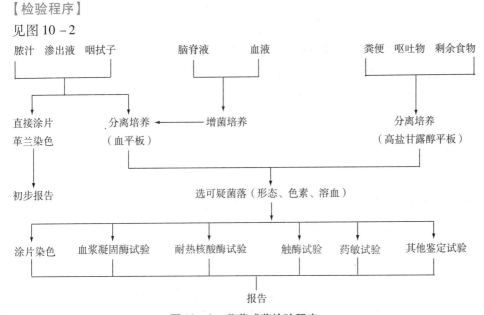

图 10 - 2　葡萄球菌检验程序

【检验方法】

1. 涂片与染色　取脓汁、渗出液、伤口分泌物及脑脊液离心沉淀物直接涂片，经革兰染色镜检，若发现革兰阳性球菌呈葡萄状排列，可初步报告为"找到革兰阳性葡萄状排列球菌，疑为葡萄球菌"。

2. 分离培养　依据不同标本采取不同的培养方法，脓汁等直接进行分离培养；粪便等先用选择性培养基进行分离培养；血液等标本先增菌后再进行分离培养。脓汁、脑脊液离心沉淀物、尿液等于涂片前接种到血液琼脂平板培养基，经 24～48 小时培养，可形成直径 1～3mm，带不同色素的菌落。金黄色葡萄球菌在血液琼脂平板培养基上形成金黄色菌落，周围可有明显的 β - 溶血环；也有部分菌落呈灰白色或柠檬色。尿液标本必要时要做菌落计数。粪便、呕吐物或剩余食物标本，接种到高盐甘露醇琼脂平板培养基或卵黄高盐琼脂平板培养基，金黄色葡萄球菌在高盐甘露醇琼脂平板培养基上呈淡橙黄色菌落，表皮葡萄球菌或腐生葡萄球菌呈灰白色或柠檬色菌落；金黄色葡萄球菌在卵黄高盐琼脂平板培养基上生长时，其菌落周围形成白色沉淀圈。

血液标本需做增菌培养，方法是以严格无菌技术采集静脉血约5ml，注入50ml葡萄糖肉汤增菌液中，迅速摇匀，及时送实验室；经35℃培养，一般于24小时后开始观察，如增菌肉汤出现混浊、溶血或胶胨样凝块等现象，可进一步转种血液琼脂平板培养基，做进一步鉴定；若无细菌生长迹象，还须培养至7天，再转种血液琼脂平板培养基确定有无细菌存在。

经上述分离培养生长出来的可疑菌落，均应进行革兰染色及镜检，证实为革兰阳性、葡萄状排列的球菌者，还可做进一步的鉴定。

3. 鉴定

葡萄球菌的鉴定常用以下几种试验：

（1）触酶试验　葡萄球菌为阳性，链球菌为阴性。

（2）血浆凝固酶试验　分为试管法和玻片法；金黄色葡萄球菌阳性，表皮葡萄球菌、腐生葡萄球菌和溶血性葡萄球菌为阴性。

（3）甘露醇发酵试验　金黄色葡萄球菌阳性。

（4）新生霉素敏感试验　用于凝固酶阴性葡萄球菌的鉴定，新生霉素敏感者为表皮葡萄球菌，耐药者多为腐生葡萄球菌。

（5）肠毒素试验　从食物中毒患者标本中分离出的金黄色葡萄球菌还需检验肠毒素，常采用幼猫腹腔注射（肉汤培养物或呕吐物）试验，小猫在4小时内出现呕吐、腹泻、体温升高或死亡等症状的，提示有葡萄球菌肠毒素存在。此外，还可用琼脂扩散试验、ELISA法或肠毒素基因测定法来检验。

4. 鉴别

（1）与链球菌、奈瑟菌的鉴别　见表10-1

表10-1　葡萄球菌与链球菌、奈瑟菌鉴别要点

鉴定项目	葡萄球菌	链球菌	奈瑟菌
革兰染色	G^+菌	G^+菌	G^-菌
触酶	+	-	+
氧化酶	-	-	+

（2）与微球菌的鉴别　见表10-2

表10-2　葡萄球菌与微球菌鉴别要点

鉴定项目	葡萄球菌	微球菌
形态、排列	球菌，以葡萄状排列为主	球菌，以四联状排列为主
发酵葡萄糖产酸	+	-
溶葡萄球菌素（200μg/ml）敏感	+	-
杆菌肽（0.04U/ml）	R	S
呋喃唑酮（100μg/片）	S（>15mm）	R（6~10mm）

注：R为耐药；S为敏感。

（3）常见有临床意义的 4 种葡萄球菌的鉴别要点　见表 10 - 3

表 10 - 3　常见有临床意义的 4 种葡萄球菌鉴别要点

菌名	血浆凝固酶	耐热 DNA 酶	脲酶	甘露醇氧化	新生霉素耐药	多粘菌素 B 耐药
金黄色葡萄球菌	+	+	不确定	+	-	+
表皮葡萄球菌	-	-	+	+	-	+
溶血葡萄球菌	-	-	-	-	-	-
腐生葡萄球菌	-	-	+	-	+	+

第二节　链球菌属

链球菌属是引起化脓性感染中另一类常见的病原性球菌。广泛分布于自然界、人及动物的肠道和健康人的鼻咽部。呈链状或个别菌种成双排列，革兰染色阳性。多数为人体的正常菌群，对人类有致病性的主要是 A 群链球菌和肺炎链球菌。A 群链球菌引起人类的各种化脓性炎症、毒素性疾病和超敏反应性疾病等。肺炎链球菌引起大叶性肺炎。

一、生物学特性

【形态与染色】

链球菌呈圆形或卵圆形，直径 0.5 ~ 1.0μm。在液体培养基中呈链状排列，链的长短与细菌的种类和生长环境有关。在固体培养基或脓汁标本中，呈短链、成双或单个散在排列（图 10 -3）。无鞭毛、无芽孢，某些菌株在血清肉汤中培养 2 ~ 4 小时可形成透明质酸荚膜，培养时间延长可因细菌产生透明质酸酶而使荚膜消失。革兰染色阳性，但老龄菌或被中性粒细胞吞噬后可转为革兰阴性。肺炎链球菌呈矛头状，成双排列，钝端相对，尖端向外（图 10 -4），在人和动物体内或含有血清的培养基中能形成荚膜。

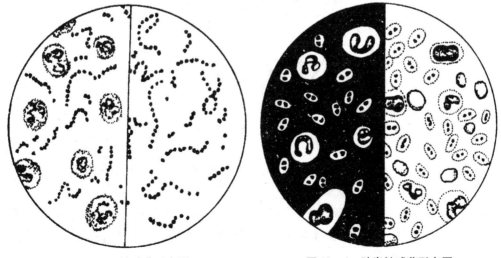

图 10 -3　链球菌形态图　　　　图 10 -4　肺炎链球菌形态图

【培养特性】

营养要求高，需在含血液、血清或腹水的营养培养基中方可生长。多数为需氧或兼性厌氧、少数为专性厌氧菌。最适生长温度35℃～37℃，最适pH7.4～7.6。在液体培养基（如血清肉汤）中，溶血性菌株呈絮状或颗粒状沉淀生长；不溶血菌株则呈均匀混浊生长。在固体培养基（如血平板）上，经35℃～37℃培养18～24小时，形成直径0.5～0.75mm、灰白色、表面光滑、圆形、凸起、边缘整齐的细小菌落。不同菌种在菌落周围出现不同类型的溶血环。

肺炎链球菌在血琼脂平板上经35℃培养18～24小时可形成细小、灰白色、圆形较扁、半透明的光滑型菌落，菌落周围有草绿色α溶血环。在血清肉汤中呈混浊生长，若培养时间大于48小时，可因产生自溶酶使菌体自溶而使培养基变澄清。

【生化反应】

链球菌触酶阴性，能分解葡萄糖产酸不产气，对其他糖类的分解因菌株不同而异。A群链球菌对杆菌肽敏感，PYR试验阳性；B群链球菌CAMP试验阳性，可水解马尿酸钠；D群链球菌七叶苷试验阳性；α－溶血性链球菌不分解菊糖，对optochin耐药；肺炎链球菌分解菊糖，对optochin敏感，自溶酶可被胆汁或胆盐激活，加速细菌溶解，因此，可采用菊糖发酵试验、胆汁溶菌试验和optochin试验鉴别肺炎链球菌和甲型溶血性链球菌。甲型溶血性链球菌上述试验均为阴性。

【抗原构造】

链球菌抗原构造较复杂，其主要有以下3种（图10-5）：

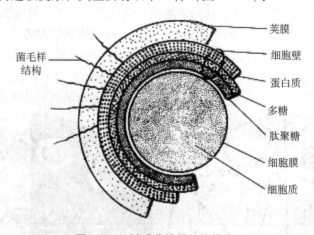

图10-5　链球菌抗原结构模式图

1. 多糖抗原　又称C抗原，是细菌细胞壁的多糖成分，具有群的特异性，是链球菌分群的依据。

2. 蛋白质抗原　又称表面抗原，位于C抗原外层，具有型的特异性，A群链球菌有M、T、R、S四种不同性质的蛋白质抗原，与致病性有关的是M抗原，也是引起超敏反应的异嗜性抗原。

3. 核蛋白抗原　又称P抗原，无特异性，为各种链球菌所共有，并与葡萄球菌有交叉抗原，因此不能用作分类。

肺炎链球菌有荚膜多糖抗原和菌体抗原，其中前者为型特异性抗原。根据荚膜多糖抗原性的不同，将肺炎链球菌分为 84 个血清型，其中有 20 多个型别可引起疾病，1~3型致病力较强。

【分类】

链球菌分类方法较多，常用的有以下两种：

1. 根据链球菌溶血现象不同分为三类

（1）甲型（α）溶血性链球菌　菌落周围有 1~2mm 宽的草绿色溶血环，为不完全溶血，称为甲型溶血或 α 溶血，这类链球菌称为草绿色链球菌，多为条件致病菌。

（2）乙型（β）溶血性链球菌　菌落周围形成 2~4mm 宽、界限分明、完全透明的溶血环，环中的红细胞为完全溶解，故称为溶血性链球菌。此型链球菌致病性强，常引起人类和动物的多种疾病。

（3）丙型（γ）链球菌　不产生溶血素，菌落周围无溶血环，故称为非溶血性链球菌。此型链球菌一般无致病性，常分布于乳类及粪便中。

2. 根据抗原结构分类　根据链球菌细胞壁中多糖抗原的不同，将其分为 A~H，K~V 等 20 个群，对人致病的链球菌菌株 90% 属 A 群（化脓性链球菌）。A 群又可依据 M 蛋白抗原不同，分为约 100 个型；B 群分为 5 个型；C 群分为 13 个型。

还可根据细菌对氧的需求将链球菌分为需氧、兼性厌氧及厌氧性三类，对人类致病者主要为前两类。此外，还有根据噬菌体及细菌素等方法进行分型。

【抵抗力】

本属细菌对外界抵抗力不强，60℃ 30 分钟即可将其杀死。对各种的常用消毒剂敏感，乙型溶血性链球菌对青霉素、红霉素、四环素和磺胺类药物均敏感，极少形成耐药菌株。

【变异性】

有荚膜的肺炎链球菌经多次人工培养后，可发生菌落由光滑型向粗糙型的转变，即 S-R 变异，同时随着荚膜的消失，毒力也随之减弱。

二、临床意义

链球菌属中重要的致病菌为 A 群链球菌、B 群链球菌和肺炎链球菌。

1. β-溶血链球菌

A 群链球菌可产生多种外毒素和侵袭性酶，致病性极强，无论从何种临床标本中分离出来均应及时报告。它可通过直接接触、呼吸道、皮肤黏膜伤口或污染的食品等多途径传播。其致病物质有：细胞壁成分，包括脂磷壁酸（LTA）、M 蛋白和 F 蛋白，具有黏附和抗吞噬作用；侵袭性酶类，包括透明质酸酶、链激酶和链道酶，可使细菌向周围组织蔓延扩散生长；外毒素，包括溶血毒素和红疹毒素。引起的疾病有：①化脓性感染：如丹毒、蜂窝组织炎、脓疱疮等。化脓感染的特点是：病灶与周围组织界限不清，脓汁稀薄而带血色，感染易扩散。经呼吸道感染可引起咽喉炎、扁桃体炎、鼻窦炎、中耳炎、脑膜炎等。经产道感染可引起产褥热。若细菌经淋巴、血流扩散，则引起淋巴管炎、淋巴结炎及败血症等。②毒素性疾病：引起人类猩红热。③超敏反应性疾病：如风湿热和急性肾小球肾炎等。

A 群链球菌产生的溶血毒素，具有溶解红细胞、破坏白细胞和血小板以及毒害心肌的作用。根据对氧的稳定性不同，可分为溶血素 O 和溶血素 S 两种：①溶血毒素 O（SLO）：是一种含 –SH 的蛋白质，对氧敏感，遇氧时 –SH 被氧化成 –S–S– 基而失去溶血作用。SLO 免疫原性很强，85% ~90% 链球菌感染的患者，于感染后 2 ~3 周至病愈后数月至 1 年内可检出 SLO 抗体。检测抗"O"抗体可辅助诊断链球菌新近感染及链球菌引起的超敏反应性疾病，如风湿热和链球菌感染后肾小球肾炎。②溶血毒素 S（SLS）：SLS 对氧稳定，遇氧后仍不失去溶血作用，故链球菌在血平板上菌落周围的 β 溶血环即由 SLS 所致。

B 群链球菌又称无乳链球菌，是上呼吸道和女性泌尿生殖道的正常菌群。其致病物质与 A 群链球菌相似，分娩时可引起新生儿脑膜炎、肺炎、败血症等，死亡率高。对成人侵袭力较弱，主要导致肿瘤患者及免疫功能低下者的感染。

C 群链球菌可自正常人的咽喉部检出，一般不致病，偶可引起菌血症、心内膜炎、脑膜炎、咽喉炎及泌尿生殖道感染。

2. α – 溶血链球菌

包括肺炎链球菌、甲型溶血性链球菌和 D 群链球菌部分菌株。

肺炎链球菌：是寄居在正常人口腔、鼻咽部的正常菌群，一般不致病，仅少数带有荚膜的菌株对人致病。当机体抵抗力下降，尤其伴有呼吸道病毒感染、吸入麻醉、胸部外伤、肺水肿及受凉等因素时，可导致大叶性肺炎。肺炎后可继发胸膜炎、脓胸、支气管炎、鼻窦炎、中耳炎、脑膜炎及败血症等。

甲型溶血性链球菌：是寄居在人体口腔、上呼吸道、女性生殖道的正常菌群，致病力较弱，但可因拔牙或摘除扁桃体时甲型溶血性链球菌乘机侵入血流，引起心瓣膜异常患者亚急性细菌性心内膜炎，还可引起泌尿道感染和食物中毒。甲型变异链球菌与龋齿的发生有关。

D 群链球菌：是寄居在皮肤、上呼吸道、消化道和泌尿生殖道的正常菌群，为引起医院内感染的重要病原菌，在机体免疫功能低下时，可引起呼吸道和泌尿道感染、腹部化脓性感染、败血症及心内膜炎。感染对象主要是老年、中青年女性、肿瘤或衰弱患者。

机体感染链球菌后，可获得一定的免疫力，主要是抗 M 蛋白的抗体。该抗体可维持 1 ~2 年，甚至可达 10 ~30 年。患猩红热痊愈后机体可获得牢固的抗毒素免疫。

三、微生物学常规检验

【标本采集】

根据不同病症采取不同标本，如化脓性感染取脓汁，呼吸道感染取鼻咽拭子，败血症取血液，测 SLO 抗体取血清等。

【检验程序】见图 10 – 6。

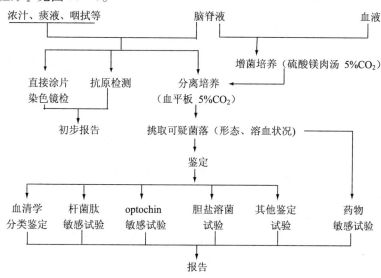

图 10 – 6　链球菌检验程序

【检验方法】

1. 标本直接检查

（1）直接涂片染色镜检　将脓汁、痰液、脑脊液的离心沉淀物或增菌液等标本，先直接涂片，经革兰染色镜检，如发现有呈链状排列的革兰阳性球菌，或菌体呈矛头状、成双排列的革兰阳性球菌，有较宽的荚膜，可做出初步报告。如"查见革兰阳性球菌，链状排列，疑为链球菌"或"查见矛头状、成双排列的革兰阳性球菌，疑为肺炎链球菌"等。若从脑脊液中发现肺炎链球菌，具有诊断价值。

（2）直接检测抗原　咽拭标本的 A 群链球菌和女性生殖道的 B 群链球菌，可用凝集试验或 ELISA 试验检测抗原。

2. 分离培养

（1）直接分离培养　脓汁、咽拭子等标本可直接接种血平板，分离培养，观察菌落大小与形态及溶血特征。链球菌菌落的特征如下：

α溶血：呈草绿色，甲型链球菌菌落呈针尖状，周围有狭窄的草绿色溶血环；肺炎链球菌为灰白色、圆形、扁平、光滑的小菌落，菌落周围有草绿色溶血环。若培养时间大于 48 小时，菌落中心凹陷，边缘隆起，呈脐状。

β溶血：β溶血的 A、C、G 群菌落较大，直径大于 0.5mm，咽峡炎链球菌则小于 0.5mm。B 群链球菌菌落较大，溶血环较 A、C、G 群模糊，某些 B 群链球菌无溶血环。

γ溶血：牛型链球菌菌落为灰白色、干燥小菌落，周围无溶血环。

（2）增菌后分离培养　疑为败血症患者，取静脉血 5～6ml 注入硫酸镁肉汤，置 35℃经 18～24 小时或 72 小时培养，乙型链球菌呈沉淀生长，增菌液上层澄清，且有自下而上的溶血；甲型链球菌有草绿色荧光；肺炎链球菌可呈均匀混浊生长并有绿色荧光。观察到有细菌生长，则需涂片染色镜检，并转种血平板进行分离培养，然后做鉴别试验。若疑为草绿色链球菌引起的亚急性细菌性心内膜炎患者标本，如培养72小时仍无细菌生长，增菌培养时间需延长至第四周，每周转种血平板一次检查是否有细菌生长。亦可将血液直接注射小白鼠后取心血作增菌培养，可提高阳性检出率。

3. 鉴定 链球菌属内细菌的鉴定，应根据其菌体形态、菌落大小与形态和溶血特征，观察溶血环是β溶血型或非β溶血型，结合以下鉴定试验进行。

（1）β-溶血性链球菌的鉴定 ①链球菌分群快速胶乳凝集试验：待检菌具有链球菌的群特异性抗原，能与包被在胶乳颗粒的各群（A、B、C、D、F、G）特异性抗体反应，出现凝集现象者为阳性。可在10分钟内对链球菌做出主要的分群鉴定（见表10-3）。②生化反应鉴定试验：主要鉴定试验有杆菌肽敏感试验、CAMP试验、胆汁溶菌试验、Optochin敏感试验等，具体方法见附录三。

表10-3 常见有临床意义的β溶血性链球菌的鉴定

Lancefield 群抗原	CAMP	PYR	杆菌肽敏感试验
A 群	−	+	+
B 群	+	−	−
C 群	−	−	−

（2）非β-溶血性链球菌的鉴定 包括不溶血性链球菌牛链球菌、α-溶血性链球菌C、G群链球菌。牛链球菌具有D群抗原，6.5% NaCl不生长，PYR试验阴性等，与其他草绿色链球菌相鉴别（见表10-4）。

表10-4 非β-溶血性链球菌的鉴定

菌种	optochin 敏感性	胆盐溶菌	胆汁七叶苷	α-溶血
肺炎链球菌	+	+	−	−
草绿色链球菌	−	−	−	+
牛链球菌	−	−	+	+/−

1）肺炎链球菌的鉴定：肺炎链球菌的鉴定，应与菌落特征相似的甲型链球菌相鉴别（表10-5）。

表10-5 肺炎链球菌与甲型链球菌的鉴别

菌种	菌体形态	菌落特征	血清肉汤	盐水中	胆盐溶菌	菊糖发酵	optochin敏感性	小白鼠毒力
肺炎链球菌	矛头状、成双有荚膜	较大、湿润扁平呈脐状	混浊生长	均匀	+	+	+	+
甲型链球菌	圆形、链状无荚膜	较小、稍干圆形凸起	沉淀生长	自凝	−	−	−	−

2）草绿色链球菌群的鉴定：在血平板上呈α-溶血或不溶血，见表（10-6）。

表 10-6 草绿色链球菌群的鉴定

菌群	甘露醇	山梨醇	精氨酸	七叶苷	VP	脲酶
唾液链球菌群	-	-	-	+	+	+/-
咽峡炎链球菌群	-	-	+	+	+	-
变异链球菌群	+	+	-	+	+	-
缓症链球菌群	-	-	-	-	-	-

4. 抗链"O"试验 是测定患者血清中抗 SLO 抗体的效价，作为风湿性关节炎、急性肾小球肾炎等疾病的辅助诊断。效价 >400 U，结合临床有诊断意义。该试验为毒素和抗毒素的中和试验。

【鉴定依据】

取标本或培养物涂片镜检为革兰染色阳性链球菌时可进一步鉴定。

1. 乙型溶血性链球菌的主要鉴定依据 ①血平板上呈 β-溶血；②A 群链球菌杆菌肽敏感试验敏感；③B 群链球菌杆菌肽敏感试验耐药，CAMP 试验及马尿酸钠水解试验阳性。

2. 草绿色链球菌的主要鉴定依据 血平板上呈 α-溶血或不溶血；②杆菌肽敏感试验耐药、胆汁七叶苷试验、CAMP 试验及 6.5% NaCl 生长试验均阴性；③菊糖发酵试验、胆汁溶菌试验及 Optochin 试验均阴性，与肺炎链球菌相区别。

3. 肺炎链球菌的主要鉴定依据 ①形态染色特点：矛头状、成双排列革兰染色阳性球菌，有荚膜。②培养特点：光滑、湿润小菌落，菌落周围有草绿色溶血环，培养稍久菌落呈脐状。③鉴定试验：Optochin 敏感试验、胆汁溶菌试验均为阳性。

第三节 肠球菌属

肠球菌属广泛分布于自然界，是人类和动物肠道中的正常菌群之一，当进入人体血液或其他部位，可引起败血症、脑膜炎、心内膜炎、尿路感染、伤口感染等，为医院感染的重要病原菌。

一、生物学特性

【形态】

肠球菌为革兰阳性球菌，呈单个，成对或短链状排列，琼脂平板上生长的细菌显微镜下呈球杆状，液体培养基中生长的细菌镜下呈卵圆形、链状排列。无芽孢和荚膜，个别菌种有稀疏鞭毛。

【培养特性】

需氧或兼性厌氧，营养要求高，多数菌株在10℃~45℃均能生长，最适生长温度35℃。在血琼脂平板上培养 24~48 小时，其菌落比其他链球菌菌落大，约 1~2mm，呈灰白色、不透明、较湿润的圆形菌落。部分粪肠球菌在含有兔血、马血或人

血的平板上可见 β 溶血，而在羊血平板上未见，其他菌种出现 α 溶血或不溶血。在液体培养基中均匀浑浊生长，在含 6.5% NaCl 肉汤、碱性（pH9.6）或含有 40% 胆汁的培养基中能生长，较易形成长链。多数菌种具有吡咯烷酮芳基酰胺酶，能水解吡咯烷酮 - β - 萘基酰胺（PYR）。可根据这些特性与其他触酶阴性、兼性厌氧革兰阳性球菌相鉴别。

【抵抗力】

肠球菌属细菌对头孢菌素类、林可霉素类和磺胺类抗菌药物耐药。近年来获得性耐药菌株不断增多，表现为对氨基糖苷类高水平耐药和对万古霉素耐药。对万古霉素的耐药由 van A、van B、van C 等基因介导。

【分类】

肠球菌属可分为 5 群、21 个种，临床标本分离的肠球菌多属于第 2 群。分离较多的有粪肠球菌、尿肠球菌。

二、临床意义

肠球菌含有多种潜在性毒力因素，是重要的医院感染病原菌，所致感染最多见于尿路感染，多与尿路器械操作、留置导尿管、尿路结构异常有关。另外，腹腔和盆腔创伤时也常见肠球菌感染，还有胆管炎及心内膜炎，但脑膜炎较少见。肠球菌引起的菌血症常发生于有严重基础疾患的老年人、长期住院的免疫功能低下患者。

人类肠球菌感染多由粪肠球菌引起，其次为尿肠球菌和鸟肠球菌，其他菌种罕见。近年来因临床上广泛使用抗生素而出现了耐药性，使肠球菌感染率不断上升，且肠球菌所致重症感染的治疗已成为临床棘手的问题之一。对于重症感染患者的临床标本分离出的肠球菌，除常规 K - B 法药敏试验外，应考虑作 MIC 测定及联合药敏试验。氨基糖苷类、头孢菌素类、甲氧苄啶/磺胺甲噁唑、克林霉素体外显示敏感，但临床上治疗却无效，故不应报告肠球菌对这些药物敏感。

三、微生物学常规检验

【标本采集】

根据感染所致疾病的不同，常规方法采集患者血液、尿液、创伤标本和其他拭子，标本于 1 小时内接种完毕。

【检验程序】

见图 10 - 7。

【检验方法】

1. 标本直接涂片　脓性标本、创伤标本或增菌液直接涂片，染色镜检可见单个、成双或短链排列卵圆形革兰阳性球菌，可作初步报告。

2. 分离培养　血液、脑脊液标本可先进行增菌培养，出现浑浊生长现象则转种血平板分离培养，如无生长现象，培养至 7 天。其他标本可直接接种于血琼脂平板或选择性培养基 35℃培养 18～24 小时。若送检标本中含革兰阴性杆菌，可选用选择鉴

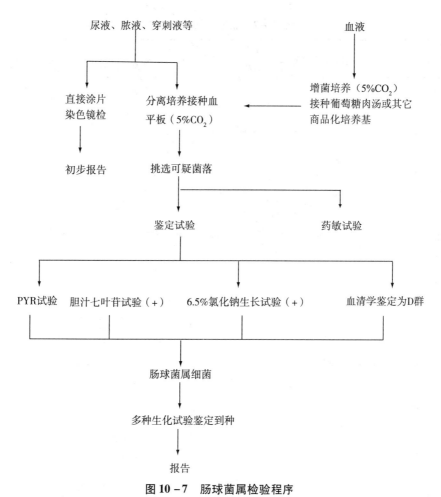

图 10 – 7　肠球菌属检验程序

别培养基。常用的有：①叠氮胆汁七叶苷琼脂，可抑制革兰阴性菌生长，而肠球菌分解七叶苷产生黑色菌落。②哥伦比亚多黏菌素 – 萘啶酸琼脂（CAN）和苯乙基乙醇琼脂（PEA）。培养 24 小时后形成灰白、不透明、表面光滑、直径 0.5 ~ 1mm 大小的圆形菌落，血平板上为 α 溶血或不溶血，粪肠球菌的某些菌株在马血、兔血平板上出现 β 溶血。

3. 细菌鉴定

（1）菌属的鉴定　肠球菌属细菌革兰染色阳性，卵圆形，单个、成双或短链排列。触酶阴性、胆汁七叶苷和 PYR 阳性、6.5% NaCl 肉汤中能生长。

（2）肠球菌　属间的菌种鉴定有赖于糖代谢试验。根据对甘露醇、山梨醇和精氨酸的代谢分成五群，详见表 10 – 7。

表 10 – 7　肠球菌属种间鉴定

菌种	甘露醇	山梨糖	精氨酸	阿拉伯糖	山梨醇	棉子糖	亚硝酸盐	动力	色素	蔗糖	丙酮酸盐
第1群											
鸟肠球菌	+	+	-	+	+	-	-	-	-	+	+
恶臭肠球菌	+	+	-	-	+	+	-	-	-	+	+
棉子糖肠球菌	+	+	-	+		+	-	-	-	+	+
候鸟肠球菌	+	+	-	-	+	-	-	-	-	+	+
解糖肠球菌	+	+	-	-	+	-	-	-	-	+	+
第2群											
粪肠球菌	+	-	+	-	+	-	+	-	+	+	+
屎肠球菌	+	-	+	+	v	v	-	-	-	+	-
铅黄肠球菌	+	-	+	+	+	+	-	+	+	+	v
孟氏肠球菌	+	-	+	+	v	-	-	-	-	+	+
鸡肠球菌	+	-	+	+	-	-	-	+	-	+	-
第3群											
坚韧肠球菌	-	-	+	-	-	-	-	-	-	-	-
希氏肠球菌	-	-	-	-	v	-	-	-	-	+	-
殊异肠球菌	-	-	+	-	-	-	-	-	-	+	+
第4群											
硫磺肠球菌	-	-	-	-	-	+	-	-	+	+	-
盲肠球菌	-	-	-	-	+	-	-	-	-	+	+
第5群											
鸽肠球菌	+	-	+	-	+	-	-	-	-	+	+
黄色肠球菌	+	-	-	-	+	-	-	+	-	+	-

第四节　奈瑟菌属

　　奈瑟菌属隶属于奈瑟菌科，为一群革兰阴性双球菌。本属主要有 9 个种，其中脑膜炎奈瑟菌及淋病奈瑟菌是引起人类疾病的主要病原菌，其余均为腐生菌，可寄生在人体的鼻咽腔等部位。

一、脑膜炎奈瑟菌

（一）生物学特性

　　根据菌体荚膜多糖抗原的不同，至少可分为 A、B、C、D、X、Y、Z、29E、W135、H、I、K、L 13 种血清型，其中 H、I、K 是我国发现并建立的。A、B、C、X、

Y、Z 和 W135 型在临床上日趋重要。我国流行的以 A 群为主，从流脑患者分离的菌株，A 群占 95%。

【形态与染色】

脑膜炎奈瑟菌为革兰染色阴性，常成双排列，直径约为 0.8 μm 的双球菌，形似双肾或咖啡豆样，两个凹面相对。无鞭毛，不形成芽孢。有菌毛，新分离菌株有荚膜。

【培养特性】

专性需氧。营养要求高，必须在含血液、血清或卵黄的培养基中才能生长良好，最常用的培养基是巧克力色琼脂平板。初次分离培养时，还需提供 5% ~ 10% 的 CO_2 气体环境才能生长，对温度要求严格，低于 30℃ 或超过 40℃ 则不生长，最适生长温度为 35℃，最适 pH 为 7.4 ~ 7.6。

一般培养 48 小时后，脑膜炎奈瑟菌在巧克力色琼脂平板上形成灰白色、圆形略隆起、表面有光泽、透明或半透明、直径约 1 ~ 2mm 的露滴样黏液型菌落。无色素形成。血平板上无溶血现象。

【生化反应】

分解葡萄糖和麦芽糖，产酸不产气，不分解乳糖、蔗糖和果糖。触酶和氧化酶试验阳性。不分解蛋白质，不液化明胶，硝酸盐还原试验阴性。

【抗原构造】

1. 荚膜多糖抗原　具有群特异性。依此将本菌分为 A，B，C，D，X，Y，Z，29E，W135 H、I、K、L 等血清群。我国建立了 H、I、K 3 个三个新血清群，总计 13 个血清群。国内一直以 A 群为主，C 群致病力最强。

2. 外膜蛋白　具有型特异性。根据外膜蛋白不同将脑膜炎奈瑟菌分为 20 个血清型。2 型和 15 型与流行性脑脊髓膜炎有关。外膜蛋白的功能是在细菌细胞壁上形成孔隙，有利于营养物质进入细胞内。

3. 脂多糖抗原　此抗原与大肠杆菌有共同抗原存在。脂多糖是脑膜炎奈瑟菌的主要致病物质。

【抵抗力】

脑膜炎奈瑟菌对外界环境的抵抗力弱，对干燥、阳光、湿热、寒冷及一般消毒剂均很敏感。本菌可产生自溶酶。体外 25℃，碱性环境中很快导致菌体肿胀、裂解死亡。

(二) 临床意义

脑膜炎奈瑟菌常寄居于人的鼻咽腔和口腔黏膜上，可不引起任何症状，多数人感染后表现为带菌状态或隐性感染，细菌仅在体内短暂停留后被机体清除。

脑膜炎奈瑟菌是流行性脑脊髓膜炎的病原体，发病高峰为冬末春初，通过呼吸道分泌物或空气微滴核而传播，潜伏期为 1 ~ 4 天，感染者多为学龄儿童、青少年。脑膜炎奈瑟菌感染的发病过程可分为 3 个阶段：①病原菌首先由鼻咽部侵入，依靠菌毛吸附在鼻咽部黏膜上皮细胞表面，引起局部感染。②随后细菌侵入血流，引起菌血症，伴随恶寒、发热、呕吐、皮肤出血性瘀斑等症状。③侵入血流的细菌大量繁殖，由血液及淋巴液到达脑脊髓膜，引起脑脊髓膜化脓性炎症。患者出现高热、头痛、喷射性呕吐、颈项强直等脑膜刺激症状。严重者可导致 DIC，循环系统功能衰竭，于发病后数小时内进入昏迷。

对于机体存在免疫缺陷的患者，本菌可导致急性或慢性菌血症；此外可引起老年人肺炎、结膜炎等，偶尔也可从泌尿生殖道分离到，需与淋病奈瑟菌鉴别。

我国已经广泛应用 A、C 二价或 A、C、Y 和 W135 四价混合多糖疫苗，对儿童进行特异性预防，有降低发病率、病死率和减轻病情的作用，保护率在 90% 以上。治疗首选药物为青霉素 G，对过敏者可选用红霉素。

（三）微生物学常规检验

【标本采集】

无菌方法抽取脑脊液、关节液、血液、瘀点穿刺液等标本，采集后立即送往实验室或用血平板进行床边接种后置 35℃ 孵育。血液标本接种到血液增菌培养瓶中置 35℃ 孵育。标本运送时需要 35℃ 保温。

【检验程序】

见图 10 - 8。

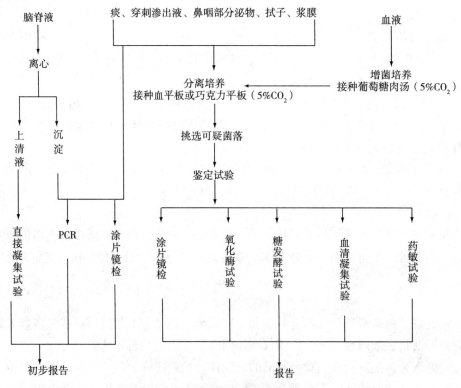

图 10 - 8 脑膜炎奈瑟菌的检验程序

【检验方法】

1. 直接涂片检查 脑脊液直接或经离心后取沉淀物涂片，皮肤瘀点渗出液涂片、革兰染色后，显微镜下见白细胞内外有革兰阴性双球菌者，可报告"检出革兰阴性双球菌。疑似脑膜炎奈瑟菌"。有助于流行性脑脊髓膜炎早期诊断。

2. 分离培养鉴定 脑脊液标本接种到巧克力琼脂或羊血琼脂平板，咽拭子或鼻咽拭子接种到选择性培养基上如改良的 Thayer – Martin、GC – Lect、New York City 等培养基。血液标本经增菌培养后，移种至巧克力琼脂或羊血琼脂平板上，置 5% ~7% CO₂ 35℃孵育培养，每隔 24 小时观察一次，若发现有直径 1 ~2mm，灰白色、光滑、半透明、稍扁的菌落；经涂片革兰染色见阴性双球菌，氧化酶试验阳性等可初步确定为奈瑟菌属；进一步进行葡萄糖和麦芽糖发酵试验阳性、其他糖类发酵阴性可确定为脑膜炎奈瑟菌。用分型血清确定血清型别，常用胶乳凝集试验和其他凝集试验，试剂盒中有包括 A、C、Y、W125 血清型的多价抗体和血清型 B 抗体。若平板上没有发现菌落，需继续观察 72 小时后，仍无菌生长者可报告为阴性。

二、淋病奈瑟菌

俗称淋球菌，是人类淋病的病原菌。淋病主要由性接触而传播，主要引起人类泌尿生殖系统黏膜的急性或慢性化脓性感染，是我国目前流行的发病率最高的性传播疾病。胎儿可经产道感染造成新生儿淋病性急性眼结膜炎。

（一）生物学特性

根据外膜蛋白抗原的不同，将淋病奈瑟菌分为 A、B、C、D 等 16 个血清型，在流行病学调查上有重要意义。

【形态与染色】

淋病奈瑟菌呈卵圆形或肾形，菌体长 0.6 ~0.8μm，宽约 0.5μm。常成对排列，邻近面扁平或稍凹陷。无鞭毛，不形成芽孢，有荚膜和菌毛。在急性感染的患者脓汁标本中，其形态较典型，多位于中性粒细胞浆内。慢性期则多在细胞外。淋病奈瑟菌革兰染色阴性。用碱性美蓝染色时，菌体呈蓝色。

【菌体结构】

淋病奈瑟菌的致病主要与菌体外面的结构有密切关系。菌体外面结构为外膜，外膜的主要成分为膜蛋白、脂多糖和菌毛。膜蛋白可使淋球菌黏附于人体黏膜上，通过细胞吞噬作用进入细胞，在细胞内大量繁殖，导致细胞崩解，淋病奈瑟菌扩散到黏膜下层引起感染。菌毛易黏附于子宫腔和口腔上皮细胞表面，有致病力及传染性。

【抵抗力】

淋病奈瑟菌抵抗力较弱，对干燥敏感，淋病奈瑟菌有自溶现象，离开人体后，菌体可自行溶解，即便不自溶也会在短时间内失去传染性。淋病奈瑟菌对外界理化因素的抵抗力相当差，在完全干燥的环境中 1 ~2 小时即死亡，但若附着于衣裤和被褥中，则能生存 18 ~24 小时，在厚层脓液或湿润的物体上可存活数天。在 50℃仅能存活 5 分钟，1:4000硝酸银 2 分钟即可杀死。对一般消毒剂敏感，对磺胺、青霉素较敏感，但易产生耐药性。

【培养特性】

淋病奈瑟菌培养要求高，一般不易培养，须在培养基中加入腹水、卵黄或血液等营养物质。在 pH6.5～7.5，温度 35℃～37℃，含 5%～10% 二氧化碳环境中生长迅速。目前常用的培养基有巧克力色琼脂平板、含万古霉素、多粘菌素及制霉菌素的（TM）培养基、改良的 MTM 培养基、ML 培养基或 NYC 培养基，可选择地抑制许多其他细菌生长。在巧克力色琼脂平板上培养 24～48 小时，可见直径 0.5～1mm 的圆形、凸起、湿润、光滑、半透明、灰白色菌落，易乳化，触之有黏性的菌落。

（二）临床意义

淋病临床表现为：①单纯性淋病，临床症状为尿频、尿急、尿痛，尿道口出现脓性分泌物，子宫颈红肿、阴道分泌物增多和排尿困难。②盆腔炎，表现为子宫内膜、输卵管、盆腔的淋菌性炎症。③口咽部和肛门直肠淋病。④淋菌性结膜炎，发生于新生儿产道感染，眼部出现大量脓性分泌物，如治疗不及时可致盲。⑤播散性淋病，常见于补体（C7，C8，C9）成分缺陷患者，表现为菌血症（畏寒、发热）、皮肤损害和关节炎症，少量患者可致化脓性关节炎和脑膜炎。

防治原则：①尽早确诊，及时治疗。②明确临床类型：判断是否为单纯型，或有合并症型，或播散型。临床分型对正确的指导治疗极其重要。③明确有无耐药：明确是否耐青霉素，耐四环素等，这也有助于正确地指导治疗。④明确是否合并衣原体或支原体感染。⑤正确、足量、规则、全面治疗：应选择对淋病奈瑟菌最敏感的药物进行治疗，尽可能作药敏试验，过敏试验或 β－内酰胺酶测定。⑥严格考核疗效并追踪观察：只有达到治愈标准后，才能判断为痊愈，以防复发。治愈者应坚持定期复查，观察足够长的一段时期。⑦同时检查、治疗其性伴侣。⑧洁身自好。

（三）微生物学常规检验

【标本采集】

无菌棉拭子，伸入阴道后弯隆或宫颈内 1cm 处停留蘸取阴道和宫颈分泌物。男性患者要用特制的男性脱脂棉拭子深入尿道 2cm，采集尿道分泌物时应弃去前段脓性分泌物，留取后段作为标本。直肠肛拭标本应废弃第一根污染棉签，用第二根棉签蘸取的分泌物。新生儿结膜炎时应采取眼结膜表面分泌物。

【检验程序】

见图 10－9。

【检验方法】

1. 直接检查　标本采集后应立即涂片、革兰染色、显微镜检查。男性尿道分泌物标本中可见中性粒细胞内、外较多革兰阴性双球菌，有助于男性淋病早期诊断。女性宫颈或直肠拭子标本涂片中可见胞内、胞外大量革兰阴性双球菌，由于女性阴道和直肠有许多正常菌群寄居，故对涂片所见的结果必须由培养结果得以证实方可报告。新生儿结膜分泌物见有胞内、胞外大量革兰阴性双球菌时可初步诊断为淋球菌性结膜炎。

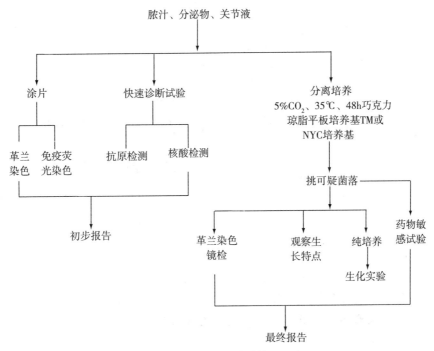

图 10 – 9 淋病奈瑟菌的检验程序

2. 分离培养与鉴定 疑为淋病奈瑟菌感染的标本接种于选择培养基如 MTM、ML 或 NYC，立即置于 5% CO_2 气体条件下 35℃ ~37℃ 孵育。每隔 24 小时观察一次。淋病奈瑟菌为灰白色、光滑、半透明呈露滴状凸起的菌落。培养观察 72 小时后仍无菌生长者报告为阴性。

（1）形态学和生化鉴定 将菌落涂片，革兰染色后显微镜下见革兰阴性双球菌，氧化酶和触酶试验阳性。葡萄糖发酵试验阳性，其他糖类阴性。可以确认为淋病奈瑟菌。30% H_2O_2 试验阳性能与脑膜炎奈瑟菌、卡他莫拉菌相鉴别。

（2）免疫学鉴定 用淋病奈瑟菌的主要抗原位点外膜蛋白 Por I 的单克隆抗体进行荧光标记。将分离的菌株做涂片进行直接荧光染色。在荧光显微镜下可见苹果绿色的双球菌。利用外膜蛋白单克隆抗体还可以进行凝集试验或免疫渗滤技术鉴定淋病奈瑟菌。

（3）分子生物学鉴定 常用的作为淋病奈瑟菌检测靶片段的基因有淋病奈瑟菌隐蔽性质粒、染色体基因探针、抗淋病奈瑟菌胞嘧啶 DNA 甲基转移酶基因、透明蛋白基因、菌毛 DNA 探针、rRNA 基因探针和 porA 基因。针对这些基因可以采用基因探针杂交、核酸扩增等方法进行检测。

第十一章　肠杆菌科细菌

第一节　概　述

 知识要点

　　1. 掌握肠杆菌科细菌的共同特征及微生物学常规检验。

　　2. 掌握大肠埃希菌属、沙门菌属、志贺菌属的生物学性状、临床意义及微生物学常规检验。

　　3. 熟悉变形杆菌属、克雷伯菌属、肠杆菌属等肠道杆菌的生物学性状及微生物学检验。

　　肠杆菌科细菌是栖居在人和动物肠道内的一大群形态、生物学性状相似的革兰阴性杆菌。它们广泛分布于人和动物的肠道及外界环境中，是正常人肠道正常菌群的重要成员之一，同时也是临床标本中常见的细菌。肠杆菌科细菌中包括四类常引起人类肠道感染及腹泻的细菌（埃希菌属、志贺菌属、沙门菌属、耶尔森菌属），八种与医院感染有关的条件致病菌（枸橼酸杆菌属、克雷伯菌属、肠杆菌属、多源菌属、沙雷菌属、变形杆菌属、普罗威登菌属和摩根菌属），以及致病性较强的鼠疫耶尔森菌和伤寒沙门菌。另有许多细菌既是肠道的正常菌群，但在一定条件下，如免疫力下降、寄居部位改变或肠道菌群失调时又是引起条件致病性感染或二重感染的细菌。

一、分类

　　肠杆菌科细菌种类繁多，主要根据细菌的形态、生化反应、抗原性质以及核酸相关性进行分类。目前，在医学领域中最具权威的《伯杰系统细菌学手册》将肠杆菌分为24 个与医学有关的菌属（见表 11 – 1）。

表 11 – 1　肠杆菌科细菌的 24 个菌属

西地西菌属	摩根菌属
枸橼酸杆菌属（柠檬酸杆菌属）	多源杆菌属
爱德华菌属	变形杆菌属

续表

肠杆菌属	普罗威登斯菌属
欧文菌属	拉恩菌属
埃希菌属	沙门菌属
爱文菌属	沙雷菌属
哈夫尼亚菌属	志贺菌属
克雷伯菌属	塔特姆菌属
克卢瓦菌属	致病杆菌属
勒米诺菌属	耶尔森菌属
穆勒菌属	约克菌属

二、共同特征

(一) 形态与染色

肠杆菌科细菌均为革兰阴性菌，杆状或球杆状，无芽孢，少数有荚膜，多数有鞭毛，能运动。致病性的菌株多数有菌毛。

(二) 培养和生化反应

肠杆菌科细菌最适生长温度为37℃；最适 pH 值为 7.2~7.4；对营养要求不高，在普通培养基上生长良好；兼性厌氧。该科细菌的生化反应非常活泼，是鉴定的主要依据。主要的生化反应包括：发酵葡萄糖（产酸或产酸产气）、触酶阳性、氧化酶阴性、可将硝酸盐还原至亚硝酸盐。

(三) 抗原成分

肠杆菌科细菌的抗原构造复杂。主要包括菌体抗原（O 抗原）、鞭毛抗原（H 抗原）和表面抗原三种。

1. O 抗原　是细菌细胞壁组分，其化学成分是脂多糖，较耐热，不易被破坏。肠杆菌科各属细菌的核心多糖相同，在核心多糖的外侧是由重复排列的低聚糖组成的特异多糖，其决定 O 抗原的特异性。

2. H 抗原　由不耐热的鞭毛蛋白质组成，其特异性由鞭毛蛋白多肽链上氨基酸的序列和空间构型决定。

3. 表面抗原　是包绕在 O 抗原外侧的不耐热的多糖抗原。由黏液或荚膜多糖的结构决定表面抗原的特异性。表面抗原在不同的菌属中有着不同的名称，如大肠埃希菌的 K 抗原，伤寒沙门菌的 Vi 抗原，志贺菌属的 K 抗原等。

O 抗原和 H 抗原是肠杆菌科细菌血清学分群和分型的依据。表面抗原的存在可阻断 O 抗原与相应抗体的结合，但表面抗原不耐热，可经 60℃ 30 分钟加热处理来消除表面抗原的阻断作用。

（四）变异性

该科细菌容易出现变异，如菌落变异、鞭毛变异、生化反应变异、耐药性变异等，这些变异对细菌学检验均有重要意义。

（五）抵抗力

肠杆菌科细菌抵抗力不强，加热60℃30分钟即被杀死，不耐干燥，对一般化学消毒剂敏感。对低温有耐受力。胆盐、煌绿能抑制非致病性肠道杆菌，故可用于肠道选择性培养基，以便分离肠道致病菌。

三、临床意义

肠杆菌科细菌是临床标本中经常分离到的一类细菌，可占临床分离菌总数的50%和临床分离的革兰阴性杆菌总数的80%。可导致化脓性疾病、肺炎、脑膜炎、菌血症以及伤口、泌尿道和肠道的感染。其中有些细菌是引起医院感染的重要病原体。临床上近50%的败血症、70%以上的泌尿道感染和大量的肠道感染都是由肠杆菌科的细菌引起的。

（一）肠道外感染

除志贺菌较少引起肠道外感染外，许多肠杆菌科细菌均可引起肠外感染，如大肠埃希菌、肺炎克雷伯菌、产酸克雷伯菌、奇异变形杆菌、产气肠杆菌、阴沟肠杆菌等均可引起泌尿道、呼吸道、伤口和中枢神经系统的感染，且常为医院感染。鼠疫耶尔森菌可引起烈性传染病鼠疫。

（二）肠道内感染

该科许多细菌也是肠道感染的重要病原体，比较明确的肠道致病菌有埃希菌属、志贺菌属、沙门菌属和耶尔森菌属。主要引起各种急、慢性肠道感染、食物中毒及肠热症等。

四、微生物学常规检验

（一）标本采集

1. 肠道外标本 宜在疾病早期或使用抗菌药物前，采集不同的感染部位的标本，如血液、尿液、呼吸道分泌物、伤口分泌物、其他体液等。

2. 肠道内标本 宜在疾病早期留取新鲜的粪便标本。挑取含脓血或黏液部分，尽快送检，培养应在2小时内进行，以利于志贺菌等的检出。如不能及时送检应将粪便标本置于运送培养基或pH7.0的甘油缓冲盐水并冷藏待检，但不宜超过24小时。

（二）常规检验程序（图11-1）

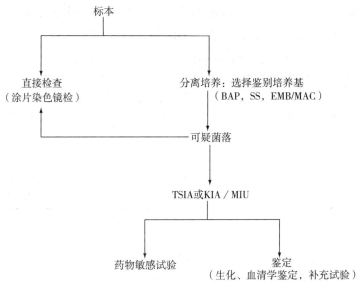

注：BPA：血琼脂平板；EMB：伊红美兰琼脂；SS：沙门、志贺菌选择鉴别培养基；MAC：麦康凯琼脂；TSIA：三糖铁琼脂；KIA/MIU：克氏双糖/动力、吲哚、脲酶试验管

图 11-1　肠杆菌科细菌检验程序

（三）检查方法

1. 标本直接检查

标本涂片进行革兰染色，显微镜检查为革兰阴性杆菌。肠杆菌科多数细菌的形态和染色性并无太大的鉴别意义。

2. 分离培养与鉴定

（1）分离培养

1）肠外标本　无菌部位的标本一般用血琼脂平板或巧克力平板进行培养，泌尿道、呼吸道或伤口的标本中往往含有杂菌，需采用选择性培养基以增加肠杆菌科细菌的分离率，常用麦康凯（MAC）琼脂和伊红美蓝（EMB）琼脂，因为上述两种培养基可以促进肠杆菌科细菌表现出典型的性状，且同时抑制其他革兰阴性菌的生长，有利于初步鉴定。当菌量少时，可先用肉汤增菌以提高检出率。

2）肠道标本　常用的分离培养基包括非选择性培养基（如血琼脂）、弱选择性培养基（如MAC）、针对沙门菌和志贺菌的强选择性培养基（如SS琼脂）。如疑为小肠结肠炎耶尔森菌感染，可用耶尔森菌选择琼脂（CIN）。

（2）鉴定

1）与弧菌科和非发酵菌的鉴别　革兰阴性杆菌除肠杆菌外，还有弧菌科和非发酵菌，肠杆菌科的鉴定首先应注意与这些细菌的鉴别。目前临床实验室常通过形态学检查、葡萄糖氧化或发酵、氧化酶试验及鞭毛特征进行区别（表11-2）。

表11-2　肠杆菌科与弧菌科、非发酵菌的主要区别

试验	肠杆菌科	弧菌科	非发酵菌
形态	杆状	弧状	杆状
葡萄糖	F	F	O/-
氧化酶	-	+	+
鞭毛	周毛或无	单毛	单毛、丛毛、周毛、无

注：O 为氧化；F 为发酵。

2）肠杆菌科内属间的鉴别　目前常用苯丙氨酸脱氨酶和葡萄糖酸盐试验将肠杆菌科进行初步分类，见表11-3。

表11-3　肠杆菌科初步分类

菌属	苯丙氨酸	葡萄糖酸盐
变形杆菌属	+	-
普罗威登斯菌属	+	-
摩根菌属	+	-
克雷伯菌属	-	+
肠杆菌属	-	+
沙雷氏菌属	-	+
哈夫尼亚菌属	-	+
埃希菌属	-	-
志贺菌属	-	-
沙门菌属	-	-
枸橼酸杆菌属	-	-
爱德华菌属	-	-
耶尔森菌属	-	-

很多临床细菌室目前仍习惯用 KIA 试验和 MIU 试验的结果将细菌初步分属，见表11-4。

表 11 - 4　肠杆菌科常见菌属的初步生化反应

	KIA			MIU			
	斜面	底层	H₂S	气体	动力	吲哚	脲酶
埃希菌属	A/K	A	-	+/-	(+)/-	+	-
志贺菌属	K	A	-	-	-	d/-	-
沙门菌属	K	A	d/+	+/-	+	-	-
枸橼酸菌属	d	A	d	+	+	-	d（弱）
克雷伯菌属	A	A	-	+	-	d	+
肠杆菌属	A	A	-	+	+	-	-
沙雷菌属	K/A	A	-	+/-	-/d	-/+	-/(-)
哈弗尼亚菌属	K/A	A	-	+	+/-	-	-
爱德华菌属	K	A	+/-	+/d	+	+	+/-
变形杆菌属	K	A	+/-	+	+	-/+	+
普罗威登斯菌属	K	A	-	-/(+)	+/(+)	+	-/+/d
摩根菌属	K	A	-	(+)	+	+	+
耶尔森菌属	K/d	A	-	d/-		-/+/d	+/(+)/d

3）属内菌种的鉴定

①常规生化鉴定：分为试管法和微量管法，方法是在试管或微量管中某些培养基，试验时种入单个菌落，培养 24～48 小时后读取结果。利用菌种间的主要鉴定特性来鉴定细菌种类。该方法简单易行，但是不易保证质量控制和标准化，且实验结果有时难以判断，所以在临床细菌学检验中已很少应用，趋于淘汰，目前主要用于实验教学。

②鉴定试剂盒：目前在临床细菌学检验实际工作中，主要运用鉴定试剂盒，这些试剂盒已经商品化和标准化，有着质量可靠、稳定、鉴定能力强的优点，并与编码鉴定技术相结合，附有编码手册或分析软件，可用计算机查码，有的系统还可用仪器读取结果，与计算机相连后，实现半自动或全自动化，大大提高了工作效率，同时使结果更为准确、可靠。

③血清学鉴定：肠杆菌科中的某些致泻病原菌如埃希菌属、志贺菌属、沙门菌属及耶尔森菌属等鉴定除生化反应外，还需用特异性抗血清进行血清学分型试验（即通过凝集反应进行分群及定型）后方能作出最终报告。

④分子生物学鉴定：目前正在兴起的一种利用分子生物学技术对肠杆菌科细菌进行鉴定的检查方法。该方法无需进行培养，可从患者标本中直接检测目标菌的基因，不仅可以将细菌鉴定至血清型，还可区分致病菌株和非致病菌株。有着快速、特异性强、敏感度高的优点。随着分子生物学技术的不断改进，该方法的运用也将越来越广泛。

第二节 埃希菌属

埃希菌属包括五个种，即大肠埃希菌、蟑螂埃希菌、弗格森埃希菌、赫尔曼埃希菌、伤口埃希菌。本节以临床标本中最常分离出的大肠埃希菌为代表菌种叙述。

一、生物学特性

【形态与染色】

大肠埃希菌为革兰阴性短杆菌，多数有周鞭毛，能运动，某些菌株尤其是能引起肠道外感染的菌株有荚膜（或微荚膜）和菌毛。

【培养特性】

该菌为兼性厌氧菌；最适 pH 值为 7.0~7.4；对营养要求不高，在普通营养琼脂上生长良好，形成较大的圆形、光滑、湿润、灰白色的菌落。在血平板上，某些菌株可产生 β - 溶血，在肠道选择性培养基上若能生长的菌株可因发酵乳糖形成有色菌落，如在 SS 和麦康凯琼脂平板中生长呈粉红色菌落，在伊红美蓝琼脂平板上生长呈紫黑色菌落并有金属光泽。

【生化反应】

该菌能发酵多种糖如葡萄糖、乳糖、麦芽糖等并产酸产气，对蔗糖的分解因菌种而异。

有些菌株分解葡萄糖不产气，迟缓分解乳糖或不分解乳糖，无动力，易与志贺菌混淆。IMViC 试验结果为：＋ ＋ － －；MIU 试验结果为：＋ ＋ －，KIA 试验结果为斜面和底层均产酸产气。大肠埃希菌尿素分解试验阴性，一般不产硫化氢，但已发现产硫化氢的菌株，应引起注意。

【抗原构造】

本菌抗原构造比较复杂，主要由菌体（O）抗原、鞭毛（H）抗原和表面（K）抗原组成。

1. O 抗原 是多糖磷脂复合物，耐热，加热 100℃ 不能灭活，目前已知有 171 种，是血清学分型的基础。

2. H 抗原 是不耐热的蛋白质，目前已知有 56 种。

3. K 抗原 是荚膜多糖抗原，对热稳定，有 K 抗原存在时，能阻止 O 抗原凝集反应。目前已知 100 种，不是每个菌株都有 K 抗原。

大肠埃希菌按 O∶K∶H 的顺序排列其血清型，以数字表示，如 O111∶K58∶H2。

【抵抗力】

大肠埃希菌在水和土壤中能存活数周至数月，但对理化因素抵抗力不强；60℃ 保持 30 分钟即死亡，能耐低温；对常用化学消毒剂敏感，如含氯石灰或氯气等；胆盐、煌绿对其有选择性抑制作用。

二、临床意义

（一）致病因素

1. 侵袭力 该菌的 K 抗原和菌毛是构成侵袭力的主要物质。K 抗原能抗吞噬细胞的吞噬，并有抵抗抗体和补体的作用。菌毛能帮助细菌黏附于人体黏膜表面并定植，进而侵入机体引起感染。此外，有侵袭力的菌株也可以直接侵犯肠道黏膜上皮引起炎症。

2. 内毒素 该菌是革兰阴性菌，故其细胞壁内含有脂多糖（LPS）即内毒素。能引起发热、休克、弥散性血管内凝血（DIC）。

3. 肠毒素 肠毒素属于外毒素，大肠埃希菌能产生两种肠毒素。一种是不耐热肠毒素（LT），加热 65℃ 30 分钟即被破坏；另一种是耐热肠毒素（ST），100℃ 10~20 分钟不被破坏。LT 和 ST 均可使肠道细胞中 cAMP 异常增多，引起肠液大量分泌造成腹泻。

（二）所致疾病

1. 肠道外感染 大肠埃希菌是临床分离的革兰阴性杆菌中最常见的菌种，是人类泌尿系统感染的主要病原菌，此外大肠埃希菌还可以引起菌血症、胆囊炎、肺炎和新生儿脑膜炎等。

2. 肠道内感染 大肠埃希菌是人类肠道正常菌群的成员，但其中有些菌株能引起轻微腹泻至霍乱样严重腹泻，甚至能引起致死性并发症如溶血性尿毒综合征。根据不同的血清型别、毒力和所致临床症状不同将能致腹泻的大肠埃希菌分为 5 类：

（1）**肠毒素型大肠埃希菌（ETEC）** 该菌能产生耐热和不耐热两种肠毒素，可引起儿童腹泻和旅行者腹泻，使患者出现恶心、腹痛、低热、类似轻型霍乱的大量水样腹泻等症状。由 ETEC 引起的旅行者腹泻有时甚为严重，但很少致死。

（2）**致病性大肠埃希菌（EPEC）** 该菌是世界各地婴儿腹泻的重要病原菌，主要引起婴幼儿肠道感染，可出现发热、呕吐、大量水样腹泻的症状，粪便中含有黏液，但无血液。

（3）**肠侵袭型大肠埃希菌（EIEC）** 该菌引起的肠炎类似志贺菌所致肠炎，主要侵犯肠黏膜，破坏黏膜上皮细胞，使患者出现发热、腹痛、水样腹泻或典型菌痢症状，出现脓血黏液样便。

（4）**肠出血型大肠埃希菌（EHEC）** 多为水源性或食源性感染，通过粪－口途径传播，可产生 Vero 毒素。最具代表的血清型是 O157∶H7。主要特征为腹痛、水样腹泻、血便，多无发热，成人患者往往自愈。由 O157∶H7 引起的腹泻有 2%~7% 可发展成为溶血性尿毒综合征，是 4 岁以下儿童急性肾衰竭的主要病原菌。

（5）**肠凝聚型大肠埃希菌（EaggEC）** 该菌与世界各地慢性腹泻有关，可致儿童肠道感染，引起水样腹泻、呕吐、脱水，偶有腹痛、发热及血便。

对于大肠埃希菌感染的预防，一方面应增强体质，防止内源性感染；另一方面应加强饮食卫生和水源、粪便的管理。若发生感染应及时正确地使用抗生素治疗，同时应注意进行耐药性的检测。

三、微生物学常规检验

【标本采集】

根据不同疾病采集不同部位的标本。①肠道外感染的标本：血液标本以无菌技术采集静脉血 5ml，注入血培养瓶；痰标本取自患者清晨口腔清洁后从深部咳出的痰液；脓、分泌物用无菌棉签拭子直接采取。②肠道内感染标本：取腹泻和食物中毒者的粪便、肛拭和残留食物。

【肠道外感染的常规检验】

1. 检验程序

见图 11 - 2。

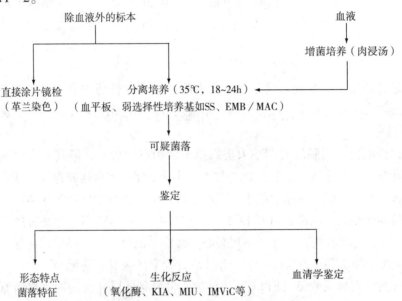

注：SS：沙门、志贺菌选择鉴别培养基；MAC：麦康凯琼脂；EMB：伊红美兰琼脂
TSIA：三糖铁琼脂；KIA/MIU：克氏双糖/动力、吲哚、脲酶试验管

图 11 - 2　大肠埃希菌肠道外感染常规检验程序

2. 常规检验方法

（1）**标本直接检查**　除血液标本外，其他标本均作涂片革兰染色检查。尿液、脑脊液等各种体液先以 3000rpm/min 离心 10 分钟沉淀后取沉淀物制成涂片。脓、痰、分泌物可直接涂片革兰染色镜检。油镜下可见革兰阴性短杆菌。

（2）**分离培养**　血液标本接种肉汤培养基增菌培养，待生长后移种血琼脂平板。体液标本取离心沉淀物、脓汁、痰、分泌物等直接划线接种于血琼脂平板和肠道选择培养基上，35℃培养 18～24 小时后观察菌落形态。EMB 上呈扁平、紫黑色有金属光泽菌落；MAC 上粉红色或红色菌落；SS 上为中央红，边缘周围为粉红色菌落或中央为粉红色，边缘周围为无色菌落。此外，尿液标本还应同时做菌落计数，当每毫升尿液中细菌数超过 10 万个才有诊断意义。

（3）鉴定　根据涂片染色结果和菌落特征，挑取可疑菌落做生化反应。常用触酶、氧化酶、KIA、MIU 和 IMViC 试验进行初步鉴定。必要时依据全面的生化反应（见表 11 - 4）及血清学试验。

典型的大肠埃希菌基本生化反应特征见表 11 - 5。

表 11 - 5　大肠埃希菌的基本生化反应结果

KIA 试验				MIU 试验			甲基红试验	V - P 试验	枸橼酸盐试验	氧化酶试验	触酶试验	硝酸盐还原试验
斜面	底层	产气	H_2S	动力	吲哚	脲酶						
A	A	+	-	+	+	-	+	-	-	-	+	+

【肠道感染的常规检验】

1. 分离培养　粪便标本接种肠道选择培养基上（MAC/EMB），35℃ 培养 18～24 小时后观察菌落形态。

2. 鉴定　引起腹泻的大肠埃希菌的生化反应符合肠外感染的大肠埃希菌的特征，但分别具有特殊的血清型（见表 11 - 6）、肠毒素和毒力因子。

表 11 - 6　引起肠道感染的大肠埃希菌的血清型

婴幼儿腹泻			成人和儿童腹泻				
EPEC			ETEC		EIEC	EHEC	EAEC
O20	O26	O44	O6：K15：H16	O8：K40：H9	O28	O157：H7	O9：K99
O55	O86	O111	O6：K25：H9	O8：K47：H -	O112	O26：K62：H11	O161：K95
O114	O119	O125	O11：H27	O15：H11	O124		
O126	O127	O128	O20：H6	O25：K7：H42	O136		
O142	O158		O20：H	O27：H7	O143		
			O25：K98：H	O63：H12	O144		
			O27：H20	O78：H11	O152		
			O73：H45	O85：H7	O164		
			O78：H12	O115：			
			O114：H21	O6：H6			
			O127：H12	O128：H7			
			O128：H21	O139：H28			
			O148：H28	O149：H4			
			O159：H4	O159：H20			
			O159：H31	O166：H27			
			O169：H -				

（1）ETEC　生化反应加血清分型加肠毒素测定。主要依赖 ST 和 LT 的检测，检测方法有生物学方法、免疫学和分子生物学方法，但在一般医院实验室难以进行。现有一些商品化试剂盒可用于检测这两种毒素。

（2）EPEC　生化反应加血清分型。常用商品化多价血清检测其 O 抗原和 H 抗原，以鉴定其血清型（O：H 分型）。注意当 O 抗原凝集试验阳性时必须测定凝集滴度以排除交叉反应。

（3）EIEC　生化反应加血清分型加肠毒素测定。本菌与志贺菌相似，如动力阴性、葡萄糖产酸不产气、乳糖不发酵或迟缓发酵、赖氨酸脱羧酶阴性，上述特征与一般埃希菌不同。而与志贺菌的鉴别常用醋酸钠、葡萄糖铵利用实验和粘质酸盐产酸试验，大肠埃希菌三者均为阳性，志贺菌则均为阴性。可用 EIEC 分型血清进行 O：H 分型。毒素可用豚鼠眼睛结膜试验进行检测。

（4）EHEC　生化反应加血清分型。山梨醇麦康凯平板上菌落呈无色，经标准生化反应确定为大肠埃希菌后，以 EHEC 分型特异性抗血清进行 O：H 分型，目前 O157：H7 血清型是临床实验室常规检测项目。凡山梨醇阴性的大肠埃希菌 O157：H7 分离菌株无须再做毒素检测，因为几乎所有这类菌均产生 Vero 毒素。

（5）EaggEC　用液体培养–凝集试验检测 EaggEC 对细胞的粘附性或用 DNA 探针技术。

第三节　沙门菌属

沙门菌属可从人和世界各地所有动物中分离得到，有许多血清型，其致病性具有种系特异性，例如人是伤寒、副伤寒 A、B、C 沙门菌的天然宿主。有些专对动物致病，也有些对人和动物都能致病。

沙门菌可致多种感染，轻者为自愈性胃肠炎，重者可引起致死性伤寒。伤寒和副伤寒 A、B 沙门菌引起胃肠炎、菌血症和肠热症；猪霍乱沙门菌引起胃肠炎和败血症，儿童多见。最常见的沙门菌病是发热持续在 2 天之内、腹泻持续在 7 天之内的自愈性胃肠炎。伤寒的典型症状是发热、头痛、腹泻、腹痛并可引起呼吸系统、肝脾和（或）神经系统的致命损伤，亦有报道本病病原可致脑膜炎、心脏疾病、骨髓炎和其他局部感染。

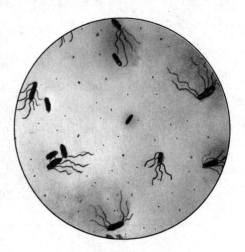

图 11–3　伤寒杆菌的鞭毛

一、生物学特性

【形态与染色】

革兰阴性杆菌，有菌毛。除鸡沙门菌和雏沙门菌外，都有周鞭毛（图 11–3），一般无荚膜、均无芽孢。

【培养特性】

兼性厌氧，最适生长温度 35℃ ~37℃，最适生长 pH 为 6.8 ~7.8。本菌属对营养的要求不高，在普通营养琼脂上生长的菌落为圆形、光滑、湿润、半透明、边缘整齐的菌落，有时可出现粗糙型的菌落。在肠道选择性培养基上菌落小至中等，透明或半透明，乳糖不发酵，与志贺菌的菌落相似，有些能产生硫化氢的菌株，在 SS 琼脂培养基上形成中心黑色菌落。

【抗原构造】

沙门菌属主要有菌体（O）抗原、鞭毛（H）抗原和表面抗原（表11 -7）。

表 11 -7 常见沙门菌的抗原组分

群	菌名	O 抗原	H 抗原 第Ⅰ组	H 抗原 第Ⅱ组
A 群	甲型副伤寒沙门菌	1, 2, 12	a	–
B 群	肖氏沙门菌	1, 4, 5, 12	b	1, 2
	斯坦利沙门菌	4, 5, 12	d	1, 2
	德尔卑沙门菌	1, 4, 12	f, g	–
	鼠伤寒沙门菌	1, 4, 5, 12	i	1, 2
	海登堡沙门菌	4, 5, 12	r	1, 2
C₁ 群	希氏沙门菌	6, 7, vi	c	1, 5
	猪霍乱沙门菌	6, 7	c	1, 5
	孔成道夫沙门菌	6, 7	–	1, 5
	汤卜逊沙门菌	6, 7	k	1, 5
	波斯坦沙门菌	6, 7	l, v	e, n, z, 15
C₂ 群	纽波特沙门菌	6, 7	e, h	1, 5
	病牛沙门菌	6, 7	r	1, 5
D 群	仙台沙门菌	1, 9, 12	a	1, 5
	伤寒沙门菌	1, 9, vi	d	
	肠炎沙门菌	1, 9, 12	G, m	
	都柏林沙门菌	1, 9, 12	g, p	
	鸡沙门菌	1, 9, 12	–	
E₁ 群	鸭沙门菌	3, 10	e, h	1, 6
	火鸡沙门菌	3, 10	e, h	1
E₂ 群	纽因顿沙门菌	3, 15	e, h	1, 6
E₃ 群	山夫顿堡沙门菌	1, 3, 19	g, s, t	
F 群	阿伯丁沙门菌	11	i	1, 2

1. O 抗原 为多糖－类脂－蛋白质复合物，具有耐热性，能耐受 100℃ 2.5 小时。O 抗原共有 58 种，以阿拉伯数字顺序排列，现已排至 67，但其中有 9 种被删除，故数字是不连续的。每个沙门菌的血清型含一种或多种 O 抗原。凡含共同抗原成分的血清型归为一个群，每个群以 O 加上阿拉伯数字及括号中大写的 26 个英文字母（A～Z）顺序编排，如 O_2 群（A）、O_4 群（B）、O_{50} 群（Z）等，Z 以后无英文字母标记，直接以 O 加数字表示，如 O_{51} 群～O_{67} 群。O 抗原是分群的依据。其刺激机体产生的抗体以 IgM 为主，与相应的抗血清反应时呈颗粒状凝集。

2. H 抗原 为不稳定的蛋白质抗原，加热或用乙醇处理均被破坏。沙门菌 H 抗原有两个相，第一相特异性较高称特异相，用小写英文字母 a、b、c 表示，直至 z，z 以后用 z 加阿拉伯数字表示，如 z1、z2、z3……z65。第二相抗原为沙门菌所共有，称非特异相，直接用 1、2、3 表示。同时有第一相和第二相 H 抗原的细菌称双相菌，仅有一相者称单相菌。H 抗原是定型的依据。其刺激机体产生的抗体以 IgG 为主，与相应的抗血清呈絮状反应。

3. 表面抗原 在沙门菌属中已被证实的表面抗原有 Vi 抗原、M 抗原和 5 抗原三种，均为不稳定的表面抗原。其中最有意义的是 Vi 抗原。有 Vi 抗原存在时可阻止 O 抗原与相应抗体发生凝集，故在沙门菌血清学鉴定时需事先加热破坏 Vi 抗原。Vi 抗原的沙门菌亦可用 Vi 噬菌体进行分型，有助于流行病学调查和追踪传染源。

【变异性】

沙门菌属的细菌，可在一定条件下发生变异。主要有以下几种变异形式：

1. S－R 变异 自临床标本初次分离的菌株一般都是光滑（S）型，经人工培养、传代后逐渐变成粗糙（R）型菌落。此时菌体表面的特异多糖抗原丧失，在生理盐水中出现自凝。

2. H－O 变异 是指有鞭毛的沙门菌失去鞭毛的变异。

3. V－W 变异 是指沙门菌失去 Vi 抗原的变异。初次分离得到的具有 Vi 抗原、O 不凝集的沙门菌称为 V 型菌；Vi 抗原部分丧失，既可与 O 抗血清发生凝集又可与 Vi 抗血清凝集者称 VW 型菌；Vi 抗原完全丧失，与 O 抗血清发生凝集而与 Vi 抗血清不凝集者称 W 型菌。V－W 变异的过程是 V 型菌经人工培养，逐渐丧失部分 Vi 抗原而成为 VW 型菌，进而丧失全部 Vi 抗原而成为 W 型菌。

4. 相位变异 具有双向 H 抗原的沙门菌变成只有其中某一相 H 抗原的单项菌，称为位相变异。在沙门菌血清学分型时，如遇到单相菌，特别是只有第二相（非特异相）抗原时，需反复分离和诱导出第一相（特异相）抗原方能做出鉴定。

二、临床意义

（一）致病因素

1. 侵袭力 有 Vi 抗原的沙门菌具有侵袭力，能穿过小肠上皮到达固有层。细菌在此部位常被吞噬，但由于 Vi 抗原的保护作用，被吞噬后的细菌在细胞内不被破坏，反而在细胞内继续生长繁殖，并随游走的吞噬细胞将细菌带至机体的其他部位。

2. 内毒素　沙门菌有较强的内毒素，可引起发热、白细胞改变、中毒性休克，并能激活补体系统，产生各种生物效应，导致一系列病理生理出现变化。

3. 肠毒素　某些沙门菌（如鼠伤寒沙门菌）能产生类似大肠埃希菌的肠毒素。

（二）所致疾病

沙门菌主要通过污染食品和水源经口感染，引起人类和动物的沙门菌病，出现相应的临床症状或亚临床感染，主要有 4 种类型。

1. 胃肠炎　此型最为常见，引起轻型或爆发性腹泻，伴有低热，恶心和呕吐。

2. 菌血症或败血症　以猪霍乱沙门菌感染为多，无明显的胃肠炎症状，表现为高热、寒战等。常伴有局部病变如胆囊炎、骨髓炎等。往往出现血培养阳性而粪便培养阴性的结果。

3. 肠热症　即指伤寒和副伤寒。最典型的是由伤寒沙门菌引起的伤寒，表现为发热，血培养或肥达反应阳性。肠热症也可由其他沙门菌引起，常表现为轻度发热和腹泻。以伤寒的发病过程为例，细菌随污染的食品或饮料经口感染，穿过小肠上皮进入黏膜下组织，细菌在此被吞噬细胞吞噬，但吞噬后不被消灭反在吞噬细胞内繁殖，并随吞噬细胞经淋巴管到达淋巴结，在淋巴结内大量繁殖后，经胸导管进入血流（第一次菌血症）。此时病人在临床上出现发热、不适等症状。随后，细菌随血流播散至肝、脾、胆囊、肾和骨髓等实质器官中，继续大量繁殖，再次进入血流（第二次菌血症）并随血液扩散至全身各器官及皮肤，病人出现持续高热、肝脾肿大、皮疹和全身（内毒素）中毒症状。胆囊中的细菌随胆汁进入肠腔，可经粪便排出，肾中的细菌随尿排出体外。本病潜伏期 7～20 天，典型病程 3～4 周，发病 2 周后机体出现免疫反应，通过特异性抗体和致敏的淋巴细胞消灭细菌，使疾病好转，但同时也可引起迟发性变态反应，导致肠壁孤立和集合淋巴结的坏死和溃疡，甚至造成肠穿孔而危及生命。

4. 携带者　伤寒沙门菌感染过后约 3% 患者可成为携带者，在其粪便中可持续排菌长达 1 年或一年以上。

三、微生物学常规检验

【标本采集】

根据疾病的类型、病情和病程的不同分别采集不同的标本。伤寒沙门菌分离培养原则上是发病第一周取血，第二、三周取粪便作培养分离率高，第三周也可取尿液培养，全病程均可作骨髓培养。血清学诊断应在病程的不同时期分别采集 2～3 份标本（图 11-4）。

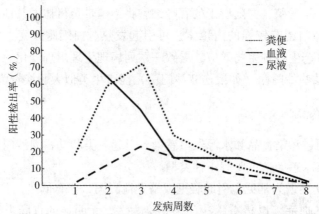

图 11 – 4　肠热症病程中粪便、血液和尿液细菌培养阳性率

【检验程序】

沙门菌属的检验程序见图 11 – 5

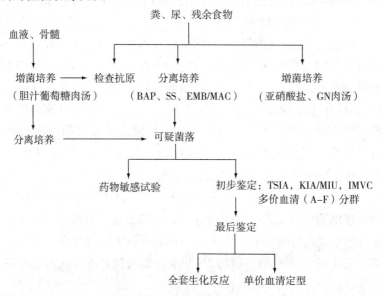

图 11 – 5　沙门菌属的检验程序

注：BAP：血琼脂平板；EMB：伊红美兰琼脂；MAC：麦康凯琼脂；TSIA：三糖铁琼脂；
KIA/MIU：克氏双糖/动力、吲哚、脲酶试管；IMVC：吲哚、甲基红、VP、枸橼酸盐利用试验。

【检验方法】

1. 分离培养与增菌培养　标本接种于肠道选择培养基，若标本含菌量少应先进行增菌培养。

（1）*血液和骨髓*　血液 5ml 或骨髓液 0.5ml，注入 0.5% 胆盐葡萄糖肉汤 50ml 中，35℃增菌培养，每日观察，若有细菌生长，则移种至血琼脂平板和肠道选择培养基上分离培养。

（2）*粪便*　最好作床边接种，或用卡 – 布（Cary – Blair）运送培养基。

（3）*尿液*　无菌采集的中段尿等经 3000rpm/min 离心沉淀后接种于 GN 增菌液、血琼脂和肠道选择培养基。

2. 鉴定

（1）生化反应鉴定 挑选疑为沙门菌的菌落（EMB 上无色或不透明琥珀色）；MAC 上较小、无色透明；SS 上不透明或透明、无色或中央为黑色的菌落；XLD（木糖-赖氨酚-去氧胆酚盐培养基）上呈红色或中央为黑色的菌落。将可疑菌落进一步鉴定到属和种（生化、血清学试验）。常见沙门菌的生化反应见表 11-8。初步反应疑为沙门菌的菌株须经全面生化反应证实和血清学分型后才能发出报告。

表 11-8 常见沙门菌的主要生化反应

菌名	KIA				MIU			甲基红	VP	枸橼酸盐	苯丙氨酸	赖氨酸	鸟氨酸
	斜面	底层	产气	硫化氢	动力	吲哚	脲酶						
甲型副伤寒沙门菌	K	A	+	-	+	-	-	+	-	-	-	-	+
乙型副伤寒沙门菌	K	A	+	+++	+	-	-	+	-	+/-	-	+	+
鼠伤寒沙门菌	K	A	+	+++	+	-	-	+	-	+	-	+	+
希氏沙门菌	K	A	+	+	+	-	-	+	-	+	-	+	+
猪霍乱沙门菌	K	A	+	+/-	+	-	-	+	-	+	-	+	+
伤寒沙门菌	K	A	-	+/-	+	-	-	+	-	-	-/+	+	-
肠炎沙门菌	K	A	+	+++	+	-	-	+	-	+	-	+	+

（2）血清学鉴定 沙门菌属血清学鉴定利用 O 抗原多价诊断血清和 O、H、Vi 抗原单价诊断血清进行。鉴定顺序：①用沙门菌属 O 抗原多价诊断血清与待检菌做玻片凝集试验，由于临床绝大多数沙门菌感染是 A~F 群引起，故一般用 A~F 多价 O 抗原诊断血清；②用 O 因子血清分群，选择代表 A~F 群的因子血清分别进行试验，确定相应菌群；③用 H 因子血清确定血清型。

3. 沙门菌属鉴定中，常遇到的一些问题及处理方法 试验时应注意：多价血清不凝集时，可在玻璃试管内用生理盐水将细菌制成浓菌液，放入沸水中加热 15~30 分钟，冷却后再次做凝集试验。沸水处理能破坏菌体表面的 Vi 抗原。如多价抗血清不凝集且 Vi 抗原阴性者不考虑为沙门菌。仅出现单相 H 抗原（第一相或第二相）时，需用位相分离的方法诱导出另一相抗原后再进行检查。

4. 血清学诊断（肥达反应） 用已知伤寒、副伤寒沙门菌的 O、H 抗原，检测受检血清中有无相应的抗体的半定量凝集试验，称为肥达反应。与细菌分离培养同时进行或在前者失败的情况下，能辅助诊断伤寒、副伤寒 A、B 和 C 引起的肠热症。

（1）方法 将受检血清用生理盐水作倍比稀释，每个稀释度需作 5 个复管，分别加入等量的伤寒沙门菌 O、H 抗原及副伤寒沙门菌甲、乙、丙的 H 抗原进行凝集试验。凡血清最高稀释度出现明显凝集者为凝集效价。

（2）结果解释

1）正常值：各地区有所不同，一般凝集效价 O≥1:80，H≥1:160，A、B、C≥1:80 才有临床意义。也可在疾病早期及中后期分别采集两次血清，若第二份血清比第一份血清的效价增高 4 倍以上也具有诊断价值。

2）O 抗原刺激机体产生的抗体为 IgM，出现较早，存在于血清内的时间较短；H 抗体为 IgG 出现较迟，持续存在的时间较长。因抗原、抗体性质的不同，可影响肥达反应的结果，从而使结果的解释变得更为复杂。

①O 高 H 不高：可能为疾病的早期，沙门菌属中其他菌种感染引起的交叉反应；或 H - O 变异的沙门菌引起的感染等。建议一周后复查。如一周后 H 也有升高，可证实为肠热症。

②H 高 O 不高：可能为疾病的晚期；以往患过伤寒、副伤寒或接受过预防接种、回忆反应等。

第四节　志贺菌属

志贺菌与沙门菌属一样是主要的肠道病原菌之一，引起人类细菌性痢疾。

一、生物学特性

【形态与染色】

革兰阴性杆菌，菌体短小，无鞭毛，无芽孢、无荚膜，有菌毛，存在大小两种质粒，与该菌的侵袭性和耐药性有关，大质粒与肠侵袭型大肠埃希菌（EIEC）有同源性。

【培养特性】

兼性厌氧，最适的生长温度为 37℃，最适的 pH 为 7.2～7.4。本菌属对营养要求不高，能在普通的培养基上生长。在肠道鉴别培养基上形成乳糖不发酵、中等大小无色半透明的菌落。宋内志贺菌常常形成较大、扁平、粗糙型菌落。

【生化反应】

志贺菌属分解葡萄糖产酸不产气，除宋内志贺菌迟缓分解乳糖外，其他均不分解乳糖，不产生硫化氢，不分解尿素，枸橼酸盐利用试验阴性，甲基红试验阳性，VP 试验阴性，吲哚试验因不同菌型而异，氧化酶试验阴性。

【抗原构造与分类】

无 H 抗原、有 O 抗原，部分菌种有 K 抗原。O 抗原是分类的依据，有群特异性和型特异性两种抗原，根据生化反应和 O 抗原的不同，将志贺菌属分为 4 个血清群（A、B、C、D）和 40 余个血清型。O 抗原耐热，加热 100℃ 60 分钟不被破坏。K 抗原存在时能阻断 O 抗原与相应抗血清的凝集作用。加热 100℃ 60 分钟可消除 K 抗原对 O 抗原的阻断作用（见 11 - 9）。

表 11 - 9　志贺菌属抗原分类

种	群	型	亚型
痢疾志贺菌	A	1～10	
福氏志贺菌	B	1～6，X，Y 变种	1a，1b，2a，2b，3a，3b，4a，4b
鲍特志贺菌	C	1～18	
宋内志贺菌	D	1	

【变异性】

1. S - R 变异 宋内志贺菌的菌落由光滑型变为粗糙型的变异，此外尚伴有生化特征、抗原构造和致病性的变异，从而出现不典型菌株。在细菌性痢疾恢复期或慢性患者中常可分离到不典型菌株。

2. 耐药性变异 志贺菌于 20 世纪 50 年代首先出现对磺胺的耐药，在 20 世纪 70 年代和 80 年代分别出现对四环素和氨苄西林、链霉素、氯霉素的耐药，志贺菌的多重耐药已成为一个严重的医学问题。

3. 毒力变异 志贺菌的某些菌株可产生毒力变异。对某种抗生素耐药的菌株伴随毒力减弱，但仍存在免疫原性，因此，口服疫苗可预防细菌性痢疾。

【抵抗力】

本属细菌对理化因素的抵抗力较其他肠杆菌科细菌为弱。在 1% 的苯酚中 15～30 分钟或加热 60℃ 10 分钟即被杀死，对酸较敏感在运送标本时须使用含有缓冲剂的培养基。

二、临床意义

（一）致病因素

志贺菌属的致病因素主要有侵袭力和毒素。

1. 侵袭力 该菌的菌毛可黏附在回肠末端和结肠的黏膜上皮细胞上，进而在上皮层繁殖并扩散至上皮下层。

2. 毒素 志贺菌具有内毒素，作用于肠壁使其通透性增加，促进了毒素的吸收。志贺菌的内毒素作用强烈，可引起发热、白细胞增加、微循环障碍、中毒性休克及 DIC 等一系列症状，还可破坏肠黏膜，形成炎症、溃疡，出现典型的黏液脓血便。内毒素尚能作用于肠壁的自主神经系统，使肠道功能紊乱，出现肠痉挛、腹痛、腹泻及里急后重等症状。志贺菌 A 群的 I 型菌株还可产生外毒素，同时具有细胞毒素、神经毒素和肠毒素 3 种毒性，可引起细胞坏死、神经麻痹和水样腹泻。

（二）所致疾病

志贺菌属引起细菌性痢疾，主要有以下 3 种临床类型：

1. 急性细菌性痢疾 又分典型、非典型及中毒型。典型的细菌性痢疾表现为腹痛、发热、大量水样便，1～2 天后转为少量腹泻（有里急后重现象），便中含有多量的血、黏液和白细胞。志贺菌很少穿过黏膜层进入血流，在血液中极少发现该菌。痢疾志贺菌引起的菌痢特别严重，死亡率可高达 20%，而其他志贺菌引起的感染则相对较轻，具有自限性并很少致死（老人和婴儿例外）。非典型菌痢因症状不典型，容易造成误诊和漏诊。中毒性菌痢多见于小儿，常无明显的消化道症状而表现为全身中毒症状，若抢救不及时，往往造成死亡。

多数菌痢为散发病例，引起人 - 人之间的传播。偶可因污染了水和食物而引起暴发流行。任何季节均可发病，但在夏季更为常见。

2. 慢性细菌性痢疾 常因急性菌痢治疗不彻底，造成反复发作、迁延不愈，病程超过 2 个月以上视为慢性菌痢。此外有痢疾病史、但无症状，大便培养阳性者称为隐匿菌痢，此型在流行病学中有重要意义。

3. 携带者 有恢复期带菌、慢性带菌和健康带菌 3 种类型，后者是主要的传染源，特别是在从事餐饮和幼教等职业的人员中志贺菌携带者具有更大的危害性。

三、微生物学常规检验

【标本采集】

在发病早期（治疗前）采集黏液脓血便作床边接种，如不能及时接种可置甘油保存液或卡－布运送培养基内送检。健康体检者可用肛拭取样。

【检验程序】

检验程序见图 11 –6。

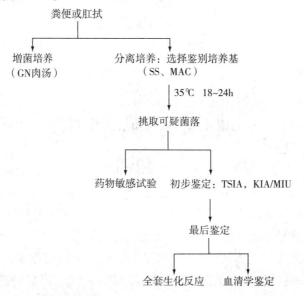

注：SS：沙门、志贺菌选择鉴别培养基；MAC：麦康凯琼脂；TSIA：三糖铁琼脂；KIA/MIU：克氏双糖/动力、吲哚、脲酶试验管

图 11 –6 志贺菌的检验程序

【检验方法】

1. 分离培养 取粪便或肛拭标本，挑取粪便中有脓血和黏液的部分进行培养。分离培养用肠道选择培养基（MAC 和 SS），也可用对志贺菌分离效果较好的木糖－赖氨酸－去氧胆酸盐（XLD）培养基。

2. 鉴定

（1）*初步鉴定* 取可疑菌落（EMB 上无色或者不透明的琥珀色；MAC 上无色不透明；SS 上不透明或透明；XLD 上呈红色菌落）。将可疑菌落进一步鉴定到属和种（生化、血清学试验）。志贺菌的基本生化反应特征表现为：克氏双糖铁（KIA）斜面产碱、底层产酸不产气，枸橼酸盐阴性，脲酶阴性，动力阴性，VP 试验阴性。

（2）最终鉴定 须做全面生化反应和血清学试验，各菌群（种）间的鉴定依据为痢疾志贺菌甘露醇阴性，宋内志贺菌 β - 半乳糖苷酶和鸟氨酸脱羧酶阳性。偶尔出现生化鉴定为志贺菌但与抗志贺菌血清不凝集的现象，可制成菌悬液置 100℃ 水浴加热 15～30 分钟并重复凝集试验。此种菌株有可能是（EIEC），需进行鉴别。结果符合表 11－11

表 11－10　志贺菌属主要生化反应

KIA				MIU			甲基红	VP	枸橼酸盐
斜面	底层	气体	硫化氢	动力	吲哚	脲酶			
K	A	-/+	-	-	-/+	-	+	-	-

表 11－11　志贺菌属各群主要生化反应结果

菌群	甘露醇	蔗糖	枸橼酸盐	苯丙氨酸	ONPG	鸟氨酸脱羧
痢疾志贺菌	-	-	-	-	d_1	-
福氏志贺菌	+	-	-	-	-	-
鲍特志贺菌	+	-	-	-	d	$-_2$
宋内志贺菌	+	迟缓 +	-	-	+	+

注：1. 痢疾志贺菌 1 型为阳性，其他血清型有时为阳性；2. 鲍特志贺菌 13 型为阳性。

（3）鉴定试验

1）志贺菌属与大肠埃希菌的鉴别 志贺菌属与大肠埃希菌之间的 DNA 相关性很高，尤其是与 EIEC 在生化特征上难以鉴别，在血清学上有交叉反应。下列特征有助于鉴定志贺菌种：无动力，赖氨酸阴性；发酵糖产酸不产气，分解粘多糖，在醋酸盐和枸橼酸盐琼脂上产碱。

2）志贺菌属与伤寒沙门菌的鉴别 伤寒沙门菌在 KIA 培养基上的表现与志贺菌相似，鉴别点是伤寒沙门菌硫化氢和动力阳性，能与沙门菌因子血清（OA～F、O9、Vi）凝集而不与志贺菌属因子血清凝集。

3）志贺菌属与类志贺邻单胞菌鉴别 可用动力和氧化酶试验加以鉴别，志贺菌属均为阴性而类志贺邻单胞菌为阳性。

4）血清学鉴定 凡生化反应符合志贺菌属者均需作血清学鉴定，先用志贺菌属 4 种多价诊断血清作玻片凝集试验，凝集者又须进一步做定型鉴定。

A 群主要以 1 型、2 型为主，其他型别极为罕见，痢疾志贺菌，甘露醇阴性，共有 10 个血清型，各型之间无共同抗原关系，A 群的各菌型均有 K 抗原。

B 群在我国最为常见，且抗原结构最为复杂。

C 群型别虽较多，而抗原结构较单纯，但应注意各型均有 K 抗原。

D 群宋内志贺菌，仅有一个血清型，但有光滑型（S）和粗糙型（R）两种菌落，应选择光滑型菌落鉴定中，如遇到生化反应典型而血清不凝集，或血清凝集但生化反应不典型的菌株，考虑为不典型菌株，可经传代后再做鉴定试验。

第五节 变形杆菌属

变形杆菌属为肠杆菌科的常见菌属，广泛存在于土壤、污水、人和动物的肠道中，包括5个种：普通变形杆菌、奇异变形杆菌、产粘变形杆菌、潘尼变形杆菌和豪氏变形杆菌。一般不致病，但在特定条件下，可引起各种感染，是医院感染的常见致病菌。

一、生物学特性

【形态与染色】

为革兰阴性杆菌，大小 $0.4 \sim 0.6\mu m \times 1.0 \sim 3.0\mu m$。具有多形性，周鞭毛，运动活泼，无荚膜和芽孢，有菌毛。

【培养特性】

对营养无特殊要求，在普通培养基中即可生长。普通变形杆菌和奇异变形杆菌多数菌株在普通琼脂培养基和血液琼脂培养基上有迁徙生长现象，即以接种点为中心，向外扩散的同心圆，呈薄雾状，布满整个培养基表面，此现象称为迁徙生长现象，为本属的一个重要特征。在麦康凯和SS琼脂平板上，形成无色、圆形、较扁平、透明或半透明的小菌落，产硫化氢的菌株菌落中心呈黑色。普通变形杆菌、奇异变形杆菌的一些菌株和产粘变形杆菌在血平板上溶血。

【生化反应】

迅速分解尿素（2~4小时），分解葡萄糖产酸不产气，不分解乳糖，苯丙氨酸脱氨酶试验阳性。该属细菌种间鉴别要点见表11-12。

表11-12 变形杆菌属细菌种间主要生化反应

	普通变形杆菌	奇异变形杆菌	潘氏变形杆菌	产粘变形杆菌
吲哚试验	+	-	-	-
鸟氨酸脱羧酶	-	+	-	-
木糖	+	+	+	-
麦芽糖	+	-	+	+
水杨苷	+	-	-	-
H₂S	+	+	-/+	+（3d）

注：+：90%以上阳性；-：90%以上阴性；-/+：大多数阴性

【抗原构造】

变形杆菌属O抗原是分群的主要依据；H抗原是分型的依据。普通变形杆菌的某些菌体抗原，如 OX_{19}、OX_2 和 OX_k 与立克次体有共同抗原成分，利用这一现象，临床上可用变形杆菌的 OX_{19}、OX_2 和 OX_k 代替立克次体作抗原，与病人血清进行凝集试验，用以辅助诊断立克次体病，此试验称为外斐试验。

二、临床意义

本属细菌中普通变形杆菌、奇异变形杆菌引起的感染最为常见。奇异变形杆菌多为社区获得性感染，导致泌尿系统感染及少数的呼吸道感染。普通变形杆菌，主要引起尿路感染，发病率仅次于大肠埃希菌，医源性感染较多见。还可引起食物中毒、呼吸道感染、创口感染及婴幼儿肠炎。在碱性环境中，变形杆菌生长较快，肾结石和膀胱结石的形成可能与变形杆菌感染有关。

三、微生物学常规检验

【采集标本】

可采集的标本有血液、尿、脓、痰、伤口分泌物、婴儿粪便、可疑食物等。

【检验方法】

（1）涂片检查　经革兰染色，镜检可见革兰阴性杆菌。

（2）分离培养　血液和穿刺液先用肉汤增菌培养后，取增菌培养物或其他标本接种血平板、麦康凯琼脂平板或 SS 琼脂平板，经 35℃ 18～24 小时后，挑取不发酵乳糖菌落或呈迁徙生长的菌落，再做属鉴定和种鉴定。

（3）生化反应　变形杆菌属主要生化反应：氧化酶阴性，苯丙氨酸脱氨酶试验阳性，分解尿素，硫化氢试验阳性，KIA：KA＋＋；MIU：＋－/＋＋。

（4）属和种的鉴定　变形杆菌属和普罗威登菌属及摩根菌属在生化反应及致病性上有一些共同之处，这些相似菌属之间的主要鉴别要点见表 11-13。

表 11-13　变形杆菌属、普罗威登菌属和摩根菌属的鉴别要点

	变形杆菌属	普罗威登菌属	摩根菌属
迁徙生长现象	+	-	-
H$_2$S 试验	+	-	-
脂酶试验	+	-	-
鸟氨酸脱羧酶试验	V	-	+
西蒙枸橼酸盐试验	V	+	-
液化明胶试验	+	-	-

注：V：10%～90%的菌株阳性；＋：90%以上菌株阳性；－：90%以上菌株阴性

第六节　克雷伯菌属

克雷伯菌属包括 7 个种，即：肺炎克雷伯菌、产酸克雷伯菌、鼻硬结克雷伯菌、解鸟氨酸克雷伯菌、植生克雷伯菌、臭鼻克雷伯菌和土壤克雷伯菌。在正常人和动物的呼吸道、肠道及自然界水、土壤中均能分离到克雷伯菌。其中以肺炎克雷伯菌肺炎亚种对人致病性最强，是重要的条件致病菌和医源性感染菌之一。

一、生物学特性

【形态与染色】

革兰阴性短杆菌，呈球杆状，常单个、成双或短链状排列。有较明显的荚膜，无芽孢和鞭毛。

【培养特性】

兼性厌氧菌，营养要求不高，在普通营养平板上经35℃18～24小时培养后，形成较大、灰白色、不透明的黏液型菌落，用接种环触之有黏性，挑起易拉成长丝状。在血平板上不溶血，在麦康凯或SS等琼脂平板上，形成较大、黏液状、互相融合的粉红色菌落。

【生化反应】

脲酶阳性，硝酸盐还原试验阳性，精氨酸双水解酶试验阴性，赖氨酸脱羧酶阳性，鸟氨酸脱羧酶阴性，氧化酶阴性，硫化氢试验阴性，肺炎克雷伯菌肺炎亚种IMViC －－＋＋。

【抗原构造】

克雷伯菌属有O抗原和K抗原，K抗原的化学组成是荚膜多糖，用以分型，利用荚膜肿胀试验可分为82个血清型，肺炎克雷伯菌肺炎亚种大多属于3型和12型。

二、临床意义

肺炎克雷伯菌属中以肺炎克雷伯菌引起的感染最常见，所致疾病占克雷伯菌属感染的95%以上。常可引起典型的原发性肺炎，尤其对老人和婴幼儿等免疫力低下者，具有更高的危险性，还可引起创伤感染、败血症、泌尿道感染、脑膜炎等。鼻硬结克雷伯菌主要引起慢性肉芽肿病变，侵犯口咽部、鼻、喉，能造成组织坏死。臭鼻克雷伯菌能引起慢性萎缩性鼻炎。

三、微生物学常规检验

【采集标本】

痰、血液、尿液、脓、脑脊液、粪便、胸腹水等。

【检验方法及鉴定】

（1）显微镜检查 经革兰染色，在显微镜下可见革兰阴性杆菌，多呈球杆状，有明显的荚膜。

（2）分离培养 血液、脑脊液标本先经肉汤增菌后，取增菌培养物或其他标本接种血平板或麦康凯琼脂平板，35℃培养，挑取可疑的菌落做生化反应。

（3）生化反应 氧化酶阴性，硫化氢试验阴性，动力阴性，硝酸盐还原试验阳性，KIA：AA＋－；MIU：－－/＋＋；IMViC：－/＋－＋＋，鸟氨酸脱羧酶阴性，丙二酸盐阳性。

（4）鉴定 克雷伯菌属与其他相近菌属之间的鉴别见表11-14。

表 11 – 14　克雷伯菌属与其他相近菌属细菌之间的鉴别试验

常见种	动力	赖氨酸脱羧酶	鸟氨酸脱羧酶	精氨酸双水解酶	吲哚	乳糖
肺炎克雷伯菌	–	+	–	–	–	+
产酸克雷伯菌	–	+	–	–	+	+
产气肠杆菌	+	+	+	–	–	+
阴沟肠杆菌	+	–	+	+	–	+
黏质沙雷菌	+	+	+	–	–	–
蜂房哈夫尼亚菌	+	+	+	–	–	–

（5）血清学鉴定　用荚膜肿胀试验进行鉴定。取一张洁净的载玻片，玻片左右两侧各加待检菌液 1 ~ 2 接种环，于一侧加抗血清，另一侧不加抗血清作为对照，再于两侧各加 1 滴墨汁（或美蓝），混匀后加盖玻片，在油镜下镜检，细菌周围可见较大空白圈者即为阳性。对照侧无此现象。

第七节　肠杆菌属

肠杆菌属有 14 个种，广泛分布于土壤、水、蔬菜及日常食品上，是常见的环境菌群，为条件致病菌。临床上常见的有：阴沟肠杆菌、坂崎肠杆菌和产气肠杆菌。

一、生物学特性

【形态与染色】
革兰阴性小杆菌，粗而短，周鞭毛，无芽孢，部分菌株有荚膜。
【培养特性】
营养要求不高，在普通培养基上生长，生成大而湿润的灰白色或黄色的黏液状菌落；在 SS 和麦康凯等肠道选择培养基上形成发酵乳糖的红色菌落。
【生化反应】
多数菌株分解葡萄糖产酸产气，鸟氨酸脱羧酶和精氨酸双水解酶试验均阳性，赖氨酸脱羧酶试验阴性，IMViC － － ＋ ＋。硝酸盐还原试验阳性。

二、临床意义

肠杆菌属是肠道正常菌群的成员之一，为条件致病菌，可引起多种感染。产气肠杆菌和阴沟肠杆菌常可从临床标本中分离得到，能引起呼吸道感染、尿路感染、败血症、脑膜炎及伤口感染等。坂崎肠杆菌引起的新生儿脑膜炎和菌血症，有很高的死亡率。

随着第三代头孢菌素的广泛使用，阴沟肠杆菌已成为医院感染越来越重要的病原菌。由于阴沟肠杆菌能产生超广谱 β – 内酰胺酶和 AmpC 酶（又称头孢菌素酶），致其对多种抗生素高度耐药，给临床治疗带来了新的挑战，应引起临床医师的重视。目前对 AmpC 酶稳定的药物主要有碳青霉烯类（亚胺培南）和第四代头孢（头孢吡肟、头孢匹罗）以及某些喹酮类和氨基糖苷类抗生素。

三、微生物学常规检验

【采集标本】

血液、尿液、脓汁、脑脊液等。

【检验方法】

（1）直接检查　经革兰染色，在镜下可见革兰阴性短杆菌。

（2）分离培养　血液、脑脊液先增菌培养，取增菌培养物或其他标本接种血平板、麦康凯琼脂平板或 SS 琼脂平板，经 35℃培养 18～24 小时后，挑取可疑菌落，做生化反应，再进一步鉴定到属和种。

（3）鉴定　根据菌落特征、菌体形态染色、生化反应即可初步鉴定，但应注意与类似菌的区别。产气肠杆菌、阴沟肠杆菌和大肠埃希菌的区别可用 IMViC 试验，大肠埃希菌为 ＋＋－－；而产气肠杆菌和阴沟肠杆菌均为 －－＋＋。肠杆菌属中的主要菌种与类似细菌的鉴别见表 11－14。

第八节　临床标本中其他常见肠杆菌科细菌简介

一、耶尔森菌属

耶尔森菌属已知 13 个种和亚种，目前明确能引起人类疾病的有：鼠疫耶尔森菌、小肠结肠炎耶尔森菌和假结核耶尔森菌。

（一）鼠疫耶尔森菌

革兰阴性小杆菌，常呈球杆状或直杆状，两端钝圆，在新分离菌株及动物体液中呈两极浓染，无芽孢，无鞭毛，有荚膜。为兼性厌氧菌，最适生长温度为 27℃～30℃，pH 为 6.9～7.2。在肉汤培养基中，24 小时后，培养基底部开始出现絮状沉淀物，48 小时后形成菌膜，稍加摇动菌膜呈"石钟乳"状下垂。此特征有助于该菌的鉴别。在普通培养基上生长缓慢，在血平板上生长良好，菌落呈细小、粗糙、黏液状。

本菌 IMViC －＋－－，KIA：KA－－，MIU：－－－，氧化酶阴性，明胶液化试验阴性，吲哚和脲酶试验阴性，鸟氨酸、赖氨酸脱羧酶、苯丙氨酸脱氨酶均为阴性。可分解葡萄糖产酸不产气，对大多数糖不分解；当穿刺培养时，培养物表面呈膜状，细菌沿穿刺线呈纵树状生长。

鼠疫耶尔森菌，俗称鼠疫杆菌，引起烈性传染病——鼠疫，为自然疫源性疾病。人类鼠疫可通过被感染的鼠蚤叮咬或直接接触感染动物而传染，病死率较高，为甲类传染病。微生物检验时标本应送到本地疾病预防控制中心、在有严格防护措施的专用实验室进行检测。根据疾病不同类型采集临床病人的血液、痰、淋巴结穿刺液、咽喉分泌物等作为标本，进行直接涂片染色、分离培养、生化反应、动物试验、噬菌体裂解试验、血清学试验及核酸检测及鉴定。

（二）小肠结肠炎耶尔森菌

小肠结肠炎耶尔森菌为革兰阴性球杆菌，偶有两级浓染现象。22℃～25℃时，有动力，为周毛菌，35℃无动力，无荚膜，无芽孢，需氧或兼性厌氧，耐低温，4℃能生长，最适生长温度为20℃～28℃。营养要求不高，在普通培养基上可生长，在麦康凯琼脂平板上，形成无色、半透明的不发酵乳糖的菌落；在耶尔森菌专用选择培养基中，48小时后，菌落为粉红色，偶尔有一圈胆盐沉淀。在液体培养基中呈浑浊生长，表面形成白色菌膜或管底有沉淀生成。脲酶阳性，枸橼酸盐阳性，氧化酶阴性，苯丙氨酸脱氨酶阴性，KIA：K（A）A－－；VP试验22℃～25℃阳性，35℃～37℃阴性，发酵葡萄糖、蔗糖产酸不产气。

该菌是一种肠道致病菌，人类通过食用被污染的食物和水而感染。受染的部位以小肠、结肠为主，引起小肠炎和结肠炎，发热、黏液便或水样便为其主要临床症状，常与细菌性痢疾混淆。腹痛好发于回盲部，与阑尾炎要相鉴别。而有些患者可发展为肠道外感染，如结节性红斑、关节炎等自身免疫病。

本菌主要鉴定依据为：菌体形态染色，菌落特征，嗜冷性，动力和VP试验为22℃～25℃阳性，35℃～37℃阴性，KIA：K（A）A－－，鸟氨酸脱羧酶和脲酶阳性。

二、沙雷菌属

沙雷菌属是引起医院感染的重要菌属之一。包括13个种，临床标本较为常见的是粘质沙雷菌。该菌属为革兰阴性小杆菌，有周鞭毛，除臭味沙雷菌有微荚膜外，其余菌种无荚膜，无芽孢。由于粘质沙雷菌是细菌中最小的，所以常可用于检测滤菌器的质量。在普通营养培养基上形成不透明的大菌落，菌落呈白色、红色或粉红色。所产生的色素有两种：非水溶性的灵菌红素和水溶性的吡羧酸。在伊红美蓝和麦康凯琼脂平板上形成稍大而黏稠的菌落。DNA酶、脂酶、明胶酶阳性，鸟氨酸脱羧酶阳性（深红沙雷菌为阴性）。

由于本菌具有侵袭性和对多种抗生素（多粘菌素、头孢菌素等）耐药，现已成为重要的条件致病菌。粘质沙雷菌可引起肺炎、败血症、脑膜炎、心内膜炎、泌尿道感染等。

三、爱德华菌属

爱德华菌属包括3个种和1个生物群，在临床标本中出现的只有迟钝爱德华菌。直杆状，革兰阴性，有周身鞭毛。兼性厌氧，营养要求不高，在麦康凯或SS琼脂平板上形成乳糖不发酵的无色半透明的小菌落。爱德华菌典型生化反应：分解葡萄糖、麦芽糖产酸产气，不分解乳糖、甘露醇和蔗糖，硫化氢试验阳性，吲哚和甲基红试验阳性，VP和枸橼酸盐试验阴性，赖氨酸脱羧酶试验阳性。迟钝爱德华菌可引起败血症、心内膜炎、脑膜炎、创伤感染等，但引起的疾病在临床上很罕见。

四、枸橼酸杆菌属

革兰阴性杆菌，无芽孢、无荚膜，周身鞭毛，能运动。兼性厌氧，营养要求不高，在血平板上呈不透明、灰白色、不溶血的较大菌落，在麦康凯或 SS 琼脂平板上形成乳糖发酵型较为混浊的菌落。典型生化反应为：发酵葡萄糖产酸产气，甲基红试验阳性，枸橼酸盐试验阳性，硝酸盐还原试验阳性，产生硫化氢，VP 试验阴性。

本菌可从水、土壤、垃圾中分离出来，为条件致病菌，主要引起腹泻、男性泌尿道感染、脑膜炎、菌血症等。微生物学检验，可采集尿液、粪便、痰、血液、创伤分泌物及咽拭子等临床标本，接种在血平板和伊红美蓝、麦康凯等选择培养基上，经 35℃ 18～24小时后，挑取可疑菌落，结合涂片染色及生化反应试验结果，再做属种鉴定。该菌属与爱德华菌属的主要鉴别要点是赖氨酸脱羧酶阴性。

五、普罗威登斯菌属

本菌属为革兰阴性杆菌，培养特性、生化反应与变形杆菌属相似，但脲酶阴性（除雷氏普罗威登斯菌外），在营养琼脂培养基上不出现迁徙生长现象，在伊红美蓝、麦康凯琼脂平板上为无色透明的小菌落。与变形杆菌的鉴别要点是硫化氢阴性；与摩根菌属的鉴点是鸟氨酸脱羧酶试验阴性。本菌属可引起医院感染，如创伤、烧伤、泌尿道感染，与泌尿系统结石形成有关。

六、摩根菌属

摩根菌属有 2 个亚种，即摩氏摩根菌摩根亚种和摩氏摩根菌西伯尼亚种。形态特征、生化反应特点与变形杆菌类似，但无迁徙生长现象。本菌典型生化反应：硫化氢、VP 试验、枸橼酸盐利用试验和明胶液化试验均阴性，动力阳性，脲酶和吲哚试验阳性，鸟氨酸脱羧酶阳性。摩根菌属可致泌尿系统感染及伤口感染，也可引起腹泻。取尿液、脓、痰等标本，接种血琼脂平板和麦康凯琼脂平板等肠道选择培养基，35℃ 孵育，挑取可疑菌落，进一步鉴定到属和种。

七、哈夫尼亚菌属

哈夫尼亚菌属只有 1 个种，即蜂房哈夫尼亚菌。常常存在于人和动物（鸟类）的粪便中，属于条件致病菌，在临床很少引起疾病，偶尔与胃肠道感染有关，但往往是混合感染。该菌革兰阴性，无鞭毛、无芽孢、有动力。营养要求不高，兼性厌氧。生化特点与肠杆菌属相似，分解糖产酸的能力较低，不发酵乳糖、蔗糖、棉子糖等。DNA 酶和脂酶阴性，此点与沙雷菌相鉴别。

第十二章　弧菌科和气单胞菌科

知识要点

1. 掌握霍乱弧菌的主要特征和微生物学检验。
2. 熟悉霍乱弧菌的临床意义。
3. 掌握副溶血性弧菌的主要特征和微生物学检验。
4. 熟悉副溶血性弧菌的临床意义。
5. 了解气单胞菌属和邻单胞菌属主要特点。

弧菌科是一群具有单端鞭毛、菌体直或微弯的革兰阴性细菌。本科细菌氧化酶试验阳性，在自然界中分布广泛，尤其是水中最为多见。

弧菌科包括弧菌属、异单胞菌属、发光杆菌属、利斯顿菌属、许旺菌属等八个菌属。弧菌属与相似菌属的生化特征见表 12 - 1。

表 12 - 1　三个菌属主要生化特征

试验	弧菌属	气单胞菌属	邻单胞菌属
葡萄糖产酸	+	+	+
甘露醇发酵	+/-	+	-
精氨酸	+/-	+	+
鸟氨酸	+/-	-	+
TCBS	+	-	-
嗜盐性	+/-	-	-
O/129	S	R	S
氧化酶	+	+	+
脂酶	+	+	-

第一节　弧　菌　属

弧菌属细菌是一大群菌体短小，弯曲呈弧形，运动活泼，发酵葡萄糖产酸不产气的革兰阴性菌。该菌广泛存在于自然界，尤以淡水和海水中最多。可根据该属细菌的抗原性、生化反应、DNA 同源性、致病性及耐盐性等不同，将弧菌分为四类：O1 群霍乱弧菌，不典型 O1 群，非 O1 群霍乱弧菌和其他弧菌。本菌属至少有 66 个种，有 12 个种与人类感染有关，其中对人类致病性强的有霍乱弧菌和副溶血性弧菌。

一、霍乱弧菌

知识链接

霍乱的流行

霍乱弧菌引起的疾病是霍乱，为烈性肠道传染病。霍乱起病急，传播速度快，死亡率高，在中华人民共和国急性传染病管理条例中被列为甲类。在世界上引起过多次大的流行，属于国际检疫传染病。霍乱弧菌有两个生物型：即古典生物型和 ElTor（埃尔托）生物型，这两个生物型都属于 O1 群。自 1817 年以来，已发生过 7 次世界性大流行，前 6 次均由霍乱弧菌古典生物型引起，而 1961 年始于印尼的第 7 次世界大流行由 ElTor（埃尔托）生物型引起。在 1992 年又爆发了新型霍乱，由此发现了一个新的血清群—O139 群。O139 群霍乱弧菌是第一个引起大范围霍乱暴发流行的非 O1 群霍乱弧菌，起于东南亚，并很快波及亚洲。

（一）生物学特性

【形态与染色】

霍乱弧菌革兰染色为阴性，菌体稍弯呈弧形、月牙形或逗点状，无荚膜、无芽孢。从病人体内新分离的菌株形态典型，菌体的一端有一根较长的鞭毛，运动活泼。用悬滴法直接镜检，菌体呈穿梭状或流星样运动。取病人米泔水样粪便涂片染色镜检，可见菌体首尾相互衔接，平行排列呈鱼群状。

【培养特性】

对营养要求不高，在普通培养基上生长良好，兼性厌氧，耐碱不耐酸，在 pH7.6 ~ 9.4 均可生长，常用碱性蛋白胨水和碱性琼脂平板培养。初次分离时，常选用碱性蛋白胨水进行增菌，不仅可以抑制其他杂菌生长，又可促进霍乱弧菌繁殖，经 35℃6 ~ 8 小时培养后，在液体表面大量繁殖形成薄的菌膜。在碱性琼脂平板上，培养 18 ~ 24 小时，形成圆而扁平、光滑、较大、无色透明或半透明似水滴状菌落。在 TCBS（硫代硫酸盐 – 枸橼酸盐 – 胆盐 – 蔗糖琼脂平板）上，因发酵蔗糖产酸，形成较大的黄色菌落。在含亚碲酸钾的琼脂培养基上，因本菌能还原培养基中的碲离子为灰黑色的成金属碲，而使菌落中心呈灰褐色。在 SS 琼脂平板上通常不长，可在无盐环境中生长，而其他致病性弧菌则不能生长。血平板上可形成较大菌落，El – Tor 生物型可形成 β 溶血环。

【生化反应】

霍乱弧菌能发酵葡萄糖、蔗糖、甘露醇，产酸不产气，不分解水杨苷、阿拉伯糖、肌醇等，迟缓分解乳糖。氧化酶、明胶酶和 DNA 酶试验阳性，能还原硝酸盐，吲哚试验阳性。赖氨酸、鸟氨酸脱羧酶试验阳性、精氨酸双水解酶试验阴性。绵羊红细胞溶解试验常作为两个生物型的鉴别方法之一。

【抗原结构与分型】

霍乱弧菌具有 O 抗原和 H 抗原。H 抗原不耐热，100℃2 小时可被破坏，为弧菌属共有抗原，特异性低。O 抗原耐热，100℃2 小时不被破坏，特异性高，是分群分型的依据。根据 O 抗原特异性的不同可将霍乱弧菌分成 200 多个血清群，凡是能与 O-1 群抗血清发生凝集的称为 O-1 群霍乱弧菌，凡不被 O-1 群抗血清凝集的其他血清群弧菌统称为非 O-1 群霍乱弧菌，以往又称为非霍乱弧菌。O-1 群和 O139 群引起霍乱。

霍乱弧菌的古典生物型和 El-Tor（埃尔托）生物型都属于 O-1 群，这两种生物型鉴别见表 12-2。

表 12-2　霍乱弧菌古典生物型和 El-Tor 生物型的区别

生物学特征	古典生物型	El-Tor 生物型
鸡红细胞凝集	-	+
羊红细胞溶血性	-	+
多黏菌素 B 试验	S	R
V-P 试验	-	+
Ⅳ组霍乱弧菌噬菌体裂解	+	-
Ⅴ组霍乱弧菌噬菌体裂解	-	+

依据 O-1 群霍乱弧菌的菌体抗原不同，又将其分为小川型、稻叶型和彦岛型三个血清型（表 12-3）。

表 12-3　霍乱弧菌 O-1 群血清型

血清型	O-1 多克隆抗体	O-1 单克隆抗体			造成流行
		A	B	C	
稻叶型	+	+	-	+	是
小川型	+	+	+	-	是
彦岛型	+	+	+	+	未知

在 1992 年新发现的 O139 群，它不能被 O-1 群抗血清所凝集，也不被 O2～O138 群抗血清凝集。

【抵抗力】

本菌抵抗力较弱，对热、酸、干燥、日光、消毒剂敏感，但耐碱性较强。煮沸 100℃1～2 分钟即可杀死细菌。在正常胃酸中仅可存活 4 分钟，用 25% 漂白粉可在 1 小时杀死患者排泄物或呕吐物中的霍乱弧菌。El-Tor（埃尔托）生物型比古典生物型抵抗力强，尤其在外环境中存活时间长，如海水、河水中可生存 1～3 周。本菌对链霉素、氯霉素等敏感，但对庆大霉素有耐受性。

（二）临床意义

霍乱弧菌是霍乱的病原菌。霍乱是一种烈性肠道传染病，传染源是患者或带菌者，人是霍乱弧菌的唯一易感者。病原菌通过污染的水源或食物经口摄入人体，通过胃到达小肠，依靠鞭毛的运动穿过肠黏液层，借助菌毛黏附于肠壁上皮细胞刷状缘的绒毛上，迅速繁殖产生霍乱肠毒素，该毒素作用于肠黏膜表面受体，促使肠黏膜细胞的分泌功能亢进，使肠腔内水纳潴留，导致患者出现剧烈腹泻和呕吐，泻出物和呕吐物呈米泔水样，致使严重脱水，代谢性酸中毒和水电解质紊乱。如果不及时进行治疗，患者常因肾衰竭和休克而死亡。

霍乱弧菌的非 O-1 群/非 O139 群不会引起霍乱，但可引起腹泻及肠道外感染。

（三）微生物学常规检验

【标本的采集与运送】

在发病早期及病人未用药前采集标本。采集的标本主要有新鲜的米泔水样便、呕吐物、肛门拭子等，注意粪、尿不能混合。采集标本后要及时接种，不能及时接种者，可用棉签挑取标本或将肛门拭子直接插入文－腊氏保存液内或卡－布（Cary－Blair）保存液内运送。对于带菌者的检查，可用无菌棉签挑取粪便标本或肛拭标本置于碱性蛋白胨水中，35℃增菌 6~8 小时。送检标本装在密封、不易破碎的容器中，置室温由专人运送。

【检验程序】

霍乱弧菌的检验程序如图 12-1。

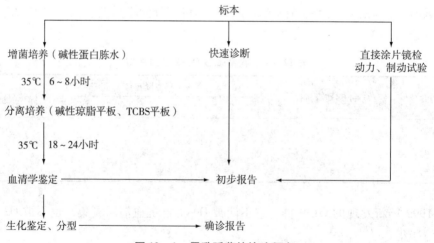

图 12-1　霍乱弧菌的检验程序

【检验方法】

1. 直接镜检

（1）直接涂片染色　取粪便标本直接涂片，经干燥固定后进行革兰染色，油镜观察如有革兰阴性鱼群状排列的弧菌可初步报告。

（2）动力和制动试验　将"米泔水"样粪便制成悬滴（或压滴）标本，在显微镜下可见细菌呈流星状及穿梭状运动。同法另外制备一张标本片,滴加 1 滴霍乱弧菌 O‐1 群多价诊断血清(效价 1:64),可见最初呈流星状及穿梭状运动的细菌停止运动,凝集成块,则为制动试验阳性。

2. 快速诊断 用荧光抗体染色和抗 O‐1 群或 O139 群抗原的单克隆抗体凝集试验可快速诊断霍乱弧菌感染。

3. 培养

(1)增菌培养 因恢复期患者、带菌者和使用过抗菌药物的患者,标本中细菌数量较少,一般经增菌可提高阳性检出率。取直肠肛拭或"米泔水"样便,接种于碱性蛋白胨水(APW)中,35℃增菌 6~8 小时,取培养物进行分离接种。

(2)分离培养 取"米泔水"样便或增菌培养物,接种于 TCBS 琼脂和碱性琼脂平板上,35℃18~24 小时观察菌落形态,挑取可疑菌落,用 O‐1 群和 O139 群霍乱弧菌多价和单价抗血清进行凝集,作出初步报告。

4. 鉴定 将已确定的菌落进一步纯培养,根据生化反应、血清学分群及分型进行最后鉴定。首先确定血清群:取可疑菌落与 O‐1 群和 O139 群抗血清做凝集试验,确定属于 O‐1 群、O139 群还是非 O‐1 群/非 O139 群霍乱弧菌。其次确定血清型:若为 O‐1 群霍乱弧菌,再取菌落分别与 O‐1 群单价分型血清 A、B、C 做凝集,确定出血清型别。最后生物分型:做生化试验进行生物分型,确定是古典生物型还是 El‐Tor(埃尔托)生物型(见表 12‐2)。

5. 鉴定依据 霍乱弧菌的鉴定以血清学为主,结合形态学、生化反应综合判断,须注意与弧菌科其他细菌相鉴别。该菌主要鉴定依据:

(1)菌落及形态典型,涂片为革兰阴性弧菌或杆菌,运动活泼,吲哚试验和黏丝试验阳性,氧化酶试验阳性,对 O/129 敏感,能与霍乱弧菌 O‐1 群诊断血清发生明显的凝集,可作出霍乱弧菌的诊断。

(2)如细菌的形态、菌落及生化反应与霍乱弧菌相似,但与 O‐1 群霍乱弧菌多价诊断血清不凝集,应按表 12‐4 可作进一步的鉴别,以确认是否为非 O‐1 群霍乱弧菌或其他类似弧菌。

表 12‐4 弧菌属的分群鉴定

试验	霍乱弧菌	拟态弧菌	梅氏弧菌	辛辛那提弧菌	霍利斯弧菌	少女弧菌	河流弧菌	弗尼斯弧菌	溶藻弧菌	副溶血弧菌	创伤弧菌	哈氏弧菌
赖氨酸	+	+	‐/+	‐/+	‐	+/‐	‐	‐	+	+	+	+
鸟氨酸	+	+	‐	‐	‐	‐	‐	‐	+/‐	+	+/‐	‐
精氨酸	‐	‐	+/‐	+	+	‐	+	+	‐	‐	‐	‐
氧化酶	+	+	‐	+	+	+	+	+	+	+	+	+
硝酸盐	+	+	+	+	+	+	+	+	+	+	+	+
肌醇生长	‐	‐	‐	+	‐	‐	‐	‐	‐	‐	‐	‐
0% NaCl	+	+	‐	‐	‐	‐	‐	‐	‐	‐	‐	‐
1% NaCl	+	+	+	+	+	+	+	+	+	+	+	+

注: +: >90% 阳性; ‐: >90% 阴性; ‐/+: 大多为阴性; +/‐: 大多为阳性

（3）根据流行病学的需要，也可进一步用霍乱弧菌的单价诊断血清作血清学分型，必要时还可作噬菌体分型和生物分型，但一般实验室不进行。

二、副溶血性弧菌

副溶血性弧菌具有嗜盐性，广泛分布于近海的海水、海产品（鱼虾类、贝壳类）、海底的沉积物及盐渍食品中，主要引起食物中毒或急性胃肠炎。人食入污染本菌而未充分加热的海产品可引发疾病。副溶血性弧菌是我国大陆沿海地区及海岛食物中毒中最常见的一种病原菌。

（一）生物学特性

【形态与染色】

革兰阴性杆菌或弧状菌，两极浓染，有单端鞭毛或侧生鞭毛，运动活泼，在不同培养基上形态多变，常具有多形性。无荚膜，无芽孢。

【培养特性】

营养要求不高，最适 pH7.7~8.0，pH9.5 仍可生长，具有嗜盐性，在无盐培养基上不生长。需氧或兼性厌氧，最适温度35℃。在碱性蛋白胨水中经培养后呈均匀混浊，并在培养基表面形成菌膜。在强选择性培养基 TCBS 平板上形成 0.5~2.0mm 大小，稍凸起，混浊、无黏性、不发酵蔗糖的绿色或蓝绿色菌落。在 3.5% NaCl 琼脂平板上呈蔓延生长，菌落边缘不整齐、光滑湿润，不透明。在血液琼脂平板上形成较大（直径 2~3mm）圆形隆起、湿润并略带灰色或黄色的菌落。某些菌株可呈乙型溶血。在 SS 琼脂平板上，部分菌株不能生长，能生长的菌落较小、扁平、无色、半透明、宛如蜡滴状，有辛辣味、不容易被刮下。

【生化反应】

副溶血性弧菌的生化反应培养基中须含有 3.5% NaCl。几乎所有来自病人粪便中分离的致病性副溶血性弧菌菌株均能溶解人和兔的红细胞，对马红细胞不溶解，称神奈川（Kanagawa）现象阳性，而从海水和海产品中分离的非致病性菌株不溶解人和兔的红细胞，称神奈川现象阴性。该菌在 3.5% 和 7% NaCl 培养基中生长，在 0% 和 10% NaCl 培养基中不生长。本菌生化特性见表 12-5。

表 12-5　副溶血性弧菌常见的生化特性

试验	结果	试验	结果
氧化酶	+	枸橼酸盐	-
葡萄糖	+	硫化氢	-
D-甘露醇	+	赖氨酸	+
乳糖	-	鸟氨酸	+
阿拉伯糖	+/-	精氨酸双水解酶	-
蔗糖	-	V-P 试验	-

试验	结果	试验	结果
水杨苷	–	0% NaCl	–
脲酶	–/+	1% NaCl	+
明胶液化	+	7% NaCl	+
吲哚	+	10% NaCl	–

注：+：> 90% 阳性；–：> 90% 阴性；+/–：大多为阳性；–/+：大多为阴性

【抵抗力】

副溶血性弧菌耐碱，对酸敏感，在 2% 冰醋酸或食醋中 5 分钟死亡。不耐热，56℃ 30 分钟即被杀死。在淡水生存时间较短，不超过 2 天，但在海水中可生存 47 天之久，在冰冻海鱼中生存数月，在盐渍酱菜中存活 30 天以上。

（二）临床意义

副溶血性弧菌主要引起食物中毒和急性腹泻。人因为食入被该菌污染而未煮熟的海产品或盐渍食品，通过直接或间接感染而引起。潜伏期一般 5～72 小时，患者可出现低热、恶心、呕吐、腹痛、腹泻，腹泻呈水样便或糊状，偶尔血性便。一般恢复较快，常常为自限性。

致病性副溶血性弧菌产生耐热直接溶血素和耐热相关溶血素。动物实验表明，这两种毒素具有溶血毒性、细胞毒性、肠毒性和心脏毒性。另外，黏附素和黏附素酶也与致病有关。

（三）微生物学常规检验

【标本采集与运送】

标本主要为患者的粪便、肛拭和可疑食物。采集标本后应及时送检，及时接种，或置碱性蛋白胨水或卡–布运送培养基中送检。

【检验方法】

1. 增菌培养 将标本接种在含 1% 或 3% NaCl 的碱性蛋白胨水，35℃ 增菌培养 6～8 小时，挑取菌膜作分离培养。

2. 分离培养 取增菌培养液或标本接种于 TCBS 琼脂平板、SS 琼脂平板或嗜盐菌选择平板上，经 35℃、18～24 小时培养后，观察菌落特性。该菌在 TCBS 平板上形成 0.5～2.0mm 大小、蔗糖不发酵而呈绿色或蓝绿色的菌落。

在 SS 琼脂平板上形成扁平、无色半透明、蜡滴状的菌落，有辛辣味，不易刮下。在嗜盐菌选择平板上，菌落较大，圆形，隆起，稍混浊，半透明或不透明，无黏性。

【鉴定要点】

1. 形态特点 革兰阴性弧菌或杆菌，具有多形性，运动活泼。

2. 培养特性 在选择平板上菌落典型，在 TCBS 平板上菌落呈绿色或蓝绿色。

3. 主要生化特性 氧化酶和吲哚试验阳性，赖氨酸脱羧酶和鸟氨酸脱羧酶试验均阳性，精氨酸双水解酶试验阴性。V－P试验阴性，脲酶多数为阴性。

4. 生长试验 副溶血性弧菌在无盐和 10% NaCl 的蛋白胨水中不生长，在含 3% 和 7% NaCl 的蛋白胨水中生长。

5. 神奈川现象 从腹泻患者中分离的副溶血性弧菌菌株大多数神奈川现象阳性。

该菌是弧菌属细菌中耐盐性最强的致病菌，从食物及腹泻患者的粪便中可分离得到。溶藻弧菌和副溶血性弧菌生化反应非常相似，溶藻弧菌大约 70% 的菌株可在 10% NaCl 中生长，并且 V－P 试验和蔗糖发酵试验为阳性，而副溶血性弧菌均为阴性。

第二节　气单胞菌属和邻单胞菌属

一、气单胞菌属

气单胞菌属属于气单胞菌科，含有 27 个菌种。在自然界中分布广泛，水、土壤及脊椎动物肠道都有存在，主要致病菌种有亲水气单胞菌、豚鼠气单胞菌、简达气单胞菌、舒伯特气单胞菌、易损气单胞菌和威隆气单胞菌等。

（一）主要生物学特性

本属细菌为革兰阴性杆菌，有单端鞭毛，运动极为活泼，呈穿梭状，有荚膜，无芽孢。

对营养无特殊要求，需氧或兼性厌氧。在普通培养基上 35℃经 24～48 小时形成白色、半透明的菌落；在血琼脂平板上形成灰白、光滑、湿润的菌落，多数菌株有 β 溶血环，3～5 天后菌落呈暗绿色；在肠道选择培养基上，大多数菌株形成乳糖不发酵菌落；在 TCBS 琼脂上生长不良；液体培养基中呈均匀混浊。

本菌氧化酶和触酶试验阳性，在含 6.5% NaCl 中不生长。

（二）临床意义

气单胞菌常栖息于水中，食入被细菌污染的食物和水而引起感染。主要疾病是腹泻和肠道外感染。能致腹泻的气单胞菌可产生不耐热的肠毒素，临床症状即可引起轻度腹泻，又可导致严重的痢疾样腹泻，好发于夏季，多见于儿童，成人主要表现为慢性。肠道外感染主要为伤口感染和菌血症，主要见于免疫力低下的人群，如恶性肿瘤、免疫缺陷等。

（三）微生物学常规检验

【标本采集】
根据疾病不同，可采集伤口分泌物、脓液、血液、粪便或肛拭子等标本。

【检验方法与鉴定】

1. 直接涂片镜检 将脓汁、伤口分泌物等标本涂片革兰染色，在显微镜下可见革兰阴性短杆菌。悬滴标本可观察细菌动力，呈穿梭状运动。

2. 分离培养 脓汁、分泌物可直接接种于血平板上，粪便或肛拭子标本接种肠道选择培养基上，血液标本经肉浸液或胰化酪蛋白大豆肉汤增菌后接种血平板。气单胞菌在普通培养基上可以生长，但在 TCBS 上不生长。除豚鼠气单胞菌外，大多数致病性菌株在血平板中有 β 溶血现象，菌落较大，圆形、凸起、不透明。

3. 生化反应 本属细菌氧化酶和触酶试验阳性，还原硝酸盐，对 O/129 耐药，发酵葡萄糖和其他碳水化合物，产酸或产酸产气。气单胞菌种的鉴别见表 12-6。

表 12-6　常见气单胞菌属内种的主要生化反应

生化反应	亲水气单胞菌	豚鼠气单胞菌	简达气单胞菌	易损气单胞菌	威隆气单胞菌 温和生物变种	威隆气单胞菌 威隆生物变种	舒伯特气单胞菌
蔗糖产酸	+	+	-	v	+	+	-
甘露醇产酸	+	+	+	+	+	+	+
阿拉伯糖产酸	v	+	-	-	+	+	-
葡萄糖产气	+	-	+	v	+	+	-
精氨酸双水解	+	+	+	+	+	-	+
赖氨酸脱羧酶	+	-	+	+	+	+	v
鸟氨酸脱羧酶	-	-	-	-	-	-	-
七叶苷水解	+	+	-	-	-	+	-
羊血平板 β 溶血	+	-	+	v	+	+	v
头孢噻吩	R	R	R	R	S	S	S
氨苄西林	R	R	R	S	R	R	R

注：+：＞90% 阳性；-：＞90% 阴性；V：不定；S：敏感；R：耐药

二、邻单胞菌属

邻单胞菌属通常存在于水、人和动物肠道中，本菌属只有一个菌种，即类志贺邻单胞菌。能引起人类水样腹泻和食物中毒，在机体免疫力降低时，还可引起蜂窝织炎、骨髓炎、脑膜炎和败血症。

类志贺邻单胞菌为革兰阴性杆菌，可成双或短链状排列，有单端鞭毛，无芽孢和荚膜。

在 8℃~45℃ 均能生长，但最适生长温度为 35℃，血平板上生长良好，可形成圆形、凸起、不透明，光滑、有光泽，大小为 2~3mm 的菌落，无溶血现象。在 SS 琼脂平板上，经 35℃18~24 小时培养后形成不发酵乳糖或迟缓发酵乳糖无色透明的菌落。

在 TCBS 平板上不生长。

赖氨酸脱羧酶、鸟氨酸脱羧酶和精氨酸双水解酶试验均为阳性，吲哚试验阳性，还原硝酸盐，氧化酶和触酶试验均为阳性，发酵葡萄糖产酸，不发酵乳糖和甘露醇，O/129敏感。

类志贺邻单胞菌具有 O 抗原和 H 抗原。该菌与肠杆菌科的宋内志贺菌和痢疾志贺菌可发生交叉血清学反应。可用氧化酶试验和动力试验与之鉴别，志贺菌属均为阴性。

第十三章 非发酵革兰阴性杆菌

知识要点

1. 掌握铜绿假单胞菌的主要特征、微生物学检验和临床意义。
2. 熟悉产碱杆菌属、不动杆菌属的主要特征及微生物学诊断要点。
3. 熟悉假单胞菌属与产碱杆菌属、不动杆菌属的鉴别。
4. 了解其他假单胞菌和非发酵菌的主要特点。

非发酵革兰阴性杆菌是指一群不能利用葡萄糖或仅以氧化形式利用葡萄糖、无芽孢、需氧或兼性厌氧的革兰阴性菌。此类细菌多数为机会致病菌，可引起各种感染。近年来，该类细菌引起的临床感染日渐增多，尤其是医院内感染。而且非发酵菌对抗生素的耐药性也明显增高，这些已经引起临床医学和检验医学的重视。

非发酵革兰阴性杆菌主要包括假单胞菌属、产碱杆菌属、无色杆菌属、不动杆菌属、黄杆菌属、莫拉菌属、伯克霍尔德菌属、黄单胞菌属、丛毛菌属等。各菌属之间的鉴别要点见表 13 – 1。

表 13 – 1　非发酵革兰阴性杆菌的主要菌属鉴别要点

	氧化酶	动力	葡萄糖氧化发酵	麦康凯生长	触酶	硝酸盐还原
假单胞菌属	+	+	○/ –	+	+	+/ –
黄杆菌属	+	–	○/F	+/ –	+	–
不动杆菌属	+	–	○/ –	+	+	–
产碱杆菌属	+	+	–	+	+	+/ –
无色杆菌属	+	+/ –	○	+	+	+
莫拉菌属	+	–	–	+	+	+/ –

注：○：氧化；F：发酵；＋：＞90% 阳性；－：＞90% 阴性；＋/－大多为阳性

第一节　假单胞菌属

假单胞菌属是一群无荚膜、无芽孢的革兰阴性杆菌。有单端鞭毛或丛鞭毛，专性需氧，无特殊营养要求，在普通培养基上即可生长。最适生长温度35℃，少数菌种能在4℃或42℃生长。氧化酶和触酶均为阳性（除少数菌株外），该菌属中有些菌株在代谢中能产生多种水溶性的色素，如绿脓素、荧光素、红脓素、黑脓素等，有的菌可产生多种，有的只产生 1~2 种。

假单胞菌属种类繁多，含有 200 余种。主要分布在水、土壤和空气中，在临床标本如伤口创面分泌物、脓汁、血液等检出率较高，是医院内感染常见的条件致病菌。该菌属常见的致病菌有铜绿假单胞菌、荧光假单胞菌、恶臭假单胞菌和产碱假单胞菌。

一、铜绿假单胞菌

铜绿假单胞菌又称绿脓杆菌，是因为在生长代谢中产生水溶性绿色色素而得此名。铜绿假单胞菌是假单胞菌属的代表菌种。该菌分布广泛，自然界、人体体表、肠道、呼吸道及泌尿生殖道均有存在。

（一）生物学特性

1. 形态与染色　该菌为革兰阴性细长的杆菌，常呈单个排列，偶尔成对或短链状排列，菌体一端有 1~3 根单端鞭毛，不形成荚膜和芽孢，新分离菌株多有菌毛。

2. 培养特性　无特殊营养要求，在普通培养基上生长良好。专性需氧，部分菌株在兼性厌氧中也能生长，最适温度为 35℃，4℃不能生长，42℃可生长，据此可以与荧光假单胞菌等鉴别。该菌在液体培养基中呈均匀混浊生长，液面上形成菌膜。在普通琼脂平板或血平板上，形成大而扁平、边缘不整齐、光滑、有金属光泽的灰绿、蓝绿色或黄绿色菌落，有特殊的生姜气味。血平板上菌落较大，有透明溶血环。在 SS 等肠道选择性培养基上，因不发酵乳糖，形成无色透明的小菌落。

铜绿假单胞菌产生的主要色素是绿脓素和荧光素。绿脓素溶于水和氯仿，呈蓝绿色；荧光素只溶于水而不溶于氯仿，为绿色。

3. 生化反应　氧化分解葡萄糖、木糖产酸，氧化酶和触酶试验阳性，能液化明胶，分解尿素，利用枸橼酸盐，吲哚试验阴性，硝酸盐还原试验为阳性，精氨酸双水解酶试验阳性。

4. 抗原构造与分型　铜绿假单胞菌有 O 抗原、H 抗原、黏液（S）抗原和菌毛抗原。该菌具有 2 种 O 抗原，一种是外膜蛋白，为保护性抗原，免疫原性强；另一种是脂多糖，与特异性密切相关，可用于分型，目前已分为 20 个血清型。此外还可用噬菌体、细菌素和绿脓素来进行分型。

5. 抵抗力　铜绿假单胞菌对外界因素抵抗力较强，尤其在潮湿处可长期生存，对紫外线不敏感，对干燥有抵抗力，对某些消毒剂如酸、银盐及热较敏感。对多种抗生素不敏感，是常见的耐药菌株之一。

（二）临床意义

铜绿假单胞菌为重要的条件致病菌，占假单胞菌属感染的 70%。该菌广泛分布于水、土壤、人体体表和与外界相通的腔道，是医院内感染的主要致病菌之一，住院患者的带菌率可高达 20%。在人体抵抗力下降时，如烧伤病人、术后、慢性消耗性疾病、长期使用激素或免疫抑制剂、肿瘤病人的放疗或化疗及各种介入性医疗操作等，都容易导致本菌感染。可通过多途径传播，引起皮肤感染、呼吸道感染、泌尿道感染、烧伤感染等，还可导致心内膜炎、菌血症、囊性纤维变性等，严重者可导致败血症，死亡率较高。

铜绿假单胞菌可产生多种致病因子，主要有粘附素，荚膜，内、外毒素，弹性蛋白酶，胶原酶、磷脂酶 C 等侵袭性酶。人体感染该菌后，可产生特异性体液免疫，对机体有一定的保护作用。

（三）微生物学常规检验

【采集标本】

根据疾病不同，可分别采集标本，如血液、脑脊液、胸水、腹水、尿液、脓液、痰、穿刺液、关节液、粪便等；还可采集医院病区或手术室的空气、水、地面、门把手、医疗诊断器械及生活用品。

【检验方法】

1. 标本涂片镜检 脑脊液、胸腹水、穿刺液可直接离心后，取沉淀物涂片检查，绿色的脓汁、痰液和分泌物可作直接涂片镜检，可见革兰阴性杆菌，做鞭毛染色时可见有单端鞭毛。

2. 分离培养 铜绿假单胞菌在普通琼脂平板上经35℃18～24小时培养后，可形成大而扁平、光滑、湿润、大小不一、边缘不整齐、有金属光泽且常呈融合状态的灰绿、蓝绿色或黄绿色菌落，有特殊的生姜气味。在血平板上经35℃18～24小时培养后，菌落较大，有透明溶血环。在 SS 琼脂培养基上，因不发酵乳糖，形成无色透明的小菌落。在麦康凯琼脂培养基上，可形成微小、无光泽、半透明菌落，菌落中心常呈棕绿色。

3. 生化鉴定 氧化分解葡萄糖、木糖产酸，氧化酶和触酶试验阳性，能液化明胶，分解尿素，利用枸橼酸盐吲哚试验阴性，能还原硝酸盐为亚硝酸盐并产生氮气，精氨酸双水解酶试验阳性。

4. 鉴定要点 根据细菌形态、菌落特征、色素、特殊气味、生化反应并结合本菌鉴别特征作诊断。临床标本中，常见假单胞菌的主要鉴别特征见表13－2。

表 13 – 2　临床标本中常见假单胞菌的主要鉴别特征

试验	铜绿假单胞菌	荧光假单胞菌	恶臭假单胞菌	斯氏假单胞菌	产碱假单胞菌	嗜麦芽寡氧单胞菌
氧化酶	100	100	100	100	100	
42℃生长	100	0	0	90	48	48
青脓素	69	91	82	0	0	0
葡萄糖产酸	98	100	100	100	0	85
明胶水解	46	100	0	0	2	93
硝酸盐还原	74	19	0	100	61	39

续表

试验	铜绿假单胞菌	荧光假单胞菌	恶臭假单胞菌	斯氏假单胞菌	产碱假单胞菌	嗜麦芽寡氧单胞菌
精氨酸双水解酶	99	99	99	0	7	0
赖氨酸脱羧酶	0	0	0	0	ND	93
尿素试验	66	44	43	17	21	3
卵磷脂酶	8	89	0	8	0	ND
枸橼酸盐	95	93	100	ND	65	34
木糖产酸	85	97	98	94	0	90

注：数字代表阳性菌株%；ND：表示无数据

5. 分型　铜绿假单胞菌的分型方法较多，主要有血清学分型、噬菌体分型、质粒指纹图谱分析和脉冲场凝胶电泳分析，对医院内感染的流行病学调查有重要意义。

二、其他假单胞菌

从临床标本中最常分离出的假单胞菌为铜绿假单胞菌，其次还有荧光假单胞菌、嗜麦芽寡氧单胞菌、斯氏假单胞菌、恶臭假单胞菌及产碱假单胞菌等，它们的鉴别见表13-2。

荧光假单胞菌为革兰阴性嗜冷杆菌，在4℃时繁殖速度快，40℃以上不能生长，菌体有数根单端鞭毛，需氧生长，不产生绿脓素，可以和铜绿假单胞菌区别。本菌是一种罕见的机会致病菌，广泛存在于土壤、水、植物、动物活动环境中，在临床上最多见的是该菌污染血液及血制品，当病人输入污染的血液及血制品后，可出现败血症、不可逆性休克等严重后果。由于荧光假单胞菌易产生耐药，临床上应给予足够重视。

恶臭假单胞菌为革兰阴性杆菌，单端丛鞭毛，运动活泼，42℃不生长，陈旧培养物有腥臭味，只产生荧光素（青脓素），不产生绿脓素，此两点区别于铜绿假单胞菌。不液化明胶，卵磷脂酶试验阴性，可与荧光假单胞菌鉴别。可从临床标本及血库贮存的污染血液中分离出来，但分离较困难。常可引起骨髓炎、尿道感染及皮肤感染等。

第二节　产碱杆菌属

产碱杆菌属有四种分类法，其中根据对糖的分解与否，将产碱杆菌分为两大类，与临床有关不分解糖的产碱杆菌主要有粪产碱杆菌、皮乔特产碱杆菌和木糖氧化产碱杆菌脱硝亚种及分解糖产碱杆菌有木糖氧化产碱杆菌木糖氧化亚种。代表菌是粪产碱杆菌。

一、生物学特性

【形态与染色】

革兰阴性杆菌，呈单个散在、成双或链状排列，无芽孢，多数菌株无荚膜，为周毛菌。

【培养和生化反应】

营养要求不高，在普通培养基上生长良好。专性需氧生长，最适生长温度为25℃~35℃，部分菌株42℃能生长。在血平板上形成较大灰白色、扁平、边缘稍薄的湿润菌落。该菌能利用柠檬酸盐、在O/F试验呈碱性反应，不液化明胶，吲哚试验和H$_2$S试验均阴性，氧化酶和触酶试验均阳性。

二、临床意义

临床标本分离最常见的是粪产碱杆菌，是人体正常菌群，可在人与动物的肠内容物、粪便中分离到，也可在潮湿环境，如雾化器、呼吸机和灌洗液等处存在，是医院感染的常见病原菌之一。常导致免疫力低下的患者发生败血症、脑膜炎、心内膜炎、尿路感染及伤口感染等。木糖氧化产碱杆菌木糖氧化亚种是免疫缺陷患者的常见致病因子。

三、微生物学常规检验

【采集标本】

主要有血液、脓液、尿液、分泌物等。血液标本先增菌培养，再转种固体培养基；其他标本可直接接种血平板、麦康凯琼脂平板，并同时涂片，进行革兰染色镜检。

【检验方法】

1. 显微镜检查 在油镜下可见革兰阴性杆菌，呈单个散在、成双或链状排列。

2. 分离培养与生化反应 在肉汤液中培养18~24小时呈均匀混浊，液面上有菌膜生成，底部有沉淀。在含蛋白胨的肉汤中产氨，使pH升至8.6为该菌特性。在麦康凯琼脂平板上形成无色透明的小菌落。在血琼脂平板上经18~24小时培养形成较大灰白色、扁平、边缘稍薄的湿润菌落。该菌不分解糖类，氧化酶和触酶均阳性，O/F试验呈碱性反应，不液化明胶，硝酸盐还原试验阴性。

3. 鉴定要点 根据形态染色、菌落特点、氧化酶和触酶试验及结合生化反应进行鉴定。属内常见产碱杆菌的主要特性见表13-3。

表13-3 常见产碱杆菌的主要特性

	粪产碱杆菌	皮乔特产碱杆菌	木糖氧化产碱杆菌脱硝亚种	木糖氧化产碱杆菌木糖氧化亚种
42℃生长	-	-	+	+
亚硝酸盐还原	+	-	+	+
硝酸盐还原	-	+	+	+
丙二酸盐	+	+	+/-	-
木糖	-	-	+	+

注：+：阳性；-：阴性；+/-：大多数阳性

第三节 不动杆菌属

不动杆菌属为一群氧化酶阴性，不发酵糖类，不运动的需氧革兰阴性杆菌。分多个基因种，但只有6个基因种有菌名，即醋酸钙不动杆菌、鲍曼不动杆菌、溶血不动杆菌、琼氏不动杆菌、约翰逊不动杆菌和洛菲不动杆菌。其余基因种未命名。

一、生物学特性

【形态与染色】

革兰阴性球状或球杆状，成双排列，偶尔呈丝状或链状，常似奈瑟氏菌。革兰染色常不易褪色而造成假阳性。无鞭毛，无芽孢，黏液型菌株有荚膜。

【培养特性】

严格需氧，最适生长温度35℃，无特殊营养要求，普通培养基生长良好。

个别不动杆菌营养要求高。只有鲍曼不动杆菌42℃可生长，其余5个基因种均不能生长。在血琼脂平板上经18～24小时培养后，可见圆形凸起、灰白色、光滑、边缘整齐的菌落。醋酸钙不动杆菌菌落较大；而洛菲不动杆菌菌落较小；溶血不动杆菌可产生β溶血环。在麦康凯琼脂平板上，醋酸钙不动杆菌形成粉红色的菌落；洛菲不动杆菌形成黄色菌落；鲍曼不动杆菌形成黏液型菌落。

【生化反应】

氧化酶阴性，触酶阳性，吲哚试验阴性，硝酸盐还原试验阴性，葡萄糖O/F为氧化型。不动杆菌属主要菌种的生化反应见表13-4。

表13-4 不动杆菌属主要菌种的生化反应

	醋酸钙不动杆菌	鲍曼不动杆菌	溶血不动杆菌	琼氏不动杆菌	约翰逊不动杆菌	洛菲不动杆菌
葡萄糖氧化	+	+	+/-	-	-	-
木糖氧化	-	+	+/-	-	-	-
乳糖氧化	+	+	-	+	+	+
精氨酸双水解酶	+	+	+	-	-/+	-
鸟氨酸脱羧酶	+	+	-	-	-	-
苯丙氨酸脱氨酶	+	+	+	-	-	-
丙二酸盐利用试验	+	+	+	-	-/+	-
柠檬酸盐利用试验	+	+	+	+/-	+	-
明胶液化	-	-	+	-	-	-
生长试验						
35℃	+	+	+	+	-	+
42℃	-	+	-	-	-	-
溶血	-	-	+	-	-	-

注：+：阳性；-：阴性；+/-：70%以上阳性；-/+：70%以上阴性

二、临床意义

本菌存在于自然界土壤、水和医院环境中，易在潮湿的环境中生存，也存在于健康人的皮肤、呼吸道、泌尿生殖道，为条件致病菌。在非发酵菌感染中本菌的分离率仅次于铜绿假单胞菌，近年来鲍曼不动杆菌的发病率有上升趋势。该菌黏附力极强，易在各类医用材料上黏附，所以也是医院内感染重要致病菌，可致呼吸道感染、尿路感染、菌血症、伤口感染、脑膜炎、呼吸机相关肺炎等。不动杆菌对多种抗生素耐药，尤其鲍曼不动杆菌对全部氨基青霉素和头孢他啶均耐药，对第一代和第二代头孢菌素、第一代喹诺酮类抗生素天然耐药，对氨基糖苷类抗生素耐药菌株逐年增加，已引起了临床上的重视。

三、微生物学常规检验

【采集标本】

可根据需要采集各种临床标本，如血液，脑脊液，痰液，脓液，尿液等。

【检验方法】

1. 直接涂片镜检 脓液、痰液、脑脊液等标本采集后涂片染色，在显微镜下可见革兰阴性成双排列，也有丝状或短链状，多数菌株有荚膜。

2. 分离培养 血液、脑脊液标本先增菌再转种血平板或麦康凯琼脂平板进行分离培养；其他标本可直接接种血平板或麦康凯琼脂平板，经 18～24 小时培养后，挑取可疑菌落做生化反应或其他鉴定。

3. 鉴定 根据形态特点、菌落特征、主要生化反应，可初步判定为不动杆菌属细菌。6 个种鉴别见表 13-4。

第四节 其他非发酵菌

一、嗜麦芽寡氧单胞菌

嗜麦芽寡氧单胞菌系 1960 年由 Hugh 和 Ryschenkow 首次发现并命名嗜麦芽假单胞菌，1983 年 Swings 等认为该菌的基因及生化有别于假单胞菌，将之重新归类于黄单胞菌属即嗜麦芽黄单胞菌，1995 年再次更名为嗜麦芽寡氧单胞菌。

嗜麦芽寡氧单胞菌为革兰阴性杆菌，菌体一端有丛鞭毛（多为 3 根以上）。专性需氧，4℃不生长。在普通琼脂平板上，呈不透明，淡灰黄色的菌落。血平板上，形成不溶血、淡紫或绿色菌落，有氨味。能迅速分解麦芽糖。该菌广泛存在于污水、土壤、动物体内及医院环境，如透析装置、医务工作者的双手、氧气湿化罐、血压计、中心动/静脉压监测仪、雾化吸入及人工呼吸装置、通气管道等，为常见的医院感染菌。其临床标本分离率在非发酵革兰阴性菌中，仅次于铜绿假单胞菌和不动杆菌，可引起肺炎、脑膜炎、心内膜炎、泌尿道感染及伤口感染等。本菌对碳青霉烯类抗生素先天耐药，随着临床抗生素和免疫抑制剂的广泛和大剂量应用，嗜麦芽寡氧单胞菌的临床分离率有逐年上升趋势，耐药性日益严重，因而给临床治疗带来很大困难。

二、莫拉菌属莫拉亚属

根据《伯杰系统细菌手册》（1984）将莫拉菌属归分为两个亚属，即莫拉亚属和布兰汉亚属。莫拉亚属为革兰阴性球杆菌，成对或短链状排列，常有多形性。营养要求较高，本属细菌可在麦康凯培养基上生长，但不在 SS 培养基上生长。氧化酶及触酶均阳性，不分解糖类，不产生硫化氢，吲哚试验阴性，6.5% 的 NaCl 肉汤中不生长。该亚属细菌为条件致病菌，能引起中耳炎、结膜炎、肺炎、心内膜炎等。目前由本亚属引起的婴幼儿脑膜炎及菌血症者日益增多，已引起医生高度重视。

三、黄杆菌属

黄杆菌属为一群革兰阴性杆菌，无动力，无荚膜和芽孢。专性需氧，在血琼脂平板上，经 18~24 小时培养后，菌落呈圆形、光滑且有光泽，边缘整齐，典型菌落为淡黄色、黄色或棕黄色。氧化酶、触酶及磷酸酶均为阳性。本属细菌为条件致病菌，可引起术后感染、败血症、新生儿或婴幼儿的化脓性脑膜炎等。

第十四章　分枝杆菌属、放线菌属和诺卡菌属

知识要点

1. 掌握结核分枝杆菌的生物学特性和微生物学检验。

2. 熟悉结核杆菌的主要致病性、免疫性和防治原则。

3. 熟悉麻风分枝杆菌的生物学特性、致病性和防治原则。

4. 了解非结核分枝杆菌、放线菌、星形诺卡菌和巴西诺卡菌的生物学特性及其微生物学检验。

第一节　分枝杆菌属

一、概述

分枝杆菌属是一类细长略弯曲或直的杆菌，特殊条件下可呈现丝状、球状或颗粒状等形态，（0.2～0.6）μm×（1.0～10）μm，因繁殖时有分枝生长的趋势而得名。由于细胞壁中含有大量的脂质，一般不易着色，但经加温或延长染色时间着色后能抵抗酸性乙醇的脱色，故又称抗酸杆菌（AFB）。革兰染色呈阳性，无鞭毛、无荚膜、无芽孢。需氧菌，营养要求较高，多数生长缓慢，不产生内、外毒素和侵袭性酶。

目前已知本属细菌有100多个种，除结核分枝杆菌（MTb）和麻风杆菌外，其他分枝杆菌统称为非结核分枝杆菌（NTM）。对人致病的主要有结核分枝杆菌、麻风分枝杆菌和少数非结核分枝杆菌。其致病性与菌体的结构成分有关，引起结核病、麻风病、肉芽肿等慢性传染病。

关于分枝杆菌的分类，目前尚未统一，根据《伯杰系统细菌学手册》，结合 Runyon 分类法和临床应用，通常将其分为以下几类：

（一）缓慢生长群

1. 结核分枝杆菌群（MTC）　包括结核分枝杆菌、牛分枝杆菌、非洲分枝杆菌和田鼠分枝杆菌。

2. Runyon I 群分枝杆菌（光产色分枝杆菌）　如堪萨斯分枝杆菌、海分枝杆菌等。

3. RunyonⅡ群分枝杆菌（暗产色分枝杆菌） 如瘰疬分枝杆菌、戈登分枝杆菌等。

4. RunyonⅢ群分枝杆菌（不产色分枝杆菌） 如鸟－胞内分枝杆菌、蟾分枝杆菌等。

（二）快速生长群

即 RunyonⅣ群分枝杆菌，如龟分枝杆菌、脓肿分枝杆菌等（RunyonⅠ～Ⅳ群在临床上统称为非结核分枝杆菌）。

（三）需要特殊营养菌

包括麻风分枝杆菌、鼠麻风分枝杆菌、副结核分枝杆菌。

二、结核分枝杆菌

结核分枝杆菌简称结核杆菌，于 1882 年由 Robert Koch 发现，是引起人和动物结核病的病原菌，对人致病的主要是结核分枝杆菌（人型），其次是牛分枝杆菌（牛型）。两者在生物学性状、免疫性及所致疾病的表现极其相似，且均可侵犯全身多个器官，但以肺结核最为常见。非洲分枝杆菌对人的致病性较轻，田鼠分枝杆菌一般不对人致病。

（一）生物学特性

【形态与染色】

典型的结核分枝杆菌一般呈细长杆状略带弯曲，两端钝圆，长约 1～4μm，有时呈 V、Y、人字形分枝状排列，因菌株、菌龄及环境条件不同可出现多形性，如球形、串珠状或丝状，无芽孢、鞭毛和荚膜。抗酸染色菌体呈红色，含有一至数个异染颗粒，而其他非抗酸菌及背景则呈蓝色（图 14－1）。镜下分布不均匀，常堆积成团、束状或单个散在排列。经荧光染料金胺"O"染色，菌体呈黄绿色（图 14－2）。牛分枝杆菌较粗短且弯曲不明显。

图 14－1　结核杆菌抗酸染色

图 14－2　结核杆菌荧光金胺"O"染色

【培养特性】

结核分枝杆菌为专性需氧菌，5%～10% CO_2 可刺激其生长，最适生长温度为 35℃～37℃，最适 pH 6.5～6.8，生长时还需适当的湿度，故固体培养基中保持少许凝固水是必需的。

营养要求高，必须在含血清、卵黄、马铃薯、味精及无机盐类的特殊培养基中才能生长，为了抑制其他杂菌的生长，还需加入孔雀绿或青霉素等抑菌药物。结核分枝杆菌生长缓慢，繁殖一代约需 18～24 小时。在固体培养基中，约 2～4 周才出现肉眼可见的菌落，菌落干燥颗粒状、米黄色、形似菜花样（图 14－3，14－4）。牛分枝杆菌多为光滑型。在液体培养基中生长较快，可形成菌膜，若加入乳化剂吐温－80 则呈均匀分散生长，有毒株呈索状生长。

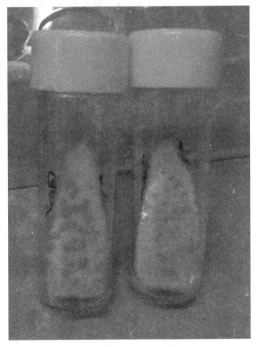

图 14－3　结核杆菌在罗氏培养基上的生长情况

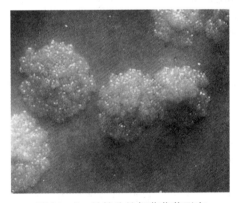

图 14－4　结核分枝杆菌菌落形态

【生化反应】

各型结核分枝杆菌均不发酵糖类；能产生触酶，但耐热触酶试验阴性；吐温－80 水解试验、耐热磷酸酶试验阴性；尿素酶试验、中性红试验阳性。结核分枝杆菌烟酸试验、硝酸盐还原试验及烟酰胺试验均阳性，而牛分枝杆菌均为阴性。

【抵抗力】

结核分枝杆菌耐干燥，在干燥痰中可存活 6～8 个月；耐酸碱，常用酸碱处理标本以杀死杂菌和消化标本中的黏稠物质；对结晶紫、孔雀绿、青霉素等药物不敏感，故常将其加入培养基中以抑制杂菌的生长。由于基因变异，多数结核菌菌株已对多种抗结核药物产生耐药。

结核分枝杆菌对酒精、湿热及紫外线抵抗力较弱。如用 70%～75% 酒精作用 5～10

分钟，湿热 62℃~63℃15 分钟，或直接日光照射 2 小时均可被杀死。

【变异性】

结核分枝杆菌的形态、菌落、毒力及耐药性等均可发生变异。卡介苗（BCG）就是将有毒的牛型结核分枝杆菌培养于含甘油、胆汁、马铃薯的培养基中，经移种传代230次，历时13年而获得的减毒活菌株，广泛用于人类结核病的预防。

目前结核杆菌的耐药性变异较为严重，已由过去的耐单药发展到多耐药、耐多药和广泛耐多药，已使结核病的治疗困难重重，并有可能导致结核病再次成为"不治之症"。

（二）致病性与免疫性

结核分枝杆菌不产生内、外毒素和侵袭性酶，其致病性可能与细菌在组织细胞内大量繁殖引起的炎症、菌体成分和代谢物质的毒性以及机体对菌体成分产生的免疫损伤有关。

【致病物质】

1. 脂质 包括磷脂、脂肪酸、蜡质 D、索状因子等，其含量和菌株的毒力有关，毒力越强含量越高。这些脂质和蛋白质、多糖结合形成复合物。磷脂和脂肪酸中的结核菌酸能促进机体形成结核结节；蜡质 D 能诱导机体产生Ⅳ型超敏反应，其中的分枝菌酸和抗酸性有关，蜡质 D 还具有佐剂活性；索状因子能抑制白细胞游走，引起慢性肉芽肿的形成。

2. 蛋白质 含有多种蛋白质成分，其中的结核菌素能与蜡质 D 结合，引起Ⅳ型超敏反应和产生抗体，这些抗体对机体并无保护作用。

3. 多糖 多糖可吸引中性粒细胞积集增多，引起局部病灶细胞浸润和诱发超敏反应。

【所致疾病】

结核分枝杆菌可经呼吸道、消化道、破损的皮肤黏膜等多种途径进入机体，侵犯多种组织器官，引起相应的结核病，最常见的是肺结核。

由于结核分枝杆菌的毒力、数量、次数、感染者的免疫状态不同，肺结核分为原发感染和继发感染。细菌通过飞沫或尘埃经呼吸道进入肺泡，引起肺部初次感染，称为原发感染。当机体免疫力低下时，原发病灶的细菌可以经淋巴或血流播散，可引起全身性粟粒性结核和肺外结核；当机体免疫力较强时，病灶会形成结核结节并逐渐钙化。当原发感染痊愈后，再次受到结核菌感染引起发病，称为继发感染。

> **知识链接**

> ### 我国结核病流行现状
>
> 肺结核在全球仍然广泛流行，从 1995 年起 WHO 将每年的 3 月 24 日定为"世界防治结核病日"。

我国结核病患者数量居世界第二位，死亡人数居各类传染病之首。2010年全国第五次结核病流行病学抽样调查结果显示：肺结核疫情地区间差异显著，西部地区＞中部地区＞东部地区，农村＞城镇；耐多药肺结核十分严重；肺结核患者中有症状者就诊比例少；肺结核患者规则服药率较低；公众结核病防治知识知晓率较低，需要全社会共同参与结核病防治健康教育工作。

户籍居民如咳嗽超过2周，可凭本人身份证到结核病防治机构接受免费的结核病检查。若确诊为结核病，政府将提供免费的抗结核药物治疗。

（三）免疫性与超敏反应

感染结核分枝杆菌或接种卡介苗后，机体可产生特异性免疫力。此种免疫力的维持，依赖于结核分枝杆菌在体内的存在，称为带菌免疫，属于细胞免疫。

在机体对结核杆菌产生细胞免疫的同时，也产生迟发型超敏反应。关于免疫性和与超敏反应的关系可以用郭霍（Koch）现象解释。

结核菌素试验是用结核菌素检测受试者对结核分枝杆菌有无免疫力的迟发型超敏反应皮肤试验。结核菌素有两种：旧结核菌素（OT）和纯蛋白衍生物（PPD），目前主要用PPD。

1. 方法及结果 取PPD 5单位注入受试者左前臂掌侧皮内，48～72小时后测量注射局部红肿硬结直径。直径＜5mm者为阴性反应；＞5mm者为阳性，≥15mm或出现水泡为强阳性（图14－5）。

2. 意义 阳性反应表明机体已感染过结核分枝杆菌或卡介苗接种成功，对结核分枝杆菌有一定免疫力。强阳性反应则表明可能有活动性结核病，应进一步追查病灶。阴性反应表明未感染过

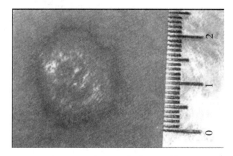

图14－5 PPD试验强阳性

结核分枝杆菌或未接种过卡介苗，但应排除以下情况：原发感染早期、正患严重结核病或其他传染病、细胞免疫功能低下者（如用过免疫抑制者）等。

3. 应用 结核菌素试验用于：①用于选择卡介苗接种对象和免疫效果测定；②婴幼儿结核病的辅助诊断；③结核病流行病学调查；④测定机体细胞免疫功能状态。

（四）防治原则

1. 及时发现和治疗病人。

2. 接种卡介苗 给结核菌素试验阴性者接种卡介苗，一周岁以内儿童可直接接种。接种后3个月宜再作结核菌素试验，若为阴性需再次补种，接种后获得的免疫力可维持3～5年。

3. 治疗原则 早期、联合、规范、足量、全程用药，尤其以联合和规范用药为重要，有协同作用，能降低耐药性的产生。常用药物有异烟肼、利福平、链霉素、对氨基水杨酸、乙胺丁醇等。

知识链接

卡介苗接种

卡介苗接种被称为"出生第一针"，新生儿一出生就应接种。如果出生时没有及时接种，应在 1 岁以内到当地结核病防治机构或其他卡介苗接种站补种。

（五）微生物学常规检验

【标本采集】

根据感染部位的不同，采集相应的标本。

1. 痰 收集随机痰或晨痰，以晨痰检出率最高。患者做深呼吸后用力从肺部咳出，用广口塑料盒或内层涂蜡的纸盒收集。取材时应挑取脓样、干酪样或带血丝的痰。按结核病诊疗的相关规定，初诊病人至少应连续采集三个标本（即时痰、夜间痰和晨痰）送检，以免漏检。

2. 尿液 收集清晨一次全部的尿量或24 小时的混合尿送检，必要时作无菌导尿取材。诊断泌尿道结核至少送检 3 ~ 5 份标本。

3. 粪便 怀疑为肠道结核患者，可挑取脓性部分粪便 5 ~ 10g 于广口瓶中送检。

4. 胃液 用于无痰、少痰或儿童患者。于空腹抽取胃液置无菌瓶中送检。胃液中通常混有共生的分枝杆菌，直接涂片检查无意义，需作分离培养和鉴定。

5. 脓液 直接从溃疡处取脓汁或分泌物置无菌试管送检，深部脓肿可用注射器抽取送检。

6. 脑脊液、胸（腹）水、关节液 抽取后置无菌试管送检。

7. 气管刷检物或气管洗涤液。

【检验程序】

见图 14 - 6。

【检验方法】

1. 涂片检查

（1）抗酸染色法 包括薄涂片法、厚涂片法和集菌涂片法。由于薄涂片法易漏检，集菌涂片法处理过程复杂，故临床少用。厚涂片法最常用，厚薄程度以透过涂片隐约看到印刷刊物字体为宜。痰、脓液、粪便、气管刷检物标本可直接涂片，其他液体标本需离心取沉渣涂片，然后抗酸染色，油镜检查报告结果。中国防痨协会推荐的报告方式见表 14 - 1。

（2）荧光染色法 涂片同上述，用荧光染料金胺"O"染色，在荧光显微镜下菌体

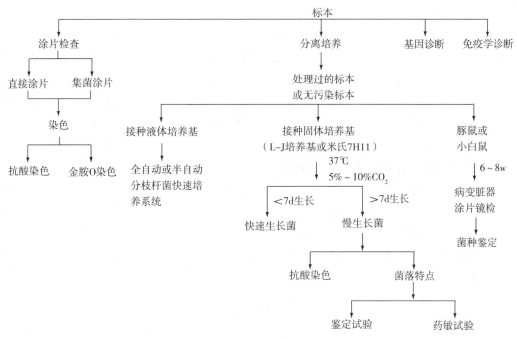

图 14 - 6　结核分枝杆菌的检验程序

呈黄绿色。一般以 20 × 物镜计数，以 40 × 物镜观察形态，报告方式见表 14 - 1。本法能提高工作效率，且阳性率较高，但易出现假阳性，在必要时需用抗酸染色复检。

表 14 - 1　抗酸染色和荧光染色的镜检结果与报告方式

抗酸染色	报告方式	荧光染色
300 个视野未发现抗酸杆菌	-	0 ~ 3 条/30 视野
1 ~ 2 条/300 视野（需复检）	±	4 ~ 9 条/30 视野（需复检）
1 ~ 9 条/100 视野	1 +	10 ~ 100 条/30 视野
1 ~ 9 条/10 视野	2 +	1 ~ 10 条/视野
1 ~ 9 条/视野	3 +	11 ~ 200 条/视野
≥10 条/视野	4 +	≥200 条/视野

2. 分离培养

结核分枝杆菌分离培养的意义在于：一是了解结核杆菌的生死情况，对抗菌药物的耐受性，抗酸性的分类及其毒力的大小；二是可提高阳性率；三是可以进行流行病的调查和检测实验室的交叉污染；四是可以鉴别结核杆菌和非结核杆菌。

（1）标本前处理　胸（腹）水、脑脊液等无杂菌污染的标本可以直接接种或离心取沉渣接种，但痰、尿等有杂菌污染的标本必须经处理才能接种。前处理目的：一是减少污染菌，二是液化标本。常用方法有：①酸碱处理法：取 1 份标本加入 2 ~ 4 倍量 2% ~ 4% NaOH 或 4% H_2SO_4 混合，置室温下作用 30 分钟，期间振荡 2 ~ 3 次。②N - 乙酰基 - L - 半胱氨酸（NALC）- NaOH 法：可适用于各种标本的前处理，但处理过程繁锁，临床不常使用，但自动化培养时常要求用此法进行处理。

（2）培养基选择 临床常用培养基有：①固体培养基：国内以改良罗氏（L-J）培养基最常用，其次还有小川培养基、米氏 7H10 和 7H11 培养基。②液体培养基：以米氏 7H9 常用，主要用于药敏试验。③自动化培养系统：包括 BACTEC-TB 系统、Myco-ESP培养系统、生物梅里埃的 BacT/ALERT 3D 系统，应用荧光检测技术和常规培养法相比，报告的时间大大缩短。但仪器及耗材昂贵，国内未能推广应用。

（3）培养观察与报告 ①固体培养基：以接种改良罗氏（L-J）培养基为例，将处理后的标本悬液 0.1ml 均匀地接种在培养基斜面，每份标本接种 2 支培养基，置 35℃~37℃培养箱内斜放 12~24 小时，再竖直放置。第一周内每天观察一次，而后每周观察一次，若培养 8 周未见菌落生长则报告"分枝杆菌培养阴性"。如有生长则取材进行抗酸染色，阳性则按表 14-2 方式报告。②液体培养基：当液体培养基变色或变混浊，或者仪器自动检测报告有细菌生长时，涂片染色检查见抗酸杆菌后，方可报告"分枝杆菌培养阳性"；若未见抗酸杆菌，则为污染，应重新处理后继续培养。

表 14-2 分枝杆菌培养结果与报告方式

报告方式	培养结果
报告菌落数	斜面菌落数≤20 个
1+	斜面菌落数在 20 个以上，且占斜面 1/4 以下
2+	斜面菌落生长面积占斜面 1/4 以上，1/2 以下
3+	斜面菌落生长面积占斜面 1/2 以上，3/4 以下
4+	斜面上菌落生长密集成菌苔

【鉴定】

1. 初步鉴定

（1）染色 可选用抗酸染色或荧光金胺"O"染色。

（2）生长速度 标本接种 L-J 培养基，凡在 7 天内生长的为快速生长分枝杆菌，超过 7 天的为缓慢生长分枝杆菌。

（3）色素产生 将分离培养的菌株传种至 2 支 L-J 培养基，1 支用黑纸包实，另 1 支不包，均置 35℃~37℃培养。直至后者有肉眼可见的菌落生长，打开前者包裹的黑纸，观察其菌落有无颜色，产生颜色为暗产色分枝杆菌。若无色素产生，则用 100W 白炽灯泡，距离 50cm 照射 3 小时（照射前需将管塞松开 1 次，增加氧容量），再培养，于第 1 天、2 天、3 天各观察 1 次，若有颜色产生则为光产色分枝杆菌。不论光照与否，均不产生颜色者为不产色分枝杆菌。

每批试验均需用标准菌株作对照。光产色菌：堪萨斯分枝杆菌；暗产色菌：瘰疬分枝杆菌；非光产色菌：结核分枝杆菌（$H_{37}Rv$）。

（4）生长温度 将接种同一份标本的 3 支培养基同时放入 28℃、35℃、45℃的培养箱培养，观察其生长情况进行鉴别。

（5）生长表现 观察在固体或液体培养基中的生长特点。

2. 生化反应 在确定为抗酸杆菌后，方可进行生化反应鉴定试验。各试验均应采用在固体培养基上生长 2~4 周（对数生长期）的菌株。常用的生化试验有硝酸盐还原试验、耐热触酶试验、芳香硫酸酯酶试验、吐温 - 80 水解试验、烟酰胺酶试验、尿素酶试验等。

3. 其他鉴定试验

（1）**核酸检测** 包括 DNA 探针、DNA 测序和 PCR 杂交梳技术。

（2）**高效液相色谱分析（HPLC）** 检测分枝杆菌酸，不同分枝杆菌细胞壁的分枝杆菌酸含量不同，故可鉴定菌种。

（3）**NAP 抑制试验** NAP 可抑制结核分枝杆菌生长，而其他分枝杆菌不被抑制或仅部分被抑制生长。

（4）**免疫学试验** 此类试验有 PPD 试验、抗 - PPD - IgG 检测和全血 IFN - γ 测定。

三、麻风分枝杆菌

麻风分枝杆菌俗称麻风杆菌，于 1874 年由 Hausen 发现。人是它的唯一宿主，引起麻风。麻风是一种慢性传染病，世界各地均有流行，新中国成立后我国对麻风病采取了积极的防治措施，目前发病率已很低。

（一）生物学特性

【形态与染色】

麻风杆菌是典型的细胞内寄生菌，革兰染色阳性，无鞭毛、无荚膜、无芽孢。具有抗酸性，经抗酸染色其形态与结核分枝杆菌相似，着色较均匀，称此为完整菌。镜下多呈束状或成团状分布；特殊条件下，该菌可呈多形性，菌体断裂或缺损形成颗粒状、哑铃形等形态，着色也不均匀，称此为不完整菌。麻风杆菌形态的完整性可作为推测治疗效果的一个主要形态学指标。治疗前或复发者，完整菌较多；经有效治疗后，其完整菌的百分率下降明显。

【培养特性】

本菌体外人工培养尚未成功，但已建立麻风的动物模型，用于细菌鉴定、药物筛选、疗效观察及预防研究。常用的接种动物有小白鼠和犰狳。

【抵抗力】

对干燥、低温有抵抗力，对紫外线及湿热敏感。

（二）致病性与免疫性

人类是麻风杆菌的唯一宿主，传染源主要是患者。本菌的传染性较低，长期接触可造成传染。细菌由患者鼻腔分泌物、痰、汗、乳汁、精液或阴道分泌液中排出，主要通过破损皮肤黏膜、呼吸道和密切接触等方式传播，家庭内传播多见。病菌主要侵犯皮肤、黏膜和外周神经组织，晚期可侵犯深部组织和器官。皮肤形成结节、红斑，周围神经变粗变硬，出现感觉、运动功能障碍。麻风起病慢，病程长，临床类型有瘤型、结核样型、界线类与未定类，其类型不同取决于机体的免疫力，我国以结核样型和未定类为主。

麻风杆菌为胞内寄生菌，其免疫性为细胞免疫，患者均有不同程度的免疫功能缺陷，尤其是细胞免疫功能，经有效治疗其免疫功能有所恢复。

（三）防治原则

目前尚无特异性的预防疫苗，主要措施是早期发现、早期隔离及早期治疗患者，特别对密切接触者要做定期检查。治疗麻风药物主要是砜类和利福平，为防止耐药性产生应采用多种药联合治疗。

（四）微生物学常规检验

1. 涂片检查 这是目前主要的诊断方法。取患者鼻分泌物、鼻中隔黏膜刮取物或用消毒刀片切开病变皮肤（不宜过深），取其组织液进行涂片，抗酸染色镜检。由于本菌的抗酸性较弱，脱色时间宜短。一般瘤型和界线类患者标本中可找到细菌在细胞内存在，有诊断意义，结核样型患者中很少找到细菌。欲提高检查的阳性率，也可以用金胺"O"染色后以荧光显微镜检查。

2. 活体组织切片 抗酸染色及病理检查。

四、非结核分枝杆菌

（一）概述

分枝杆菌属中除结核分枝杆菌群和麻风分枝杆菌外，其他统称为非结核分枝杆菌（NTM）。其形态、染色性与结核分枝杆菌相似，广泛分布于外界环境、人及动物的机体。但对酸、碱比较敏感；对常用的抗结核菌药物耐受；多存在于环境中为条件致病菌，引起结核样病变。根据菌落色素与生长速度将非结核分枝杆菌分为四个群（Runyon分类），见表14-3。

表14-3 非结核分枝杆菌分类

群名	名称	主要菌种	生长速度
I群	光产色菌	堪萨斯分枝杆菌、海分枝杆菌、猿分枝杆菌等	缓慢
II群	暗产色菌	瘰疬分枝杆菌、戈登分枝杆菌、苏尔加分枝杆菌等	缓慢
III群	不产色菌	鸟-胞内分枝杆菌、蟾分枝杆菌、溃疡分枝杆菌等	缓慢
IV群	快速生长菌	龟分枝杆菌、脓肿分枝杆菌、偶发分枝杆菌等	速生

（二）生物学特性

【形态与染色】

抗酸染色阳性，其形态与结核分枝杆菌相似，但不同菌种有所差别，如堪萨斯分枝杆菌较结核分枝杆菌粗、长，而鸟–胞内分枝杆菌则为粗、短；有时可以呈球形、颗粒状等多形性。部分 NTM 的抗酸性不稳定，易丧失，尤以速生菌突出。

【培养特性】

所用培养基和结核分枝杆菌培养基相同，大部分 NTM 在 28℃ 和 37℃ 均可生长，2~3 周可见菌落。速生菌 1 周内即生长，在液体培养基内生长更快，仅需 1~2 天。某些菌种生长极慢，如溃疡分枝杆菌需 10~12 周才能形成菌落。大部分 NTM 的菌落呈 S 型，并产生色素。

【生化反应】

临床上较少作 NTM 菌种鉴定，如需要则需利用 NTM 的生化反应试验。分枝杆菌的常见生化反应见表 14–4。

表 14–4　分枝杆菌的常见生化反应

菌种	耐热触酶	硝酸盐还原	吐温–80 水解	芳香硫酸酯酶	尿素酶	烟酸
结核分枝杆菌	-	+	-	-	+	+
牛分枝杆菌	-	-	-	-	+	-
非洲分枝杆菌	-	V				
堪萨斯分枝杆菌	+	+	+	+	+	-
海分枝杆菌	+	-		+	+	-
猿分枝杆菌	+	-	-	⊥	⊥	⊥
瘰疬分枝杆菌		-	+		+	
苏尔加分枝杆菌	+	-	+	⊥	+	
戈登分枝杆菌	+	-	+	±	+	
蟾分枝杆菌	+	-	-	+	+	
鸟分枝杆菌	+	-	-	+	-	
胞内分枝杆菌	+	-	-	+	-	
戈地分枝杆菌	+	±	-	+	-	
偶发分枝杆菌	+	+	+	+	+	
龟分枝杆菌	+	-	-	+	+	
脓肿分枝杆菌	+	-	-	+	+	
耻垢分枝杆菌	-	+	+	-	ND	-
草分枝杆菌	+	+	+	-	ND	

注：- 阴性；+ 阳性；± 绝大部分阳性；⊥ 绝大部分阴性；V 不定；ND 未测定

（三）致病性

NTM 病多继发于慢性肺病如慢性阻塞性肺病、支气管扩张、尘肺和肺结核等，是 HIV 感染者和 AIDS 患者的常见继发感染病，也可以因消毒不严而引发院内感染。NTM 肺病，无论在症状、体征、X 线表现、痰检、病理改变等均酷似肺结核，易误诊为肺结核，临床治疗效果大多不理想。全国结核病流行病学调查资料及近年来不时有 NTM 爆发感染报道，表明 NTM 病有逐渐增加趋势，加上治疗困难，已在国内引起高度重视。

（四）鉴定

1. 结核杆菌群与非结核分枝杆菌的鉴别 取待检菌液分别接种于 L－J 培养基、对硝基苯甲酸（PNB）培养基、噻吩－2－羧酸肼（TCH/T2H）培养基，置 35℃～37℃ 培养 4 周。鉴别结果见表 14－5。

表 14－5 结核杆菌群与非结核分枝杆菌的鉴别培养

类别	L－J 培养基	PNB 培养基	TCH 培养基
结核分枝杆菌	+	－	+
牛分枝杆菌	+	－	－
非结核分枝杆菌	+	+	+

注：+ 生长；－ 不生长

2. 非结核分枝杆菌菌种鉴定 只有当确定为非结核分枝杆菌后，根据需要进行这一步骤。鉴定流程见图 14－7。

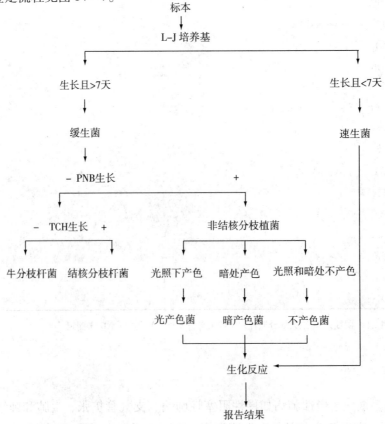

图 14－7 分枝杆菌鉴定流程图

第二节　放线菌属

放线菌属共有 31 个种，其中有 5 个种能引起人的放线菌病，对人致病性较强的为衣氏放线菌。

（一）临床意义

放线菌大多是寄居在人的口腔、上呼吸道等与外界相通的腔道中的正常菌群。在机体抵抗力下降时，成为条件致病菌，可致内源性感染，引起放线菌病，如慢性化脓性炎症，好发于面颈部，常伴有多发性瘘管形成，可有硫磺样颗粒排出。

（二）微生物学常规检验

革兰阳性杆菌，无芽孢、无鞭毛、非抗酸性，常呈分枝状或棍棒状。形成无隔菌丝，有时菌丝能断裂成链球或链杆状。人工培养较困难，厌氧或微需氧，衣氏放线菌在血琼脂平板上形成灰白色或淡黄色、粗糙、不溶血的微小菌落，镜下可见菌落由长度不等的蛛网状菌丝所构成。分解木糖，能还原硝酸盐。在脓汁标本中可见黄色的硫磺样颗粒。

在脓液、痰液和组织切片中寻找硫磺样颗粒。将可疑颗粒制成压片，革兰染色，在显微镜下观察，可见颗粒呈菊花状，中央为革兰阳性的丝状体，周围为革兰阴性的棒状长菌丝呈放射状排列。病理标本可经苏木精伊红染色镜检。必要时可作放线菌的分离培养。将标本接种在血琼脂平板上，观察菌落特征，衣氏放线菌菌落可呈蛛网状。分解葡萄糖、木糖、棉子糖、甘露醇和甘露糖产酸产气，不分解淀粉，还原硝酸盐。

第三节　诺卡菌属

诺卡菌属是一群广泛分布于土壤中的需氧性放线菌，多数为腐物寄生性的非病原菌，包括 22 个种，对人类有致病作用的主要是星形诺卡菌、巴西诺卡菌和豚鼠诺卡菌。

（一）生物学特性

【形态与染色】

本菌为丝状，称为菌丝或菌丝体，革兰染色阳性，抗酸染色弱阳性，且不均匀，较长时间在酸性酒精中易被脱色成阴性，借此可区分结核杆菌。在培养早期菌体可裂解为较多的球菌状或杆菌状，分枝状菌丝较少；若培养时间较长，易见菌丝体。在病人脓、痰、脑脊液标本中为纤细的分枝状菌丝。三种诺卡菌镜下的形态基本相同（图 14 - 8），其鉴别见表 14 - 6。

表 14 – 6　三种诺卡菌的鉴别

	星形诺卡菌	巴西诺卡菌	豚鼠诺卡菌
液化明胶	–	+	–
分解黄嘌呤	–	–	+
分解酪蛋白	–	+	–
分解酪氨酸	–	+	–
胨化牛乳	–	+	–
50℃8 小时耐受试验	+	–	+

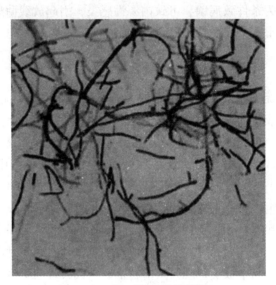

图 14 – 8　星形诺卡菌革兰染色

【培养特性】

专性需氧菌，在普通培养基、沙氏培养基上置室温或 37℃ 培养均可缓慢生长，需 5 ~ 7 天方可见菌落。菌落表面有皱褶呈颗粒状，不同种可产生不同的色素，如橙红、粉红、黄色及其他颜色。同一菌种在不同的培养基、不同的培养时间里，颜色亦可不相同。星形诺卡菌菌落和豚鼠诺卡菌相似，呈黄色或深橙色，表面无白色菌丝；巴西诺卡菌菌落表面有白色菌丝。本菌在液体培养基表面形成菌膜，下部澄清。

（二）致病性

本菌不属于人体正常菌群，不呈内源性感染，故奴卡菌病多为外源性感染，我国以星形诺卡菌感染最常见。主要通过呼吸道进入人体引起人的原发性、化脓性肺部感染，可出现类似肺结核的症状，肺部病灶可转移到皮下组织，形成脓肿、溃疡和多发性瘘管，也可扩散到其他器官，如引起脑脓肿、腹膜炎等，表现为化脓性肉芽肿样改变。在感染的组织内及脓汁内也有类似"硫磺样颗粒"，呈淡黄色、红色或黑色，称色素颗粒。巴西诺卡菌可因外伤侵入皮下组织，引起慢性化脓性肉芽肿，表现为肿胀、脓肿及多发性瘘管，好发于足部和腿部，称为足分枝菌病。

奴卡菌感染常可发生在一些进行性疾病或免疫障碍性疾病患者的晚期，尤其是柯兴综合征、糖尿病或长期应用皮质激素、免疫抑制及广谱抗生素患者。本病已被认为是晚期艾滋病患者的一种机会性感染。其他诺卡菌有时也可引起局部或偶或全身性的感染。

（三）防治原则

诺卡菌病目前尚无特异性预防方法。由星形诺卡菌引起的诺卡放线菌病，若不治疗常致死。对脓肿、瘘管等病变以手术清创等局部治疗手段为主，切除坏死组织。各种感染应用磺胺药治疗，有时还可加用环丝氨酸。一般治疗时间不少于6周。

（四）微生物学常规检验

1. 涂片镜检 仔细检查脓、痰或其他渗出液、分泌物标本中是否有色素颗粒，将其涂片或压片进行革兰染色和抗酸染色，见有革兰阳性和部分抗酸性分枝菌丝，则可初步确定为诺卡菌，但应注意与结核分枝杆菌相区别。

2. 分离培养 标本接种分离可用沙保培养基或脑心浸液琼脂平板，置37℃培养。因星形诺卡菌在45℃时可生长，故温度有初步鉴别意义。培养2～4天后有小菌落缓慢出现，淡黄色粗颗粒样，边缘陷入培养基中，表面干燥，白色或淡黄色。时间延长则菌落皱折、堆叠如皮革样，表面有天鹅绒样气中菌丝体。另外，诺卡菌入侵肺部后在巨噬细胞等免疫因素的作用下可变为L型。因此，常需反复检查才能证实。

3. 生化鉴定 见表14-6，也可利用API20等微生物鉴定系统进行鉴定。

4. 其他检查 血清学试验、动物接种。

第十五章　厌　氧　菌

■ 知识要点

1. 掌握厌氧菌微生物学检验。
2. 掌握破伤风梭菌和产气荚膜梭菌的生物学特性及微生物学检验。
3. 熟悉破伤风梭菌和产气荚膜梭菌的临床意义。
4. 了解肉毒梭菌、艰难梭菌、无芽孢厌氧杆菌、球菌的主要特性。

第一节　概　　述

厌氧菌是一群专性厌氧，必须在无氧条件下才能生长的细菌。根据革兰染色性及有无芽孢，将厌氧菌分为有芽孢的革兰阳性梭菌和无芽孢的革兰阳性及革兰阴性杆菌和球菌。有芽孢厌氧菌只有一个菌属，即梭状芽孢杆菌属，共130个种。无芽孢厌氧菌分为40多个菌属，300多个菌种和亚种。

梭状芽孢杆菌能以芽孢的形式在自然界长期存活，而大多数无芽孢厌氧菌是正常菌群的主要组成部分，广泛存在于自然界及人和动物的口腔、上呼吸道、肠道、泌尿生殖道黏膜等处，与需氧菌及兼性厌氧菌，共同维持着人和动物体表及腔道深层黏膜表面的微生态平衡。

知识链接

厌氧菌感染

厌氧菌感染近年来已受到外科医师的重视，在外科感染中厌氧菌的检出率至少在50%以上。根据有关资料的统计，厌氧菌在腹部感染中的检出率为60.67%，在阑尾脓肿、阑尾切除术后切口化脓中占70.58%。厌氧菌不仅可引起严重的胸腹部感染和脓肿，而且很多严重的软组织坏死性感染几乎都与厌氧菌有关。

一、种类

厌氧菌的生物学分类，主要依据细菌的生物学性状以及终末代谢产物的分析进行分类。根据 1986 年出版的第 2 卷《伯杰系统细菌学手册》，厌氧菌共分为 31 属，245 个种和亚种。根据目前细菌分类学的发展，一些厌氧菌属在分类学上的位置发生了改变，同时也发现了新的菌属和菌种。临床主要厌氧菌的分类见表 15-1。

表 15-1 临床主要厌氧菌的分类

菌属	主要常见菌种
革兰阳性芽孢梭菌	
梭菌属	破伤风梭菌、产气荚膜梭菌、肉毒梭菌、艰难梭菌、溶组织梭菌
革兰阳性无芽孢杆菌	
丙酸杆菌属	痤疮丙酸杆菌、贪婪丙酸杆菌
乳酸杆菌属	嗜酸乳杆菌、格氏乳杆菌
双歧杆菌属	两歧双歧杆菌、青春双歧杆菌、婴儿双歧杆菌
革兰阴性无芽孢杆菌	
类杆菌属	脆弱类杆菌、多形类杆菌
梭杆菌属	具核梭杆菌、坏死梭杆菌
革兰阳性厌氧球菌	
消化球菌属	黑色消化球菌
消化链球菌属	厌氧消化链球菌、不解糖消化链球菌
革兰阴性厌氧球菌	
韦荣球菌属	小韦荣球菌

二、微生物学常规检验

（一）采集标本与运送

1. 采集标本 正确选择、采集及运送标本，是保证厌氧菌检验能否成功的重要环节。采集时须注意：标本不应被正常菌群所污染；应尽量避免接触空气。一般情况下，应从无正常菌群寄居的部位用无菌操作的方法采集标本，包括血液、骨髓、脑脊液、关节液、心包液、腹腔液、胆汁、胸腔积液和膀胱穿刺液等体液，以及深部脓肿渗出物、肺穿刺抽取的肺渗出物及其他组织穿刺液等。而鼻咽拭子、齿龈拭子、接近皮肤或黏膜的分泌物、阴道或子宫拭子、粪便、肛拭、痰液、排出和导出的尿液、流出的脓液、前列腺分泌物等均含有大量的正常菌群，不宜作厌氧菌培养。

2. 标本的运送与处理 标本采集后应尽快送检，避免标本干燥。运送标本的方法有针筒运送法、无氧小瓶运送法、标本充盈运送法、组织块运送法、厌氧袋运送法和棉拭运送法。标本运到实验室后，应在 30 分钟内处理完毕，最迟不超过 2 小时。如不能及时接种，可将标本置室温保存。

（二）常见厌氧培养法

1. 培养基 临床标本中厌氧菌的初代培养比较困难，不仅要创造无氧环境，还要选择适当的培养基。

（1）非选择性培养基 强化血琼脂平板，其营养丰富，几乎能培养出所有的厌氧菌。

（2）选择性培养基 ①七叶苷胆汁平板：用于脆弱类杆菌、可变梭杆菌、死亡梭杆菌的培养。②卡那－万古霉素冻溶血琼脂平板：能抑制大多数兼性厌氧菌，使产黑色素普雷沃菌早期产生黑色素。用于拟杆菌和普雷沃菌的培养。③卵黄平板和兔血平板：用于选择性培养产气荚膜梭菌。

2. 厌氧培养方法 厌氧培养方法很多，常见的厌氧培养方法有：厌氧罐培养法、厌氧气袋法、厌氧手套箱法、庖肉培养基法及焦性没食子酸法等。

（三）检验程序

临床标本厌氧菌检验程序见图 15－1。

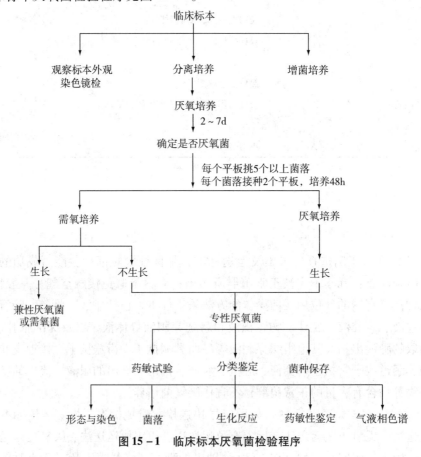

图 15－1 临床标本厌氧菌检验程序

（四）鉴定试验

首先需确定是厌氧菌并纯化后，根据细菌形态与染色、菌落性状等试验，可对部分厌氧菌的种、群或属作出初步鉴定以满足临床常规检测的需求。

1. 形态与染色 不仅能反映各种厌氧菌的特殊形态，同时也为鉴定厌氧菌提供参考依据。但应注意厌氧菌的染色性常受到培养基种类和培养时间的影响。可在染色的同时，用拉丝试验协助判断。

2. 菌落性状 不同厌氧菌其菌落性状各异，根据此点有助于细菌的鉴定。也可根据细菌是否产生色素、溶血情况以及是否产生荧光等进行鉴定。

3. 耐氧试验 当在厌氧平板上有菌生长时，为了确定是否为厌氧菌，必须做耐氧试验。

4. 快速鉴定 常采用厌氧菌快速发酵试验的方法，国外有采用专供厌氧菌鉴定的多种快速鉴定系统，如推测性平皿系统等。还可用气 – 液相色谱、PCR 和基因探针等方法，具有快速、简便、特异性强、敏感性高等优点。

第二节　梭状芽孢杆菌属

梭状芽孢杆菌属是一大群革兰阳性、厌氧或微需氧的粗大芽孢杆菌。是厌氧芽孢杆菌的唯一菌属，现有 157 个种。该菌属芽孢圆形或卵圆形，直径比菌体宽，故又称为梭菌属。梭状芽孢杆菌主要存在于土壤、人和动物肠道以及腐败物中，多数不致病，只有少数细菌致病，致病菌株一般均能产生外毒素和侵袭性酶。临床常见的致病菌有破伤风梭菌、产气荚膜梭菌、肉毒梭菌、艰难梭菌等。

一、破伤风梭菌

（一）生物学特性

【形态与染色】
革兰阳性细长的杆菌，芽孢正圆形，直径大于菌体，位于菌体顶端，使细菌呈鼓槌形状，为其典型特征。有周鞭毛，无荚膜。

【培养特性】
严格厌氧，营养要求不高，但在普通琼脂平板上不易生长。在疱肉培养基中生长缓慢，肉渣部分消化，微变黑，有少量气体产生，有腐败性恶臭味。在血琼脂平板上，经35℃48 小时培养后，可见灰白色、半透明、边缘不齐、疏松似羽毛状的菌落，并有 β 溶血。

【生化反应】
不发酵糖类，对蛋白质有微弱的消化作用。硝酸盐还原试验阴性，明胶液化试验、吲哚试验和硫化氢试验均阳性。

【抵抗力】
芽孢抵抗力强，在干燥的土壤和尘埃中可存活数十年，能耐煮沸 1 小时，干热150℃ 1 小时。

（二）临床意义

破伤风梭菌大量存在于土壤、人和动物肠道中，由粪便污染土壤，经伤口侵入机体引起破伤风。但在一般的浅表伤口中不能生长，其局部伤口的厌氧环境是感染的重要条件。

破伤风梭菌产生的破伤风痉挛毒素是主要的致病物质，毒性极强，是一种神经毒素，对中枢神经系统尤其是脊髓前角运动神经细胞和脑干神经细胞有高度的亲和力。该菌只在局部繁殖，释放的破伤风痉挛毒素进入血流到达中枢神经系统，封闭了抑制性神经纤维释放抑制性神经介质，导致肌肉强直性收缩，出现破伤风特有的苦笑面容和角弓反张等症状，严重者可因呼吸肌痉挛窒息而死亡。

机体对破伤风的免疫，主要由抗毒素发挥的中和作用，病后免疫力不牢固。通过接种百白破三联疫苗可获得有效的免疫效果。对于已发病或疑似病人，应早期、足量使用破伤风抗毒素（TAT），一旦毒素与细胞受体结合，抗毒素就不能中和其毒性作用，但无论用于紧急预防还是治疗，都必须先作皮肤试验。

（三）微生物学常规检验

根据典型临床表现及病史即可诊断为破伤风，一般不做细菌学检验，只在情况特殊时才进行检验。

【采集标本】

从可疑的感染伤口采集脓汁、组织液或坏死组织块等。

【检验方法及鉴定】

1. 直接检查 取病灶处脓汁或坏死组织，革兰染色，镜检可见革兰阳性，菌体顶端有芽孢、呈鼓槌状的细长杆菌，可进行初步报告。

2. 厌氧培养 将可疑标本接种庖肉培养基，75℃～85℃加热30分钟杀杂菌后，35℃培养2～4天，如生长，转种新鲜血平板，18～24小时培养后，此菌呈薄膜状迁徙生长。

3. 动物试验 以培养滤液做小白鼠毒力试验和保护性试验。

二、产气荚膜梭菌

（一）生物学特性

【形态与染色】

两端钝圆，革兰阳性大杆菌。无鞭毛，不能运动，在人和动物体内有明显荚膜。芽孢椭圆形，位于菌体次级端，小于菌体直径。

【培养特性】

厌氧，但要求不严。在卵黄琼脂平板上，因可产生卵磷脂酶（α毒素），能分解卵黄中的卵磷脂，在菌落周围出现乳白色混浊圈。若在培养基中加入α毒素的抗血清，则不出现浑浊，此现象称为 Nagler 反应。在牛乳培养基中，能分解乳糖产酸，使酪蛋白凝固，并同时产生大量气体将凝固的酪蛋白冲成蜂窝状，甚至冲开棉塞，气势汹涌，称为"汹涌发酵"现象，为本菌特征之一。该菌繁殖速度快，在血琼脂平板上培养 24 小时，形成 2~4mm 的圆形光滑型菌落，多数菌株有双层溶血环，内环是狭窄透明的完全溶血环；外层是较宽的不完全溶血环。在疱肉培养基中产生气体，肉渣呈粉红色，不被消化。

【生化反应】

发酵葡萄糖、麦芽糖、乳糖和蔗糖，产酸产气，不发酵甘露醇。卵磷脂酶阳性，能液化明胶，硫化氢试验阳性，吲哚试验阴性。主要代谢为乙酸和丁酸，有时也形成丁醇。

（二）临床意义

产气荚膜梭菌广泛存在于土壤、人和家畜、家禽及许多野生动物的肠道及被污染的牛奶中，该菌既能产生强烈的外毒素，又有多种侵袭性酶，并有荚膜，构成其强大的侵袭力。外毒素有 α、β、γ、θ、κ、μ 等 12 种，分 A、B、C、D、E 5 种毒素型，其中以 α 毒素（卵磷脂酶）最为重要。主要引起的疾病有：

1. 气性坏疽　是一种严重的外伤引起的急性感染，多见于战伤，也可见于平时大面积创伤的工伤、车祸等，病变部位主要以组织坏死、胀气、水肿、全身中毒为特征，好发于下肢，死亡率高达 40%~100%。常与其他梭菌混合引起感染。

2. 食物中毒　由污染的食物引起，临床表现为腹痛、腹胀、水样腹泻，一般 1~2 天后自愈。由 A 型及少数 C、D 型菌株引起。

3. 坏死性肠炎　由 C 型菌株污染食物引起，致病物质可能为 β 毒素，起病急，死亡率较高。

（三）微生物学常规检验

【采集标本】

一般采取创伤深部的分泌物、穿刺物、坏死组织块（研磨制成悬液）；也可采集可疑食物、呕吐物、粪便、血液等。

【检验方法及鉴定】

1. 直接检查　取标本进行革兰染色，镜检可见革兰阳性粗大杆菌，有荚膜。

2. 分离培养　标本可直接接种血琼脂平板和卵黄琼脂平板，或先在疱肉培养基上增菌培养，然后转种血琼脂平板和卵黄琼脂平板，厌氧培养，挑取菌落作生化反应。

3. 鉴定　①形态：革兰阳性粗大杆菌，缺少芽孢，有荚膜。②培养特性：菌落特征和乳糖发酵反应，特别是"汹涌发酵"现象。③卵磷脂酶和 Nagler 试验阳性。④动物试验及挥发性代谢产物测定。

三、肉毒梭菌

（一）生物学特性

【形态与染色】

为两端钝圆的革兰阳性粗短杆菌，无荚膜，有周鞭毛，卵圆形的芽孢，位于菌体次极端，直径比菌体宽，使细菌呈网球拍状或汤匙状。

【培养特性】

严格厌氧菌，营养要求不高，在普通琼脂平板上可生长，形成灰白色、不规则的菌落。在庖肉培养基中可消化肉渣，使之变黑，并有腐败的恶臭气味。在血琼脂平板上形成 β 溶血。

【生化反应】

除 G 型外，各型均发酵葡萄糖和麦芽糖，不发酵乳糖，一般不产生卵磷脂酶，硫化氢试验、脂酶试验阳性，吲哚试验阴性，各型均液化明胶。

（二）临床意义

肉毒梭菌是一种腐生菌，很少引起感染。若食物如腊肠、鱼及鱼制品、罐头食品、臭豆腐、豆瓣酱、面酱、豆豉等被肉毒梭菌污染后，在厌氧环境下繁殖并产生大量肉毒毒素，可使人类致病。

肉毒毒素是迄今为止所知的最毒的自然生成的毒素之一，人感染剂量极低，致死量约为 0.1μg。该毒素为嗜神经性，作用于脑神经核与外周神经－肌肉接头处和自主神经末梢，阻碍乙酰胆碱的释放，导致肌肉弛缓型麻痹。所引起的疾病有食物中毒、婴儿肉毒病。

（三）微生物学常规检验

采集呕吐物、粪便、可疑食品等标本，进行革兰染色，然后在厌氧环境下培养。并对肉毒毒素进行检测，毒素的检验可分为毒素的定性检验和毒素的型别鉴定。

四、艰难梭菌

（一）生物学特性

革兰阳性粗长杆菌，无荚膜，芽孢为卵圆形，位于菌体次极端，有些菌株有周鞭毛。该菌培养 2 天后，易转为革兰阴性菌。

专性厌氧菌，在厌氧血琼脂平板上，经 48 小时培养后，菌落的直径 3～5mm，圆形，略凸起，白色或淡黄色、不透明、边缘不整齐、表面粗糙。在血平板上不溶血，在卵黄琼脂平板上不形成乳浊环。CCFA（环丝氨酸、头孢甲氧霉素、果糖和卵黄琼脂）平板上生长的菌落，在紫外线照射下可见黄绿色荧光。

发酵葡萄糖、果糖和甘露醇产酸产气，不发酵乳糖、蔗糖和麦芽糖，不分解蛋白质，硫化氢和吲哚试验阴性，不产生卵磷脂酶和脂酶。

（二）临床意义

艰难梭菌又称难辨梭菌，因对氧十分敏感，很难分离培养，故得名。艰难梭菌大量存在于人和动物的肠道中，土壤、干草等外环境也可存在，婴幼儿的粪便中常含有此菌，为人类肠道中的正常菌群之一，

本菌感染与大量使用抗生素有关，导致菌群失调，耐药的艰难梭菌大量繁殖并产生毒素，引起伪膜性结肠炎及抗生素相关性腹泻，还可引起肾盂肾炎、脑膜炎、菌血症及阴道感染等。

（三）微生物学常规检验

采集新鲜粪便，革兰染色，镜检可见革兰阳性粗大杆菌，有芽孢。将标本接种CCFA 选择培养基，根据典型菌落，转种于庖肉培养基中进行纯培养，供做鉴定试验和毒素测定。

第三节　无芽孢厌氧杆菌

无芽孢厌氧杆菌主要寄生于人和动物体内，为人体皮肤、口腔、阴道、肠道的正常菌群。本节主要介绍革兰阳性无芽孢厌氧杆菌。常见的有丙酸杆菌属、乳杆菌属、双歧杆菌属、优杆菌属和蛛网菌属。在临床厌氧菌的分离中约占 22%。对革兰阳性无芽孢厌氧杆菌的鉴定比较困难。应用气－液相色谱法，根据代谢产物不同，可对菌属作出初步判定。

革兰阳性无芽孢厌氧杆菌的共同特性是：革兰阳性，具有多形性，可呈 X、Y、栅栏状等排列，有的出现分枝或分叉，无芽孢、无荚膜、绝大多数无鞭毛。pH6.5～7.8生长良好，但乳杆菌属最适 pH5.5 左右。多数细菌为严格厌氧。多数能发酵葡萄糖，吲哚和触酶试验阴性。

一、丙酸杆菌属

丙酸杆菌属共有 8 个种，临床上常见的有 3 个菌种：痤疮丙酸杆菌、贪婪丙酸杆菌和颗粒丙酸杆菌。

（一）临床意义

丙酸杆菌属主要寄居在人的皮肤、皮脂腺、口腔、女性生殖道、粪便及乳制品中。痤疮丙酸杆菌是皮肤的正常菌群，存在于正常皮肤的毛囊及皮脂腺中，与皮肤的慢性感染有关，如痤疮和酒糟鼻等。也是血液、骨髓穿刺液及腰穿培养时最常见的污染菌。贪婪丙酸杆菌常引起鼻窦炎，能从血液、上额窦脓汁、脑脓肿、伤口及粪便中分离出。颗

粒丙酸杆菌可存在于痤疮丙酸杆菌感染的病灶中，致病原因未明。

（二）微生物学常规检验

革兰阳性多形态杆菌，常为圆端或尖端的棒状。单个、成对、短链或呈 V 或 Y 字形排列。不运动，无芽孢，无荚膜。初次分离为厌氧，经数次转种后，可变为兼性厌氧菌。在血琼脂上的菌落通常凸起，半透明，有光泽，由白至红色。发酵葡萄糖产生丙酸，通常触酶试验阳性。丙酸杆菌属细菌的形态和培养特性很相似，主要靠生化反应鉴定。如果触酶试验和吲哚试验都为阳性，可初步定为痤疮丙酸杆菌。本菌对卡那霉素和万古霉素等敏感，对多粘菌素等耐药。

二、双歧杆菌属

双歧杆菌属共有 33 个种，与人类有关的有青春双歧杆菌、短双歧杆菌、长双歧杆菌、两歧双歧杆菌等。

（一）生物学特性

革兰阳性杆菌，通常染色不规则，常呈弯、棒状和分枝状。单生、成对、短链、V 字排列，有高度多形性，不运动，不产芽孢。厌氧生长，双歧杆菌在血琼脂平板上的菌落光滑、微凸、边缘完整、灰白色或褐色、闪光并具有柔软的质地。发酵葡萄糖主要产生乙酸和乳酸，不产生丁酸和丙酸。大多数细菌触酶阴性，吲哚试验阴性。

（二）临床意义

双歧杆菌在人和动物肠道正常菌群中占有很高比例，尤其是婴儿肠道，在口腔和阴道中也有它的寄居。这些细菌在体内起到维持人体微生态平衡的重要作用。它能合成人体所必需的营养物质，拮抗多种肠道病原微生物，具有抗感染、增强机体免疫力等作用。该菌属只有齿双歧杆菌与龋齿和牙周炎有关，但其致病性尚不明确。

三、乳酸杆菌属

乳酸杆菌属因能发酵糖类产生大量乳酸而命名。

（一）生物学特性

乳酸杆菌是一群杆状或球状的革兰阳性细菌，呈单、双、短链等排列。兼性厌氧或微需氧，在厌氧环境中生长更好。最适温度 30℃ ~ 40℃，最适 pH5.5 ~ 6.2。在厌氧血琼脂平板上形成小菌落，表面凸起、粗糙、不整齐。发酵多种糖类，主要产物为乳酸，触酶试验、吲哚试验均阴性。

（二）临床意义

乳酸杆菌是人类消化道、阴道、口腔中的优势菌群之一，它也可广泛存在于乳制品中。该菌属中极少数有致病性，与龋齿的形成关系密切。也可从败血症、脓肿、亚急性心内膜炎的标本中分离出。

四、优杆菌属

优杆菌属又称真杆菌属。与临床感染有关的有 17 个种，以迟钝优杆菌和黏液优杆菌多见。

（一）临床意义

优杆菌属是人和动物口腔与肠道的正常菌群，对机体维持肠道微生态平衡等有生理作用。但少数细菌与感染有关，如迟钝优杆菌和黏液优杆菌等常与其他兼性厌氧菌或厌氧菌混合感染，引起心内膜炎等。

（二）微生物学常规检验

革兰阳性杆菌，有时可呈球杆状、棒状，单个或成双排列，少数有鞭毛，无芽孢和荚膜。严格厌氧，在血琼脂平板上 37℃48 小时形成圆形、扁平、不透明、不溶血的小菌落。发酵糖类，产生丁酸，但少数菌种不发酵糖类。大多数菌种触酶试验阴性。

采集创伤或感染部位的脓汁、分泌物等标本送检，本菌属的鉴定主要根据形态染色、培养特性、生化反应和终末代谢产物的测定，尤其是利用气 – 液相色谱检测细菌终末代谢产物能迅速作出鉴定。

第四节　无芽孢厌氧球菌

有临床意义的常见无芽孢厌氧球菌是革兰阳性的消化链球菌属、消化球菌属以及革兰阴性的韦容球菌属。在临床厌氧菌分离株中，无芽孢厌氧球菌约占 1/4。

一、韦容球菌属

革兰阴性厌氧球菌有 3 个属，临床上以韦容球菌属多见，该菌属有 9 个种，其中小韦荣球菌和产碱韦荣球菌为常见。

（一）生物学特性

韦容球菌属形态相似，为革兰阴性球菌，多成对排列，无鞭毛。厌氧生长，在血琼脂平板上形成灰白色或黄色混浊菌落，在紫外线灯下可见红色荧光，但在空气中暴露稍久，荧光消失。不分解糖类，氧化酶阴性，硝酸盐还原试验阳性，触酶多为阴性，分解乳酸盐产生乙酸盐、丙酸盐、二氧化碳等。

（二）临床意义

韦容球菌是人和动物口腔、上呼吸道、胃肠道及女性生殖道的正常菌群，为条件致病菌，多见于混合感染。产碱韦容球菌常为肠道感染，小韦容球菌多见于呼吸道感染。

（三）微生物学常规检验

取感染部位的临床标本，作革兰染色和对厌氧血琼脂平板进行分离培养，对于血液标本先增菌，再分离培养。根据细菌形态、菌落特点、荧光色素等作出初步推断，确切鉴定依据生化反应和气－液相色谱对代谢产物的分析。

二、消化链球菌属

消化链球菌属有 9 个种，临床上以厌氧消化链球菌最为多见。

（一）生物学特性

革兰阳性球菌，成双或短链状排列，无动力。专性厌氧生长，营养要求较高，在血琼脂平板上形成灰白色、不透明、光滑型小菌落，不溶血。培养物具有恶臭味。对聚茴香脑磺酸钠高度敏感，可快速鉴定该菌。吲哚、脲酶、胆汁七叶苷、硝酸盐还原试验均阴性，不发酵乳糖，厌氧消化链球菌发酵葡萄糖呈弱阳性，触酶阴性。可与消化球菌区别。

（二）临床意义

消化链球菌属为条件致病菌，可引起人体各部组织和器官的感染，可与葡萄球菌、溶血性链球菌联合引起严重的创伤感染，也可引起心内膜炎、女性生殖道感染等。

（三）微生物学常规检验

【标本采集】
从感染部位采集标本，如脓汁、血液、分泌物等。

【检验方法】

1. 涂片检查 革兰染色，观察细菌形态和排列。

2. 分离培养与鉴定 标本接种血琼脂平板及庖肉培养基，厌氧培养 2~4 天后，依据菌落特性，细菌形态与染色特点可初步报告。确切鉴定根据生化反应、药敏试验及气－液相色谱对代谢产物的分析，给出最后报告。

三、消化球菌属

（一）生物学特性

消化球菌属只有一个菌种，黑色消化球菌。成双、成堆或短链状，无动力。厌氧生长，生长缓慢，厌氧培养 2~4 天后形成黑色光滑、不溶血的小菌落，与空气接触后变浅，传代后黑色消失，经庖肉培养基培养后又可产生黑色素。触酶试验阳性，可与厌氧消化链球菌相区别。不发酵糖类，吲哚、脲酶、胆汁七叶苷、硝酸盐还原试验均阴性。

（二）临床意义

常寄生于人体体表及女性阴道，多为混合感染，引起阴道炎、腹腔、盆腔、胸膜、口腔感染及皮肤和软组织等部位的感染。

（三）微生物学常规检验

采集标本及检查方法与消化链球菌基本相同，可通过形态与染色、培养特性和生化反应等与厌氧消化链球菌相鉴别。

第十六章　其他革兰阴性苛养菌

> **知识要点**

> 1. 熟悉流感嗜血杆菌的主要特征和微生物学检验。
> 2. 熟悉流感嗜血杆菌的临床意义。
> 3. 熟悉百日咳鲍特菌的主要特征及微生物学诊断要点。
> 4. 了解军团菌属、布鲁菌属、弯曲菌属、幽门螺杆菌的主要特点。

苛养菌是指对营养要求苛刻（培养基中需加入特殊因子或其他营养成分）、培养环境严格要求（如温度、气体环境等）、在普通培养基上不生长或难以生长的一类革兰阴性细菌。

本章主要介绍苛养性的革兰阴性杆菌。临床上一般指流感嗜血杆菌、军团菌属、布鲁菌属、鲍特菌属、巴斯德菌属、佛朗西斯菌属、放线杆菌属、艾肯氏菌属、金氏菌属、弯曲菌、螺杆菌等。

一、嗜血杆菌属

嗜血杆菌属是一群无芽孢、无动力的革兰阴性细小杆菌，常呈多形性。共有 17 个种，与临床有关的有 9 个种：流感嗜血杆菌、副流感嗜血杆菌、溶血嗜血杆菌、副溶血嗜血杆菌、杜克雷嗜血杆菌、埃及嗜血杆菌、嗜沫嗜血杆菌、副嗜沫嗜血杆菌、迟缓嗜血杆菌。比较常见的是流感嗜血杆菌、副流感嗜血杆菌。

（一）生物学特性

【形态与染色】

革兰阴性细小杆菌，常呈球杆状、丝状等多形态性。无芽孢、无动力。新分离的菌株有荚膜，毒力较强。

【培养特性】

需氧或兼性厌氧，最适培养温度为 35℃，本菌属生长时需要含有 X 因子或 V 因子的新鲜血液。X 因子是氯化高铁血红素，V 因子是辅酶 I 或 II，但新鲜血液中的 V 因子处于抑制状态，必须将其加热 80℃～90℃才能释放出来，故巧克力琼脂适合于嗜血杆菌生长。该菌在巧克力琼脂平板上经 35℃、18～24 小时培养后，形成圆形、光滑、半透明的灰白色小菌落。葡萄球菌可合成 V 因子，将其点种于巧克力血平板上，可促进嗜血杆菌属的生长。当流感嗜血杆菌与金黄色葡萄球菌共同培养在血平板上时，可见靠近金黄色葡萄球菌菌落的流感嗜血杆菌菌落较大，而远处的流感嗜血杆菌菌落较小，这种现象称为"卫星现象"。

【生化反应】

分解葡萄糖产酸，对乳糖和蔗糖的分解，不同菌株表现各不相同。流感嗜血杆菌依据吲哚、脲酶及鸟氨酸脱羧酶试验的不同可分为 8 个生物型。

【抗原性】

流感嗜血杆菌有荚膜多糖抗原和菌体抗原。根据荚膜多糖抗原组成和抗原性不同，将其分为 6 个血清型，即：a、b、c、d、e、f，其中 b 型致病性最强，f 型次之。

【抵抗力】

抵抗力弱，加热 50℃30 分钟死亡，对常用消毒剂和干燥剂敏感。

（二）临床意义

正常人的咽喉部携带嗜血杆菌属的比率为 30%～50%。但 b 型菌株存在较少，该菌属在机体抵抗力下降时，可引起呼吸道、泌尿道感染且常为继发性感染。还可引起原发性感染，如心包炎、菌血症、败血症等。对于婴幼儿，可引起原发性脑膜炎。

（三）微生物学常规检验

【采集标本】

根据疾病不同，可采集鼻咽拭子、痰、脑脊液、血液、脓等临床标本。因苛养菌不易存活，标本宜保持湿润，及时送检。

【检验方法】

1. 直接涂片检查　脑脊液离心后取沉渣涂片，鼻咽拭子、痰、脓可直接涂片，革兰染色后用油镜检查，见有革兰阴性细小杆菌，具多形性，结合临床症状，作初步诊断。

2. 分离培养　临床标本如痰、鼻咽分泌物中往往含有快速生长的细菌，可掩盖本菌生长，所以为提高本菌的阳性检出率，应在巧克力培养基中加入抗菌药物（杆菌肽、万古霉素等）抑制杂菌的生长。血液、脑脊液先增菌培养后，取培养物或其他标本接种在巧克力血平板上，经 35℃、18～24 小时培养，根据菌落特征、结合卫星试验，特殊需求试验等进行鉴定。

3. 其他检查　可以用酶联免疫吸附试验检等方法测其抗原成分。也可采用 DNA 杂交的方法检查核酸。

4. 鉴定　根据菌落特征、生化反应，X、V 因子需求试验，可以进行嗜血杆菌属种间鉴定（表 16 - 1）。

表 16 - 1　嗜血杆菌属种间细菌的鉴别要点

常见菌种	因子		β溶血	发酵					触酶	CO₂ 生长	ON PG
	X	V		葡萄糖	蔗糖	乳糖	甘露醇	木糖			
流感嗜血杆菌	+	+	−	+	−	−	−	+	+	−	−
副流感嗜血杆菌	−	+	−	+	+	−	+	−	V	−	V
杜克嗜血杆菌	+	−	−	−	−	−	−	−	+	−	−
溶血嗜血杆菌	+	+	+	+	−	−	−	+	+	−	−

注：V：不定

二、鲍特菌属

鲍特菌属是一类革兰阴性小球杆菌，常寄居于人和动物的上呼吸道。共有 8 个种，其中百日咳鲍特菌、副百日咳鲍特菌、支气管败血鲍特菌是临床常见的致病菌，可引起急性呼吸道感染，而其他鲍特菌引起人类感染比较罕见。

（一）生物学特性

【形态与染色】

革兰阴性小球杆菌，某些菌种有鞭毛，不形成芽孢，有毒菌株有荚膜和菌毛。

【培养特性】

专性需氧菌。最适 pH6.8 ~ 7.0，最适生长温度 35℃ ~ 37℃，营养要求高，生长缓慢。常用含马铃薯、甘油、血液的鲍 - 金（B - G）培养基进行培养，35℃培养 3 ~ 5 天后形成细小、光滑、表面隆起、灰白色、不透明的水银滴状菌落，并有狭窄的溶血环。

【生化反应】

不发酵糖类，氧化酶阳性，吲哚试验阴性，不产生 H₂S、不分解尿素，不液化明胶，不利用枸橼酸盐，不还原硝酸盐。3 种常见鲍特菌的鉴别特性见表 16 - 2。

表 16 - 2　3 种常见鲍特菌的鉴别特性

细菌	氧化酶	动力	触酶	枸橼酸盐	脲酶	硝酸盐还原	鲍 - 金培养基	麦康凯
百日咳鲍特菌	+	−	+	−	−	−	慢	
副百日咳鲍特菌	−	−	+	+	+	−	较快	V
支气管败血鲍特菌	+	+	+	+	+	+	较快	+

注：+：阳性；-：阴性；V：不定

（二）临床意义

百日咳鲍特菌俗称百日咳杆菌，是百日咳的病原菌。人类是百日咳鲍特菌的惟一宿主，主要致病物质是菌毛、荚膜及产生的毒素。该菌主要侵犯婴幼儿的呼吸道，通过飞沫传播，传染性强，好发于冬春季，无免疫力者的感染率可达 90%，主要症状是阵发性咳嗽，疾病全程常为 3 个月，故名百日咳。病后可获得持久免疫力，再次发病者少见。近年来，发现许多 AIDS 患者由此菌所致的严重上呼吸道感染。接种百白破三联疫苗，有很好的预防效果。

副百日咳鲍特菌也与人的百日咳类似疾患有关，只是程度较轻，淋巴细胞升高不显著。

支气管败血鲍特菌是寄居在哺乳动物呼吸道中的一种病原菌，对人类造成感染极为少见。但经常与患病的犬、兔、豚鼠接触的人亦可引起呼吸道感染。

（三）微生物学常规检验

【采集标本】

应在发病早期采集，主要有两种方法：

1. 咳碟法　将鲍 – 金培养基平板打开，放于患者口前，让患者直接对准培养基连续咳嗽数次，收集患者咳出的飞沫培养。

2. 鼻咽拭子法　用棉拭子经鼻腔进入，取鼻咽部分泌物。目前认为此方法优于咳碟法。

【检验方法】

1. 分离培养　取采集后的标本直接接种在鲍 – 金培养基上，百日咳鲍特菌经 35℃ 培养 3 ~ 5 天后形成细小、光滑、表面隆起、灰白色、不透明的珍珠状菌落，并有狭窄的溶血环。

2. 鉴定　3 种常见的鲍特菌的鉴别特性见表 16 – 2。

3. 其他方法检查

（1）单克隆抗体菌落印迹试验　用抗百日咳杆菌 LPs 和 FHA（丝状血细胞凝集素）单克隆抗体菌落印迹试验检测待检标本，此法快速，48 小时可出结果，敏感性高，可用于早期诊断。

（2）血清学检查　ELISA 法可以测定百日咳特异性 IgM、IgG、IgA 抗体可作为早期诊断的依据。

（3）核酸检查　用 PCR 法检测患者鼻咽分泌物百日咳鲍特菌 DNA，具有快速、敏感、特异的诊断价值。

三、军团菌属

军团菌属共有 46 个菌种，60 多个血清型，该菌属在自然界普遍存在，特别容易存在于各种天然水源及人工冷、热水管道系统中。其代表菌株是嗜肺军团菌。

（一）生物学特性

革兰阴性小杆菌，着色浅，有多形性，可呈丝状或线状，无芽孢，无荚膜，有侧鞭毛或端鞭毛。需氧菌，$2.5\% \sim 5\%$ CO_2 可促进其生长。本菌营养要求严格，生长较慢，初次分离必须采用 L – 半胱氨酸和铁离子，在活性炭 – 酵母浸液琼脂培养基（BCYE）

上 3 天可见有光泽的菌落。在费 – 高培养基（F – G 培养基）上，培养 3 ~ 5 天可见针尖状的小菌落，紫外线照射下可发黄色荧光。大多数菌种能产生 β – 内酰胺酶和液化明胶，水解淀粉，触酶阳性，氧化酶弱阳性；硝酸盐还原、尿素酶和碳水化合物利用反应都是阴性；所有嗜肺军团菌血清型（血清型 4 和 15 除外）的各个菌株均具有极强的水解马尿酸盐的作用，而其他军团菌则阴性。

嗜肺军团菌的生存能力较强，在人工水环境中（自来水、热水淋浴器、空调冷却水等）可存活数月，能以气溶胶方式传播。对干燥、热、紫外线、常用的化学消毒剂敏感。对氯和酸有一定的抵抗力。

（二）临床意义

军团菌病大多数病例（85%）是由嗜肺军团菌引起的。军团菌病在世界各地均有发生，但主要在经济发达国家流行，国内多属散发报道。好发于夏秋季，细菌通过空气传播，易侵犯患有慢性器质性疾病或免疫功能低下的患者，如慢性支气管或肺气肿的患者、恶性肿瘤及使用激素和器官移植的患者。最常见的是肺炎型，除呼吸道症状外还有明显的多器官损害，头痛、畏寒、发热并伴有消化道及神经系统症状及体征，死亡率高。

嗜肺军团菌感染后可激活体液免疫和细胞免疫，体液免疫通过杀伤细胞外军团菌可起到二线防御功能，但由于是胞内寄生菌，所以细胞免疫起着非常重要的作用。本菌产生的 β – 内酰胺酶对青霉素及头孢菌素类抗生素产生抗性，所以此类抗生素不用于治疗此疾病，临床上用甲氧苄啶，也可用磺胺异恶唑与红霉素或利福平联合用药。

（三）微生物学常规检验

【采集标本】

主要有痰、血液、气管分泌物、胸水、活检组织等。正常菌群对军团菌有杀灭作用，取材后及时分离培养，并使用加抗生素的选择培养基。

【检验方法】

1. 直接涂片镜检 革兰染色，为革兰阴性小杆菌，着色浅。

2. 分离培养 血液标本增菌后，再分离培养，其他标本接种在活性炭 – 酵母浸液琼脂培养基（BCYE）上，3 天可见有光泽的菌落；也可接种在费 – 高培养基（F – G 培养基）上。

3. 生化反应 嗜肺军团菌可水解马尿酸盐，能液化明胶，水解淀粉，触酶阳性，氧化酶弱阳性；硝酸盐还原、尿素酶和碳水化合物利用反应都是阴性。

4. 其他检测方法 用 DNA 探针及 PCR 扩增 rRNA 的方法均可用于军团菌的快速诊断。也可检测患者血清中抗军团菌 IgM 及 IgG 抗体作出特异性诊断。

四、布鲁菌属

布鲁菌属共有 6 个种，即羊布鲁菌、牛布鲁菌、猪布鲁菌、绵羊布鲁菌、狗布鲁菌和森林鼠布鲁菌。我国主要以羊布鲁菌致病为主，其次是牛布鲁菌。本菌属是人畜共患病的病原菌。

（一）生物学特性

革兰阴性短小球杆菌，常单个散在，光滑型有微荚膜，无芽孢和鞭毛。需氧菌，初次分离培养时需 $5\% \sim 10\%$ CO_2，营养要求较高，培养基中应含有烟酸、生物素、维生素 B_1、甘油等物质，生长缓慢，最适 pH 为 6.7，在血平板经 $5 \sim 7$ 天培养后形成微小、灰色、圆形凸起的不溶血的菌落。

氧化酶和触酶阳性，还原硝酸盐，脲酶试验多数为阳性，多产生硫化氢，分解葡萄糖产酸，不分解甘露醇。该菌抵抗力较强，在土壤、水、毛皮、粪便、乳制品中存活时间较长，对热、日光、常用消毒剂敏感。

布鲁菌属抗原结构复杂，有 M 抗原和 A 抗原。两种抗原在各种布鲁菌中含量不同，根据其抗原量的比例差异，可对菌种进行区别。

（二）临床意义

布鲁菌主要致病物质是内毒素，此外还有荚膜及产生的侵袭性酶类，这些可利于细菌通过完整皮肤、黏膜进入宿主体内，并在机体内大量繁殖和迅速扩散入血。此外 Ⅳ 型超敏反应也参与布鲁菌的致病。该菌感染家畜后，可引起母畜传染性流产。人类感染主要通过接触病畜及其分泌物或被污染的畜产品，经皮肤黏膜、消化道、眼结膜和呼吸道等多种途径受染，引起布鲁菌病，也称波浪热。因布鲁菌为胞内寄生菌，抗菌药物及抗体等均不易进入细胞内，因此，本病较难根治，易转为慢性，反复发作。易感人群主要是从事皮毛加工和屠宰的工人、兽医等。

人体被布鲁菌感染后，主要依靠巨噬细胞的杀菌作用。机体感染布鲁菌后可产生一定免疫力，且各菌种有交叉感染。布鲁菌以细胞免疫为主，病后产生 IgM、IgG 类抗体。

（三）微生物学常规检验

临床可采集血液、骨髓、尿液、脑脊液或病畜的子宫分泌物、羊水等标本进行检验。一般标本直接染色镜检意义不大。可将标本接种在血平板、肝浸液琼脂培养基或肝浸液双相培养基上，提供必要的各种环境，$5 \sim 7$ 天可形成微小、灰色、圆形凸起的不溶血的菌落。如未生长，应延长培养，超过 30 天，方可报告阴性。如生长则挑取可疑菌落作生化反应。

血清学检查是最常用诊断布鲁菌病的方法。人感染后 2 周，血中开始产生抗体，因为是不完全抗体，可用抗球蛋白试验检测，且在病程进展中不断升高。发病 3 周后，也可用荧光免疫及 ELISA 检查抗体。

五、弯曲菌属

弯曲菌属细菌是一类微需氧，氧化酶阳性、不发酵任何糖类，弯曲呈弧形、S 形或螺旋状，有鞭毛的革兰阴性菌。共有 21 个菌种，对人致病的有胎儿弯曲菌、空肠弯曲菌空肠亚种、大肠弯曲菌和唾液弯曲菌，以空肠弯曲菌致病最为常见。

（一）生物学特性

革兰阴性，菌体弯曲呈逗点状、弧形、螺旋形、S 形或海鸥形。端生单鞭毛，运动活泼。在暗视野显微镜下呈"投标样"运动。微需氧菌，初次培养时，最佳气体环境需含 10% CO_2、5% O_2、85% N_2。生长温度常常取决于分离的菌株不同而有所不同：大肠弯曲菌、空肠弯曲菌在 42℃生长，25℃不生长；胎儿弯曲菌在 25℃生长，而 42℃不生长；但各种菌在 37℃皆可生长。生长温度的差异可用于菌种的鉴别。

营养要求高，不易在普通琼脂上生长，生长缓慢。常用的培养基有改良弯曲菌培养基 Campy – BAP 和含血的 Skirrow 琼脂。这些培养基以血琼脂为基础，加入多种抗生素，能抑制肠道正常菌群，而有利于本菌分离。该菌不发酵糖类，氧化酶和触酶阳性，不分解尿素，不液化明胶，能还原硝酸盐。空肠弯曲菌马尿酸水解试验阳性。弯曲菌属主要菌种的特性见表 16 – 3。

表 16 – 3 弯曲菌属主要菌种的特性

	胎儿弯曲菌胎儿亚种	胎儿弯曲菌性病亚种	空肠弯曲菌空肠亚种	大肠弯曲菌
触酶	+	+	+	+
还原硝酸盐	+	+	+	+
脲酶	–	–	–	–
产生硫化氢	–	–	–	–
马尿酸水解	–	–	+	–
醋酸吲哚酚水解	–	–	+	+
25℃生长	+	+	–	–
42℃生长	–	–	+	+
3.5%氯化钠	–	–	–	–
1%甘氨酸	+	–	+	+
头孢噻吩敏感（30μg）	S	S	R	R
萘啶酸敏感（30μg）	V	R	S	S

注：+：阳性；–：阴性；V：不定；S：敏感；R：耐药

本菌抵抗力不强，易被干燥、直射阳光及常用消毒剂等杀灭，56℃5 分钟即被杀死。但在潮湿的环境中 4℃可存活数周。对头孢霉素、青霉素耐药，一般对红霉素、四环素敏感。但近年来也出现了不少耐药菌株。如大多数大肠弯曲菌的菌株对红霉素耐药，空肠弯曲菌通常对红霉素敏感，胎儿弯曲菌引起的感染可用红霉素、氨苄西林、氨基糖苷类和氯霉素治疗。

（二）临床意义

弯曲菌广泛存在于家禽、家畜等动物体内，从乳制品、河水和无症状人群粪便中可分离到此菌。主要引起人类肠道感染和各种肠道外感染。该菌属中的空肠弯曲菌是引发细菌性肠炎的最常见菌种之一，腹泻是空肠弯曲菌感染最常见的临床表现。近年来也出现了空肠弯曲菌继发脑膜炎、败血症、关节炎和格林巴利综合征。人类主要通过食用污染的食物，如食用未煮熟的鸡、饮用未经处理的水和未经消毒的牛奶，或与动物直接接触而引起弯曲菌肠炎的发生。胎儿弯曲菌主要引起人类肠道外感染，如败血症、心内膜炎、腹膜炎等，但比较少见。胎儿弯曲菌胎儿亚种是引起绵羊、牛流产的重要致病菌。

（三）微生物学常规检验

【采集标本】

可采集粪便、肛拭子、血液、脑脊液、剩余食物等标本，采集后要立即送检，及时接种，尽量减少在空气中暴露。如超过 2 小时不能送检，应置冰箱保存或接种卡 - 布运送培养基。

【检验方法】

1. 直接涂片镜检　粪便与肛拭可直接革兰染色。用悬滴法观察鞭毛的运动。

2. 分离培养　血液或脑脊液先接种在布氏肉汤中增菌，再转种 Campy - BAP 培养基，其他标本可直接接种在 Campy - BAP 培养基。弯曲菌有特别的菌落特征，如菌落细小，可表现为粉红灰色、灰白或黄灰色、轻微黏液型外观，有些菌落沿接种线有拖尾样外观。

3. 其他检测方法　用特异性抗体包被乳胶颗粒，可鉴定空肠弯曲菌和大肠弯曲菌。PCR 扩增技术也在发展中。

六、幽门螺杆菌

> **知识链接**
>
> 1983 年 Marshall 和 Warren 首先用微需氧技术从慢性胃炎、消化性溃疡患者的胃黏膜分离出弯曲状的细菌，并证明该细菌感染胃部会导致胃炎、胃溃疡和十二指肠溃疡，由此获得了 2005 年诺贝尔生理学和医学奖。

幽门螺杆菌是螺杆菌属的代表菌种。它与人类十二指肠溃疡、胃溃疡及胃黏膜相关 B 细胞淋巴瘤的发生有密切关系。

（一）生物学特性

革兰阴性弯曲菌，菌体呈弧形、S 形或螺旋状。菌体的一端可伸出 2~6 条带鞘的鞭毛，运动活泼，无芽孢。该菌为微需氧菌，在含 2%~8% O_2 和 5%~10% CO_2 环境中生长良好，在大气中或绝对厌氧情况下不生长，生长时需要一定的湿度。营养要求较高，生长缓慢，在改良的 Skirrow 琼脂上，培养 3 天后才形成针尖大小的菌落；在血琼脂平板上，有轻度的 β 溶血。生化反应不活泼，脲酶试验阳性，为主要鉴定依据。氧化酶和触酶试验阳性，不发酵糖类，吲哚试验和明胶液化试验均阴性。马尿酸盐水解试验阴性。

该菌抵抗力较弱，对干燥、热、常用消毒剂敏感。对头孢菌素、氨基糖苷类、青霉素等抗生素敏感。

（二）临床意义

幽门螺杆菌只能生存在胃黏膜上，人群普遍易感。人是幽门螺杆菌的传染源，主要经粪－口途径传播。该菌确切致病机制尚不明确，可能与鞭毛、黏附素、尿素酶、蛋白酶、空泡毒素等多种致病因子有关。

幽门螺杆菌是引起消化性溃疡的主要致病菌，还与胃肠道肿瘤的发生有关。感染本菌 2 周后可能发生急性胃炎，绝大多数感染者通常引发慢性活动性胃窦炎；长期感染者可发展为萎缩性胃炎、溃疡、胃腺癌和胃黏膜相关 B 细胞淋巴瘤。

幽门螺杆菌的感染可刺激机体产生 IgG、IgM 和 IgA 抗体，但是否对机体有保护作用尚不明确。

（三）微生物学检验

通过胃镜采取胃黏膜活检标本，胃窦和胃体各一块，立即送检。将胃黏膜活检标本革兰染色，并分离培养，观察菌落特征，作生化反应。也可用快速尿素酶试验、粪便标本抗原检测、PCR 检查。用 PCR 法检查幽门螺杆菌的存在，敏感性和特异性均较高。

第十七章　常见革兰阳性需氧和兼性厌氧杆菌

 知识要点

1. 掌握白喉棒状杆菌的分类与特征及微生物学检验。
2. 熟悉炭疽芽孢杆菌的分类特征、微生物学检验及临床意义。
3. 了解其他棒状杆菌及产单核李斯特菌的分类特征及临床意义。

革兰阳性需氧和兼性厌氧杆菌种类繁多，本章主要阐述临床常见的棒状杆菌属的白喉棒状杆菌、李斯特菌属的产单核细胞李斯特菌、芽孢杆菌属的炭疽芽孢杆菌和蜡样芽孢杆菌。

第一节　棒状杆菌属

棒状杆菌属目前有 59 个菌种，主要有白喉棒状杆菌、假白喉棒状杆菌、干燥棒状杆菌、溃疡棒状杆菌等。引起人类致病的主要是白喉棒状杆菌，其他大多数为条件致病菌又统称类白喉棒状杆菌。

一、白喉棒状杆菌

白喉棒状杆菌是白喉的病原体。白喉是一种急性呼吸道传染病。该菌侵犯口咽、鼻咽等部位，局部形成灰白色假膜，故名白喉。

（一）生物学特性

【形态与染色】

革兰阳性杆菌，菌体细长，直或微弯曲，一端或两端膨大呈棒状，排列不规则，常呈 X、L、V 字形、栅栏状排列，无鞭毛、荚膜，不形成芽孢。用亚甲蓝染色、甲苯胺蓝染色、阿伯特和奈瑟染色，菌体一端、两端或中央可见明显浓染颗粒，称为异染颗粒，其主要成分是多磷酸盐和核糖核酸。异染颗粒是白喉棒状杆菌的形态学鉴别特征（图 17 - 1）

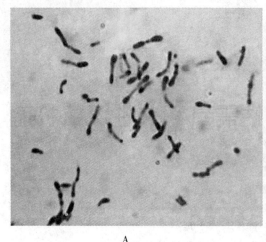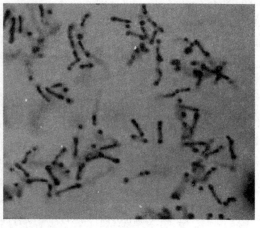

A   B

A: 革兰染色，B: 异染颗粒染色

图 17 – 1   白喉棒状杆菌形态

【培养特性】

需氧或兼性厌氧，最适生长温度为 34℃ ～ 36℃，pH7.2 ～ 7.8。营养要求较严格，在一般培养基上生长不良，培养基中加入血液、血清、体液和鸡蛋能促进其生长，且异染颗粒明显。

1. 血平板   为灰白色，直径 1 ～ 2mm 的 S 型菌落，轻型菌落有狭窄 β 溶血环。

2. 在吕氏血清斜面或鸡蛋斜面培养基生长迅速，培养 12 ～ 18 小时可形成细小、圆形、灰白色、湿润、有光泽的菌落或菌苔。涂片染色形态典型，异染颗粒明显。

3. 亚碲酸钾血琼脂平板主要在初次分离培养，作为选择和鉴别之用。内含 0.03% ～ 0.04% 亚蹄酸钾可抑制其他杂菌生长，而本菌可选择性生长。因菌体吸收碲盐并将其还原为碲使菌落呈黑色，在此培养基上按菌落特点将生长的菌落分为重型、轻型和中间型，我国以轻型为主。

4. 在液体培养基上形成膜状生长，同时有颗粒沉淀。

5. 在麦康凯平板上不生长。

【生化反应】

发酵葡萄糖、麦芽糖产酸不产气，不发酵乳糖、甘露醇，大多数不分解蔗糖，不消化蛋白，不液化明胶，触酶和硝酸盐还原阳性，氧化酶阴性，尿素酶阴性。

（二）临床意义

白喉棒状杆菌的致病因素为外毒素，抗原性强，毒性强烈。白喉的传染源是白喉患者、带菌者。白喉棒状杆菌经飞沫、被污染的物品或食物传播。细菌在鼻咽部黏膜生长繁殖，其中携带 β - 棒状杆菌噬菌体的菌株能产生外毒素，使局部黏膜毛细血管扩张充血，上皮细胞坏死、白细胞及纤维素渗出，形成灰白色的膜状物，称之假膜。若假膜延伸至喉部或脱落于气管内，可致呼吸道阻塞，严重者可因窒息死亡。外毒素入血迅速与易感组织细胞结合，常侵入心肌及外周神经，出现心肌炎和软腭肌麻痹及肝、肾、肾上腺组织严重病变。白喉棒状杆菌一般不侵入血流，但产生的外毒素可自局部进入血液，造成毒血症。

患白喉病、隐性感染或预防接种后，均可获得牢固的免疫力。我国目前对儿童进行接种人工自动免疫的百白破混合菌苗，其中就含有白喉类毒素。对密切接触病人的可注射白喉抗毒素紧急预防。棒状杆菌通常对 β - 内酰胺类抗生素敏感，但对磺胺类耐药。

（三）微生物学常规检验

【标本采集】

用无菌棉拭子从疑为假膜的边缘或其他可疑病灶处采集分泌物，未见假膜的疑似患者或带菌者可采集鼻咽部或扁桃体黏膜的分泌物。采样前 12 小时避免口腔局部用药。如不能立即送检，应将标本浸于无菌生理盐水或 15% 甘油盐水中保存。检验程序见图 17 - 2。

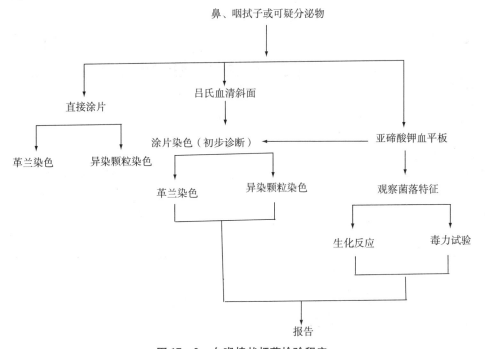

图 17 - 2　白喉棒状杆菌检验程序

【检验方法】

1. **直接涂片**　将标本直接涂片两张，分别做革兰染色和异染颗粒染色，镜检如发现革兰阳性棒状杆菌，形态典型且有明显异染颗粒，可初步报告"检出具有异染颗粒的革兰阳性杆菌，形似白喉棒状杆菌"，为临床早期诊断提供依据。

2. **分离培养**　将标本同时接种吕氏血清斜面、亚碲酸钾血琼脂平板和血平板。血琼脂平板上经 35℃ 培养 18 ~ 24 小时，如出现较多的溶血性链球菌菌落，即可排除白喉棒状杆菌。在吕氏血清斜面上白喉棒状杆菌较杂菌生长为快，35℃ 培养 18 小时即可挑取菌苔涂片作革兰和异染颗粒染色、镜检。亚碲酸钾血琼脂平板上经35℃培养24～48小时，观察菌落特点，挑取可疑菌落进行鉴定。白喉棒状杆菌触酶和硝酸盐还原试验阳性，氧化酶阴性，发酵葡萄糖、麦芽糖产酸不产气。

3. 毒力试验 毒素是决定白喉棒状杆菌毒力的重要因素。毒力试验是鉴定致病菌株的重要依据。试验方法分体外法和体内法（动物实验）两大类。体外法有艾立克（Elek）平板毒力试验、对流电泳、SPA 协同凝集试验。

二、其他棒状杆菌

棒状杆菌属中除白喉棒状杆菌外的其他棒状杆菌统称为类白喉棒状杆菌，常存在于人类或动物的鼻腔、咽喉、外耳道、眼结膜、外阴中以及皮肤的表面。其形态较粗短，多形性不显著，染色均匀，少有异染颗粒。这类细菌一般无致病性或仅能与其他细菌一起混合感染，有的是条件致病菌可致医院内感染，有的可对动物致病，应进行鉴别（表17 - 1）。

表 17 - 1　主要棒状杆菌的特性

菌种	触酶	动力	溶血	硝酸盐还原	明胶液化	尿素酶	产酸 葡萄糖	麦芽糖	蔗糖	致病性
白喉棒状杆菌	+	-	d	+	-	-	+	+	-	人类致病菌，产外毒素，有特异噬菌体
溃疡棒状杆菌	+	-	+	-	-	+	+	+	+	对人有致病性，产外毒素
假白喉棒状杆菌	+	-	-	+	-	+	-	-	-	寄生于人的鼻咽和咽喉部的正常菌群可引起心内膜炎
干燥棒状杆菌	+	-	-	v	-	-	+	+	+	寄生于人的鼻咽黏膜和眼结膜的正常菌群，可致心内膜炎或组织感染

注：V：不定；d：10%～89%阳性

第二节　炭疽芽孢杆菌

需氧芽孢杆菌属是一大群能产芽孢的革兰阳性大杆菌，需氧或兼性厌氧。包括炭疽芽孢杆菌、枯草芽孢杆菌、蜡样芽孢杆菌等。本属细菌广泛分布于空气、土壤、尘埃、粪便等，大多数对人不致病，许多菌种为实验室等环境的污染菌，少数寄生于动物并对人类及动物致病。其中炭疽芽孢杆菌（简称炭疽杆菌）是人畜共患病——炭疽病的重要病原菌，其发病有明显的职业性和地区性。蜡样芽孢杆菌可致食物中毒。

（一）生物学特征

【形态与染色】

本菌为致病性细菌中最大的革兰阳性粗大杆菌，（1～1.25）μm×（3～5）μm，两端平截，无鞭毛。在动物或人体标本中常单个或短链状排列，人工培养后形成长链如竹节状。有毒菌株在体内或血清培养基可形成荚膜。在有氧及温度适宜的环境下易形成椭圆形芽孢，位于菌体中央，折光性强，小于菌体宽度。

【培养特性】

需氧或兼性厌氧，最适生长温度为30℃～35℃，pH7.0～7.4。营养要求不高，在普通琼脂培养基上形成灰白色、大而扁平、无光泽、边缘不整齐的粗糙型菌落，低倍镜下观察菌落，可见边缘呈卷发状，炭疽芽孢杆菌据此特征，可与其他革兰阳性芽孢杆菌鉴别。在血平板上培养不溶血或轻微溶血。在肉汤培养基中生长卷绕成团而呈絮状沉淀物。在碳酸氢钠血琼脂平板上置5%～7%CO$_2$环境中培养48小时，有毒株可产生荚膜，形成黏液型（M型）菌落，而无毒株仍保持粗糙型（R型）。

【生化反应】

分解葡萄糖、麦芽糖、蔗糖，产酸不产气。硝酸盐还原试验阳性，不产生靛基质和H$_2$S。枸橼酸盐、脲酶阴性。能液化明胶，沿穿刺线向四周散开，形如倒松树状。

【抵抗力】

抵抗力不强，加热60℃30分钟死亡，易被一般消毒剂杀灭。但本菌芽孢抵抗力甚强，在干燥的土壤或皮毛中常温下可存活数十年，牧场一旦污染，传染性可持续数十年。芽孢对化学消毒剂抵抗力也很强，5%苯酚中需要2小时才能杀灭。

（二）临床意义

炭疽是由炭疽芽孢杆菌引起的人畜共患急性传染病，死亡率很高。炭疽芽孢的毒力强、易保存、高潜能、容易发送，曾被一些国家作为一种生物武器进行恐怖行动。本菌致病的主要因素是荚膜和炭疽毒素，二者缺一都会使毒力减弱或消失。荚膜的抗吞噬作用有利于该菌在体内生存、繁殖和扩散，炭疽毒素是造成感染者致病和死亡的主要原因。

炭疽病的主要传染源是患病的草食动物，如牛、羊、马、骆驼等，人可因接触患病动物或含有芽孢的皮革、毛刷，摄入污染食物和吸入气溶胶而受感染，人类炭疽根据感染的途径不同，分别引起皮肤炭疽、肠炭疽和肺、纵隔炭疽，均可并发败血症和脑膜炎，除皮肤炭疽外，其他类型病死率很高。患者病后可获得持久免疫力。该菌对青霉素、红霉素、庆大霉素、氯霉素、链霉素、环丙沙星、多西环素敏感，但对头孢菌素耐药。

生物战剂

在战争时期用来伤害人、畜和毁坏农作物等的致病微生物及其毒素称为生物战剂。日本在侵占我国期间，臭名昭著的"731"和"100 部队"，在我国东北用炭疽芽孢杆菌生产了石井式陶瓷细菌弹，因形成的芽孢耐受气溶胶的分散应力，造成大面积覆盖，危害广，且可经多种途径感染人和畜（军用），使我国同胞受害惨重。继战争后的和平年代 2001 年，在美国又发生了"9·11"恐怖事件，恐怖分子邮寄"炭疽白粉"，造成人员伤亡和公众恐慌，严重地影响公众生活和社会各行各业的正常运转，给美国和世界造成重大损失。

（三）微生物学常规检验

【标本采集】

采集标本时必须遵循两条原则：一是尽可能在抗生素使用前采取标本；二是一般不得以解剖的方式获取标本，所需标本，均应以穿刺方式取得。

病人标本：皮肤炭疽取病灶分泌物；肺炭疽取痰液或胸腔积液；肠炭疽取粪便或呕吐物；脑型炭疽取脑脊液；各型炭疽均可采取血液。

动物标本：可在消毒皮肤后割取耳根部和舌尖，取少量血液，有局限病灶可取病变组织或附近淋巴结。

外环境标本：如土壤、污水、食品、兽毛等，固体标本取 10~20g，液体标本取 50~100ml。

对于污染的固体标本按 1:20 加入生理盐水浸泡，研磨后静置，取上层悬液 65℃水浴加热 30 分钟杀死非芽孢菌，然后进行分离培养。

【检验方法】

1. 涂片染色镜检　标本涂片，组织脏器可做压印片，干后用 1:1 000 升汞固定 5 分钟，杀死芽孢。作革兰染色、芽孢染色、荚膜染色镜检，若发现有明显荚膜呈竹节状排列的革兰阳性大杆菌，结合临床表现，作出初步检验报告。

2. 分离培养　处理后的标本接种于血平板和炭疽芽孢杆菌选择性培养基。一般用血平板做常规分离培养，35℃培养 24 小时后观察菌落特征。污染严重的标本，最好用选择性培养基（噻他脒多粘菌素 B 培养基），培养时间稍长些。

3. 动物试验　将血平板上所分离的炭疽芽孢杆菌接种肉汤培养，取 0.5~1ml 皮下注射小白鼠，48~96 小时后小白鼠因败血症死亡。取小白鼠心血或脾脏进行涂片染色镜检，并接种血平板证实。

4. 鉴定试验

（1）噬菌体裂解试验　炭疽芽孢杆菌噬菌体能裂解涂布在普通琼脂平板上的炭疽

芽孢杆菌，培养后出现噬菌斑或噬菌带。

（2）**串珠试验** 炭疽芽孢杆菌在含 0.05 ~ 0.5U/ml 青霉素的琼脂培养基中培养后，可发生形态变异，呈串珠链状生长，类炭疽芽孢杆菌无此现象。此试验具有较高的鉴别价值。

（3）**青霉素抑制试验** 炭疽芽孢杆菌一般在含 5U/ml 青霉素的普通琼脂平板上能生长，在含 10 ~ 100U/ml 青霉素的平板上生长受到抑制。某些需氧芽孢杆菌也能被抑制。

（4）**重碳酸盐毒力试验** 有毒力的炭疽芽孢杆菌在含 0.5% 碳酸氢钠和 10% 马血清的琼脂平板上置 10% CO_2 环境中培养后可形成荚膜，菌落呈黏液型，而无毒力芽孢菌不形成荚膜，仍呈粗糙型。

5. 炭疽芽孢杆菌与其他需氧芽孢杆菌的鉴别 见表 17 – 2。

表 17 – 2　炭疽芽孢杆菌及其他芽孢杆菌的鉴别

鉴别项目	炭疽芽孢杆菌	枯草芽孢杆菌	蜡样芽孢菌及其他芽孢杆菌
形态结构	菌体两端平截，竹节状长链，有荚膜	菌体两端钝圆短链，有鞭毛	菌体两端钝圆短链，有鞭毛
菌落	粗糙，边缘呈卷发状	粗糙，锯齿状菌落	粗糙，有蜡样光泽
溶血性	不溶或微溶血	溶血	溶血
肉汤	絮状沉淀，无菌膜	均匀混浊，有菌膜	均匀混浊，有菌膜
噬菌体裂解	+	–	–
碳酸氢钠血平板	+	–	–
青霉素抑制试验	+	–	–
串珠试验	+	–	–
对人致病性	强	无	条件致病菌

第三节　产单核李斯特菌

产单核李斯特菌隶属于李斯特菌属。本菌属还包括伊氏李斯特菌，无害李斯特菌，格式李斯特菌等菌种。其中只有产单核李斯特菌对人和动物致病。

（一）生物学特征

【形态与染色】

本菌为革兰阳性短小杆菌或球杆菌，常成双排列，多数菌体一端膨大，似棒状，常呈 V 字形排列。无芽孢，有周鞭毛，在湿片中呈翻筋斗运动，25℃动力强；37℃时动力缓慢。在含血清的葡萄糖蛋白胨水中能形成黏多糖荚膜。在陈旧培养物中可变为革兰阴性。

【培养特性】

需氧或兼性厌氧菌，营养要求不高，在普通培养基上能生长，但在含血液、血清、葡萄糖、甘油等培养基上生长更好。最适生长温度30℃~37℃，但4℃仍能生长，故称冷增菌。在血平板上形成较小、圆形、光滑而有狭窄β溶血环的灰白色菌落。在半固体培养基上，细菌自穿刺线向四周蔓延生长可形成倒伞状生长区。

【生化反应】

分解葡萄糖、麦芽糖等多种糖类，产酸不产气，不分解甘露醇，触酶、甲基红、V-P试验、七叶苷试验均为阳性，硝酸盐还原、尿素酶、氧化酶试验均阴性。

（二）临床意义

产单核李斯特菌广泛分布于自然界，可存在土壤、腐烂蔬菜、饲料、污水、人和动物粪便。因该菌在4℃生长，故可污染冷藏食物而引起人类感染。健康带菌者为主要传染源，传播途径主要是粪-口途径，也可经胎盘和产道感染胎儿。接触病畜可致眼和皮肤感染。对成年人主要引起流产、败血症、脑膜炎和对新生儿可引起化脓性脑膜炎或脑膜炎。致病物质主要是溶血素和菌体表面成分。病后产生的免疫主要是细胞免疫。

（三）微生物学常规检验

【标本采集】

根据感染部位不同而采集血液、脑脊液、分泌物或病变组织进行微生物学检验。

【检验方法】

1. 直接涂片　液体标本如脑脊液离心取沉淀物涂片，其他标本可直接涂片，革兰染色镜检，在细胞内外可见革兰阳性球杆菌。

2. 分离培养　脑脊液或血液标本取其离心沉淀物接种于2支脑心浸液，其中一支置5%~10%CO_2培养箱中培养18~24小时，观察菌落形态，另一支置4℃培养。咽喉拭子、组织悬液、粪便接种于肉汤培养基中，置4℃作冷增菌（减少其他杂菌的生长）后，再转种其他血平板培养后，观察菌落特征，按本菌特性鉴定。

3. 鉴定特点　革兰阳性杆菌，湿片中细菌呈翻筋斗运动，触酶试验阳性，七叶苷试验阳性，发酵葡萄糖产酸，甲基红和V-P试验阳性。最终鉴定通过兔眼结膜毒力试验加以证实。取18小时肉汤培养物，滴入幼兔眼结膜，24~36小时内出现化脓性结膜炎为阳性。

第十八章 螺旋体、支原体、衣原体、立克次体

知识要点

1. 掌握螺旋体、支原体、衣原体、立克次体的概念和微生物学常规检验。
2. 熟悉螺旋体、支原体、衣原体、立克次体的生物学特性。
3. 了解螺旋体、支原体、衣原体、立克次体的临床意义。

第一节 螺 旋 体

螺旋体是一类细长、柔软、弯曲、呈螺旋状、运动活泼、革兰染色阴性的原核细胞型微生物。其基本结构及生物学性状与细菌相似，与细菌不同的是细胞壁与外膜之间有轴丝，轴丝的屈曲与伸缩可使螺旋体产生自由活泼的运动。故分类学上列入广义的细菌学范畴。

螺旋体广泛存在于自然界以及人的口腔或动物体内，种类繁多，包括2个科、7个属，对人致病的主要分布在钩端螺旋体、密螺旋体和疏螺旋体三个属中。

一、钩端螺旋体

钩端螺旋体简称钩体，分致病性和非致病性两种。前者以问号钩端螺旋体为代表，可引起人类和动物的钩端螺旋体病（简称钩体病），该病是一种自然疫源性人畜共患传染病；后者以双曲钩端螺旋体为代表，对人类不致病。

（一）生物学特性

【形态与染色】

钩端螺旋体呈圆柱形，长 $6 \sim 12 \mu m$，宽 $0.1 \sim 0.2 \mu m$，螺旋细密而规则，在暗视野显微镜下，形似细小珍珠样排列的细链，菌体一端或两端弯曲呈钩状，使菌体呈问号状或 C、S 形。沿长轴旋转或扭转伸屈运动。革兰染色阴性，但不易着色。常用 Fontana 镀银染色，钩端螺旋体被染成棕褐色（图 18 − 1）。

【培养特性】

钩体是目前可人工培养的螺旋体，营养要求较高，最适 pH7.2 ~ 7.6，低于 pH6.5 时易死亡。最适生长温度为 28℃ ~ 30℃，生长缓慢，常用含 10% 兔血清的柯氏（Korthof）培养基培养。在液体培养基中，分裂 1 次需 6 ~ 8 小时，28℃培养 1~2 周，液体培养基呈半透明云雾状混浊；在固体培养基上，经 28℃培养 2 周左右，可形成透明、不规则的直径约 2mm 的扁平细小

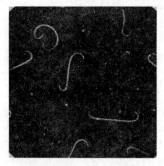

图 18 – 1　钩端螺旋体暗视野显微镜下形态

菌落。若 11℃ ~ 13℃能生长的则为非致病株，以此可鉴别致病株。

【抗原构造】

钩端螺旋体主要有属特异性抗原、群特异性抗原和型特异性抗原。应用显微镜凝集试验（MAT）和凝集素吸收试验（AAT），可将钩端螺旋体属进行血清群及血清型的分类。目前，问号形钩端螺旋体至少可分为 25 个血清群、273 个血清型，其中我国已发现 18 个血清群、75 个血清型。

【抵抗力】

对热和酸的抵抗力弱，60℃1 分钟即死亡；1∶1000 稀释的多种酸类作用 15 分钟死亡；0.2% 来苏、1% 苯酚经 l0 ~ 30 分钟被杀灭；对青霉素敏感。在夏、秋季酸碱度中性的湿土或水中，可存活数月，这在本菌的传播上有重要意义。

（二）临床意义

钩端螺旋体的致病物质有内毒素样物质、溶血素和细胞毒因子等，可引起人和动物的钩端螺旋体病，该病是一种人畜共患的、自然疫源性传染病。自然界中主要感染野生动物和家畜。鼠类和猪为主要的储存宿主和传染源，动物感染钩体后大多无症状而呈现带菌状态，但在其肾小管中长期繁殖，其血和粪、尿中含有大量钩体，并不断随尿液排出，污染水源和土壤。人接触了被钩体污染的水或土壤，经破损皮肤伤口、眼结膜、鼻和口腔黏膜侵入而感染，亦可通过胎盘垂直感染胎儿，导致流产。本病特点是起病急，早期高热、疲乏无力、头痛、全身酸痛、眼结膜充血、腓肠肌压痛、浅表淋巴结肿大等典型症状，早期症状可概括为"寒热、酸痛、乏力、眼红。腿痛、淋巴结大"；后期表现为肺、肝、肾等组织器官出血和坏死，病情较为凶险，甚至发生 DIC 或死亡。隐性感染或患病后，机体可获得对同型钩体菌株持久免疫力，以体液免疫为主，对异型钩体仅有部分或无免疫力。

预防钩端螺旋体病，应积极做好防鼠、灭鼠工作，加强对带钩体家畜管理。对易感人群或流行疫区人群接种灭活多价钩体疫苗，进行特异性预防。对患者治疗首选青霉素，青霉素过敏者可用庆大霉素、多西环素等。

知识链接

钩端螺旋体疫苗

钩端螺旋体疫苗为预防钩体病的生物制剂。根据钩端螺旋体抗原性不同，将其分为不同的血清群或血清型。我国统一选定 13 个群、14 个型作为标准菌种。接种对象主要为山区农民、饲养员等人群。接种后 1 个月可产生免疫力，免疫力可维持 1 年左右。其预防注射方法一般为：多采用上臂三角肌外侧皮下注射。第一次用量：2～6 岁 0.25ml，7～14 岁 0.5ml，15 岁以上 1ml。第二次用量加倍。在流行区应每年加强一次。

（三）微生物学常规检验

【标本采集】

患者标本包括血液、尿液和脑脊液等。如发病 1 周内取静脉血 3～5ml 作培养；2～5 周取中段尿 50～100ml 或导尿尿液（前一天服用 $NaHCO_3$ 使尿液碱化）培养；有脑膜刺激征者取脑脊液（CSF）；有眼部症状者取房水；动物尸检材料可取其肺、肾、肝等组织块（各 5g）。以上标本均应置于无菌容器内送检。

【检验方法】

1. 直接镜检　用暗视野显微镜直接观察患者各种标本中钩体的形态和运动；或将标本涂片用 Fontana 镀银染色后用普通光学显微镜检查；亦可用直接免疫荧光法检查。

2. 分离培养　血、尿标本接种于柯氏（Korthof）液体培养基，置 28℃～30℃培养 2～4 周，5～7 天用暗视野显微镜观察 1 次。若发现培养基呈云雾状混浊，在镜下观察有钩体存在时，即可移种至新鲜培养基继续培养，待出现明显生长现象后，可用已知诊断血清进行群和型的鉴定。如连续培养 40 天后仍未发现生长，方可报告培养阴性。

3. 动物接种　动物接种是分离钩体的敏感方法，尤其适用于有杂菌污染的标本，可以得到纯化株（称为"生物过滤"）。常用的动物有幼龄豚鼠或金地鼠。将标本接种于动物的腹腔内，3～6 天后取心血作分离培养，或取腹腔液镜检螺旋体。动物病死后解剖，可见皮下和肺部有大小不等的出血点或出血斑，肝、脾脏器有大量钩端螺旋体存在。

4. 抗体检测　通常在发病初期和发病第 3～4 周各取一份血清，检测抗体滴度的变化。有脑膜刺激征者可采取脑脊液检测特异性抗体。可用已知抗原测定标本中的抗体及其滴度，协助诊断钩体病和流行病学调查；或用已知抗体鉴定钩体的血清群、血清型。常用方法有：显微镜凝集试验（MAT），或称凝集溶解试验、间接凝集试验、补体结合试验、间接免疫荧光法和 ELISA 法等。

5. 核酸检测　用特异性 DNA 探针杂交法或 PCR 技术检测患者血液或尿液中钩体的 DNA，具有快速、敏感、特异等优点，常作为快速的诊断方法。

二、梅毒螺旋体

梅毒螺旋体又称苍白密螺旋体，属于密螺旋体属中苍白密螺旋体中的苍白亚种，是引起人类梅毒的病原体，梅毒是一种危害严重的性传播疾病。

（一）生物学特性

【形态与染色】

梅毒螺旋体长 6~15μm，宽 0.1~0.2μm，有 8~14 个呈锐角弯曲且规则致密的螺旋，两端尖直，用暗视野显微镜观察可见移行、屈伸、滚动等运动方式。革兰染色阴性，但不易着色。用 Fontana 镀银染色菌体被染成棕褐色（图 18 – 2）。

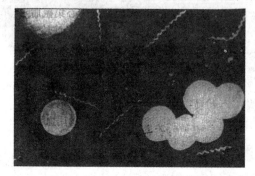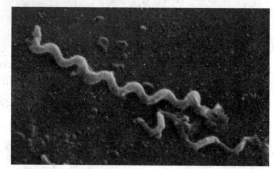

图 18 – 2　梅毒螺旋体形态（右为电镜下）

【培养特性】

梅毒螺旋体目前尚不能人工培养。有毒力的 Nichols 株能在家兔睾丸和眼前房内繁殖并保持其毒力。

【抵抗力】

梅毒螺旋体的抵抗力很弱。对干燥、热、冷及一般消毒剂敏感。在体外干燥环境中 1~2 小时、加热 50℃5 分钟即可死亡；血液中 4℃放置 3 天可死亡。故 4℃血库存放 3 天以上的血液无传染梅毒的危险。对青霉素、四环素、红霉素及砷制剂等敏感。

（二）临床意义

在自然情况下，梅毒螺旋体只感染人类，人是梅毒的唯一传染源。分为先天性和后天性梅毒两种。前者梅毒螺旋体由母体通过胎盘传播给胎儿引起先天梅毒；后者主要经过性直接接触或经输血间接接触传播引起获得性梅毒。

梅毒螺旋体的致病物质有：外膜蛋白、透明质酸酶和荚膜样物质等。获得性梅毒的临床过程分三期，具有反复、潜伏和再发的特点。硬下疳期：主要表现为外生殖器无痛性硬下疳，溃疡渗出液中有大量梅毒螺旋体，常可自愈，感染性强。梅毒疹期：全身皮肤、黏膜出现梅毒疹，全身淋巴结肿大，有时亦可累及骨、关节、眼和其他器官。在梅毒疹和肿大的淋巴结中存在大量螺旋体，传染性强。慢性肉芽肿样期（梅毒瘤）：病变波及全身组织和器官，基本损害为慢性肉芽肿，引起缺血坏死。重者引起心血管及中枢神经系统损害，可危及生命。此期传染性小，但破坏性大。先天性梅毒可致胎儿全身感染，导致流产、早产或死胎；出生后存活的新生儿则表现有马鞍鼻、锯齿形牙、间质性角膜炎、先天性耳聋等梅毒儿的特殊体征。

机体对梅毒螺旋体的免疫主要是传染性免疫，即有梅毒螺旋体感染时才有免疫力，一旦螺旋体被杀灭，其免疫力也随之消失。预防着重于加强性卫生宣教及社会管理。对病人应早诊断，及时彻底治疗，首选青霉素，对青霉素过敏者可换用红霉素。治疗3个月至1年后血清学转阴者为治愈指标，否则要继续治疗。

（三）微生物学常规检验

【标本采集】

可采取硬下疳渗出液、梅毒疹渗出液或局部淋巴结抽出液等作直接镜检。血清学试验可采集血液，分离血清检测有无梅毒螺旋体抗体和反应素。

【检验方法】

1. 直接镜检　取新鲜标本制成湿片可直接用暗视野显微镜镜检，若观察到有运动活泼的密螺旋体，即有诊断意义。或将标本制成干片，用镀银染色，镜下可见棕褐色密螺旋体。也可用直接荧光抗体检测法（DFA），置荧光显微镜下，可见发荧光的梅毒螺旋体。此法简单易行且特异。结合临床资料，初步报告"找到××状螺旋体（形似梅毒螺旋体）"。

2. 血清学试验　测定患者血清中的特异性抗体或反应素。有非特异性和特异性两类试验，以非密螺旋体抗原试验（以牛心肌的心脂质作为抗原，测定患者血清中反应素即抗脂质抗体）进行过筛试验，以密螺旋体抗原试验（以密螺旋体抗原检测患者血清中特异性抗体）做确认试验（表18-1）。

表18-1　梅毒螺旋体血清学常用试验

试验类型	试验名称（英文缩写）
非密螺旋体抗原（STS）	性病研究实验室试验（VDRL）
	快速血浆反应素环状卡片试验（RPR）
	不加热血清反应素试验（USR）
	甲苯胺红不加热血清试验（TRUST）
密螺旋体抗原（TP）	荧光密螺旋体抗体吸收试验（FTA-ABS）
	抗梅毒螺旋体抗体的微量血凝试验（MHA-TP）
	ELISA（夹心法或间接法）
	免疫印迹试验

另外，可用PCR、核酸探针等试验辅助诊断。

梅毒死灰复燃

梅毒、结核、麻风并列为世界三大慢性传染病。梅毒是一种全身性慢性传染病，通过商业往来进入我国，广东省 1505 年首先发现和记述了梅毒病例，此后，梅毒便从沿海到内地在我国广泛传播开来，发病率居高不下，居性病之首。许多中国城市的梅毒患病率高达 5% ~ 10%，在北京和上海等地，85% 的妓女患有梅毒。新中国成立后，党和政府高度重视，有效地取缔了娼妓，禁止卖淫活动，对性病进行广泛的普查普治，1959 年已基本上消灭了梅毒。但是，自 20 世纪 80 年代以来，随着我国经济迅速发展和人口大量流动，梅毒发病率呈回升趋势，尤其是从 1993 年开始，梅毒病例报告数呈几何级数增长。2009 年全国 31 个省区市（不包括港澳台）共报告梅毒 327433 例，较 2008 年增长了 17.09%，居全国乙类法定传染病发病数的第三位。

预防和控制梅毒，只有财政投入和技术支持还不够，还要让公众充分认识到梅毒危害的严重性。

三、其他螺旋体

其他螺旋体主要特点参见表 18 - 2。

表 18 - 2　其他螺旋体主要特点

种类	形态特点	所致疾病	微生物学检验
雅司螺旋体	人工培养不易生长，与梅毒螺旋体相似，可在家兔体内保种。传代可以维持毒力。离体后数小时死亡	传染，多见于热带地区。主要经直接或间接、媒介（蝇类）侵犯儿童，症状类似梅毒，但不侵犯心血管系统及中枢神经系统。本病不是性病	类似梅毒螺旋体检验
伯氏疏螺旋体	有 5 ~ 10 个不规则的螺旋，两端稍尖微需氧或厌氧，可在高营养培养基上生长，速度缓慢	主要引起莱姆病，是一种自然疫源性传染病。贮存宿主主要是鼠类，传播媒介是硬蜱，以慢性移行性红斑皮损为特征，伴头痛、乏力、发热、颈硬、肌痛、关节痛等	暗视野显微镜下可见扭曲、滚动和翻转运动的螺旋体，但不易检出。常用免疫荧光和 ELISA 检测特异 IgM 和 IgG 抗体。也可用 PCR、蛋白印迹分析。从感染蜱中分离较皮损中分离阳性率高
回归热疏螺旋体	与伯氏螺旋体相似呈波状	以节肢动物为媒介引起人类回归热。分为流行性回归热（虱传型）和地方性回归热（蜱传型）两类。主要症状为高热、头痛、肝脾肿大，持续 1 周消退，间隔 1 ~ 2 周又发热，反复发作和缓解可达 3 ~ 10 次，故称回归热	发热时，取外周血制片暗视野或染色后见螺旋体可初步诊断。也可用 BSK 培养基从蜱或患者血中培养螺旋体；用抗凝血（0. 2 ~ 1. 0ml）接种乳鼠腹腔，每日取尾静脉血镜检，1 ~ 3 天可见大量螺旋体

续表

种类	形态特点	所致疾病	微生物学检验
奋森疏螺旋体	形态纤细,有3~8个大而不规则的螺旋,两端4~6根鞭毛,运动活泼,革兰阴性	与梭杆菌共生,协同引起溃疡性牙龈炎或咽峡炎,溃疡面上有灰白色假膜。表现为牙龈肿痛、口臭、出血、颈部淋巴结肿大等	病灶标本涂片制成厚片,革兰染色可见革兰阴性梭杆菌和螺旋体共存,该螺旋体有3~8个大而不规则的螺旋

第二节 支 原 体

支原体是一类缺乏细胞壁、呈高度多形性、可通过滤菌器,能在无生命培养基中生长繁殖的最小的原核细胞型微生物。由于没有细胞壁,可形成丝状与分枝状而命名为支原体。

支原体广泛分布在自然界,目前已分离到150多种。人体支原体至少有15种,能引起人类疾病的主要有肺炎支原体、人型支原体、生殖器支原体和解脲脲原体等。

一、生物学特性

【形态与染色】

一般大小为 0.2~0.3μm,很少超过 1μm。因为没有细胞壁,不能维持固有的形态而呈高度多形态性,如球形、杆形、长丝形及分枝状。革兰染色阴性,但不易着色。常用吉姆萨(Giemsa)染色,呈淡紫色。

【培养特性】

支原体的营养要求较一般细菌高,培养基中须添加 10%~20% 灭活的小牛或马的血清(以提供支原体不能合成的胆固醇和长链脂肪酸)、新鲜的酵母浸液、青霉素 G 及 pH 指示剂。对低渗透压敏感。最适 pH7.6~8.0(解脲脲原体最适 pH 为 6.0~6.5),需氧或兼性厌氧,在含 5%~10% CO_2、大气环境或 90% N_2 和 5% CO_2、厌氧环境中培养生长较好。最适生长温度 37.0℃。生长较缓慢,人型支原体、解脲脲原体需培养 2~4天;肺炎支原体通常需要 21 天或更久。

在含 1.4% 琼脂的固体培养基上培养 3~10 天,可形成较为典型的"油煎蛋"样菌落,菌落呈圆形、光滑、边缘整齐,其核心区较厚,向下如同蛋黄深入培养基中,周边为一层薄薄的透明区,如同蛋清(图 18-3)。用肉汤培养基培养时,如果指示剂变色,应立即转种,以防其失去繁殖能力。

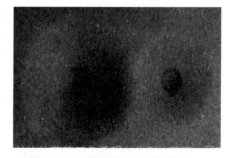

图 18-3 支原体油煎蛋样菌落

【生化反应】

根据支原体分解葡萄糖、利用精氨酸、水解

尿素及致病性等，可初步进行鉴定（表18－3）。

表18－3 主要致病性支原体的鉴别

支原体种类	葡萄糖	精氨酸	尿素	致病性
肺炎支原体	+	-	-	间质性肺炎和支气管炎
人型支原体	-	+	-	泌尿生殖道感染
生殖道支原体	+	-	-	泌尿生殖道感染
解脲脲原体	-	-	+	泌尿生殖感染，流产、不孕症
穿透支原体	+	+	-	条件感染，常见于艾滋病

【抵抗力】

因支原体没有细胞壁，抵抗力较弱。对热、干燥、低渗及多种消毒剂敏感，但对醋酸、结晶紫和亚碲酸盐有较强耐受性，可用于分离培养时抑制其他细菌生长。耐冷，液氮或－70℃能长期冻存，需要检验时置35℃水浴中迅速融化。4℃放置不宜超过3天。干燥标本中难以分离出支原体。

二、临床意义

支原体广泛存在于自然界中，常为哺乳类及禽类口腔、呼吸道及泌尿生殖道定植的共生菌群。主要引起人类口腔、呼吸道、泌尿生殖道感染等。肺炎支原体的主要致病物质有P1蛋白、糖脂抗原和荚膜多糖，可引起人类原发性非典型性肺炎，主要通过呼吸道经飞沫传播。人型支原体、解脲脲原体和生殖道支原体可通过性接触传播，为性传播疾病病原体，引起人类非淋球菌性和非衣原体性泌尿生殖道感染，如尿道炎、睾丸、附睾炎、慢性前列腺炎、阴道炎、宫颈炎及尿路结石等。穿透支原体主要为条件致病性支原体，其感染可能是AIDS致病的一个辅助因素。

支原体无细胞壁，对青霉素、头孢菌素类等作用于细胞壁的抗生素不敏感，对干扰蛋白质合成的强力霉素、氯霉素、红霉素、螺旋霉素等敏感。

支原体是细胞培养中常见的污染源，可影响培养的细胞生长，故在细胞培养时应注意支原体污染的监测。

三、微生物学常规检验

【标本采集】

根据不同病症采取不同的标本。如分离培养肺炎支原体可取病人的痰液、咽拭子、鼻咽洗液、支气管分泌物等，由于肺炎支原体有黏附细胞的作用，所以最好采用拭子标本。若分离培养泌尿生殖道感染的支原体，可采取患者尿道分泌物或前列腺液、阴道或宫颈分泌物、精液。亦可取中段尿10ml，无菌采集并离心沉淀后取沉渣做培养。支原体对干燥敏感，注意即采即种或置于转运培养基（蔗糖磷酸盐缓冲液）中。4℃冰箱可保存72小时，－70℃或液氮可长期保存。

【检验方法】

支原体主要以分离培养、生化反应和抗原抗体检测试验等进行鉴定。

1. 肺炎支原体的鉴定

（1）分离培养　支原体的分离常用液体－固体两步培养法。先将标本接种于加有葡萄糖以及酚红、亚甲蓝指示剂的液体培养基中增菌，1 周后若培养基由紫色变为绿色，液体清晰，可考虑支原体生长。此时，再转种于固体培养基上。一般 10 天左右长出菌落，初次分离，肺炎支原体菌落不典型，周边不明显，呈致密圆形，须经数次传代后才形成典型"油煎蛋"样菌落。肺炎支原体分离培养阳性率不高，有时需要 20 天或更长时间，对临床诊断意义不大，但对流行病学调查有重要意义。

（2）生化反应　分解葡萄糖产酸不产气，精氨酸和尿素分解试验阴性。

（3）生长抑制试验　将可疑肺炎支原体的菌落连同琼脂一起切下，接种于专用的液体培养基中，孵育一周后取 0.3ml 培养液涂布于固体平板表面，待稍干将浸有肺炎支原体抗体的滤纸片贴在其上，经 37℃ 孵育 2~4 周后，在滤纸片周围出现抑菌环为试验阳性，说明可疑菌落是肺炎支原体。

（4）溶血试验　将生长有可疑肺炎支原体的专用固体培养基上，加一层含有 8% 豚鼠红细胞的生理盐水琼脂，置 37℃ 温箱培养过夜，在菌落周围出现溶血环者为阳性。

（5）其他试验　有氯化三苯基四氮唑（TTC）还原试验、红细胞吸附试验、补体结合试验、间接血凝试验、免疫荧光试验、ELISA 技术以及非特异性的冷凝集素试验和 MG 株链球菌凝集试验等均可协助诊断。

2. 解脲脲原体的鉴定

（1）分离培养　取标本 0.1~0.2ml，接种于 pH6.0±0.5 含有尿素和酚红的液体培养基中，置于 95% N_2 和 5% CO_2 环境中，37℃ 孵育 1~2 天，观察培养基颜色，由橘黄色变为粉红色即为解脲脲原体生长的指征。此时，再转种固体培养基，2 天后可见典型"油煎蛋样"菌落为阳性结果。

（2）生化反应　能分解尿素产氨，使酚红指示剂变色，不能分解葡萄糖和精氨酸。

（3）代谢抑制试验（MIT）　能分解尿素产氨，当加入特异性抗血清后，能抑制相对应血清型菌株的生长，则培养基中的酚红指示剂不显色。

（4）生长抑制试验（GIT）　操作方法同肺炎支原体的鉴定。观察结果需用低倍显微镜，在镜下观察滤纸片周围的抑菌环及宽度。

另外，尚可用 PCR 方法进行鉴定，此方法较为方便、快速、敏感、可靠。

3. 其他支原体的鉴定　人型支原体培养方法与解脲脲原体相似，能分解精氨酸，不分解葡萄糖和尿素。生殖道支原体的培养需要厌氧环境，生长缓慢，较难培养，一般不适宜实验室常规应用。临床常用 PCR 方法进行检测。

支原体与细菌 L 型在某些生物学性状方面有相似之处，应予以鉴别（表 18-4），后者在去除诱因（如抗生素）后容易返祖为原细菌。

表 18 – 4　支原体与细菌 L 型的鉴别

生物学特性	支原体	细菌 L 型
培养特性	需添加胆固醇	需高渗培养
菌落	油煎蛋状，直径 0.1 ~ 0.3mm	油煎蛋状，直径 0.5 ~ 1.0mm
形态与大小	多形态，大小基本一致	多形态，大小相差甚远
细胞壁	无	无
细胞膜	含高浓度胆固醇	不含胆固醇
对低渗敏感	敏感	敏感
细胞壁缺失原因	遗传	青霉素、溶菌酶和胆汁等作用所致，清除条件可恢复
致病性	原发性非典型性肺炎、泌尿生殖道感染和条件致病	引起慢性感染，如骨髓炎、尿路感染、心内膜炎等

第三节　衣 原 体

　　衣原体是一类严格细胞内寄生、具有独特发育周期、能通过滤菌器的原核细胞型微生物。广泛寄生于人类、禽类及哺乳动物。能引起人类疾病的衣原体主要有沙眼衣原体、肺炎衣原体和鹦鹉热衣原体。目前，由衣原体感染所致的性传播疾病在发达国家已超过淋病奈瑟菌感染，成为最常见的性传播疾病。1955 年，我国学者汤飞凡等用鸡胚卵黄囊接种法，在世界上首次分离出沙眼衣原体，为沙眼衣原体的研究做出了贡献。

　　衣原体的共同特征是：①圆形或椭圆形，革兰染色阴性；②严格细胞内寄生，在宿主细胞内可形成包涵体；③有独特发育周期，以二分裂方式繁殖；④有 DNA 和 RNA 及核糖体；⑤具有细胞壁，对多种抗生素敏感。

　　衣原体属中，按照抗原结构和 DNA 同源性等特点，分为沙眼衣原体、鹦鹉热衣原体、肺炎衣原体和兽类衣原体 4 种。

知识链接

汤飞凡——衣原体之父

　　沙眼在世界上广泛流行至少已三四千年，危害极大，是重要的致盲眼病之一。中国人口中约有50%患有沙眼，曾有"十眼九沙"之说。最早有人提出"细菌病原说"和"病毒病原说"，但都未得到证实。1955 年 7 月，我国学者汤飞凡运用鸡卵黄囊接种法，首次分离出沙眼病原体，这个世界上第一株沙眼病原体被汤飞凡命名为 TE8，此后许多外国学者把它称为"汤氏病毒"。

　　沙眼病毒的成功分离在国际科学界引起了巨大反响，因这是一个关键性的突破，它把长期处于低潮的沙眼研究一下子推上了高潮，并导致微生物分类的重大变革。1970 年，国际上将沙眼病毒和其他几种介于病毒和细菌之间的、对抗生素敏感的微生物命名为衣原体，汤飞凡被称为"衣原体之父"，沙眼病毒正式更名为沙眼衣原体。沙眼的防治在短短几年内取得了飞速进展。

　　1981 年国际沙眼防治组织向汤飞凡颁发了沙眼奖状和奖金；1982 年他获得国家自然科学二等奖；邮电部于 1992 年 11 月 22 日发行了汤飞凡纪念邮票，以纪念他的卓越贡献。

一、生物学特性

【形态染色和发育周期】

　　衣原体有独特的发育周期，在不同发育时期其形态不同，主要以 2 种发育类型存在。

　　1. 原体　小而致密，是发育成熟的衣原体，圆形或椭圆形，中央有一致密的拟核，为细胞外存在形式，姬姆萨染色呈紫色，无繁殖能力，具有高度的感染性。

　　2. 始体　大而疏松，圆形或不规则形，中央呈纤细的网状结构，无致密拟核。为细胞内繁殖型，代谢活跃。姬姆萨染色呈深蓝色，不能在细胞外存活，无感染性。

　　有感染性的原体吸附于易感细胞表面的特异受体后，经吞噬作用进入细胞内形成吞噬小泡，原体在泡内继续发育、增大、成为始体，始体以二分裂方式繁殖形成许多子代原体，并聚集成各种形态的包涵体，成熟的子代原体从易感细胞中释放出来，再侵入新的易感细胞，开始新的发育周期，其整个发育周期约为 48～72 小时（图 18 - 4）。

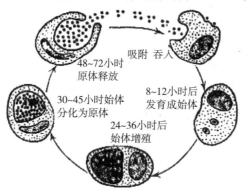

图 18 - 4　衣原体的发育周期

　　衣原体感染人体细胞后，在胞质内形成特殊的斑块状结构即包涵体。不同种类衣原体的包涵体，其位置、形态和染色性各异，有助于衣原体的鉴别。

【培养特性】

　　衣原体的培养方法有细胞或组织培养、鸡胚培养和动物培养。近年多采用细胞培养法分离衣原体。如沙眼衣原体接种于经放线菌酮处理过的单层 McCoy 细胞；鹦鹉热衣原体和肺炎衣原体用 HeIa - 299 细胞株培养。置 35℃ ~ 37℃，培养 48 ~ 72 小时后，将试验细胞进行包涵体染色鉴定。离心可提高衣原体感染细胞的检出率。

【抵抗力】

衣原体抵抗力较弱，耐冷不耐热，56℃ 5 ~ 6 分钟灭活，- 70℃ 可存活数年，冷冻干燥可保存 30 年以上仍有活性。常用消毒剂 75% 乙醇 0.5 分钟、2% 来苏 5 分钟均可将其杀死。衣原体对大环内酯类、四环素类及利福平等敏感，对链霉素、万古霉素和庆大霉素等不敏感。鹦鹉热衣原体较稳定，抵抗力稍强，对磺胺类药物耐药。

二、临床意义

沙眼衣原体感染范围较广，可侵害眼、泌尿生殖道、呼吸道及淋巴结等多器官，导致多种疾病，如沙眼、包涵体性结膜炎、泌尿生殖道感染、沙眼衣原体肺炎、性病淋巴肉芽肿等。其中沙眼衣原体引起的沙眼是发展中国家致盲的主要原因，而其所致的泌尿生殖道感染也是最常见的性传播疾病之一。

鹦鹉热衣原体主要感染鸽、鹦鹉等鸟类、家禽及低等哺乳动物。病原体一般存在于动物的肠道，随粪便排出而污染环境，以气溶胶方式传播。人多因与家禽或家畜接触而感染，引起鹦鹉热，典型病例表现为非典型肺炎。

肺炎衣原体是引起人类急、慢性呼吸道感染的重要病原体，通过飞沫或呼吸道分泌物传播，引起肺炎、支气管炎、咽炎，也可引起心内膜炎、心包炎、心肌炎。近年来发现肺炎衣原体感染与冠心病的发生有关。

衣原体为专性细胞内寄生，病后获得的免疫以细胞免疫为主，体液免疫为辅。由于沙眼衣原体主要外膜蛋白易发生变异，故免疫力不持久，仍可再感染；肺炎衣原体病后可建立相对稳定的免疫力。

预防应注意个人卫生，特别是眼部卫生；管理好家禽。对患者积极治疗，可选用红霉素、四环素、利福平及喹诺酮类等药物。

三、微生物学常规检验

检验时应注意安全防护，尤其是操作鹦鹉热衣原体标本时，更应该遵守实验规则，以防环境污染或实验室感染。

【标本采集】

根据衣原体感染部位不同而采取相应的标本。

1. 沙眼衣原体 根据不同疾病采取不同标本。沙眼或结膜炎患者取眼结膜刮片、眼结膜穹窿或眼结膜分泌物；泌尿生殖道感染者采取生殖道拭子、宫颈刮片、精液或尿液标本；性病淋巴肉芽肿患者取淋巴结脓液或生殖道上皮细胞刮平、直肠拭子或活检材料等。采集的分泌物标本中应保证含有足够的上皮细胞。用于细胞分离培养的标本应置于 2SP 运送培养基（含蔗糖、磷酸钾缓冲液、胎牛血清和抗生素）中送检，保存期不超过 5 天。若标本采集后在 24 小时内检查，可放冰箱保存，否则应置 - 60℃ 冰冻。若标本在 2 小时内接种，阳性检出率较高。

2. 鹦鹉热衣原体　可采取患者痰液和咽喉含漱液。由于培养分离物易受污染，所以在其培养基中应加入适当的抗生素（如链霉素）抑制其他病原菌的生长。

3. 肺炎衣原体　取患者鼻咽拭子、痰液、支气管肺泡灌洗液或漱口液等。而血液标本，特别是外周血单核细胞，用做肺炎衣原体的核酸诊断效果极佳。

【检验方法】

1. 直接检查　检查时应设阴性、阳性对照，排除假阳性。

（1）查包涵体　将标本固定后，用吉姆萨（Giemsa）染色或碘液染色，在显微镜下观察上皮细胞内有呈蓝色（始体）或紫红色（原体）、棕褐色、圆形或卵圆形的包涵体，分布于细胞质浆内或细胞核旁，可呈散在型、帽型、桑葚型或填塞型，可帮助诊断（图 18 – 5）。

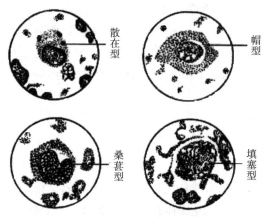

散在型

帽型

桑葚型

填塞型

图 18 – 5　沙眼衣原体的各型包涵体

（2）直接荧光抗体（DFA）　染色标本处理同上，检出上皮细胞内发荧光的衣原体包涵体，可助诊断。

（3）其他方法　如酶免疫检测（EIA）、核酸杂交和 PCR 等方法。

2. 分离培养　用链霉素将待检标本（洗涤）处理后，接种于鸡胚卵黄囊或经放线菌酮处理的传代细胞（如 McCoy 细胞等）进行分离培养，35℃培养48～72小时。取卵黄囊膜作吉姆萨染色，镜检原体。也可用直接免疫荧光法或 ELISA 检测衣原体。

3. 血清学诊断　目前，检测肺炎衣原体和鹦鹉热衣原体主要采用微量免疫荧光检测和酶免疫测定。应用单克隆或多克隆抗体酶免疫法检测沙眼衣原体的脂多糖。

4. 分子生物学检测　用核酸杂交技术、PCR 检测技术，提高检测的敏感性和特异性。

第四节　立克次体

立克次体是一类体积微小、以节肢动物为传播媒介、严格细胞内寄生的原核细胞型微生物。为纪念在研究斑疹伤寒时不幸感染而牺牲的美国青年医生 Howard Taylor Ricketts 而命名为立克次体。

其共同特点有：①专性细胞内寄生，以二分裂方式繁殖；②大小介于细菌与病毒之间，革兰染色阴性；③多数为人畜共患性疾病的病原体，引起人类发热和出疹性疾病；④节肢动物可成为储存宿主和传播媒介；⑤对多种抗生素敏感；⑥含 DNA 和 RNA 两种类型的核酸。

立克次体病绝大多数为自然疫源性疾病，有致病性的立克次体主要有普氏立克次体、斑疹伤寒立克次体、恙虫病立克次体、贝纳柯克斯体和五日热巴通体等。

知识链接

美国的病理学副教授立克次（Howard Taylor Ricketts，1871－1910）1909年在研究落基山斑疹热时首先发现立克次体，第二年，他不幸因感染斑疹伤寒而逝世。罗恰·利马 1916 年首先从斑疹伤寒病人的体虱中找到病原体，并建议取名为普氏立克次体，以纪念从事斑疹伤寒研究而牺牲的立克次和捷克科学家普若瓦帅克。我国科学工作者谢少文 1934 年首先用鸡胚来培养立克次体，并获得成功，为人类认识立克次体作出了重大的贡献。

一、生物学特性

【形态与染色】

立克次体呈多形态性，多为球杆状，长 $0.6 \sim 2.0\mu m$，宽 $0.3 \sim 0.8\mu m$，常用 Giemsa 染法染色被染成紫色或蓝色。立克次体在感染细胞内可单个存在或成双排列，也可聚集成致密的团块。不同立克次体在细胞内的位置不同，以此可鉴别立克次体。如普氏立克次体在胞浆内分散存在；斑疹伤寒立克次体分散于感染细胞质和核内；恙虫病立克次体多在胞浆近核处成堆排列；贝纳柯克斯在胞浆空泡（吞噬溶酶体）内繁殖；而 5 日热巴通体却粘于细胞外表面生长繁殖。

【培养特性】

培养方法有动物接种、鸡胚接种和细胞培养。目前常采用鸡胚、成纤维细胞、L929 细胞和 Vero 单层细胞进行分离、鉴定、传代等培养，最适生长温度为 37℃。二分裂繁殖，繁殖一代需要 6 ~ 10 小时。

【抗原构造】

立克次体细胞壁有耐热的群特异性抗原和不耐热的种特异性抗原二类。群特异性抗原与细胞壁所含脂多糖有关，种特异性抗原与外膜蛋白有关。其群特异性脂多糖抗原与变形杆菌某些菌株的菌体抗原（如 OX_{19}、OX_K、OX_2 株）有共同抗原，可引起交叉免疫反应，根据这一原理，用易于制备的变形杆菌 O 抗原代替立克次体作抗原，与患者或动物的血清进行凝集试验，以检测患者或动物血清中是否有抗立克次体的抗体，以辅助诊断立克次体病。这种交叉凝集反应称为外－斐反应（表 18－5）。

表 18－5　主要立克次体与变形杆菌菌株抗原交叉反应

立克次体	变形杆菌抗原		
	OX$_{19}$	OX$_K$	OX$_2$
普氏立克次体	＋＋＋	－	＋
斑疹伤寒立克次体	＋＋＋	－	＋
恙虫病立克次体	－	＋＋＋	－
贝纳柯克斯体	－	－	－
五日热巴通体	－	－	－

【抵抗力】

立克次体对热敏感，但对低温、干燥的抵抗力较强。在水溶液中 4℃24 小时可失去活性，在干燥的虱粪中绝大多数立克次体能保持活性两个月左右。0.5% 苯酚和来苏 5 分钟可被灭活，对四环素和氯霉素类抗生素等敏感。磺胺类药物对立克次体无抑制作用，并可促进其生长。

二、临床意义

（一）普氏立克次体

普氏立克次体是引起流行性斑疹伤寒（虱传斑疹伤寒）的病原体。致病物质有内毒素和磷脂酶 A 等。患者是唯一的传染源，人虱为传播媒介，感染方式是：虱－人－虱（图 18－6）。虱叮咬患者后，立克次体进入人虱体内，在虱肠管上皮细胞繁殖，并随粪便排出体外。当感染虱寄居健康人体并叮咬人时，立克次体随虱粪排泄在人皮肤上，人因搔抓皮肤破损而引起感染；也可通过呼吸道和眼结膜感染。经两周左右的潜伏期后骤

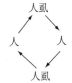

图 18－6　流行性斑疹
伤寒传播方式

然发病，表现高热、头痛、周身疼痛，4～5 天出现皮疹，有时伴有神经系统、心血管系统及其他器官的损害。病后免疫力持久。采用四环素类抗生素和氯霉素治疗，禁用磺胺类药物。

（二）斑疹伤寒立克次体

斑疹伤寒立克次体是地方性斑疹伤寒（鼠型斑疹伤寒）的病原体。鼠是主要贮存宿主和重要传染源，鼠间流行通过鼠蚤或鼠虱，再由鼠蚤传染给人，传播方式：鼠→鼠蚤或鼠虱→鼠；鼠蚤→人；人与人之间流行可通过人虱传播，人→人虱→人。人亦可因鼠蚤粪中立克次体经口、鼻、眼结膜、破损皮肤进入人体而被感染。该病的症状与体征较流行性斑疹伤寒轻，常有发热、头痛和皮疹等，很少累及中枢神经系统和心肌，病程较短（图 18－7）。

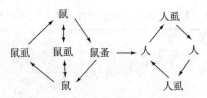

图18-7   地方性斑疹伤寒传播方式

（三）恙虫病立克次体

恙虫病立克次体是恙虫病的病原体。主要流行于东南亚、西南太平洋岛屿，又称东方立克次体；国内主要见于东南及西南地区。本病为自然疫源性传染病，鼠是重要的传染源，恙螨既是寄生宿主和传播媒介，又是贮存宿主。恙虫病立克次体寄居于恙螨体内，可经卵传代（图18-8）。人被受染的恙螨叮咬而感染，经7~10天或更长的潜伏期后，突然高热，剧烈头痛或耳聋，叮咬处出现红色丘疹，形成水泡，破裂后形成溃疡，上覆焦痂，是恙虫病的特征之一。

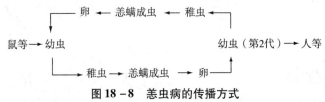

图18-8   恙虫病的传播方式

（四）贝纳柯克斯体

贝纳柯克斯体是引起Q热的病原体。传染源是牛、羊等受染的家畜，蜱既是寄生宿主和储存宿主，又是动物间的传播媒介。蜱叮咬牛羊等家畜使之感染。动物感染后多无症状呈隐性感染或慢性感染，但可通过乳汁、尿液、粪便和泌尿生殖道分泌物长期排出病原体，人主要经消化道、呼吸道或接触而感染。潜伏期约2~4周，症状类似流感或原发性非典型肺炎，急性发病，寒战高热、剧烈头痛、肌肉疼痛等，重者可并发心包炎、心内膜炎以及精神与神经症状。

立克次体的抗感染免疫包括体液免疫和细胞免疫，因立克次体严格细胞内寄生，故以细胞免疫为主。病愈后常可获得牢固的免疫力，机体对普氏立克次体与斑疹伤寒立克次体的感染有交叉免疫力。

三、微生物学常规检验

因立克次体传染性强，易引起实验室感染，故必须严格遵守实验室规则，防止实验室感染。

【标本的采集与处理】

1. 血液标本   应在病程第1周内，尽量争取在用抗生素前采集静脉血5~10ml，并床旁接种动物或培养基。若在病程1周后采集，可让血液凝固，取血清作血清学诊断，再将血块制成20%~50%悬液接种，以减少血清中可能存在的抗生素或抗体对病原体分离的影响。

2. 活检或尸检材料　活体标本或尸检材料如肺、肝、脾、淋巴结、心瓣膜赘生物等标本，可用印片直接检查、固定后病理检验，还可用研磨成 10% ~ 20% 悬液低速离心后取上清液接种。如果标本有细菌污染，可在标本混悬液中加入青霉素 100 ~ 1000IU/ml，置室温 30 分钟除去污染细菌后再接种。

3. 节肢动物　采集时应保持体形完整，并以活标本作分离。不能及时分离者置液氮中速冻后放 –70C°冷藏。运送标本时注意保持一定的湿度及温度。

【检验方法】

1. 直接检查　因检材中立克次体含量很少，直接镜检对立克次体的意义不大。

（1）荧光抗体检测　多用于脏器的检查。将病变脏器切开，吸去血渍，印片后用荧光抗体染色或常规染色镜检。必要时可作病理学检查。发现带荧光的立克次体可以诊断。

（2）PCR 和核酸探针检查　可用做快速诊断。

2. 分离培养　病原体的分离鉴定必须在安全防护条件下进行。斑疹伤寒、斑点热、恙虫病和 Q 热病原体的分离多用动物，而巴通体感染可用人工培养基，埃立克体用细胞培养。

（1）动物接种　除恙虫病立克次体和小蛛立克次体接种小白鼠外，其余皆用体重为 300 ~ 400g 雄性豚鼠接种。用检材悬液 1 ~ 2ml，种入 2 ~ 3 只动物腹腔内，实验前后数日内，每日 2 次观察动物有无发热和阴囊肿胀反应。有反应者，一半动物在发热期采血或解剖脏器制成悬液传代、接种鸡胚卵黄囊或细胞培养繁殖立克次体；另一半留至恢复期（接种后 28 天左右）采血测特异抗体。无发热反应者，盲传 3 代后仍无发热反应又无抗体出现者可停止传代。此外，有阴囊反应的豚鼠，在其鞘膜积液或脾印片中可找到立克次体（最好用荧光抗体染色）。

（2）人工培养　人工培养基多用脑心浸液双相琼脂或血琼脂等，原始菌落呈菜花状，生长缓慢，传代后速度加快。

（3）细胞培养　埃立克体在无生命培养基上不能生长，不能在鸡胚中培养。可用人的单核细胞和血管内皮细胞、鼠的巨噬细胞系细胞（P388D1）来培养腺热埃立克体；查菲埃立克体用犬巨噬细胞系细胞（DH82）连续培养；人粒细胞埃立克体可用人白血病细胞系（HL60）来培养。每周换液 2 次，至少观察 5 周，不需要盲目传代。当 50% ~ 60% 细胞感染时进行传代，并部分保存。

3. 血清学试验　可用已知的抗原检测未知的抗体，也可用已知的抗体检测未知的抗原。

（1）检测抗体　常用的方法有外 – 斐反应、间接免疫荧光（IFA）试验、酶联免疫吸附试验（ELISA）、补体结合（CF）、间接血凝（IHA）、胶乳凝集（LA）及微量凝集（MA）等试验。该类试验效价须达到一定水平或早期、晚期双份血清滴度相差 4 倍或以上有诊断意义。

（2）检测抗原　用免疫荧光法鉴定感染动物脏器、鸡胚卵黄囊、细胞培养物中的特异性抗原；或用已知菌株攻击动物，做感染动物的免疫力试验。必要时可用 CF、MA 等试验，先做群的鉴别，进一步做种的鉴定。

第十九章　常见真菌

▌知识要点

1. 掌握皮肤癣菌的主要特征和微生物学检验。
2. 掌握白色念珠菌的主要特征和微生物学检验。
3. 掌握新型隐球菌的主要特征和微生物学检验。
4. 熟悉皮肤癣菌、白色念珠菌和新型隐球菌的临床意义。
5. 了解组织胞浆菌、卡氏肺孢菌、着色真菌和曲霉的主要特点。

第一节　浅部感染真菌

皮肤和皮下组织感染真菌，统称为浅部感染真菌。一般不侵犯皮下等深部组织及内脏，主要侵犯人或动物皮肤、指（趾）甲及毛发，寄生或腐生于角蛋白组织（表皮角质层、甲板、毛发）中。人类感染常常因接触病人、患病的家畜或染菌物体而被感染。浅表感染真菌在临床皮肤病中最常见。按其侵犯组织不同和培养特性差异分皮肤癣真菌、表面感染真菌和皮下组织感染真菌三类。本节主要介绍皮肤癣菌。

皮肤癣菌

皮肤癣菌分毛癣菌、小孢子癣菌和表皮癣菌3个属，大约有40多个种，其中侵犯人类的有20多个种。皮肤癣菌的种类及侵犯部位见表19-1。

表19-1　皮肤癣菌的种类及侵犯部位

真菌种类	侵犯部位		
	皮肤	毛发	甲板
表皮癣菌属	+	-	+
毛癣菌属	+	+	+（少）
小孢子菌属	+	+	-

皮肤癣菌在沙保弱培养基上形成丝状菌落。依据菌落的形态、颜色、菌丝及所产生的大、小分生孢子的形状、排列方式可作初步鉴定。皮肤癣菌寄生于皮肤角蛋白组织

中，可引起皮肤癣，即癣症。因为皮肤癣菌有嗜角蛋白的特性，其侵犯部位限于角化的表皮、指（趾）甲及毛发，以手足癣最多见。

（一）各属特征及临床意义

1. 表皮癣菌属 只有 1 个种，即絮状表皮癣菌。用标本进行检查时可见菌丝较细，呈分支断裂的有隔菌丝，无小分生孢子产生。在沙保弱培养基上形成由白色变为草绿色的粉末状菌落，镜检可见呈杵状或梨形大分子孢子，在陈旧培养物中可见较多的厚膜孢子和球拍状菌丝。

该菌在临床真菌感染中比较常见，可侵犯人类的表皮、甲板，不侵犯毛发，主要引起足癣、手癣、体癣、股癣和甲癣。可通过接触而感染，对于机体自身免疫力弱的人群，如糖尿病、恶性肿瘤、长期使用皮质激素、免疫抑制剂及抗生素等，还可引起侵袭性感染。

2. 毛癣菌属 共有 20 余种，对人致病的有 13 种，该菌属的须毛癣菌、红色毛癣菌、紫色毛癣菌是临床常见引起皮肤癣病的致病菌。在毛发中，镜检可见关节孢子。在沙保弱培养基上正、反面菌落颜色不同，可为白、红、橙或棕色等范围的颜色。菌落表面呈粉末状、棉絮状或绒毛状等。取培养物镜检可见很多侧生的葡萄状的小分生孢子，棒状、细长、薄壁的大分生孢子以及多种形态的菌丝。

毛癣菌经接触传染，人群普遍易感，好发于夏秋季，主要侵犯机体皮肤、毛发、指（趾）甲的角蛋白组织，引起各种皮肤癣。

3. 小孢子菌属 在感染的毛发、皮屑标本经处理后可见分支断裂的菌丝，在毛发中可见小孢子围成的鞘，包裹着毛发的发干。标本经培养后，菌落呈绒毛状、粉末状，颜色为灰色、棕色、橘红色，表面粗糙。

该菌属主要侵犯毛发、皮肤，很少感染甲板，引起皮肤癣和头癣。多见于儿童。

（二）微生物学常规检验

【采集标本】
可采取甲屑，无光泽、脆而易断的毛发，鳞屑，黄癣痂等。采集的标本放于干净的纸袋中，鳞屑要用黑纸包好。

【检验方法】
1. 直接检查 皮屑用 10% KOH 液微加热处理；指甲用 25% KOH 含 5% 甘油处理，然后加盖玻片直接镜检。可见透明、有隔、常有分支的菌丝及成链的关节孢子。在病发中，可见发外型孢子、发内型孢子，毛癣菌属两种孢子都有，而小孢子菌属只有发外型孢子。

2. 分离培养与鉴定 皮屑、甲屑及病发用 75% 酒精或在青、链霉素混合液内浸泡 5 分钟，杀死杂菌，取出后用生理盐水洗 3 次，然后接种沙保弱琼脂斜面，25℃培养，每周观察菌落形态和颜色，直至第 4 周。挑取菌落镜检菌丝和孢子的特征或乳酸酚棉蓝染色或做小培养观察其生长发育情况及特征。必要时可作毛发穿孔试验、脲酶试验和特殊营养需要试验等来鉴定皮肤癣菌。

第二节 深部感染真菌

深部感染真菌是指能侵袭深部组织和内脏，引起全身性感染的病原性真菌或条件致病真菌。由该类真菌引起的疾病统称为深部真菌病。可侵袭心、肺、血液、胃肠等人体各个器官和系统，已成为临床感染学中不可忽略的一部分。尤其近年来，由于广泛应用抗生素、皮质类固醇激素、免疫抑制剂及抗肿瘤药物、器官移植、介入性治疗的开展等原因，导致其发病率明显增加。

深部感染真菌分为两大类：①致病性真菌：此类真菌多由外界侵入机体，导致机体感染，其中以新型隐球菌病最为常见。其他深部真菌，如组织胞浆菌、球孢子菌、芽生菌、副球孢子菌等，导致地方性真菌病，在我国极为少见。②条件致病性真菌：是人体正常菌群的成员，当机体抵抗力下降才致病，如白假丝酵母菌、曲霉菌和毛霉菌等。

一、白色念珠菌

白色念珠菌是假丝酵母属最常见的致病菌，又称白假丝酵母菌。正常人的口腔、上呼吸道、肠道及阴道黏膜都有此菌的存在，但在机体抵抗力下降或菌群失调时，可导致感染，引起各种念珠菌病。

（一）生物学特性

菌体呈圆形或卵圆形，直径 $2\mu m \times 4\mu m$，革兰阳性。在组织内易形成芽生孢子和假菌丝。以出芽方式繁殖，该菌在血清中很快形成芽管，与其他假丝酵母菌区别（图 19 – 1）。

白色念珠菌在普通琼脂平板、血平板和沙保弱培养基上均生长良好。37℃或室温下孵育 2 ~ 3 天后，生成灰白或奶油色、表面光滑的典型酵母样菌落，有浓厚的酵母气味。培养稍久，菌落增大，颜色变深，质地变硬或有皱褶。在 1% 玉米粉吐温 – 80 培养基上可形成丰富的假菌丝和厚膜孢子。

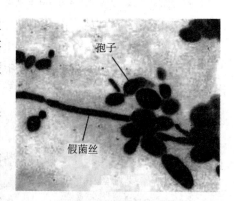

图 19 – 1 白色念珠菌

（二）临床意义

白色念珠菌是深部真菌感染最主要的致病菌，为条件致病菌，可侵犯人体许多部位，可引起：

1. 皮肤念珠菌病 好发于皮肤皱褶处（腋窝、腹股沟，乳房下，肛门周围及甲沟），指间皮肤潮红、潮湿、发亮，有时盖上一层白色或呈破裂状物，病变周围有小水泡。

2. 黏膜念珠菌病　以鹅口疮、口角炎、阴道炎为最多见。

3. 内脏及中枢神经系统念珠菌病　如肺炎、肠胃炎、心内膜炎、脑膜炎、脑脓肿、肾盂肾炎等。长期用静脉内导管而引起全身性念珠菌病，病死率极高。中枢神经系统念珠菌病多由原发病灶转移而来。

（三）微生物学常规检验

【采集标本】

根据临床疾病的不同，可取痰、尿、血液、脑脊液、粪便、黏膜分泌物等标本。

【检验方法】

1. 直接检查　痰、脓、阴道分泌物等标本可作湿片或革兰染色镜检，难以透明的标本先用 10% KOH 消化后镜检。见到革兰阳性，着色不均匀，圆形或卵圆形的菌体、假菌丝及芽生孢子，可确认为白色念珠菌感染。

2. 分离培养与鉴定　将标本接种在沙保弱培养基上，25℃或37℃培养 1~4 天后，培养基表面可出现奶油色类酵母型菌落。此外，还可做下列试验进行鉴定。

（1）芽管形成试验　将念珠菌接种于 0.2~0.5ml 人或动物血清中，37℃孵育 1.5~4小时，检查有无芽管形成。白色念珠菌可形成芽管，其他念珠菌一般不形成芽管。试验时要设阳性和阴性对照。

（2）厚膜孢子形成试验　将念珠菌接种于玉米粉吐温 - 80 培养基上，25℃孵育 24~48小时后，仅白色念珠菌在菌丝顶端、侧缘或中间形成厚膜孢子。

（3）糖同化或发酵试验　念珠菌凡能发酵某种糖，一定能同化该糖，故只需做那些不被发酵糖的同化试验。现在临床有商品化的显色培养基如科码嘉念珠菌培养基，可快速鉴定白色念珠菌和其他念珠菌。

3. 其他检查方法　用 PCR 法检查白色念珠菌 DNA，特异性和敏感性高。用 ELISA、免疫印迹法等检测白色念珠菌抗原。用 ELISA 夹心法、免疫酶斑点试验等检测血清中抗白色念珠菌抗体。

二、新型隐球菌

属于隐球菌属，在自然界分布广泛，是土壤，鸽类，牛乳、水果等的腐生菌，尤其鸽粪中最常见，也可存在于人体的体表、口腔和肠道中。

（一）生物学特性

本菌在组织液或培养物中呈较大的圆形或卵圆形酵母样细胞，直径可达 5~20μm。用墨汁负染色法染色后镜检，可在黑色背景下，见到透亮的菌体和外面包裹着的宽厚荚膜，菌细胞常有出芽，但不生成假菌丝（图 19-2）。

新型隐球菌在沙保弱或血琼脂培养基上，25℃和37℃均可生长良好，几天后形成酵母型菌落，表面黏稠、光滑、混浊，由开始的乳白色转为橘黄色，最后变为棕褐色。

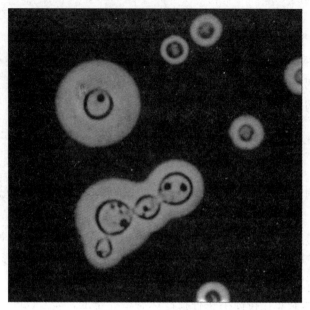

图 19 – 2　新型隐球菌

在麦芽汁液体培养基中，25℃孵育 3 天后呈混浊生长，可有少量沉淀或菌膜。本菌能分解尿素，以此与酵母菌和念珠菌鉴别。

（二）临床意义

新型隐球菌为条件致病菌，一般为外源性感染。本菌大多由呼吸道侵入，亦可由破损皮肤及肠道传入，主要侵犯肺、脑及脑膜等。肺部感染一般预后良好。但可经肺部散播至全身其他部位。当机体免疫力低下时，尤其是长期大量应用广谱抗生素、免疫抑制剂、抗癌药物、接受器官移植术及白血病、AIDS、淋巴肉瘤、系统性红斑狼疮、结核病、糖尿病等患者成为该病的主要易感人群，引起的慢性脑膜炎、脑炎、脑肉芽肿等，一般预后不良。

（三）微生物学常规检验

【采集标本】
通常采集脑脊液、痰、脓汁、尿液、粪便及活体组织等标本，其中以脑脊液最多。
【检验方法】
1. 直接检查　用印度墨汁负染色法可见圆形透亮菌体外包绕一较宽厚的空白带，即荚膜。而非致病性隐球菌无荚膜。尤其用脑脊液进行检查是诊断隐球菌脑膜炎最简单、最快速的方法。常规细胞染色可发现隐球菌，但易误诊和漏诊。如用 PAS（黏蛋白卡红）染色后，新型隐球菌呈红色。
2. 分离培养与鉴定　将标本接种在沙保弱培养基上，病原性隐球菌在25℃和37℃孵育均可生长，而非病原性隐球菌在37℃不生长。2～5 天后形成乳白色、不规则酵母型菌落，表面有蜡样光泽。此外，还可做下列试验进行鉴定。

（1）酚氧化酶试验　将菌落接种在 L－多巴枸橼酸铁和咖啡酸培养基中，经 2～5 天培养，新型隐球菌呈棕黑色菌落。

（2）脲酶试验　新型隐球菌能产生脲酶，该试验为阳性，白色念珠菌则为阴性。

（3）糖同化及发酵试验　新型隐球菌能同化葡萄糖、半乳糖、蔗糖、肌醇和棉子糖，但不能发酵糖类、不同化硝酸盐。非致病性隐球菌则不能同化肌醇。

3. 其他检测方法　用胶乳凝集试验等检测隐球菌荚膜多糖特异性抗原，此方法最常用，简便、快速。也可用 DNA 和 PCR 探针法检测隐球菌核酸。

第三节　其他重要真菌

一、组织胞浆菌

组织胞浆菌一般生长在土壤中，分布广泛。组织胞浆菌属有两个种：一为荚膜组织胞浆菌；二为杜波组织胞浆菌。

（一）生物学特性

组织胞浆菌为双相真菌，37℃ 及在人体时为酵母型菌落，在室温和泥土中呈菌丝型。

在沙保弱培养基上，25℃ 培养，生长缓慢，有时需 4～6 周才开始生长，菌落呈白色棉花样或黄褐色霉菌样菌落。当转种血琼脂平板上，37℃ 培养，很快形成酵母型菌落。菌丝上长有大、小分生孢子。

（二）临床意义

组织胞浆菌传染性极大，全世界有 30 多个国家发现有组织胞浆菌病，特别是在美洲、欧洲的一些国家及澳大利亚都有本病流行。在我国十分罕见。

本病可通过呼吸道、皮肤黏膜、胃肠道等途径感染，但主要以呼吸道感染多见。流行区患者及感染动物粪便排泄物均可带菌，当该菌侵入人体后，视患者抵抗力而呈局限原发或播散感染，一般男性患者较多见。当人们吸入本菌的孢子后，首先引起原发性肺部感染，健康人常不治自愈。但免疫功能低下或缺损者，如恶性病，或用大量皮质激素和免疫抑制剂，或吸入大量孢子后，形成肺部病灶，通过淋巴或血行播散到全身。荚膜组织胞浆菌可引起 3 种不同临床表现的组织胞浆菌病：原发急性型组织胞浆菌病、慢性空洞型和严重散播型。

（三）微生物学常规检验

痰液等标本涂片染色后，镜检可见卵圆形菌体，有芽生孢子或荚膜。将临床标本接种于含抗菌药物的沙保弱培养基上，观察菌落特征，挑取可疑菌落作脲酶试验和明胶液化试验。荚膜组织胞浆菌能分解尿素，而杜波组织胞浆菌则不分解尿素；杜波组织胞浆菌在 24～96 小时内可液化明胶，而荚膜组织胞浆菌则不能。也可用补体结合试验、免疫扩散、胶乳凝集试验等检测血清中组织胞浆菌抗体。

二、卡氏肺孢菌

卡氏肺孢菌（PC）有包囊和滋养体两种形态，过去认为属于原虫，但是近年来分子生物学研究及药物研究等证明属于真菌。

（一）生物学特性

该菌为单细胞型，兼具原虫及酵母菌的特点。发育过程经历几个阶段：滋养体、囊前期、包囊。用吉姆萨染色，可见包囊内有 8 个囊内小体，囊内小体的胞质呈浅蓝色，有 1 个紫红色的核。

（二）临床意义

卡氏肺孢菌广泛分布于自然界，如土壤和水等。可寄生于多种动物，也可寄生于健康人体。正常成人有 4%～8% 带有卡氏肺孢菌，但无临床症状。本菌主要经空气传播。当宿主免疫力下降，如长期使用免疫抑制剂、器官移植、肿瘤、艾滋病等，潜入的卡氏肺孢菌在患者肺内大量繁殖扩散，使肺泡上皮细胞受损，导致间质性浆细胞肺炎，又称卡氏肺孢菌性肺炎（PCP）。此病是艾滋病最常见、最严重的机会感染性疾病，病死率高达 70%～100%。本病也可见于营养不良和身体虚弱的婴幼儿。

此病对多种抗真菌药物有抵抗力。复方新诺明是治疗艾滋病合并卡氏肺孢菌性肺炎安全有效的药物。喷他脒气雾吸入效果也较好，还可联合应用克林霉素和伯氨喹。

（三）微生物学常规检验

从患者痰液、支气管肺泡灌洗液或肺活检组织中检查 PC 是确诊本病的重要依据。采集标本，经吉姆萨染色，若发现滋养体或包囊可确诊。用单克隆抗体来检测患者血清中卡氏肺孢菌抗原，有较好的敏感性和特异性。近年来 PCR 及 DNA 探针技术已试用于卡氏肺孢菌感染诊断，敏感性及特异性均较高，但尚未广泛应用。

三、着色真菌

着色真菌多为腐生菌，广泛存在于土壤及植物中，如潮湿地带，腐臭的树木或农作物的秆叶中。

（一）生物学特征

本菌有单个或成群的厚壁孢子，有横隔，直径 6～12μm。在沙保弱培养基上生长缓慢，菌落从灰黑色至黑色，有气生菌丝。镜检可见棕色有隔菌丝，在分枝、侧面或顶端形成分生孢子梗，梗上产生棕色圆形或椭圆形的分生孢子。分生孢子有 3 型：树枝型、剑顶型、花瓶型。

（二）临床意义

着色真菌一般由外伤侵入人体，感染多发于颜面、四肢、臀部等暴露部位，病损皮肤呈境界鲜明的暗红色或黑色区，故称着色真菌病。也可侵犯深部组织，呈慢性感染过程。免疫功能低下时，可侵犯中枢神经系统或经血行扩散。

四、曲霉

曲霉广泛分布于自然界，多存在于土壤、腐败有机物、粮食和饲料等甚至存在于正常人体的皮肤和黏膜表面。曲霉种类很多，达900余种。系条件致病菌，如烟曲霉、黄曲霉、黑曲霉等。

（一）生物学特征

曲霉为多细胞真菌，菌丝为分枝状的有隔菌丝。接触培养基的菌丝部分可分化出足细胞，并向上生长出直立的分生孢子梗。孢子梗顶端膨大形成顶囊，顶囊上有小梗，小梗上着生成串的分生孢子。根据种的不同，分生孢子可以是黄色、绿色或黑色等。

在沙保弱培养基上发育良好，在室温或37℃～45℃均能生长。菌落开始为白色、柔软有光泽，逐渐形成绒毛状或絮状、丝状菌落。

（二）临床意义

曲霉主要由呼吸道侵入，引起支气管哮喘和肺部感染。多为局限性病变，严重病例可播散至脑、心肌和肾脏。曲霉属于条件致病菌，只有在机体免疫力低下时才可致病。如各种恶性肿瘤、糖尿病、AIDS等均可诱发曲霉病。近年来，呼吸系统、全身性曲霉病发病率有增高的趋势。曲霉除直接感染和产生超敏反应引起曲霉病外，可产生毒素引起食物中毒。黄曲霉毒素、杂色曲霉素有致癌作用，黄曲霉毒素可能与人类原发性肝癌的发生有关。

第二十章 常见病毒

知识要点

1. 掌握流感病毒的主要生物学特性、抗原与分型、抗原变异与流行的关系。

2. 熟悉流感病毒、麻疹病毒、腮腺炎病毒、SARS 冠状病毒及其他呼吸道病毒的致病性与免疫性、微生物学检验。

3. 掌握五型肝炎病毒的生物学特性、致病性与免疫性、微生物学检验。

4. 熟悉乙型肝炎病毒抗原、抗体的组成及其临床意义。

5. 掌握 HIV 的传播途径、致病机制、微生物学检验。

6. 熟悉肠道病毒种类和特征、临床意义及微生物学检验。

7. 熟悉乙脑病毒、狂犬病毒、疱疹病毒等其他常见病毒的临床意义及微生物学检验。

8. 了解朊粒的生物学特性和临床意义。

第一节 呼吸道病毒

呼吸道病毒是指一大类以呼吸道为侵入途径，引起呼吸道局部及全身感染的一类病毒。在急性呼吸道感染中 90% 以上由这类病毒引起。常见的呼吸道病毒包括流行性感冒病毒、冠状病毒、麻疹病毒、腮腺炎病毒、风疹病毒、腺病毒、呼吸道合胞病毒等。所致疾病具有发病急、潜伏期短、传染性强、传播迅速、病后免疫力不持久等特点。

一、流行性感冒病毒

流行性感冒病毒简称流感病毒，是引起人和动物流行性感冒（简称流感）的病原体，属正粘病毒科，包括甲（A）、乙（B）、丙（C）三型。其中甲型流感病毒是人类流感最重要的病原体，已引起多次世界性大流行，仅 1918～1919 年的世界大流行，死亡人数就多达 2000 万，危害严重；乙型流感病毒一般引起局部或小流行；丙型流感病毒主要侵犯婴幼儿，多为散发感染，极少引起流行。

（一）生物学特性

【形态结构】

流感病毒为有包膜的单股 RNA 病毒，多为球形，直径为 80~120nm，从人或动物体内新分离出的病毒有时呈丝状或杆状。其结构可分为内、中、外三层（图 20-1）：

1. 内层 为病毒的核心，含病毒的核酸、核蛋白（NP）和 RNA 多聚酶。

核酸为分节段的单股负链 RNA，甲型和乙型流感病毒有 8 个 RNA 节段、丙型只有 7 个 RNA 节段。每一个节段即为一个基因，能编码一种结构或功能蛋白，这一结构特点使病毒在复制过程中易发生基因重组导致新病毒株的出现。

核酸外包绕的为核蛋白，为病毒的主要结构蛋白，构成病毒衣壳，呈螺旋对称型。核蛋白为一种可溶性抗原，免疫原性稳定，很少发生变异，具有型的特异性，是流感病毒分型的依据。

2. 中层 为基质蛋白（M 蛋白），位于包膜与核心之间，具有保护病毒核心和维持病毒形态的作用。M 蛋白免疫原性稳定，具有型特异性，与核蛋白共同参与流感病毒的分型。

3. 外层 是由脂质双层构成的包膜，包膜上镶嵌有两种糖蛋白刺突，即血凝素（HA）与神经氨酸酶（NA）。两者具有重要的免疫原性，是划分流感病毒亚型的依据。①血凝素呈三棱柱状，可介导病毒包膜与宿主细胞膜融合，利于病毒吸附和穿入宿主细胞；能与鸡、豚鼠等多种动物和人的红细胞结合，引起红细胞凝集；具有型和株特异性，可刺激机体产生中和抗体，抑制病毒的感染。②神经氨酸酶呈蘑菇状，可水解宿主细胞表面的神经氨酸，利于成熟病毒的芽生释放；可破坏细胞膜上病毒的特异性受体，液化细胞表面的黏液，促使病毒从细胞上解离，利于病毒扩散；具有免疫原性，刺激机体产生的相应抗体，可抑制该酶的水解，从而抑制病毒的释放与扩散。

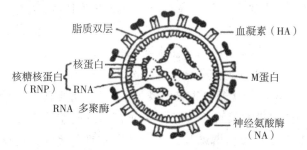

图 20-1 流感病毒结构示意图

【分型与变异】

根据核蛋白和基质蛋白抗原性的不同将流感病毒分为甲、乙、丙三型。甲型流感病毒又根据 HA 和 NA 的抗原性不同分为若干亚型。目前已分离出 15 个 HA 亚型（H1~H15）和 9 个 NA 亚型（N1~N9）。三型流感病毒中甲型流感病毒最易发生变异，变异的形式有抗原性漂移和抗原性转变，变异的物质基础是 HA 和 NA，病毒变异幅度的大小直接影响流行规模的大小。乙型和丙型流感病毒不易发生抗原变异，至今尚未发现亚型。

1. 抗原性漂移 因病毒基因组自发点突变引起，变异幅度小，属量变，即亚型内变异，引起甲型流感的中小型流行。

2. 抗原性转变 因病毒基因组发生重组而引起，变异幅度大，属质变，大概每隔10~15年出现一个新的变异株，导致新亚型出现，由于人群对新亚型缺乏免疫力，往往引起流感大流行甚至暴发世界性大流行。甲型流感病毒的抗原性变异与引起的流感大流行见表（表20-1）。

表20-1 甲型流感病毒亚型类别与流行年代

流行年代	表面抗原	亚型类别	代表毒株*
1947	H1N1	亚甲型（A1）	A/FM/1/47（H1N1）
1957	H2N2	亚洲甲型（A2）	A/Singapore/1/57（H2N2）
1968	H3N2	香港甲型	A/Hongkong/1/68（H3N2）
1977	H3N2 H1N1	香港甲型与新亚型	A/USSR/90/77（H1N1）
2009~	H1N1	新亚型H1N1型	A/Sichuan/2009（H1N1sw1）

注：*代表毒株命名法：型别/分离地点/毒株序号/分离年代（HA与NA亚型）

知识链接

新甲型流感病毒的来源分析

2009年3月新甲型H1N1流感突然在墨西哥暴发，并迅速在全球范围内蔓延，世界卫生组织于2009年6月11日宣布新甲型H1N1流感发生全球流行，因无法统计罹患人数，仅统计报告确诊死亡人数（至2010-02-19死亡15921人。）

WHO将导致本次流感流行的病毒命名为新甲型H1N1流感病毒，因为本次流行是由一种具有新的基因组成的流感病毒感染导致，病毒基因中包含有猪流感、禽流感和人流感3种流感病毒的基因片段。测序表明新型流感病毒的所有序列都可在不同的猪流感病毒株中发现高同源性的序列。但并没有发现新型H1N1流感病毒的直接祖先病毒株，Cavin利用生物信息学的方法对新甲型病毒的每个基因进行贝叶斯分子钟分析，推测新型病毒在9.2~17.2年前已出现，并且已在动物体内流行，这一研究表明它的进化过程与其他的大流行株相似，即在人际流感疫情出现之前该病毒在动物中已经流行，但由于缺乏对于动物流感疫情的监测该病毒一直没有被发现。

【培养特性】

流感病毒宜在鸡胚和培养细胞中增殖。初次分离病毒以接种鸡胚羊膜腔最好，传代适应后可接种于鸡胚尿囊腔。病毒增殖后游离于羊水或尿囊液中，取羊水或尿囊液进行红细胞凝集试验以确定病毒的存在。细胞培养可选用原代猴肾细胞或狗肾传代细胞。流感病毒在鸡胚和培养细胞中并不引起明显的细胞病变，需用红细胞吸附试验或免疫学方法测定有无病毒增殖。自人体分离的流感病毒能感染多种动物，但以雪貂最为敏感。

【抵抗力】

流感病毒对外界环境的抵抗力较弱，耐冷不耐热，室温下传染性很快丧失，加热56℃30 分钟可被灭活，－70℃以下或冷冻真空干燥可长期保存。对干燥、日光、紫外线、脂溶剂和甲醛等敏感。

（二）临床意义

流感的传染源主要为急性期患者。病毒随飞沫进入呼吸道，通过其表面的血凝素吸附于呼吸道黏膜上皮细胞膜的受体上，然后侵入细胞内增殖，引起细胞变性脱落，黏膜充血水肿等局部病变。经 1~3 天的潜伏期，患者出现鼻塞、流涕、咳嗽、喷嚏、咽痛等症状，发病初期 2~3 天，鼻咽部分泌物中病毒含量最高，传染性强。病毒一般不入血，但可释放内毒素样物质入血，引起畏寒、发热、疲乏无力、头痛、全身肌肉关节酸痛等全身症状。流感属于自限性疾病，无并发症者一般病程不超过 1 周，但婴幼儿、老年人及患有慢性疾病的人易继发细菌感染，使病程延长症状加重，如合并肺炎等病死率高。

流感病后可获得对同型病毒的短暂免疫力，主要是机体产生的 HA 和 NA 抗体。抗HA 为中和抗体，其与病毒结合后可消除病毒的感染力，尤其呼吸道局部 SIgA 在清除病毒、抵抗再感染中发挥重要作用。抗 NA 在减轻病情和阻止病毒扩散中发挥作用。细胞免疫主要靠 CD_4^+ T 淋巴细胞，可辅助 B 细胞产生抗体，CD_8^+ T 细胞可清除病毒。

流感病毒传染性强，传播迅速，流行期间应尽量避免人群聚集，公共场所应经常通风换气和进行空气消毒，用乳酸或食醋熏蒸，可灭活空气中的流感病毒。接种流感疫苗可获得对同一亚型病毒的有效免疫力。盐酸金刚烷胺是目前防治甲型流感的常用药物，其作用机制主要是抑制病毒的穿入和脱壳。干扰素及中草药（板蓝根、金银花、大青叶等）在减轻症状缩短病程方面有较好效果。

（三）微生物学检验

【标本采集】
应在疾病的早期、最好在发病后 3 天内采集咽漱液、鼻咽拭子或鼻腔洗液等标本。

【分离与鉴定】
标本经抗生素处理后进行鸡羊膜腔或尿囊腔接种，35℃培养 3 天，收集羊水或尿囊液做血凝试验检测病毒是否存在，血凝阳性的标本再进行血凝抑制试验以鉴定病毒的型别。原代人胚肾和猴肾细胞、传代狗肾细胞亦可用于流感病毒的分离，接种后经红细胞吸附试验和血凝试验检测病毒是否存在，阳性者用血凝抑制试验进行鉴定。

【标本直接检查】
1. 显微镜检查 电镜观察可见球形或丝状病毒颗粒，用特异性抗体进行免疫电镜观察可提高检出率。

2. 抗原检测　用 IF、EIA 和动态连续免疫荧光法等直接检测鼻咽部细胞内或细胞培养物中的流感病毒抗原。

【核酸检测】

可采用核酸杂交法、RT – PCR 法检测标本中或扩增标本中的流感病毒 RNA。

【血清学诊断】

取患者急性期（发病前 3 天）和恢复期（发病后 2～3 周）双份血清检测抗体。常用的方法有：血凝抑制试验、中和试验和补体结合试验等，若恢复期血清抗体效价高出急性期 4 倍以上有诊断意义。

二、其他呼吸道病毒

（一）SARS 冠状病毒

冠状病毒属于冠状病毒科，包括人冠状病毒和多种动物冠状病毒。该病毒呈多形性，核酸为单股正链 RNA，核衣壳呈螺旋对称，有包膜。电镜观察发现包膜表面有排列较宽的突起，形如日冕或花冠，故命名为冠状病毒。感染人类的冠状病毒主要有人呼吸道冠状病毒和人肠道冠状病毒，分别引起人类上呼吸道感染、腹泻或胃肠炎。

2002 年冬至 2003 年春在全世界流行的严重急性呼吸综合征（SARS）的病原体是一种新的冠状病毒，被命名为 SARS 冠状病毒。

2002 年 11 月，在我国广东省佛山首先发现了一类临床表现类似肺炎但症状及体征不典型的传染性疾病。随后这种不明原因的传染病迅速向世界各地传播，全球 32 个国家和地区相继出现疫情，累计病例 8465 例，死亡 919 例。2003 年 3 月，WHO 将该病正式命名为"严重急性呼吸综合征"，我国将其称为传染性非典型性肺炎。2003 年 4 月，WHO 确定该病病原体为一种新型冠状病毒，称为 SARS 相关冠状病毒。2003 年 4 月 8 日我国卫生部将 SARS 定为法定传染病。

1. 生物学特性

（1）形态结构　SARS 冠状病毒的形态在电镜下与冠状病毒类似，病毒颗粒呈不规则球形，直径 60～220nm，核衣壳呈螺旋对称，核心为单股正链 RNA，有包膜（图 20－2）。

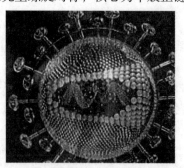

图 20－2　SARS 冠状病毒结构示意图

病毒包膜上有 3 种主要的糖蛋白：即 S 蛋白、M 蛋白和 E 蛋白。①S 蛋白：为刺突糖蛋白，可介导病毒与宿主细胞上的受体结合并与宿主细胞膜相融合，是一主要的抗原蛋白。②M 蛋白：为跨膜糖蛋白，参与病毒的出芽释放与病毒包膜的形成，负责营养物质的跨膜运输。③E 蛋白：为包膜糖蛋白，散在于包膜上，是一种小分子量蛋白。

（2）培养特性　SARS 冠状病毒可在 Vero – E6 细胞及 FRhK – 4 等细胞内增殖并引起细胞病变。CPE 的特点主要为：病变细胞呈局灶、变圆、折光性强，晚期呈现葡萄串样表现。恢复期病人血清可抑制病毒复制。

（3）抵抗力　SARS 冠状病毒对乙醚等脂溶剂敏感。化学消毒剂如过氧乙酸、次氯酸钠、乙醇、甲醛等可灭活该病毒。不耐热或酸，但对热的抵抗力比普通冠状病毒强，加热 56℃30 分钟可被灭活，在粪便和尿中可存活 1~2 天，在液氮中可长期保存。

2. 临床意义　SARS 患者是主要的传染源，传播途径以近距离飞沫传播为主，亦可通过接触患者的呼吸道分泌物、消化道排泄物、其他体液或接触被患者分泌液污染的物品而传播。人群对 SARS 病毒普遍易感，但患者家庭成员和医护人员等密切接触者是本病高危人群。流行季节主要是 12 月至次年的 5 月。该病起病急，传播快，潜伏期短，一般为 4~5 天，以发热为首发症状，体温持续高于 38℃，可伴有头痛、乏力和关节痛等，3~7 天后出现干咳、胸闷、气短等症状。肺部 X 线片双侧（或单侧）出现阴影，严重者肺部出现多叶病变，X 线胸片 48 小时内病灶达 50% 以上，同时出现呼吸困难和低氧血症。进而出现呼吸窘迫，进展为呼吸窘迫综合征，出现休克、DIC，多器官功能障碍综合征等。若原有糖尿病、冠心病、肺气肿等基础病的老年患者，或合并其他感染性疾病者，病死率可达 40% ~50% 。目前认为，SARS 冠状病毒的致病机制主要是免疫病理损伤。

机体感染 SARS 冠状病毒后可产生特异性的体液免疫和细胞免疫。对 SARS 的预防应以严格隔离患者、切断传播途径、提高机体免疫力为主的综合措施。用于 SARS 特异性预防的疫苗已进入试用。治疗主要采取综合支持疗法和对症处理，给予抗病毒类药物和大剂量抗生素。流行期间应尽量避免大型集会，公共场所保持空气流通。

3. 微生物学检验

（1）标本采集　可采集鼻咽拭子、气管分泌物、漱口液、痰液、粪便等标本，采集后应尽快接种，48 小时内接种者可 4℃保存，48 小时后接种者标本应放入 – 70℃保存。急性期血清标本应尽可能在发病初期，一般为发病后 1 周内采集；恢复期血清标本在发病后 3~4 周采集。

（2）病毒分离　为防止细菌或真菌生长，标本应加入抗生素（青霉素和链霉素）进行处理，接种 Vero – E6 细胞进行分离培养，以鉴定活病毒的存在。

（3）抗原检测　电镜直接观察病毒颗粒或 ELISA 法检测抗原。

（4）抗体检测　用 ELISA 和间接免疫荧光法检测患者急性期和恢复期双份血清中的特异性 IgM、IgG 抗体。若抗体增高 4 倍以上有诊断意义。

（5）核酸检测　用 RT – PCR 或 ER – PCR 法，从患者血液、粪便、呼吸道分泌物或体液等标本中检测 SARS 冠状病毒核酸。

（二）麻疹病毒

麻疹病毒是引起急性呼吸道传染病麻疹的病原体。临床以发热、口腔黏膜斑及全身斑丘疹为主要特征。WHO 已将其列为计划消灭的传染病之一。

1. 生物学特性　麻疹病毒呈球形或丝状，直径 120 ~ 250nm。核酸为完整不分节段的单股负链 RNA，不易发生基因重组和变异，只有一个血清型。核衣壳呈螺旋对称结构，外有包膜，表面有血凝素（HA）和血溶素（HL）两种刺突，HA 能凝集猴等动物的红细胞，并能与宿主细胞受体吸附，HL 具有溶解红细胞及使细胞发生融合形成多核巨细胞的作用，在胞浆及胞核内均可出现嗜酸性包涵体。

麻疹病毒能在许多原代或传代细胞中增殖。麻疹病毒对理化因素的抵抗力较弱，加热 56℃ 30 分钟和一般消毒剂均易将病毒灭活，对日光、紫外线及脂溶剂敏感。

2. 临床意义　急性期患者为传染源，主要通过飞沫经呼吸道传播，也可通过患者鼻腔分泌物、污染的玩具、日常用具等间接传播。麻疹病毒的传染性极强，易感者接触病毒后几乎全部发病，潜伏期至出疹期均有传染性，尤以出疹前、后 4 ~ 5 天传染性最强。冬春季发病率最高，潜伏期约为 1 ~ 2 周，病毒先在呼吸道上皮细胞内增殖，然后进入血流，形成第一次病毒血症，并随血流侵入全身淋巴组织和单核吞噬细胞系统，在其细胞内大量增殖后再次入血形成第二次病毒血症，患者出现发热、咳嗽、流涕、畏光、眼结膜充血等上呼吸道症状，此时多数患儿口颊黏膜出现中心灰白色外绕红晕的黏膜斑（Koplik），有助于早期诊断，随后 1 ~ 3 天患者皮肤相继出现红色斑丘疹。

麻疹一般可自愈，但年幼体弱者易并发细菌感染，引起支气管炎、中耳炎、尤其肺炎等，是麻疹患儿死亡的主要原因。极个别患者，儿童期患麻疹痊愈后 2 ~ 17 年，可出现慢性进行性中枢神经系统疾患，称亚急性硬化性全脑炎（SSPE），该病是一种麻疹病毒急性感染后的迟发并发症，患者大脑功能发生渐进性衰退，表现为反应迟钝、神经精神异常、运动障碍，最后导致昏迷死亡。

麻疹病后可获牢固免疫力，包括体液免疫和细胞免疫。6 个月以内的婴儿因从母体获得 IgG 抗体，故不易感染，但随着年龄增长，抗体逐渐消失，自身免疫尚未健全，易感性随之增加。预防麻疹的有效措施是及时隔离患者，对儿童进行人工主动免疫，提高机体免疫力。

3. 微生物学检验

（1）标本采集　取患者发病早期的鼻咽拭子或鼻咽洗液、痰、血液和尿等标本。

（2）病毒分离　患者标本经常规处理后接种原代人胚肾细胞、猴肾或羊膜细胞中培养，观察到多核巨细胞、细胞质和核内出现嗜酸性包涵体即可作出初步诊断。

（3）抗原检测　用直接或间接免疫荧光法、ELISA 法检测病毒抗原。

（4）抗体检测　取患者急性期和恢复期双份血清测特异性抗体，若恢复期血清抗体效价比急性期增高 4 倍以上即有诊断意义。常用 HI 试验，间接免疫荧光法和 ELISA 法。

（5）核酸检测　采用原位核酸杂交法或 RT － PCR 法检测细胞内有无病毒核酸

存在。

（三）腮腺炎病毒

腮腺炎病毒是流行性腮腺炎的病原体。

1. 生物学特性　病毒呈球形，核酸为单股负链 RNA，核衣壳呈螺旋对称，有包膜，包膜上含有 HA－NA 刺突和融合因子刺突。病毒易在鸡胚羊膜腔内增殖，在猴肾等细胞中培养能使细胞融合形成多核巨细胞。腮腺炎病毒只有一个血清型。病毒抵抗力较弱，56℃30 分钟可被灭活，对脂溶剂及紫外线敏感。

2. 临床意义　人是腮腺炎病毒的唯一宿主。传染源为患者和病毒携带者，病毒主要通过飞沫经呼吸道传播，也可通过接触患者的唾液或污染的物品而传播。易感者为 5～14 岁儿童，冬春季易发。潜伏期一般 2～3 周，病毒在呼吸道上皮细胞和面部淋巴结内增殖，随后侵入血流引起病毒血症，病毒经血流侵入腮腺及其他器官如睾丸、卵巢、胰腺、肾脏等增殖，引起一侧或两侧腮腺肿大，患者有发热、腮腺疼痛和乏力等症状，若无合并感染，大多可自愈，病程一般为 1～2 周。青春期感染者，男性易并发睾丸炎，女性易并发卵巢炎，也可引起无菌性脑膜炎及获得性耳聋等，腮腺炎是导致男性不育症和儿童期获得性耳聋最常见的原因之一，病后可获得牢固免疫力。疫苗接种是最有效的预防措施，丙种球蛋白有防止发病或减轻症状的作用。

3. 微生物学检验

（1）标本采集　取患者发病早期的唾液、尿液、脑脊液和血液等标本。

（2）病毒分离　用原代恒河猴细胞或人胚肾细胞分离培养。

（3）抗原检测　用免疫荧光法检测发病早期患者的唾液、脑脊液和尿液中的抗原成分作早期诊断。

（4）抗体检测　采用 ELISA 法、血凝抑制试验检测双份血清中 IgM、IgG 抗体，IgG 抗体在升高 4 倍或 4 倍以上有诊断意义。

（5）核酸检测　可采用 RT－PCR 或核苷酸测序检测病毒核酸。

（四）其他病毒

其他呼吸道病毒及其主要特征见表 20－2。

表 20－2　其他呼吸道病毒的主要特征

病毒名称	形态结构	致病性	微生物学检验
副流感病毒	球形、核酸单负链 RNA、不分节段、衣壳螺旋对称，有包膜	上呼吸道感染、小儿哮喘细支气管炎、肺炎	病毒分离 抗原抗体检测
风疹病毒	球形、核酸单正链 RNA、20 面体立体对称衣壳、有包膜	风疹，流产或死胎先天性风疹综合征	病毒分离、抗体检测 新生儿脐带血测 IgM
腺病毒	球形、核酸双链 DNA、20 面体立体对称衣壳、无包膜	咽喉炎、肺炎、结膜炎咽结膜热、小儿胃肠炎	病毒分离 抗原抗体检测

续表

病毒名称	形态结构	致病性	微生物学检验
鼻病毒	球形、单正链 RNA、20 面体立体对称衣壳、无包膜	成人普通感冒、婴幼儿支气管炎、支气管肺炎	病毒分离
呼吸道合胞病毒	球形、单负链 RNA、不分节段螺旋对称衣壳、有包膜	婴幼儿严重呼吸道感染细支气管炎和肺炎	病毒分离抗原抗体检测

第二节　肝炎病毒

肝炎病毒是指以侵害肝细胞为主，能引起病毒性肝炎的一组病原体。我国已将其列为法定的乙类传染病。目前公认的人类肝炎病毒至少有 5 种类型，包括甲型肝炎病毒（HAV）、乙型肝炎病毒（HBV）、丙型肝炎病毒（HCV）、丁型肝炎病毒（HDV）和戊型肝炎病毒（HEV）。近年来，还发现一些与人类肝炎相关的病毒，如己型肝炎病毒（HFV）、庚型肝炎病毒（HGV）和 TT 型肝炎病毒（TTV）等。此外，还有一些病毒如巨细胞病毒、EB 病毒、黄热病病毒、单纯疱疹病毒、风疹病毒等也可引起肝脏炎症，但不列入肝炎病毒范畴。

一、甲型肝炎病毒

甲型肝炎病毒（HAV）是引起甲型肝炎的病原体。1973 年，Feinstone 用免疫电镜技术在急性肝炎患者粪便中发现，1979 年细胞培养成功分离出该病毒。HAV 曾被归类于小 RNA 病毒科的肠道病毒第 72 型，后来经研究发现，HAV 的生物学特性明显不同于肠道病毒，1993 年将其独立成为一个属，为小 RNA 病毒科嗜肝病毒属，HAV 为该属中仅有的一个种。HAV 经粪 - 口途径传播，主要感染儿童和青少年，人类感染 HAV 后大多表现为隐性感染或亚临床感染，仅少数表现为急性肝炎。甲型肝炎一般可完全恢复，不转为慢性或病毒携带者，预后良好。

（一）生物学特性

【形态结构】

甲型肝炎病毒呈球形，直径约为 27nm，核衣壳呈 20 面体立体对称。核酸为单股正链 RNA，基因组长约 7500 个核苷酸，无包膜。HAV 的免疫原性稳定，仅有 1 个血清型。

【动物模型与细胞培养】

HAV 的易感动物有黑猩猩和狨猴、猕猴，经口或静脉注射可使动物发生肝炎。在潜伏期和急性期的早期，HAV 可随粪便排出，恢复期血清中能检出 HAV 的相应抗体。动物模型的建立主要用于研究 HAV 的发病机制、免疫机制及对减毒活疫苗的毒力鉴定。

HAV 可在原代狨猴肝细胞、传代恒河猴胚肾细胞、人胚肺二倍体细胞、人肝癌细胞株中增殖，但病毒增殖缓慢，不引起明显的细胞病变，因此，自标本中分离 HAV 常需数周至数月，并很难获得大量病毒。通过长期细胞传代培养（20~40代），目前已获得 HAV 的减毒株，用于生产甲肝疫苗。应用免疫荧光染色法，可检出细胞培养中的 HAV。

【抵抗力】

HAV 对温度、乙醚、酸和碱等有较强抵抗力。60℃ 1 小时不被灭活，100℃加热 5 分钟、紫外线照射 1 小时可破坏其感染性。

（二）临床意义

HAV 的传染源为患者和隐性感染者，主要经粪 - 口途径传播。HAV 随粪便排出体外，通过污染水源、食物、海产品、食具等传播，造成散发流行或大流行。1988 年，上海曾发生因食用 HAV 污染的毛蚶导致甲型肝炎暴发流行，患者多达 30 余万，危害十分严重。

甲型肝炎的潜伏期为 15~50 天，在潜伏期末，临床症状出现 5~6 天前 HAV 即从感染者粪便中排出。发病后 2 周开始，随着肠黏膜产生的 SIgA 及血清中特异性抗体（IgM/IgG）的产生，粪便中不再排出病毒，传染性也逐渐消失。

HAV 经口侵入机体，先在口咽部或唾液腺中增殖，然后在肠黏膜与局部淋巴结中大量增殖，并侵入血流形成病毒血症，最终侵犯肝脏，在肝细胞内增殖而致病。由于病毒在细胞培养中增殖缓慢，而并不直接引起明显的细胞病变，故其致病机制除病毒的直接作用外，机体的免疫应答也可能是引起肝细胞损害的原因。

机体隐性感染或显性感染 HAV 后，都可产生抗 - HAV 的 IgM 和 IgG 抗体。IgM 出现在急性期，是早期诊断的依据，IgG 出现在恢复期，并可维持多年，对病毒的再感染有免疫力。此外，细胞免疫在抗 HAV 感染中也发挥着重要作用。

HAV 主要通过粪便污染水源和食物经口感染。故加强卫生宣教和饮食卫生管理、管好粪便和保护水源是预防甲肝的主要环节，对患者的排泄物、食具、物品和床单衣物等要及时消毒。特异性预防包括人工主动免疫和人工被动免疫，甲肝减毒活疫苗可用于人工主动免疫，使用后免疫效果好；被动免疫可注射丙种球蛋白，能预防发病、减轻症状或缩短病程。

（三）微生物学检验

【标本采集】

用标准血清学分离方法采取患者急性期和恢复期血清各一份，在发病前 2 周或症状出现后数天内采集患者粪便标本，测定粪便中的抗原。

【抗原检测】

甲型肝炎患者一般不进行病原学分离检查。在潜伏期末和急性期的早期，用免疫电镜在患者粪便中检测 HAV 颗粒。亦可用酶免疫法和放射免疫法检测 HAV 抗原，用核酸杂交法和 PCR 技术检测 HAV - RNA。

【抗体检测】

常用酶联免疫吸附试验（ELISA）检测血清中抗 – HAV IgM 和 IgG，若抗体效价有 4 倍以上增高方有诊断意义。抗 – HAV IgM 出现早、消失快，是早期诊断和新近感染的重要指标，抗 – HAV IgG 检测主要用于流行病学调查，了解人群的既往感染史。

二、乙型肝炎病毒

乙型肝炎病毒（HBV）是乙型肝炎的病原体。1963 年，Blumberg 在研究人类血清蛋白的多态性时，发现澳大利亚土著人血清中有一种异常的抗原与肝炎相关，经研究确认该抗原即为乙型肝炎病毒的表面抗原（HBsAg）。1970 年 Dane 用电镜观察发现在患者血清中存在有乙肝病毒颗粒，即 Dane 颗粒，1986 年 HBV 被列入嗜肝 DNA 病毒科。HBV 在世界范围传播，据世界卫生组织报道，估计全世界 HBV 病毒携带者高达 3.5 亿之多，我国属高流行区，HBV 携带者超过 1.2 亿。急性乙型肝炎易发展为慢性，部分可演变为肝硬化或肝癌。

（一）生物学特性

【形态结构】

在 HBV 感染者的血清中，用电镜观察发现有 3 种不同形态的病毒颗粒，即大球形颗粒、小球形颗粒和管形颗粒（图 20 – 3）。

1. 大球形颗粒 即 Dane 颗粒，是完整的、有感染性的 HBV 颗粒，呈球形，直径约 42nm。核心为双链环状 DNA 和 DNA 多聚酶（DNAP），外有双层衣壳。外衣壳相当于一般病毒的包膜，由脂质双层与蛋白质组成，HBV的表面抗原（HBsAg）镶嵌于脂质双层中。内衣壳呈 20 面体立体对称，相当于病毒的核衣壳，含有 HBV 核心抗原（HBcAg），用酶或去垢剂作用后可暴露出内部具有不同抗原性的 e 抗原（HBeAg）。

2. 小球形颗粒 直径为 22nm，成分为 HBsAg，大量存在于血流中，不含病毒核酸 DNA 及 DNA 聚合酶，是由 HBV 感染肝细胞时产生过剩的病毒衣壳装配而成。

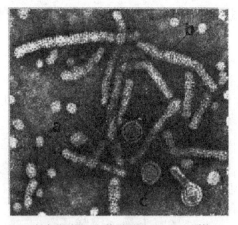

a 小球形颗粒　b 管形颗粒　c Dane颗粒

图 20 – 3　乙型肝炎病毒

3. 管形颗粒 成分与小球形颗粒相同，长 100～500nm，直径 22nm，是由小球形颗粒"串联而成"，不含核酸，故无感染性。

【抗原组成】

HBV 具有外衣壳抗原和内衣壳抗原。外衣壳抗原主要有 HBV 表面抗原（HBsAg）、前 S1 抗原（Pre – S1）和前 S2 抗原（Pre – S2），内衣壳抗原主要有核心抗原（HBcAg）

和 e 抗原（HBeAg）。

1. HBsAg 以小球形颗粒、管形颗粒和大球形颗粒三种不同形式存在于患者血清中。HBsAg 有不同的亚型，各亚型之间均含有共同抗原决定基 a 和两组互相排斥的抗原决定基 d/y 和 w/r。按不同组合方式分为 adr、adw、ayr、ayw 四种基本亚型。其亚型分布有明显的地区差异，并与种族有关。我国汉族以 adr 为主，少数民族以 ayw 多见。HBsAg 因有共同抗原决定基 a，故制备的疫苗各亚型间有交叉保护作用。

HBsAg 大量存在于感染者血中，是 HBV 感染的主要标志。HBsAg 具有免疫原性，是制备疫苗的最主要成分，可刺激机体产生特异性抗体（抗 – HBs）。该抗体为中和抗体，对机体有保护作用；血液中出现抗 – HBs 说明机体对乙肝病毒已产生免疫力。

Pre – S1 和 Pre – S2 抗原 其免疫原性比 HBsAg 更强，刺激机体产生的抗 Pre – S1 抗体和抗 Pre – S2 抗体可阻断 HBV 与肝细胞结合而发挥抗病毒作用。若乙型肝炎患者血清中出现此类抗体，提示病情好转。

2. HBcAg 存在于 Dane 颗粒的内衣壳上，其外被 HBsAg 所覆盖，故一般不易在血清中检出，用去垢剂处理去掉外衣壳后 HBcAg 方可被检出。HBcAg 免疫原性强，能刺激机体产生抗 – HBc。抗 – HBc IgM 出现早、持续时间短，它的存在提示 HBV 正在肝细胞内复制，为 HBV 近期感染的指标，抗 – HBc IgM 阴性可排除急性乙型肝炎。抗 – HBc IgG 出现晚持续时间较长，为非保护性抗体，是慢性感染或既往感染的指标。

3. HBeAg 存在于 Dane 颗粒的内衣壳上，隐蔽或镶嵌于 HBcAg 之中。HBeAg 为一种可溶性蛋白质，当 HBcAg 被蛋白酶降解时产生，游离于血清中。多数情况下 HBeAg 仅见于 HBsAg 阳性的血清中，并与病毒体及 DNA 聚合酶的消长基本一致。故检出 HBeAg 可作为 HBV 复制及血清具有强感染性的一个指标。HBeAg 可刺激机体产生抗 – HBe，抗 – HBe 能与受染肝细胞表面的 HBeAg 结合，通过介导补体的细胞毒作用破坏受染的肝细胞，对清除 HBV 感染有一定的作用，是预后良好的征象。但近年来发现 HBV 有 Pre – C 区基因突变株，因其不产生 HBeAg，仍在抗 – HBe 阳性的情况下仍大量复制。故对抗 – HBe 阳性者应注意检测血中的 HBV – DNA，以全面了解 HBV 的复制情况。

【培养特性】

黑猩猩是对 HBV 最敏感的动物，故常用来研究 HBV 的致病机制、疫苗效果和安全性评价。但黑猩猩来源短缺，目前替代的动物模型包括鸭和土拨鼠等。HBV 还不能在细胞培养中分离及培养，目前采用的细胞培养是病毒 DNA 转染系统。

【抵抗力】

HBV 对外界环境的抵抗力较强，对低温、干燥、紫外线和一般消毒剂均有较强的耐受性。70% 乙醇不能灭活 HBV，高压蒸汽灭菌、加热 100℃10 分钟、干烤 160℃2 小时和环氧乙烷等均可灭活 HBV。对 0.5% 过氧乙酸、5% 次氯酸钠及 2% 戊二醛敏感，并可消除其传染性，但仍可保留 HBsAg 的免疫原性。

（二）临床意义

1. 传染源 主要是患者或无症状 HBsAg 携带者。乙型肝炎的潜伏期较长（30 ~ 160

天），无论在潜伏期、急性期或慢性活动期，患者的血液都有传染性。HBsAg 携带者因无症状不易被察觉，是更危险的传染源。

2. 传播途径 主要有：①血液传播：人对 HBV 非常易感，故极少量污染血进入人体即可导致感染。如输血和血制品、注射、手术、拔牙、针刺及内镜检查等可引起医源性传播；公用剃刀或牙刷、皮肤黏膜微小损伤、吸血昆虫叮咬均可传播。②母婴传播：主要是围生期感染，即分娩时新生儿经产道传播，婴儿通过微小伤口受母体携带的病毒感染；有些婴儿在母体子宫内已被 HBV 感染，表现为出生时已呈 HBsAg 阳性；通过哺乳也能传播 HBV。乙型肝炎有明显的家庭聚集倾向，人群中的乙型肝炎患者和 HBV 携带者 50% 来自母婴传播。③性接触传播：在 HBV 感染者的多种分泌液中可检出 HBV，如唾液、精液和阴道分泌物等，因此可经性行为、生活密切接触等方式传播。

3. 致病机制 乙型肝炎临床表现呈多样性，可由无症状 HBV 携带者至急性肝炎、慢性肝炎、重症肝炎等。HBV 的致病机制目前尚未完全清楚，一般认为很可能不是病毒直接损伤肝细胞，而是通过机体对病毒的免疫应答导致的免疫病理损伤。

（1）细胞免疫介导的免疫病理损伤 HBV 感染肝细胞后并不引起肝细胞的损伤，但细胞表面可出现病毒的特异性抗原，诱导机体产生致敏 T 淋巴细胞，被激活的 CTL 细胞可直接杀伤带有抗原的靶细胞，此杀伤作用具有双重性，既可清除病毒，也可造成肝细胞的损伤。因此细胞免疫反应过强时可引起肝细胞大量被破坏而导致重症肝炎，如细胞免疫功能低下不能有效清除病毒，使其在机体持续存在引起慢性感染。

（2）免疫复合物引起的免疫病理损伤 在部分乙型肝炎患者血液循环中，常可检出 HBsAg 及抗 – HBs 的免疫复合物。此复合物可沉积于肾小球基底膜、关节滑液囊等处，激活补体，导致Ⅲ型超敏反应，故患者可伴有肾小球肾炎、关节炎等肝外损害。大量免疫复合物沉积于肝内，可使肝毛细管栓塞，引起急性肝细胞坏死，表现为重症肝炎。

（3）自身免疫反应引起的病理损伤 HBV 感染肝细胞后，细胞膜上除有病毒特异性抗原外，还会引起肝细胞表面自身抗原发生改变，暴露出肝特异性脂蛋白抗原（LSP）。LSP 作为自身抗原诱导自身免疫应答引起免疫病理损伤。

（4）病毒致机体免疫应答低下 肝细胞感染 HBV 后，机体产生干扰素的能力下降，CTL 细胞杀伤靶细胞的作用减弱。幼龄感染 HBV 后，因免疫系统尚未发育健全，可对病毒形成免疫耐受，病毒长期存在于体内，成为无症状的病毒携带者。

4. HBV 与原发性肝癌 人群流行病学研究显示，乙型肝炎患者原发性肝癌的发生率明显高于正常人群，HBsAg 携带者较无 HBV 感染者发生肝癌的危险性高 217 倍。肝癌组织检测发现有 HBV – DNA 的整合，其中 X 基因编码的 X 蛋白（HBxAg）可反式激活细胞内癌基因，故 HBV 可能是致癌的启动因子，经一系列过程后导致肝癌的发生。

乙型肝炎的预防以切断传播途径为主，严格筛选献血员，消毒医疗器械，杜绝医源性传播。易感人群接种乙肝疫苗进行人工主动免疫是预防乙肝的重要措施，对母亲为 HBsAg 和 HBeAg 阳性的新生儿、误输 HBsAg 阳性血液或血制品者、HBsAg 和 HBeAg 阳性的性伴侣等可注射高效价 HBIg 作紧急预防。

（三）微生物学检验

【标本采集】

免疫学检测标本可采取血清或血浆，并于 24 小时内进行分离。5 天内检测者可存于 2℃ ~ 8℃，5 天后检测者应存于 − 20℃或 − 70℃。采血浆时抗凝剂应选用枸橼酸盐或 EDTA。HBV 具有高度感染性，在标本采集、运送和实验操作时务必充分加以防护。乙型肝炎的病原学诊断可检测血液标本中的 HBV 血清学标志物或用 PCR 及分子杂交法检测 HBV − DNA。

【HBV 血清学标志物检测】

目前，主要用血清学方法检测 HBV 的血清学标志物即：HBsAg、抗 − HBs、HBeAg、抗 − HBe 及抗 − HBc（俗称"两对半"试验），HBcAg 仅存在于肝细胞内，不用于常规检查，抗 − Pre Sl 或抗 − Pre S2 的检测也不常用。常用的血清学检测方法有 R1A 和 ELISA 等。

1. HBsAg 和抗 − HBs　HBsAg 是 HBV 感染的重要标志，是最早出现的血清学指标，可出现在急性肝炎、慢性肝炎、无症状携带者或肝细胞癌中。急性乙型肝炎恢复后，一般在 1 ~ 4 个月内 HBsAg 消失，若持续 6 个月以上一般认为已转为慢性肝炎。抗 − HBs 是中和抗体，对机体有保护作用，它的出现表明机体已基本清除病毒，对 HBV 感染有免疫力，是乙型肝炎恢复的重要标志，检测阳性表明疫苗接种成功或自隐性感染中获得。血液中从 HBsAg 消失至抗 − HBs 出现的这段时间称为"核心窗口期"，可持续数天至数月不等。此时抗 − HBc 的检测尤为重要，它是 HBV 感染的唯一血清学标志物。抗 − PreSl 和抗 − PreS2 检测的意义与抗 − HBs 相同。

2. HBcAg 和抗 − HBc　HBcAg 的出现是 HBV 存在和具有传染性的指标之一。因 HBcAg 仅存在于肝细胞核内，故不能直接被检测，而是检测其相应的抗体——抗 − HBc。抗 − HBc 包括抗 − HBc IgM 和抗 − HBc IgG，早期以前者为主，是急性感染、HBV 复制和具有传染性的重要指标，后者出现较晚但可持续多年，一般为急性感染恢复期或慢性持续性感染。

3. HBeAg 和抗 − HBe　HBeAg 可与 HBsAg 同时出现，亦可在 HBsAg 出现数日后出现。阳性表示 HBV 在体内复制，患者血清有较强的传染性，如转为阴性，表示病毒复制停止。抗 − HBe 常在 HBeAg 消失后出现，阳性表示病毒复制能力减弱，传染性降低，病情趋向好转。但应注意 Pre − C 基因变异株。

HBV 抗原抗体血清学标志物与临床关系较为复杂，因此必须对以上几项指标同时进行分析，才能有助于临床诊断（表 20 − 3）。

表 20 − 3　HBV 抗原抗体检测结果的临床意义

HBsAg	HBeAg	抗 − HBs	抗 − HBe	抗 − HBc IgM	抗 − HBc IgG	临床意义
+	−	−	−	−	−	无症状 HBsAg 携带者
−	−	+	−	−	−	既往感染或接种疫苗成功
+	+	−	−	+	−	急性乙型肝炎（大三阳）

续表

HBsAg	HBeAg	抗－HBs	抗－HBe	抗－HBc IgM	抗－HBc IgG	临床意义
+	－	－	+	－	+	急性感染趋向恢复（小三阳）
－	－	+	+	－	+	乙型肝炎恢复期（传染性低）
－	－	－	－	－	+	既往感染或"窗口期"
+	+	－	－	－	+	慢性乙肝或无症状携带者
+	+	－	－	－	－	急性、慢性乙肝或无症状携带者

【核酸检测】

血清中检出 HBV－DNA 是诊断 HBV 感染和复制的最可靠指标。常用 PCR 技术及分子杂交技术进行定性或定量检测。此法敏感性高、特异性强，可在 HBsAg 出现前 2～4 周检出 HBV－DNA，并可用于研究 HBV 基因变异和对抗病毒药物疗效的评价等。

三、丙型肝炎病毒

丙型肝炎病毒（HCV）是丙型肝炎的病原体。曾被称为肠道外传播的非甲非乙型肝炎病毒，于 1989 年被正式命名为 HCV，1991 年归为黄病毒科的丙型肝炎病毒属。

（一）生物学特性

HCV 呈球形，直径 30～60nm，为单正链 RNA 病毒，有包膜，包膜上有刺突。HBV 对氯仿、甲醛及乙醚等有机溶剂敏感。HCV 尚不能在体外培养，黑猩猩对 HCV 敏感，HCV 感染黑猩猩并在其体内连续传代，引起慢性肝炎。

（二）临床意义

丙型肝炎的传染源主要是丙型肝炎患者和无症状的 HCV 携带者。其传播途径与 HBV 相似，主要经输血或血制品传播，也可经母婴垂直传播和性接触传播。同性恋者、静脉药瘾者及接受血液透析者为高危人群。

HCV 的致病机制尚不太清除。目前认为，HCV 的致病作用既有病毒对肝细胞的直接损伤也有病毒导致的免疫病理损伤。丙型肝炎患者多数可不出现症状，发现时已呈慢性经过，约有 40%～50% 发展为慢性肝炎，而慢性者 20% 可发展为肝硬化，少部分可诱发肝癌。HCV 感染者体内先后出现 IgM 和 IgG 型抗体，但这些抗体无中和作用，对再感染亦无保护力。在免疫力低下的人群中，可能同时感染 HBV 及 HCV，此双重感染常导致疾病加重。

（三）微生物学检验

【标本采集】

临床常采用血清或血浆标本，标本采集后应尽快分离血清或血浆，并于 4～6 小时内冷藏或冻存，最好在 －70℃ 及以下，因为在 －20℃ 时 HCV－RNA 易发生明显降解。

解冻后的标本应持续保持在低温状态，避免反复冻融。若分离血浆时可采用 EDTA 或枸橼酸盐抗凝剂。

【抗体检测】

由于 HCV 感染者血中病毒含量低（100 个/ml），用常规的免疫学方法不易检出 HCVAg，故临床上主要是以 EIA 测定抗 – HCV。检测抗 – HCV 一般以 ELISA 法作为筛选试验，用免疫印迹法作确证试验。抗 – HCV 阳性者表示已被 HCV 感染，不能献血。

【核酸检测】

临床上常用敏感的 RT – PCR 法检测 HCV – RNA，也可采用 PCR – ELISA 法和 PCR – 荧光法定性定量检测 HCV – RNA。若患者血清或肝组织中检测到 HCV – RNA，表示有 HCV 复制和活动性感染，并有传染性。

四、丁型肝炎病毒

1977 年，Rizzetto 用免疫荧光法检测乙型肝炎患者的肝组织切片时，发现肝细胞核内出现一种新的病毒抗原，当时称为 δ 抗原或 δ 因子。此后，通过黑猩猩等实验证实，它是一种不能独立复制的缺陷病毒，必须在 HBV 或其他嗜肝 DNA 病毒辅助下才能复制，于 1983 年被正式命名为丁型肝炎病毒（HDV）。

（一）生物学特性

HDV 呈球形，直径为 36～43nm，有包膜，HDV 的包膜蛋白来自 HBV 编码的 HBsAg。基因组为一单股负链环状 RNA，是已知动物病毒中最小的。HDV – RNA 编码 HDV 抗原（HDAg），可刺激机体产生抗 – HDV 抗体，在感染者血清中可检出 HDV – RNA 或抗 – HDV。应用制备的抗 – HDV 还可对肝组织切片染色，以检测 HDAg。黑猩猩及土拨鼠对 HDV 敏感，可作为 HDV 研究的实验动物模型。

（二）临床意义

HDV 的传染源主要是患者，传播途径与 HBV 相似，可经血液、母婴、性接触传播。多次接受输血和静脉吸毒者是高危人群。HDV 有 2 种感染方式：①联合感染，即未感染过 HBV 的正常人同时发生 HBV 和 HDV 的感染。②重叠感染，即在已有 HBV 感染的基础上再感染 HDV。重叠感染常可导致原有的乙型肝炎病情加重与恶化，故在发现重症肝炎时，应注意检查有无 HBV 和 HDV 的重叠感染。

HDV 的致病机制尚不太清除，一般认为主要是 HDV 对肝细胞的直接损伤。人感染 HDV 后可刺激机体产生特异性 IgM 和 IgG 抗体，但无免疫保护作用，不能清除病毒。由于 HDV 与 HBV 有相似的传播途径，故预防乙型肝炎的措施同样适用于预防丁型肝炎。

（三）微生物学检验

【抗原检测】

一般可用免疫荧光法、RIA 或 ELISA 法检测血清中或肝细胞中的 HDAg。患者标本应先经去垢剂处理，以除去表面的 HBsAg，暴露出 HDAg，方可检测到。

【抗体检测】

用 RIA 或 ELISA 检测血清中的 HDV 抗体。HDV 感染后 2 周产生抗 – HDVIgM，1 个月达到高峰，随之迅速下降，该抗体升高有助于早期诊断。抗 – HDV IgG 产生较迟，在恢复期出现。抗 – HDV IgG 升高及 IgM 的持续阳性有助于诊断慢性感染。

【核酸检测】 可用血清斑点杂交法或 RT – PCR 法检测 HDV – RNA。

五、戊型肝炎病毒

戊型肝炎病毒（HEV）是戊型肝炎的病原体。曾被称为经消化道传播的非甲非乙型肝炎病毒。1955 年，印度曾暴发流行；1986 年，我国新疆南部地区暴发流行戊型肝炎，约 12 万人发病，700 余人死亡，是迄今世界上最大的一次戊型肝炎流行。1989 年正式命名为戊型肝炎病毒。

（一）生物学特性

HEV 病毒呈球形，基因组为单正链 RNA，平均直径为 32 ~ 34nm，无包膜，表面有锯齿状刻缺和突起，形似杯状。HEV 目前还不能在体外细胞培养，多种灵长类动物如恒河猴、非洲绿猴及黑猩猩等对 HEV 敏感，可用于病毒分离。该病毒对高盐、氯化铯、氯仿等敏感，煮沸可将其灭活，反复冻融易降解，但在液氮中保存稳定。

（二）临床意义

戊型肝炎的主要传染源是潜伏期末和急性期初的患者，主要经粪 – 口途径传播，潜伏期为 10 ~ 60 天，平均 40 天。病毒随粪便排出，污染水源、食物和周围环境，经消化道进入血液，在肝细胞内复制增殖，HEV 通过对肝细胞的直接损伤和免疫病理作用，引起肝细胞的炎症或坏死。常见的临床表现有急性戊型肝炎（包括急性黄疸型和无黄疸型）、重症肝炎以及胆汁淤滞性肝炎。多数患者于发病后 6 周即好转并痊愈，不发展为慢性肝炎。孕妇感染 HEV 后病情常较重，尤以怀孕 6 ~ 9 个月为甚，常发生流产或死胎，病死率高达 10% ~ 20%。

（三）微生物学检验

（1）标本采集 对可疑戊型肝炎的患者或 HEV 感染者，需尽早且重复采取急性期血清标本。

（2）抗体检测 目前，临床诊断戊型肝炎常用 ELISA 法检测血清中的抗 – HEV IgM 或 IgG。如血清中抗 – HEV IgM 阳性提示 HEV 近期感染；如抗 – HEV IgG 阳性则可能是既往感染，因抗 – HEV IgG 在血中可持续存在数月至数年。

（3）抗原检测 可用电镜或免疫电镜技术检测患者粪便中的 HEV 病毒颗粒。

（4）核酸检测 可用 RT – PCR 法检测患者粪便、胆汁或血清中的 HEV – RNA。

第三节 人类免疫缺陷病毒

人类免疫缺陷病毒（HIV）是获得性免疫缺陷综合征（AIDS）即艾滋病的病原体。HIV 在分类学上属逆转录病毒科的慢病毒亚科。1981 年首次在美国被发现，1983 年 HIV 被分离出来，AIDS 在全球迅速蔓延，全球约有数千万人感染 HIV，目前 AIDS 已成为全世界最为关注的公共卫生问题之一。HIV 主要有两个型别，即 HIV - Ⅰ 型和 HIV - Ⅱ 型，两型病毒的核苷酸序列相差超过 40%。世界上的艾滋病大多由 HIV - Ⅰ 型引起，HIV - Ⅱ 型只局限于西部非洲，呈地区性流行，且毒力较弱。

（一）生物学特性

【形态结构】 HIV 为球形有包膜的病毒，直径 100 ~ 120nm。电镜观察可见病毒内部有一致密圆锥状核心，核心由两条相同的单股正链 RNA 和逆转录酶组成，其外包裹有衣壳蛋白（P24）构成的 20 面体对称核衣壳。在病毒核衣壳的外侧包有两层膜状结构，内层为内膜蛋白（P17），最外层为脂质双层包膜，膜上镶嵌有刺突糖蛋白 gp120 和跨膜蛋白 gp41。gp120 能识别宿主细胞膜上的 CD4 受体分子，与病毒的吸附和致病有关；gp41 可介导病毒胞膜与宿主细胞膜融合，利于病毒进入易感细胞（图 20 - 4）。gp120 和 gp41 均具有免疫原性，可刺激机体产生相应抗体，但 gp120 易发生变异，给疫苗的研制工作带来很大困难。

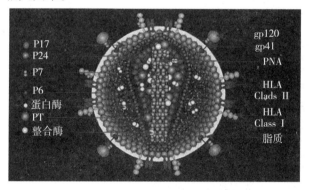

图 20 - 4 成熟的 HIV 结构图

【培养特性】 HIV 感染的宿主范围和细胞范围较窄，仅感染具有表面分子 CD4 的 T 细胞、巨噬细胞等，因此实验室常用新鲜分离的正常人 T 细胞或患者自身分离的 T 细胞培养病毒，病毒感染细胞后可出现不同程度的细胞病变。

【抵抗力】 HIV 对外界的抵抗力较弱。对化学消毒剂敏感，75% 乙醇、0.5% 来苏儿、0.1% 漂白粉、0.2% 次氯酸钠和 0.3% H_2O_2 处理 5 分钟或加热 56℃30 分钟等均可使病毒灭活。在室温下，液体环境中的 HIV 可以存活 15 天，被 HIV 污染的物品至少在 3 天内有传染性。病人需要重复使用的物品可用煮沸或高压蒸汽消毒，不宜煮沸的物品可用 2% 戊二醛、75% 乙醇等进行消毒。HIV 对紫外线不敏感。

（二）临床意义

1. 传染源与传播途径 AIDS 的传染源为患者和无症状的病毒携带者，从 HIV 感染者的血液、精液、阴道分泌物、乳汁、骨髓、脑脊液、皮肤等标本中均可分离到 HIV。HIV 有 3 种主要传播方式：①性接触传播：通过同性和异性间的性行为，直肠和肛门皮肤黏膜的破损最易感染。②血液传播：输入含 HIV 的血液和血制品、静脉吸毒、移植感染者或患者的组织器官、人工受精均可传播。③母婴传播：HIV 经胎盘、产道或哺乳等方式传播。

2. 致病机制 人体感染 HIV 后，病毒选择性的侵犯 CD_4^+T 细胞，并在细胞内大量增殖，导致 CD_4^+T 细胞数量减少、功能受损，引起机体特异性细胞免疫功能低下，由于 CD_4^+T 细胞大量减少，而 CD_8^+T 细胞相对增多，出现 CD_4^+T/CD_8^+T 倒置。使机体免疫调节功能紊乱，抗感染能力明显降低，最终导致致死性的机会感染和恶性肿瘤的发生。

3. HIV 的变异 HIV 具有高度的变异性。其包膜抗原易发生变异，使病毒逃避宿主的免疫反应，给疫苗的研制和 AIDS 的防治工作带来很大困难。

4. 临床表现 临床上将 HIV 感染至发展为典型的 AIDS 分为以下四个时期：

（1）原发感染急性期 病毒感染机体后在靶细胞内大量复制，然后入血形成病毒血症，并迅速扩散。在感染后的 2~4 周，患者可出现发热、咽炎、皮疹、淋巴结肿大、黏膜溃疡等症状。约持续 1~2 周，症状自行消退，但病毒血症可持续 8~12 周。

（2）无症状潜伏期 此期可持续数月至十多年，临床无症状，仅 HIV 抗体阳性，但有些患者可出现无痛性淋巴结肿大，此期在外周血中一般很难检测到 HIV 抗原。

（3）AIDS 相关综合征期 随着感染时间的延长或机体受到某种因素的影响，潜伏的病毒在体内大量复制并造成机体免疫系统损伤时，临床上则出现发热、盗汗、全身倦怠、体重下降、慢性腹泻及持续性淋巴结肿大等症状。

（4）典型 AIDS 期 由于患者免疫力低下，常引起致死性的机会感染和恶性肿瘤的发生。如细菌（分枝杆菌）、真菌（白假丝酵母菌）、病毒（巨细胞病毒、腺病毒等）、原虫（卡氏肺孢子虫）等。某些患者可并发肿瘤，如 Kaposi 肉瘤、恶性淋巴瘤、宫颈癌等。有些患者可出现神经系统症状，如头痛、癫痫、进行性痴呆等。在未经治疗的患者，通常在临床症状出现后两年内死亡。

机体受 HIV 感染后可产生多种抗体，包括抗 gp120 的中和抗体，但这些抗体仅能减少急性期血清中的病毒抗原数量，不能清除细胞内的病毒。HIV 感染也能刺激机体产生细胞免疫，但仍不能彻底清除潜伏感染的病毒。

对 HIV 感染的预防要采取综合措施，如广泛开展卫生宣传教育，普及预防艾滋病知识，增强自我保护意识，认识其传播方式及危害性；加强对血液和血制品的管理，严格筛选供血者，确保用血安全；提倡安全的性行为；阻断母婴传播等。

（三）微生物学检验

HIV 的微生物学检验以抗体检测为主，抗原与核酸检测为辅。

【抗体检测】

HIV 抗体检测方法分初筛试验和确证试验两步：

1. 初筛试验　ELISA 法敏感性高，但特异性不强，因为 HIV 的病毒抗原与其他逆转录病毒有交叉反应，容易出现假阳性，因此 ELISA 法仅适用于 HIV 抗体的筛查，阳性者需经确证才能报告结果。

2. 确证试验　最常用的确证试验方法是蛋白印迹法（western blot，WB）。WB 试验的操作原理是先通过十二烷基硫酸钠 - 聚丙烯酰胺胶电泳将 HIV 的各种蛋白按分子质量大小排列于凝胶上，形成若干条特异蛋白区带，然后转移到硝酸纤维素膜上形成不同的抗原带，加入待检血清孵育，待检血清中抗特异蛋白抗体（第一抗原）可与其相对应的抗原带结合，经漂洗去掉非特异结合的血清成分，然后加入酶标记人 IgG（第二抗体），通过孵育与第一抗体结合，漂洗后与底物反应，底物经酶催化显色，形成肉眼可见的有色沉淀物附在硝酸纤维素膜上，通过观察判定结果，此法敏感性和特异性较高，故作为筛查阳性标本的确证试验。

【抗原检测】

常用 ELISA 法检测 HIV 的核心蛋白 P24，P24 的检测可用于 HIV 感染的早期诊断和 HIV 感染者发展为 AIDS 的动态观察。间接免疫荧光法可用于检测培养细胞中的 HIV 抗原。

【核酸检测】

可用 RT - PCR 等方法检测患者血清中的 HIV - RNA。用放射性核素标记的核酸探针进行原位分子杂交法检测组织细胞中的 HIV - RNA。

【CD_4^+T 细胞计数】

运用流式细胞仪进行 CD_4^+T 细胞计数，是判定 HIV 感染治疗效果和是否发生并发症的指标。如有 HIV 感染，CD_4^+T 细胞计数 $<0.5\times10^9/L$ 时，为抗反转录病毒药物治疗的指征；$<0.2\times10^9/L$ 时，应立刻进行卡氏肺孢子虫的预防治疗；$<0.1\times10^9/L$ 时，易感染巨细胞病毒和结核分枝杆菌。凡是疑为 HIV 感染者，应经常进行 CD_4^+T 细胞计数，CD_4^+T 细胞数量持续下降是更换治疗方案的指征。

【分离培养】

HIV 的分离培养需要 4~6 周，因培养条件要求高，故分离培养目前仅用于研究。

第四节　其他常见病毒

一、肠道病毒

肠道病毒归属于小 RNA 病毒科肠道病毒属。病毒主要经消化道传播，然后通过血液侵犯其他器官，引起神经系统、呼吸系统和心血管系统等疾病。人类肠道病毒包括：脊髓灰质炎病毒 1~3 型、柯萨奇病毒、轮状病毒和埃可病毒等。1969 年后，陆续分离出的新型肠道病毒按发现的序号统一命名为 68、69、70、和 71 型。最近已经命名至 102 型。

肠道病毒的共同特征有：①病毒体呈球形，直径24~30 nm，核衣壳呈20面体立体对称，无包膜。②基因组为单股正链RNA，具有感染性，并起mRNA的作用。③耐乙醚耐酸，对热、紫外线和干燥敏感。④主要经粪-口途径传播，病毒在肠道细胞中增殖，但所致疾病都在肠外，临床表现多样化。

（一）脊髓灰质炎病毒

脊髓灰质炎病毒是引起脊髓灰质炎的病原体。病毒常侵犯中枢神经系统，损害脊髓前角运动神经细胞，导致肢体肌肉不对称的弛缓性麻痹。该病多见于儿童，故又名小儿麻痹症。WHO把脊髓灰质炎列入继天花之后第二个被消灭的传染病，目前在大部分地区已基本消灭了脊髓灰质炎。

1. 生物学特性

（1）形态结构　病毒呈球形，直径27~30nm，无包膜，核心为单股正链RNA。核衣壳含4种结构蛋白（VP1~VP4）。VP1、VP2与VP3暴露于病毒颗粒表面，是病毒与宿主细胞表面受体结合的部位，与病毒的致病性有关。VP4在病毒体内部与RNA相接，在维持病毒空间构型中起重要作用。脊髓灰质炎病毒有Ⅰ、Ⅱ、Ⅲ三个血清型，三型之间无交叉免疫。

（2）培养特性　脊髓灰质炎病毒常用猴肾、人胚肾、人羊膜细胞等进行培养，最适生长温度为36℃~37℃。病毒在细胞质内迅速增殖，24小时即出现典型的细胞病变，被感染的细胞变圆、坏死、脱落。

（3）抵抗力　脊髓灰质炎病毒抵抗力较强。耐低温、耐酸，-70℃至-20℃可存活数年，对胃酸和胆汁有抵抗力，但对干燥很敏感。由于该病毒无包膜，故可抵抗乙醚、乙醇和胆盐，对高锰酸钾、过氧化氢、漂白粉等氧化剂敏感。加热56℃30分钟或紫外线照射可将其灭活。

2. 临床意义　人是脊髓灰质炎病毒的唯一天然宿主。患者及无症状病毒携带者为该病的传染源，主要经粪-口途径传播，1~5岁儿童发病率最高，潜伏期一般为1~2周，以夏秋季发病为主。

脊髓灰质炎病毒经口侵入机体后，先在咽喉部、扁桃体和肠道集合淋巴结中增殖，90%以上感染者表现为隐性感染或轻症感染，有轻微发热、咽喉痛、腹部不适等。只有少数（约5%）感染者，病毒经淋巴侵入血流引起第一次病毒血症，病人可有发热、头痛、恶心、乏力等全身症状。病毒随血流扩散至全身淋巴组织或其他易感组织中大量增殖后，再次释放入血形成第二次病毒血症，患者全身症状加重，病毒可突破血脑屏障，侵入中枢神经系统，在脊髓前角运动神经细胞中增殖，引起非麻痹性脊髓灰质炎或无菌性脑膜炎。约有1%~2%的患者可出现暂时性肢体麻痹，严重者可导致永久性弛缓性肢体麻痹，即脊髓灰质炎。极少数患者可发展为延髓麻痹，导致呼衰、心衰而死亡。

我国自1986年开始实行卫生部颁发的脊髓灰质炎预防接种计划，即2个月龄婴儿连续3次口服脊髓灰质炎减毒活疫苗，每次间隔1个月，4岁时加强免疫1次，可保持持久免疫力，效果良好。在脊髓灰质炎流行期间，对与脊髓灰质炎患者有密切接触且未接受免疫接种者，可注射丙种球蛋白作紧急预防，可阻止发病或减轻症状。

3. 微生物学检验

（1）标本采集　采集患者发病早期咽洗液和粪便，血液或脑脊液。

（2）病毒分离　将标本低速离心，取上清液接种于人胚肾或猴肾细胞中，37℃培养7～10天，观察细胞病变作出诊断。再做中和试验以鉴定脊髓灰质炎病毒及分型。

（3）血清学试验　取发病早期和恢复期双份血清，用中和试验及酶标法检测特异性抗体，若抗体效价升高4倍或以上有诊断意义。近年来，采用免疫荧光法检测病毒抗原，有快速诊断价值。

（4）核酸检测　采用核酸杂交、聚合酶链反应（PCR）等分子生物学方法，检测标本及细胞培养物中的病毒核酸。

（二）轮状病毒

人类轮状病毒（HRV）归类于呼肠病毒科。于1973年被发现，是引起婴幼儿急性腹泻的主要病原体，全世界因急性胃肠炎住院的儿童中，有40%～50%为轮状病毒所引起，是导致婴幼儿死亡的主要原因之一。

1. 生物学特性　轮状病毒呈球形，直径60～80nm。无包膜，核心为双股RNA，有双层衣壳，从内向外呈放射状排列，外形似车轮状，故名轮状病毒（图20-5）。

轮状病毒的组织培养较为困难，目前常选用原代和传代猴肾细胞进行培养。

轮状病毒抵抗力较强，在粪便中能存活数天到数周，耐乙醚、耐酸碱，在pH3.5～10中仍可保持其感染性。室温下传染性可保持7个月，-20℃可长期保存。对热敏感，加热56℃30分钟可被灭活，也可被酚、甲醛等消毒剂所灭活。

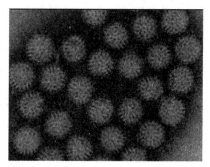

图20-5　轮状病毒电镜图

2. 临床意义

轮状病毒引起急性胃肠炎，患者和无症状携带者是传染源，主要经粪-口途径传播，水源污染可造成暴发流行。A、B、C三组轮状病毒均可引起人类腹泻，其中以A组轮状病毒感染最为常见，易感者是6个月～2岁的婴幼儿，占病毒性胃肠炎的80%以上，潜伏期为2～4天，秋冬季发病率高。成人常呈无症状感染。临床表现有发热、腹痛、腹泻、呕吐等，该病一般为自限性，腹泻严重时可出现脱水、酸中毒、电解质紊乱等，若不及时治疗，是导致患儿死亡的主要原因。

人体感染轮状病毒后，血液中出现特异性IgM、IgG抗体，肠道局部出现SIgA，对同型病毒感染有保护作用，对异型病毒只有部分保护作用。隐性感染也可产生特异性抗体，但由于婴幼儿免疫系统发育不完善，产生SIgA能力比较低，病愈后还可重复感染。

3. 微生物学检验

（1）**标本采集** 取患者白色米汤样或水样粪便。

（2）**电镜观察** 轮状病毒具有特殊的形态和结构，用电子显微镜直接观察或免疫电镜检测粪便标本中的病毒颗粒，特异性诊断率可达90%以上。

（3）**抗原检测** 常用 ELISA 双抗体夹心法检测病毒抗原。

（4）**抗体检测** 感染后5天即能用 ELISA 等免疫学方法检测出血清特异性 IgM 抗体；2~4周可检出 IgG 抗体；咽部分泌物中能检测出特异性 IgA 抗体。

（5）**核酸检测** 核酸电泳和核酸杂交已渐成常规技术，在诊断、鉴别诊断及分子流行病学研究中发挥重要作用。利用 RT – PCR 技术，不仅可提高检测灵敏度，还能够对病毒进行分型。

（三）其他肠道病毒种类及所致疾病

其他肠道病毒种类及常见疾病见表 20 – 4。

表 20 – 4　其他肠道病毒种类及常见疾病

病毒名称	血清型别	常见疾病	微生物学检验
柯萨奇病毒 A 组	1~22，24	上呼吸道感染、疱疹性咽炎、手足口病等	病毒分离，中和试验
柯萨奇病毒 B 组	1~6	上呼吸道感染、心肌炎、流行性胸痛等	病毒分离，中和试验
埃可病毒	1~9，11~27，29~33	无菌性脑膜炎、婴幼儿腹泻、儿童皮疹等	病毒分离，中和试验
新型肠道病毒	68~71	急性出血性结膜炎、脑膜炎、肌肉麻痹、手足口病等	病毒分离，中和试验

二、虫媒病毒

虫媒病毒是一大类通过吸血节肢动物叮咬人、家畜及野生动物而传播疾病的病毒，又称节肢动物媒介病毒，包括流行性乙型脑炎病毒、登革病毒和森林脑炎病毒。

（一）流行性乙型脑炎病毒

流行性乙型脑炎病毒简称乙脑病毒，是流行性乙型脑炎（简称乙脑）的病原体。1934 年由日本学者首先从死亡者脑组织中分离到，故也称日本脑炎病毒。乙脑病毒通过蚊虫叮咬而传播引起乙型脑炎，本病属于自然疫源性疾病，多在夏秋季流行。

1. 生物学特性 乙脑病毒为单股正链 RNA 病毒，呈球形，衣壳呈立体对称，直径为 35~50nm，包膜含有糖蛋白 E 和膜蛋白 M。乙脑病毒抗原性稳定，只有一个血清型，因此，应用疫苗预防的效果良好。

乳鼠为病毒的敏感动物。病毒可在地鼠肾、幼猪肾等原代细胞和 C6/36 蚊传代细胞中增殖，并能引起明显的细胞病变。

乙脑病毒对热敏感，加热 56℃30 分钟或 100℃2 分钟即可被灭活。病毒在 pH 7.0

以下或 pH 10.0 以上均迅速死亡，某些有机溶剂如乙醚、甲醛等可破坏病毒的感染性，但对低温、干燥抵抗力强。

2. 临床意义　带毒蚊叮咬过的家畜和家禽是乙脑病毒的中间宿主和传染源，特别是幼猪。在我国，三带喙库蚊是乙脑病毒的主要传播媒介。蚊虫叮咬猪、牛、羊等牲畜，病毒可在蚊和动物间不断循环，当带病毒的蚊虫叮咬人时，则引起人感染而致病，儿童为易感人群。

病毒侵入人体后，先在皮肤毛细血管内皮细胞和局部淋巴结中增殖，随后少量病毒进入血流，形成第一次病毒血症；病毒随血流播散至肝、脾等处进一步增殖，再次释放入血，引起第二次病毒血症。病人表现发热、寒战、全身不适等症状，绝大多数感染者病情不再继续发展，表现为顿挫感染。极少数免疫力不强的患者，病毒可突破血 - 脑屏障引起脑实质和脑膜炎症，出现高热、剧烈头痛、呕吐、惊厥、抽搐等症状，病死率高达 10% ~40%，幸存者 5% ~20% 可留有痴呆、失语、瘫痪等不同程度的后遗症。隐性感染或病后均可获得持久免疫力，主要以体液免疫为主，同时完整的血 - 脑屏障和细胞免疫也起重要作用。

3. 微生物学检验

（1）标本采集　取血液、脑脊液、尸检脑组织等标本。

（2）病毒分离　取发病初期患者的脑脊液、尸检脑组织等，接种于 C6/36 蚊传代细胞、鸡胚细胞或原代地鼠肾细胞中培养。

（3）抗原检测　取患者脑脊液涂片或者脑组织活检，用免疫荧光技术和 ELISA 技术检测乙脑病毒抗原，阳性结果有早期诊断意义。

（4）抗体检测　包括特异性 IgM 抗体检测和血凝抑制试验。采取患者急性期和恢复期双份血清，进行血凝抑制试验，当恢复期血清抗体滴度比急性期增高 4 倍以上，即有诊断意义。

（5）核酸检测　采用反转录聚合酶链反应（RT - PCR）检测病毒核酸，有较高的特异性和敏感性，特别适用于抗体尚未阳转患者的早期快速诊断。

（二）登革病毒

登革病毒属黄病毒科的黄病毒属，是引起登革热、登革出血热的病原体。登革热是以伊蚊为主要媒介传播的急性传染病，流行于热带、亚热带地区，1978 年在我国广东佛山首次发现本病，此后在广西、海南等地均有发生，已成为世界上分布广、发病率高、危害较大的一种虫媒病毒性疾病。由于患病后有发热、肌肉关节剧痛等症状，故俗称断骨热。

1. 生物学特性　登革病毒呈球形，直径为 37 ~50 nm，基因组为单股正链 RNA，含有脂质双层膜包裹的核衣壳。分为 1、2、3、4 四个血清型，各型病毒间有共同抗原，且与乙脑病毒存在有共同抗原。

登革病毒易在蚊体内增殖，故可用蚊体胸腔接种培养，也可用白蚊伊蚊传代细胞（C6/36 细胞株）或猴肾细胞和地鼠肾细胞等进行培养，病毒经乳鼠脑内接种，可使乳鼠发病。病毒在 pH7 ~ 9 条件下感染性稳定，pH 6.0 以下病毒则失去结构的完整性。脂溶剂、去污剂、脂酶和多种蛋白水解酶均可使病毒灭活，紫外线照射或 X 线辐射及加热56℃30 分钟即可将病毒灭活。

2. 临床意义 登革热患者或隐性感染者为该病的主要传染源，白纹伊蚊是主要的传播媒介，人和猴为登革病毒的储存宿主，蚊通过吸食登革病毒感染者的血液而被感染，病毒可在蚊体内增殖，通过蚊虫叮咬而传播给健康人群。病毒进入机体后，可在毛细血管内皮细胞和单核－吞噬细胞内增殖，然后经血流播散，引起发热、头痛、肌痛和关节酸痛、淋巴结肿大及皮肤出血及休克等，感染者症状轻重不一，初次感染症状较轻，一般可出现发热和疼痛等症状多可自愈，称为登革热；再次感染者症状较重，部分患者可出现严重的登革出血热或登革休克综合征。人感染后，机体可产生相应抗体。

3. 微生物学检验

（1）标本采集 采集标本的最佳时期是在发病的初期，取患者的血清、血浆或死亡者的肝、脾等标本进行分离培养。标本应在低温下保存，快速送检。

（2）病毒分离 方法有三种：一是蚊虫胸腔接种，采取患者发病早期血清标本接种于白蚊伊蚊胸腔，28℃ ~ 30℃培养，8 ~ 10 天后，取蚊脑及涎腺涂片或直接用蚊头压碎涂片，用免疫荧光技术检测。二是细胞培养，将标本接种于白蚊伊蚊传代细胞 C6/36中，培养 5 ~ 7 天，无论是否产生 CPE，均可直接检查病毒。三是动物接种，采用 1 ~ 3日龄的乳鼠脑内和腹腔接种，饲养观察 21 天，如出现行动迟缓、松毛、共济失调、抽搐等表现，说明可能有病毒增殖。

（3）抗原检测 用 ELISA 法、免疫荧光法、放射免疫法等检测标本中病毒抗原。

（4）抗体检测 常用血细胞凝集抑制试验、补体结合试验和中和试验检测患者体内登革病毒特异性抗体，一般采集早期与恢复期双份血清，效价增高 4 倍以上有诊断意义。应用抗体捕获的 ELISA 法及斑点免疫测定法检测登革热患者血清中的特异性 IgM 抗体，可早期诊断登革热。

（5）核酸检测 用核酸杂交、RT－PCR 及原位 RT－PCR 等检测方法，进行病毒核酸和型别鉴定。

（三）森林脑炎病毒

森林脑炎病毒是森林脑炎的病原体，森林脑炎是由蜱传播引起的一种自然疫源性疾病。因最早是在俄罗斯东部森林区被发现，引发疾病以春夏多见，故又称俄罗斯春夏型脑炎病毒，我国东北和西北林区也有本病发生。

森林脑炎病毒呈球形，直径为 30 ~ 40nm，基因组为单股正链 RNA，衣壳呈 20 面体对称，外有包膜，含血凝素糖蛋白。森林脑炎病毒感染动物的范围较广，其中以小鼠最为敏感，能在原代鸡胚细胞和传代地鼠肾细胞中生长并引起明显的细胞病变。病毒对外界因素的抵抗力不强，煮沸立即死亡，加热至 60℃10 分钟即被灭活，对乙醚、丙酮均敏感。

多种野生动物可作为森林脑炎的传染源，蜱是该病的传播媒介，人群普遍易感。病毒在蜱体内增殖，并可经卵传代，也能由蜱携带越冬，故蜱既是传播媒介又是储存宿主。人进入自然疫源地被带病毒的蜱叮咬而感染。病毒侵入人体后，在局部淋巴结、肝、脾及单核 - 吞噬细胞系统增殖，然后侵入血流引起病毒血症，由于特异性抗体的形成，大多数呈隐性感染或轻型感染，病人可有发热，头痛和周身不适等。仅有少数患者经 4 ~ 14 天的潜伏期后突然发病，病人出现高热、头痛、呕吐、颈项强直、肢体瘫痪等症状，死亡率可达 30%。病后及隐性感染后均可获得持久免疫力。我国已成功研制森林脑炎新型疫苗，能有效预防森林脑炎的流行。

森林脑炎病毒的微生物学检验方法同乙脑病毒。

三、狂犬病毒

狂犬病毒是引起狂犬病的病原体，是弹状病毒科狂犬病毒属的一种嗜神经病毒。

1. 生物学特性

（1）形态结构　病毒外形呈子弹状，大小约为 75nm × 180nm，核心含单股负链 RNA，核衣壳为螺旋对称，外有脂蛋白包膜，包膜上有糖蛋白刺突。

（2）培养特性　狂犬病毒对神经细胞有亲嗜性。主要侵犯易感动物和人的中枢神经细胞（主要是大脑海马回锥体细胞）并在其中增殖，在细胞质中形成嗜酸性、圆形或椭圆形的包涵体，称内基小体，具有诊断意义。

（3）抵抗力　狂犬病毒对热、紫外线和日光抵抗力弱，加热 60℃5 分钟可被灭活。易被甲醛、乙醇、碘酒、乙醚以及氧化剂和表面活性剂灭活，肥皂水对病毒亦有灭活作用。室温条件下传染性可保持 1 ~ 2 周。

2. 临床意义　狂犬病毒主要在家畜（如犬、猫等）及野生动物（如狼、狐狸等）中传播，人被患病动物咬伤而感染，潜伏期一般为 1 ~ 3 个月或更长。动物发病前 5 天唾液中含有大量病毒，病毒由伤口进入机体先在局部肌纤维细胞中增殖，并沿神经末梢上行至中枢神经系统，在神经细胞内继续增殖，引起中枢神经系统损伤，然后再沿传出神经扩散到唾液腺及其他组织。患者早期可有发热、乏力、流涎等症状，继而出现躁动不安、恐声、恐光、恐水、喉部肌肉痉挛等典型的神经兴奋性增高症状，故又称"恐水症"，患者最后因昏迷、呼吸和循环衰竭而死亡，病死率极高。病后或预防接种疫苗后均可获得特异性免疫力。

3. 微生物学检验

（1）标本采集　脑组织、唾液腺组织。

（2）直接镜检　取脑组织切片检查内基氏小体。

（3）病毒分离　有三种方法，即动物接种、鸡胚培养和细胞培养分离病毒。

（4）抗原检测　用免疫荧光抗体染色法检测患者唾液、尿沉渣或组织标本中病毒抗原。

（5）核酸检测　可用 RT - PCR 检测标本中狂犬病毒 RNA，此法快速、敏感、特异性高。

四、疱疹病毒

疱疹病毒是一群中等大小有包膜的双股 DNA 病毒，现已发现的有 110 多种，能引起人类疾病的疱疹病毒称人疱疹病毒（HHV），目前已发现有 8 种（表 20-5）。

表 20-5　人类疱疹病毒的种类及其所致主要疾病

病毒常用名	主要潜伏部位	所致疾病
人疱疹病毒 1 型 HHV-1 （单纯疱疹病毒 I 型，HSV-1）	三叉神经节和颈上神经节	齿龈炎、唇疱疹、角膜结膜炎、疱疹性脑炎、脑膜炎
人疱疹病毒 2 型 HHV-2 （单纯疱疹病毒 II 型，HSV-2）	骶神经节	新生儿疱疹、生殖器疱疹
人疱疹病毒 3 型 HHV-3 （水痘-带状疱疹，VZV）	脊髓后根神经节	水痘、带状疱疹或脑感觉神经节
人疱疹病毒 4 型 HHV-4 （EB 病毒，EBV）	淋巴细胞	传染性单核细胞增多症、Burkitt、鼻咽癌
人疱疹病毒 5 型 HHV-5 （人巨细胞病毒，CMV）	唾液腺、乳腺、肾脏、	白细胞等巨细胞包涵体病、输血后单核细胞增多症、肝炎、间质性肺炎、先天性畸形
人疱疹病毒 6 型 （HHV-6）	淋巴细胞等	幼儿急疹、幼儿急性发热
人疱疹病毒 7 型 （HHV-7）	淋巴细胞等	未确定
人疱疹病毒 8 型 （HHV-8）	淋巴细胞等	Kaposi 肉瘤

疱疹病毒共同特征是：病毒体呈球形，核心为双链线性 DNA，衣壳呈 20 面体立体对称，有包膜，包膜上有糖蛋白刺突。除 EB 病毒外，均能在人二倍体细胞内增殖，引起细胞病变，核内形成嗜酸性包涵体。病毒可使受染细胞与邻近细胞融合，形成多核巨细胞。病毒感染机体后，可引起多种感染类型：如增殖感染、潜伏感染、整合感染和先天感染等。

（一）单纯疱疹病毒

单纯疱疹病毒（HSV）有两种血清型，即 HSV-1 和 HSV-2 型。HSV-1 型常引起口唇和角膜疱疹；HSV-2 型则引起生殖器疱疹。

1. 生物学特性　单纯疱疹病毒为有包膜的 DNA 病毒，完整的病毒直径约 110～120nm，核衣壳为 20 面体对称，包膜表面有多种糖蛋白突起，基因组由 2 个互相连接的长片段（L）和短片段（S）双链线状 DNA 组成。

HSV 能在多种细胞中增殖，常用原代兔肾、人胚肺、人胚肾或地鼠肾、人羊膜等细胞分离培养。感染细胞很快出现肿胀、变圆、核内产生嗜酸性包涵体等病变。常用实验动物有家兔、豚鼠、小鼠等。

2. 临床意义　单纯疱疹病毒的传染源是患者和病毒携带者，人是唯一的自然宿主。

传播途径主要是经直接接触、性接触和母婴途径垂直传播。病毒经呼吸道、口腔、生殖器黏膜以及破损皮肤进入机体，潜伏于人体正常黏膜、血液、唾液及感觉神经节细胞内，HSV-1型主要潜伏于三叉神经节和颅上神经节，HSV-2型潜伏于骶神经节。当机体抵抗力下降时，潜伏的HSV被激活而发病。HSV-1型主要引起婴幼儿原发感染，引起龈口炎、唇疱疹、角膜结膜炎、疱疹性脑炎等；HSV-2型主要引起生殖器疱疹、新生儿疱疹和无菌性脑膜炎等。

3. 微生物学检验

（1）标本采集　采集患者水疱液、唾液、脑脊液、角膜刮取物、阴道拭子等标本，经常规处理后接种或置低温冰箱保存。

（2）病毒分离　常用人羊膜细胞、人胚肾细胞、兔肾细胞培养HSV，一般2~3天即可出现细胞肿胀、变圆、细胞融合形成多核巨细胞等CPE。可进一步用HSV-Ⅰ型和HSV-Ⅱ型单克隆抗体作免疫荧光染色鉴定病毒型别，亦可用电镜直接观察HSV病毒颗粒。

（3）抗原检测　用免疫荧光技术或免疫酶染色等检测细胞内病毒的特异性抗原。

（4）核酸检测　用核酸杂交法或PCR技术，检测标本中病毒的DNA。

（5）抗体检测　用ELISA和IFA检测HSV特异性抗体，HSV-IgM阳性提示近期感染，检测HSV-IgG可进行流行病学调查。

（二）水痘-带状疱疹病毒

1. 生物学特性　水痘-带状疱疹病毒（VZV）是引起水痘、带状疱疹的病原体。在儿童初次感染可引起水痘，恢复后病毒潜伏在体内，少数人在青春期或成年后病毒受到某些刺激而复发引起带状疱疹，故称为水痘-带状疱疹病毒。本病毒基本性状与HSV相似，只有一个血清型。VZV只在人或猴成纤维细胞中增殖，并缓慢产生细胞病变，受感染细胞核内可见嗜酸性包涵体和多核巨细胞。

2. 临床意义　人是水痘-带状疱疹病毒的唯一自然宿主，患者是主要的传染源，病毒经呼吸道、口、咽、结膜、皮肤等处侵入人体，3~9岁儿童为易感人群。病毒先在局部淋巴结增殖，然后进入血流散布到单核细胞系统大量增殖，经两次病毒血症病毒可散布到全身，约经2~3周潜伏期后，全身皮肤广泛出现丘疹、水疱疹和脓疱疹。水痘消失后不遗留瘢痕，病情一般较轻，但偶有并发间质性肺炎和感染后脑炎。孕妇患水痘病情较重，甚至可引起胎儿畸形、流产或死胎。

带状疱疹是潜伏在体内的VZV复发感染。由于儿童时期患过水痘，愈合后病毒长期潜伏在脊髓后根神经节或脑神经节中，成年后当机体受到某些不良刺激或细胞免疫功能低下时，潜伏病毒被激活，沿感觉神经轴突下行到达所支配的皮肤细胞内增殖，并发生疱疹，呈带状排列而故名。带状疱疹仅发生于过去有水痘病史的成人和老年人。

儿童患水痘痊愈后，机体可产生特异性的体液免疫和细胞免疫，获得持久免疫力。但长期潜伏于神经节中的病毒不能被清除，故不能阻止带状疱疹的发生。

水痘-带状疱疹病毒减毒活疫苗预防水痘感染和传播有良好效果，经免疫的幼儿产生体液免疫和细胞免疫，可维持几年。应用含特异抗体的人免疫球蛋白，也有预防效果。

3. 微生物学检验 水痘－带状疱疹的临床症状典型，一般不需作微生物学诊断。必要时，可采集疱疹皮肤基底部细胞涂片染色，检查核内嗜酸性包涵体和多核巨细胞；亦可用单克隆抗体进行免疫荧光或免疫酶染色检查细胞 VZV 抗原。

五、人乳头瘤病毒

乳头瘤病毒属于乳多空病毒科中的乳头瘤病毒属，它包括多种动物乳头瘤病毒和人乳头瘤病毒（HPV），是一类无包膜小 DNA 病毒。HPV 感染是全球常见的性传播疾病，是宫颈癌发生的主导因素。

1. 生物学特性 HPV 呈球形，直径为 52～55nm，无包膜，核衣壳呈 20 面体立体对称，核酸为双链环状 DNA，结构中由 E6 和 E7 编码形成的两个蛋白，能促进细胞从正常到恶性的转化。目前，HPV 尚不能在组织细胞中培养。HPV 抵抗力强，能耐受干燥并长期保存，100℃加热 10 分钟、高压蒸汽灭菌、2% 戊二醛或经福尔马林处理均可灭活病毒。

2. 临床意义 人是 HPV 的唯一自然宿主。HPV 主要通过直接接触、性接触和母婴途径等方式传播。病毒感染仅停留于局部皮肤和黏膜中，不产生病毒血症。不同型别的 HPV 侵犯的部位和所致疾病不同，其中 HPV6、11 型可引起尖锐湿疣、喉乳头瘤等，而 HPV16 和 18 等与宫颈癌的发生有关。感染 HPV 后，机体可产生特异性抗体，但该抗体无保护作用。

3. 微生物学检验

（1）标本采集 采集患者疣体表面脱落细胞和生殖道分泌物。

（2）抗原检测 用免疫组化法检测病变组织中的 HPV 抗原。

（3）核酸检测 用核酸杂交法和 PCR 法检测 HPV 的 DNA 序列。

第五节 朊 粒

朊粒（prion）是一类特殊的传染性蛋白粒子，曾称之为朊病毒，主要成分是由正常宿主细胞基因编码的、构象异常的蛋白质——朊蛋白（PrP），不含核酸。可引起传染性海绵状脑病（TSE），TSE 是一种人和动物的慢性、进行性、退化性和致死性的中枢神经系统疾病。关于朊粒在病原生物学领域中的地位至今尚未解决。

（一）生物学特性

朊粒是一种不含核酸和脂类的疏水性糖蛋白。朊蛋白（PrP）有两种：一种称为细胞朊蛋白（PrP^c）；另一种称为羊瘙痒病朊蛋白（PrP^{sC}）。通常情况下 PrP^c 是无害的，但当 PrP^c 转变为 PrP^{sC} 时即具有致病性和传染性。

朊粒对甲醛、蛋白酶、电离辐射和紫外线等的抵抗力强，而对酚类、乙醚和漂白剂等敏感。朊粒耐强碱和高温，用 2mol/L 氢氧化钠浸泡手术器械 2 小时、高压灭菌需 134℃2 小时才能使其失去传染性。

（二）临床意义

朊粒病是一种人和动物的致死性中枢神经系统慢性退行性疾病。该疾病的共同特点是：①潜伏期长，可达数月至数年甚至数十年。②一旦发病，呈慢性、进行性发展，以死亡告终。③病理表现为神经细胞空泡变性、死亡、缺失，而星形胶质细胞高度增生，可见病变部位疏松呈海绵状，病变处无炎症反应。④无抗原性，不能诱导产生特异性免疫应答。⑤患者以痴呆、共济失调、震颤等神经系统症状为主要临床表现。

目前已发现因感染朊病毒所致的疾病包括库鲁病（Kuru）、克 - 雅氏病（CJD，又称早老性痴呆）、吉斯特曼 - 斯召斯列综合征、致死性家族失眠症、绵羊瘙痒症、山羊瘙痒症、大耳鹿慢性消耗病（CWD）、牛海绵脑病（BSE）即疯牛病、猫海绵脑病（FSE）、传染性雪貂白质脑病（TME）等。

（三）微生物学检验

1. 标本采集 取患者脑脊液和病变脑组织等标本。

2. 免疫组化技术 取疑似患者脑组织或其他组织制成切片，经一系列处理，使其传染性消失并破坏 PrP^c，再用单克隆抗体或多克隆抗体检测 PrP^{sC}。

3. 免疫印迹技术 该技术是英国自从 2000 年起采用的临床检测可疑羊瘙痒病和疯牛病的法定方法，也是目前国际上诊断朊粒病的最常用的简单、有效而敏感的方法。

4. 基因分析法 是诊断家族性朊粒病的有效方法。根据等位特异性杂交或核苷酸序列分析，可确定其 PrP 基因型及是否发生突变。

第四篇 临床微生物学检验

第二十一章 临床常见标本的细菌学检验

 知识要点

1. 掌握如何正确采集和运送标本。
2. 掌握临床常见标本的细菌学检验。

第一节 概　述

在临床微生物学检验工作中，标本的正确选择、采集和运送是保证实验室工作质量的重要环节，是实验室准确和有效的前提。对污染的标本进行检验会导致错误的结果，给临床提供错误的信息，误导疾病的诊断和治疗。临床常见微生物学检验标本通常有血液、脑脊液、尿液、伤口的脓液、胸水、腹水、粪便、痰液及泌尿生殖系统的分泌物等，对各种标本，要根据实际要求及特点选择合适的采集、送检及检验方法。

一、临床标本的采集和运送

（一）标本的采集

1. 容器要求　细菌学检验的标本，尤其是血液、脑脊液、骨髓等无菌部位的标本，应置于无菌容器，并避免使用纸质等吸水性较强的容器。容器的灭菌采用干热、湿热、紫外线等物理方法。

2. 采集时间和部位　应尽量在疾病早期、症状体征明显、抗生素使用前采集标本。有些需要在疾病早、晚期采集，同时注意采集的量。根据不同病症所需要采集的标本类型及特点，选择适当的部位采集。

3. 无菌操作　采集血液、骨髓、脑脊液、穿刺液时，必须严格无菌操作，避免杂菌污染。粪便、肛拭子、痰液、咽拭子等临床标本，也应尽量避免杂菌污染。

4. 生物防护　标本可能含有病原微生物，采集、运送、处理等过程中均应注意生物防护，防止标本溢出导致污染和传染病传播。

（二）标本的运送

标本采集并贴好标签，应立即送至细菌学检验室，如不能及时送检，应根据标本特征，采取冷藏或保温，以及放入保存液或培养基中保存运送等措施。

1. 标本采集后，一般应在 1 小时内送交临床细菌室，延迟送检可能影响病原菌的检出。如需保存于 4℃，也不应超过 24 小时。

2. 厌氧培养标本　原始标本量少时，则应尽快运送，15 ~ 30 分钟内送达，否则必须保存在厌氧环境中，25℃厌氧条件下可保存 20 ~ 24 小时。厌氧性标本置于专门的运送容器内运送，有时可直接用抽取标本时所用的注射器送或床旁接种。

3. 需立即处理的标本　若怀疑是脑膜炎奈瑟菌、淋病奈瑟菌、流感嗜血杆菌感染时，应立即处理标本，且脑脊液、生殖道、眼睛、内耳分泌物等标本不宜冷藏。

4. 运送应注意生物安全　任何临床标本，包括拭子、体液、组织块等，均可能含有致病菌，都应视为生物危险材料。运送时，严格按病原微生物标本运送规定，注意包装完整和运输中的保护，提供运输工具，并由专人运送。

二、临床常见标本的细菌学检验程序

（一）检验的基本程序

临床标本的细菌学检验的一般程序可按图 21 - 1 所示进行。

（二）初次分离时选用的培养基类别

临床标本细菌学检验中，为提高细菌分离的准确性，应根据标本来源及可能存在的病原菌，来选择合适的培养基，这也是提高阳性检出率的重要手段之一。各种标本初次分离时常选用的培养基类别见表 21 - 1。

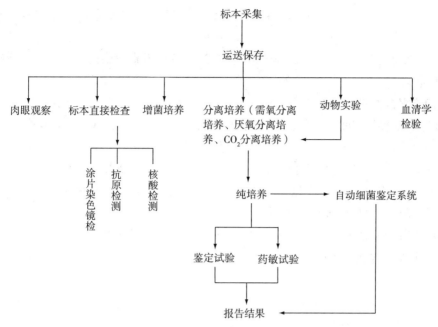

图 21-1 临床细菌学检验基本程序

表 21-1 临床常见标本分离细菌应选用的培养基类别

标本	增菌肉汤	血液增菌肉汤	血平板	中国蓝、麦康凯	巧克力色琼脂	其他
血液、骨髓	√	√	√			
尿			√	√		
便			√			SS 琼脂
痰			√	√	√	
脓、分泌物、伤口			√	√	√	
咽拭子			√	√	√	
尿道、阴道	√		√		√	
胆汁	√		√			
胸腹水	√		√（脓）	√（脓）		
脑脊液	√	√	√	√	√	
穿刺液	√	√	√	√	√	
眼分泌物	√		√	√	√	
白喉棒状杆菌			√			胱氨酸亚碲酸钾血琼脂
淋病奈瑟菌			√			MTM
真菌						沙保琼脂

三、临床标本细菌学检验的报告方式

检验结果的报告应表述正确，清晰易懂，根据临床诊断和治疗的需要，应尽快提供细菌学检验报告，遵循分段报告原则，即分为初步报告和确定报告。

直接镜检一般 2 小时发出报告，说明标本是否合格，发现微生物情况和特点；在快速检出和分离、初步鉴定后于 24 小时内报告可能的病原菌（或直接药敏试验结果）；48

小时内报告最后分离鉴定结果和抗生素敏感试验结果。厌氧菌则于 48 小时预报有关结果，经鉴定和药物敏感试验后争取 4 天内发出确定报告。对一些急症患者标本如血、骨髓、脑脊液等体液、静脉导管尖的培养阳性结果以及抗生素敏感试验结果，应及时与临床医师联络。

1. 初步报告方式 经涂片染色后，一般从细菌染色性、基本形态特征（有无特殊构造）、排列方式等方面来报告，并说明病原菌存在部位，如细胞内或细胞外。

（1）阳性结果报告方式为：检出××性××菌，形似××菌。或者找到××性××菌。例如：找到革兰阴性双球菌（细胞内），形似脑膜炎奈瑟菌；检出革兰阳性葡萄状排列的球菌；检出抗酸杆菌等。如果排列、形态典型可以直接作出报告，如：找到链球菌（革兰阳性）；检出破伤风梭菌。

（2）阴性结果报告方式为：未找到或未检出细菌、未查到抗酸杆菌等。

2. 确定报告方式 经分离培养、生化反应及血清学试验鉴定后报告阳性或阴性结果。

（1）阳性结果：可报告经××天培养有××生长，或检出××群××菌。例如：培养 2 天有铜绿假单胞菌生长；培养 21 天有结核抗酸菌生长。同一标本（尤其是开放性标本）有多种细菌生长时应分别鉴定并报告各种细菌在标本中所占比例，如痰液培养检出草绿色链球菌＋，奈瑟菌＋，肺炎克雷伯菌 2＋。

（2）阴性结果：可报告经 XX 天培养无细菌生长、未检出细菌等。例如：经 3 天培养无细菌生长；厌氧培养 7 天无细菌生长等。

第二节 各类常见标本的细菌学检验

一、血液及骨髓标本的细菌学检验

（一）标本的采集

1. 采集时间 只要怀疑血液有细菌感染，应即刻采集。采血培养应该尽量在使用抗菌药物之前进行。一般于病人发热 1～2 天内或发热高峰期进行，培养阳性率最高。对间歇性寒战或发热应在寒战或体温高峰到来之前 0.5～1 小时采集血液，或于寒战或发热后 1 小时进行。入院前 2 周内接受抗菌药物治疗的患者选用能中和或吸附抗菌药物的培养基。

2. 采血部位 通常采血部位为肘静脉。血培养为防止皮肤寄生菌污染，使用消毒剂（碘伏或碘酊）对皮肤进行严格的消毒。疑似细菌性心内膜炎时，以肘动脉或股动脉采血为宜。对疑为细菌性骨髓炎或伤寒病人，在病灶或者髂前（后）棘处严格消毒后抽取针髓 1 ml 做增菌培养。为能正确诊断，从标本采集，到发出确定报告的全过程都应遵守严格无菌操作，防止污染。

3. 采集量 以无菌操作采静脉血，每瓶成人 10～20ml，儿童 3～5ml，婴幼儿 1～

2ml。自动化仪器要求成人采血量是 8 ~ 10ml/瓶，儿童 1 ~ 5ml/瓶。采集标本后立即注入适当的液体增菌培养液内，并轻轻混匀，防止血液凝固。培养基与血液的比例为 10：1。标本运送，采血后应该立即送检，如不能立即送检，可室温保存，切勿冷藏；厌氧培养时，在采集、运送和检验全过程皆应该与空气隔绝。

4. 血培养份数

（1）**急性发热疑为菌血症、败血症者** 应在抗生素使用或更换前，在 24 小时内从不同部位（如左、右肘静脉、颈静脉）采集 2 次血液标本培养。培养持续阴性时，应改变血培养方法，以获得罕见或苛养致病菌。

（2）**疑为亚急性心内膜炎者** 1 ~ 2 小时内从不同部位采集 3 次标本培养。如 24 小时后阴性，再采集 2 份血标本培养。若采血病人已用过抗菌药物，应连续 3 天，每天取 2 次标本做培养，培养液中应加入一定量的拮抗剂，以提高阳性检出率。目前常用的拮抗剂有硫酸镁、对氨基苯甲酸、青霉素酶、聚茴香脑磺酸钠等。标本最好能床边接种，否则应置盛有 SPS 的无菌瓶中送检。

知识链接

　　血管内导管尖端培养的标本采集，是用无菌方法移动导管，剪取尖端末端 5cm，直接放入无菌试管中，立即送至实验室培养。培养方法是将 5cm 导管在血平板上交叉滚动 4 次，培养后如血平板上生长菌落 >15 个有意义。同次血液标本培养和导管尖端培养结果为同种细菌，说明该导管是患者菌血症的源头。

（二）标本中常见的病原体

正常人的血液和骨髓中是无菌的，当有细菌侵入血液或骨髓并在其中生长繁殖时，可引起菌血症、败血症，血培养可检出相应的病原菌。血液标本中常见的病原体见表 21 – 2。

表 21 – 2　血液、骨髓标本中常见病原体

种类	病原菌
革兰阳性球菌	金黄色葡萄球菌、凝固酶阴性葡萄球菌、肺炎链球菌、化脓链球菌草绿色链球菌、肠球菌
革兰阳性杆菌	结核分枝杆菌、产单核李斯特菌、阴道加特纳菌
革兰阴性球菌	脑膜炎奈瑟菌、淋病奈瑟菌、卡他布兰汉菌
革兰阴性杆菌	大肠埃希菌、铜绿假单胞菌、克雷伯杆菌、肠杆菌、变形杆菌、沙雷菌、沙门菌、不动杆菌、嗜肺军团菌、嗜血杆菌
真菌	念珠菌、曲霉菌、隐球菌、隐孢子菌
厌氧菌	拟杆菌、产气荚膜梭菌

（三）细菌学检验

【直接涂片检查】

血液标本直接涂片镜检能检出的微生物种类不多，但钩端螺旋体、回归热螺旋体、鼠疫耶尔森菌、炭疽杆菌等可从涂片中找到。

【增菌培养】

厌氧菌血液感染占菌血症病原菌5%～15%，因此一般血液和骨髓培养推荐同时作需氧和厌氧培养。使用全自动血培养仪时，若有细菌生长会自动报警；人工增菌培养则每天早晨取出观察有无细菌生长现象。如有细菌生长，常常可出现混浊、沉淀、菌膜形成、色素、血液变色、凝固或溶血、指示剂变色等现象。如无细菌生长，可在35℃孵育18～24小时后在血平板或巧克力平板上盲目传代1次，必要时再盲传1代，观察7天或更长时间（亚急性细菌性心内膜炎病人标本宜观察至1个月），如仍无细菌生长，可报告为阴性。

【分离培养与鉴定】

观察有细菌生长或血培养仪报警阳性时，先无菌操作取生长物涂片、革兰染色、镜检，并取培养物作直接药敏试验，并将结果报告临床医师，以便尽早诊断和治疗；将培养物转种合适的培养基如血平板、巧克力色平板和麦康凯平板（或其他鉴别培养基）或厌氧血平板，进行分离培养。获得纯种后进一步做生化试验、血清学试验等进行鉴定，同时做抗生素敏感试验。

二、脑脊液标本的细菌学检验

（一）标本采集

1. 标本采集　采集脑脊液一般用腰椎穿刺术获得，特殊情况可采用小脑延髓池或脑室穿刺术，由临床医师以无菌手续采取脑脊液2份。每份1～2ml。一份作微生物学检验，另一份作细胞计数及化学分析。若作细菌或病毒检验时，标本量1ml；作真菌或抗酸菌检验时，标本量为2ml。

2. 送检要求和储存条件　脑膜炎奈瑟菌离体后极易自溶，肺炎链球菌和流感嗜血杆菌也易死亡，采样后应立即送检或床旁接种（0.5～1.0ml种入血平板或巧克力色平板），一般不能超过1小时。因为放置时间过久，其性质可能发生改变，影响检验结果，同时应避免凝固和混入血液。培养脑膜炎奈瑟菌、流感嗜血杆菌等苛养菌时，应将标本置于30℃～35℃条件下保温送检，不可置冰箱保存。

（二）脑脊液标本中常见的病原体

正常人体脑脊液是无菌的。当病原体通过血－脑屏障进入中枢神经系统时，可引起感染，如细菌性脑膜炎、真菌性脑膜炎、流行性乙型脑炎等。脑脊液标本中常见的病原体见表21－3。

表 21 - 3　脑脊液标本中常见的病原体

革兰阳性菌	革兰阴性菌	病毒	真菌及其他
肺炎链球菌	脑膜炎奈瑟菌	乙型脑炎病毒	新生隐球菌
B 群链球菌	大肠埃希菌	柯萨奇病毒 A	白假丝酵母菌
A 群链球菌	铜绿假单胞菌	柯萨奇病毒 B	钩端螺旋体
消化链球菌	卡他布兰汉菌	脊髓灰质炎病毒	
结核分枝杆菌	拟杆菌	新肠道病毒 68 - 71	
产单核细胞李斯特菌	不动杆菌	狂犬病毒	
炭疽芽孢杆菌	肺炎克雷伯杆菌		
葡萄球菌	流感嗜血杆菌		

（三）细菌学检验

【直接涂片检查】

浑浊或脓性脑脊液可直接涂片，外观清亮者 3000rpm/min 离心 10～15 分钟，取沉淀物涂片染色镜检。根据检验目的不同采取不同染色方法镜检，根据细菌形态及染色性，可作初步报告。

1. 革兰染色　在中性白细胞内（外），见革兰阴性双球菌，肾形，凹面相对，报告"找到革兰阴性双球菌，位于细胞内（外），形似脑膜炎奈瑟菌"；见革兰阳性双球菌，矛头状，菌体周围有明显的荚膜，报告"找到革兰阳性双球菌，形似肺炎链球菌"；见革兰阴性杆菌，呈短杆状或长丝状等多形态性，报告"找到革兰阴性杆菌，呈多形态性"；见短小规则革兰阳性杆菌，单独或"V"字形排列，出现于多数单核细胞间，报告"找到革兰阳性杆菌，形态细小排列规则"；其他则根据形态特征作相应报告。

2. 抗酸染色　对疑似结核分枝杆菌感染者的标本，4000rpm/min 离心 30 分钟，取沉淀物做涂片，抗酸染色，发现红色杆菌，报告"找到抗酸杆菌"。

3. 墨汁染色　怀疑为新型隐球菌感染者，用优质墨汁对脑脊液离心沉淀物进行墨汁负染色，加盖玻片后高倍镜检查，黑色背景中见有菌体，菌体周围有较宽透明荚膜，报告"找到新型隐球菌"。

【细菌培养】

1. 一般细菌培养　挑取浑浊脑脊液标本或离心沉淀物接种于血平板或巧克力色平板，5%～10% CO_2，35℃孵育 18～24 小时观察有无细菌生长，根据菌落特点和细菌形态、染色性初步判断细菌种类，进一步做生化反应及血清学鉴定，并出检验报告。

2. 结核分枝杆菌的培养　标本接种于罗－琴培养基或米氏培养基，先种斜面 35℃孵育 7 天后立直，继续孵育至 1 个月，无菌落生长方可弃去。有细菌生长时，对菌落进行鉴定，如无细菌生长，则报告阴性。

3. 真菌培养　用血平板或沙保弱琼脂接种，分别置于 22℃或 35℃培养，一般 2～3 天可长出菌落，极少数 2～3 周才能生长，甚至不生长。根据菌落形态、涂片镜检特点，作进一步生化反应鉴定及药敏试验。

三、脓液及创伤感染标本的细菌学检验

采集标本的部位要清洁干净，再用碘酒或乙醇消毒干净以免皮肤表面污染菌混入而影响培养结果，采集标本后必须置于无菌容器中立即送检。否则置4℃保存，但做淋球菌、厌氧菌培养的须常温保存。

（一）标本采集

1. 闭锁性脓肿 先用75%酒精或2.5%碘酒消毒皮肤，再用无菌注射器穿刺抽取。疑为厌氧菌感染时，多取一份标本并立即排尽注射器内空气，将针头插入无菌橡皮塞内并送检。

2. 开放性脓液 先用无菌生理盐水或70%乙醇清洗采集部位的表面后，再用无菌棉拭子深入溃疡边缘或底部采集标本。

3. 大面积烧伤的创面分泌物 因创面部位的细菌种类多样，故应用灭菌拭子多部位采集标本。

4. 放线菌标本 可将无菌纱布置于瘘管内，数小时后再取出检验，也可以用抽吸和拭子。

5. 男、女尿道、生殖道分泌物（如前列腺液、宫颈分泌物） 通常由专科医师取材送检。

（二）标本中常见的病原体

化脓性感染的病原体包括外源性和内源性病原体（正常菌群），脓液（病灶分泌物）标本中常见的病原体见表21－4。

表21－4 脓液（病灶分泌物）标本中常见的病原体

细菌种类	革兰阳性菌	革兰阴性菌
球菌	金黄色葡萄球菌、凝固酶阴性葡萄球菌、化脓链球菌、肺炎链球菌、肠球菌、消化链球菌、四联球菌	脑膜炎奈瑟菌、淋病奈瑟菌、卡他布兰汉菌
杆菌	结核分枝杆菌、非结核分枝杆菌、破伤风杆菌、产气荚膜梭菌、炭疽芽孢杆菌	肺炎克雷伯杆菌、变形杆菌、大肠埃希菌、铜绿假单胞菌、流感嗜血杆菌、拟杆菌、梭杆菌
其他	放线菌（衣氏放线菌、诺卡菌）	

（三）细菌学检验

【直接涂片检查】

将脓汁及分泌物涂成薄片，先做革兰染色镜检，根据所见细菌形态学特点，发出初步报告，如有特殊结构须并写明，如芽孢、荚膜的形状、大小及位置有无放线状菌丝等。泌尿生殖道标本中若发现革兰阴性细菌，应注意寻找是否有形似淋病奈瑟菌的细胞

内双球菌。对疑有结核分枝杆菌的标本，须加做抗酸染色；对疑为棒状杆菌的标本，则加做异染颗粒染色。

含厌氧性细菌可能性极大的闭锁性脓肿的穿刺液标本的直接涂片检查，可了解标本内细菌的数量、类别、形态和染色性，这对选择培养基、鉴定细菌和培养后的质量评估都有重要意义。涂片染色检查常可作初步诊断，对脆弱类杆菌、核梭杆菌、双歧杆菌、丙酸杆菌、产气荚膜梭菌、放线菌等，均具有特殊的形态有助于细菌鉴定。

放大镜检查或肉眼观察脓汁标本，是发现放线菌颗粒"硫磺样颗粒"的重要步骤，如脓液标本中有 1mm 以下的灰白色或硫磺色颗粒，应挑至玻片上，用压片法检测是否为放线菌，然后用革兰染色和抗酸染色镜检，以确定放线菌种类，并发出报告：找到×× 放线菌。

直接涂片检查的目的：①选择培养基的补充试验提示，如发现真菌，可加做沙氏培养基分离培养；发现芽孢菌，可先进行热处理后再接种培养；疑为棒状杆菌，则可以做异染颗粒染色及亚碲酸盐血平板培养。②细菌种类及数量估计。③如只发现一种细菌，可直接做药敏试验。④如发现烈性致病菌（如气性坏疽病原梭菌或破伤风梭菌），立即报告，利于紧急治疗。

【细菌培养】

一般细菌的培养，先将标本接种于血平板、中国蓝平板或麦康凯平板上，35℃培养 18 ～ 24 小时后观察结果。如有细菌生长，则分别涂片、染色镜检，结合菌落特征和染色结果，初步判定属于何种菌属，并按该菌属生物学特征进行鉴定。如有蔓延生长的细菌可接种于含有 0.1% 苯酚或 0.4% 硼酸的血平板上以消除蔓延生长趋势以便于鉴定。某些细菌还需作血清学诊断或动物试验来确诊。结果报告方式为：经 ×× 小时培养有 XX 细菌生长；经 ×× 小时培养无细菌生长。要注意不论是开放性还是闭锁性脓性标本，其中所含病原体往往不止一种，应纯分离并分别鉴定再一并报告。

有些感染的标本，用上述检验程序难于培养出致病菌，应根据直接涂片检查结果补做特殊培养和鉴定，例如结核分枝杆菌、放线菌、念珠菌、炭疽芽孢杆菌、无芽孢厌氧菌、厌氧芽孢梭菌等。详细情况参见各有关章节。

四、尿液标本的细菌学检验

（一）标本采集

尿液标本的采集主要有中段尿采集法、直接导尿采集法、膀胱穿刺法和留置导尿管收集尿液法，标本留取最好在使用抗生素前的晨尿。

1. 中段尿采集法（最常用）　用肥皂水洗净患者外阴部（女性）及尿道口，再用清水或高锰酸钾水溶液 1∶1000（g/ml）清洗，排弃前段尿，用无菌容器收集中段尿不少于 1 ml 送检。

2. 直接导尿采集法　先插入导管让尿液流弃 15ml 再留取标本，由于导尿法易造成逆行感染故一般不建议用此法采集标本。

3. 留置导尿管收集尿液法　消毒导管口后用注射器取 5～10ml 尿并置于无菌容器中，切忌从尿液收集袋中采集标本。

4. 做分枝杆菌培养的标本，留 24 小时尿取沉渣 10～15ml 送检。

（二）标本中常见的病原体

正常人的尿液是无菌的，因外尿道中常有大肠埃希菌、葡萄球菌等正常菌群存在而使尿液混有细菌，但其数量不应超过 10^3 cfu/ml。若阳性球菌和真菌数超过 10^4 cfu/ml，阴性杆菌超过 10^5 cfu/ml 均可视作泌尿系感染的依据。尿液标本中常见病原体见表 21-5。

表 21-5　尿液标本中常见病原体

革兰阳性菌	革兰阴性菌	其他病原体
金黄色葡萄球菌	淋病奈瑟菌	白色念珠菌
腐生葡萄球菌	大肠埃希菌	钩端螺旋体
表皮葡萄球菌	肺炎克雷伯菌	梅毒螺旋体
链球菌属细菌	变形杆菌属细菌	
肠球菌属细菌	肠杆菌属细菌	
分枝杆菌属细菌	沙门菌属细菌	
棒状杆菌属细菌	沙雷菌属细菌	
	假单胞菌属细菌	

（三）细菌学检验

【直接涂片检查】

无菌操作取尿液 5～10ml 于无菌试管中，3000rpm/min 离心 30 分钟，取沉渣涂片，根据目的菌选择不同染色方法。

1. 一般细菌　涂片作革兰染色，根据细菌形态和染色性做初步报告。

2. 淋病奈瑟菌　涂片作革兰染色或美蓝染色，如革兰染色发现肾形革兰阴性双球菌或美蓝染色发现双球菌且在胞内或散在胞外，均可报告"检出革兰阴性双球菌细胞内（或细胞外），形似淋病奈瑟菌"。

3. 结核分枝杆菌　尿液 4000rpm/min 离心 30 分钟，取沉淀物涂片，做抗酸染色，根据染色性及形态特征做出报告。

4. 念珠菌　沉淀物作湿片（如沉淀太多，可加 100g/L KOH 溶解），镜检发现芽生孢子和假菌丝，且革兰或美蓝染色阳性时报告"检出念珠菌"。

【细菌培养】

根据检验目的选择不同采集方法，多选中段尿培养，并作尿液菌落计数。

1. 一般细菌培养　用无菌接种环取标本沉淀物于血平板、麦康凯（或中国兰）平板和沙保弱平板上作普通培养。按照其生长现象、菌落特征、染色结果等选择相应鉴定方法，鉴定后发出检验报告。

2. 尿液细菌计数（尿定量培养）　用定量加液器取尿液 5μL，滴加于血琼脂平板上呈一条直线，用接种环沿直线左右划线，从上而下一次完成。或用 5μL 定量接种环取尿液标本划线接种于平板上。置 35℃ 培养 24 小时后根据生长菌落数计算出每毫升尿中菌落数，单位 CFU/ml。若培养后菌落多得无法计数时，报告细菌培养计数大于 10^5 CFU/ml。

3. 特殊细菌培养　结核分枝杆菌、厌氧菌、钩端螺旋体、淋病奈瑟菌培养，详见各有关章节。

4. 培养 48 小时仍无细菌生长则报告"培养 48 小时无细菌生长"。

五、粪便标本的细菌学检验

正常人肠道中存在大量不同种类的细菌，肠道致病菌感染可引起人类疾病，根据检查目的不同选择合适的培养基或用适当方法处理粪便标本，可抑制杂菌利于病原菌诊断，为临床诊断和治疗疾病提供参考或依据。

（一）标本采集

1. 自然排便法　患者用药前自然排便后，挑取带有脓血、黏液或夹杂假膜部分的粪便 2~3g，液状粪便取其絮状物，盛于无菌容器或保存液中送检。

2. 直肠拭子法　对不易获得粪便或排便困难患者及婴幼儿，采用直肠或肛拭子采集：先用无菌盐水或甘油湿润拭子顶端，然后插入肛门约 4~5cm（婴幼儿约 2~3cm）深处，轻轻地在直肠内旋转，擦取直肠表面的黏液后置于无菌试管内送检。如不能及时送验，可将标本放入 pH7.0 磷酸甘油（0.033mol/L PBS 与等体积的甘油混合）保存液或 Cary‑Blair 运送培养基中保存和运送。

直肠或肛拭子标本可先增菌 2~6 小时后再转种，粪便标本直接转种 SS、麦康凯等选择培养基和血培养基等。培养基选用原则是一强一弱搭配。

知识链接

正常粪便标本中含有许多细菌，采集粪便标本时还需要用无菌容器吗？

（二）标本中常见的病原体

正常人肠道中细菌种类很多，组成了肠道微生态菌膜屏障并参与消化、吸收、营养和整洁肠道，对维护人体健康极为重要。常见病原体见表 21‑6。

表 21 – 6　粪便标本中常见的病原体

革兰阳性菌	革兰阴性菌	其他病原体
金黄色葡萄球菌	伤寒及其他沙门菌	白色念珠菌
肠球菌	志贺菌属细菌	轮状病毒
结核分枝杆菌	致病大肠埃希菌（EPEC、EIEC、ETEC、EHEC）	埃可病毒
产气荚膜梭菌	弧菌属细菌	
艰难芽孢梭菌	气单胞菌属菌	
蜡样芽孢梭菌	类志贺邻单胞菌、小肠结肠炎耶尔森菌、弯曲菌属细菌	

（三）细菌学检验

【直接涂片检查】

1. 霍乱弧菌

（1）染色检查　取新鲜送检标本涂片 2 张，分别作革兰染色和 1∶10 稀释的石炭酸复红染色，镜检是否有鱼群状排列的革兰阴性弧菌。

（2）不染色检查　取新鲜送检标本用悬滴法或压滴法制片来检查细菌动力，如观察到穿梭运动极度活泼的弧菌，且可用 O1 群霍乱弧菌诊断血清作制动试验使原来运动活泼的现象停止，即可初步诊断为疑似 O1 群霍乱弧菌，发出报告。

2. 酵母样菌　可做湿片检查与革兰染色检查。在载玻片上滴一滴生理盐水与标本，混匀后加盖玻片直接镜检。革兰染色见革兰阳性卵圆形芽生孢子或假菌丝，报告找到酵母样菌。

3. 粪便中优势菌　取粪便涂片作革兰染色，镜下观察细菌形态、排列、染色特性，通过在涂片中所见到细菌的相对比例，推断优势菌，发出报告。

【细菌培养】

粪便一般细菌培养主要是检查志贺菌和沙门菌，其他细菌的培养，应属粪便的特殊细菌培养，如申请单上没有注明，临床细菌检验室一般不作特殊细菌培养。

1. 志贺菌及沙门菌　将粪便接种于 SS 平板和麦康凯（或中国蓝、伊红美蓝）平板，常规培养，如疑有此两个属的细菌。做生化反应进一步推断，并用多价诊断血清和因子血清鉴定。

2. 大肠埃希菌　引起腹泻的大肠埃希菌主要有 ETEC、EPEC，EIEC. EHEC 等。将标本接种于血平板和麦康凯（或中国蓝，或伊红美蓝）平板。先按照一般大肠埃希菌作生化反应鉴定，再通过毒力试验或血清学试验等确定致病性类型。

3. 霍乱弧菌　将粪便接种于碱性蛋白胨水并同时接种庆大霉素琼脂（或 TCBS 琼脂），进行常规培养。碱性蛋白胨水 6 ~ 8 小时后作动力试验，再转种庆大霉素琼脂（或 TCBS 琼脂），各种分离培养的可疑菌落用 O1 群霍乱多价血清鉴定。

4. 副溶血弧菌　将粪便接种于副溶血弧菌增菌液（碱性蛋白胨水）及该菌选择性（碱性胆盐琼脂）平板和 SS 平板，作常规培养，增菌 16 ~ 18 小时后转种琼脂平板。有菌落生长后挑取菌落再作无盐、高盐试验，帮助鉴定。

5. 小肠结肠炎耶尔森菌　粪便直接划种于普通平板或新耶尔森菌选择性平板（NYE）和 SS 平板各 2 个，分别在 22℃～25℃（NYE）及 35℃（SS）条件下培养，48 小时后选择不发酵乳糖的无色菌落进一步鉴定。肛拭子或带菌者检查时，可先用亚硒酸盐胱氨酸（或葡萄糖）肉汤增菌，再用吐温麦康凯或孔雀绿 SS 平板分离培养，有疑似菌落生长时进一步进行生化反应鉴定。

6. 空肠弯曲菌　粪便或运送培养基中的粪液接种于弯曲菌选择培养基和弯曲菌专用血平板（Camp－BAP，Skirrow 或 Butzle 血琼脂），置 43℃微需氧环境下培养。

7. 葡萄球菌　粪便种于高盐甘露醇琼脂，常规培养。

8. 真菌　主要培养白色念珠菌，将标本接种于血平板和含抗生素的沙氏琼脂基，分别置于 22℃～28℃和 35℃常规培养，根据菌落形态及涂片染色所见结果，决定鉴定方法。

以上各菌的培养，在菌落生长后，按照鉴定程序进行菌种鉴定，同时作药物敏感试验，将结果一并报告临床医师。鉴定方法详见各有关章节。

六、痰液标本的细菌学检验

正常人体下呼吸道无菌，但上呼吸道有正常菌群寄居，故无论上呼吸道还是下呼吸道标本都会受到正常菌群的污染。

（一）标本采集

痰标本采集的方法有自然咳痰法、支气管镜采集法、胃内采痰法和小儿采痰法等，自然咳痰最为常用，采集痰标本要注意生物安全防护。标本采集后应 2 小时内送检，以防止某些细菌在外环境中死亡。做结核分枝杆菌和真菌培养的标本如不能及时送检，可于 4℃保存以防止杂菌生长。

1. 自然咳痰法　清晨起床先用清水（最好温开水）漱口数次，再用力咳出气管深部痰液，尽量避免鼻咽分泌物、唾液的混入，吐入无菌带盖容器内并立即送检。对无痰或少痰者，可雾化吸入 45℃左右的 100g/L NaCl 液以利于排痰。小儿可轻压胸骨上部气管，促其排痰。

2. 支气管镜采集法　在肺部病灶附近用支气管镜导管吸引或支气管刷直接取材，由于会引起患者不舒服，故不常用。

3. 胃内采痰法　无自觉症状的肺结核患者（特别是婴幼儿），由于不会咳嗽，可能会将痰误咽入胃内，这种患者可采集胃内容物做结核分枝杆菌培养。清晨空腹时将胃管插入患者胃内抽取胃液送检。也可留 24 小时痰液，按照结核分枝杆菌检验方法进行检查。

4. 小儿取痰法　用压舌板向后压舌，棉拭子深入咽部，当小儿受到刺激咳嗽时，可咳出肺部或气管分泌物粘在拭子上。

5. 气管穿刺法　主要用于厌氧培养。

（二）标本中常见的病原体

正常人的下呼吸道是无菌的，上呼吸道有正常菌群栖居，而下呼吸道分泌物须经上呼吸道排出，常受该处正常菌群污染。须注意区分检出的是病原菌还是正常菌群。引起下呼吸道感染的常见病原体见表21-7。

表21-7　下呼吸道感染标本常见的病原体

革兰阳性菌	革兰阴性菌	其他病原体
肺炎链球菌	卡他莫拉菌	酵母菌
A群链球菌	脑膜炎奈瑟菌	念珠菌
金黄色葡萄球菌	流血嗜血杆菌	放线菌
厌氧链球菌	肺炎克雷伯菌	诺卡菌
结核分枝杆菌	其他肠杆菌属细菌	丝状真菌
白喉棒状杆菌	假单胞菌属细菌	肺炎支原体
	嗜肺军团菌	奋森螺旋体

（三）细菌学检验

【直接涂片检查】

直接涂片检查的目的有二：其一，确定标本是否适合做细菌培养，在低倍镜下观察白细胞和支气管柱状上皮细胞和扁平鳞状上皮细胞的数目来确定，如果低倍视野白细胞 >25，上皮细胞 <10（或 <25），标本适宜作培养；白细胞 <10，上皮细胞 >25，则不宜做培养，应重留标本送检。其二，初步判断是否有病原菌存在。

1. 一般细菌　选取痰液中脓性或带血部分痰液直接涂成薄片，作革兰染色，根据形态、排列和染色性做出初步报告。

2. 结核分枝杆菌　①取痰液干酪样或脓性部分涂片做抗酸染色镜检；②浓集法菌检：痰液连同容器行高压灭菌后，再用 1~2 滴 40g/L NaOH 溶液使其液化，离心沉淀后取沉淀物涂片染色、镜检、报告。

3. 放线菌和奴卡菌　用生理盐水将痰液洗涤数次，选取黄色颗粒或不透明的着色斑点置于载玻片上，覆以盖玻片后轻压。高倍镜下观察，若见中央为交织的菌丝、末端呈放射状排列，再移去盖玻片待干燥后作革兰和抗酸染色，如见到中间菌丝部分呈革兰阳性，四周放射菌丝呈革兰阴性，且抗酸染色阴性时可报告"找到染色、形态疑似放线菌"；若抗酸染色弱阳性则报告为"找到染色、形态疑似奴卡菌"。肉眼观察未见黄色颗粒，革兰染色和抗酸染色均为阴性，可直接报告为阴性。

4. 其他　念珠菌、烟曲霉菌和嗜肺军团菌等参见有关内容。

【细菌培养】

1. 痰标本的预处理

（1）洗净　将痰与 15~20ml 灭菌生理水加入到试管（或平板）中，剧烈振荡 5~

10 秒，静置后弃去生理盐水，反复两次以洗去痰液中的正常菌群。用接种环将沉于管底的浓痰片沾出来供接种用。

（2）均质化 将 1% pH7.6 的胰酶溶液加入等量的痰液标本，置 35℃ 作用 90 分钟使其均质化。也可选用玻璃研磨。

2. 培养基的选择 下呼吸道病原体种类繁多，有一般细菌、真菌、结核分枝杆菌和厌氧菌等。所以除做常见的一半细菌分离培养外，尚须做特殊培养或设置特殊的培养环境。一般用以下几种分离方法：

（1）血平板 适用于分离各类细菌，特别是革兰阳性球菌中 β - 溶血的溶血性链球菌和葡萄球菌。血平板放在 5% ~ 10% CO_2 或厌氧环境中有助于分离出肺炎链球菌和 β - 溶血性链球菌。

（2）巧克力色平板 于 5% ~ 10% CO_2 环境下分离嗜血杆菌和脑膜炎奈瑟菌。

（3）中国蓝/或麦康凯平板 分离革兰阴性杆菌。

（4）TTC - 沙保培养基 分离念珠菌、其他酵母菌和奴卡菌等。

（5）厌氧血平板 置厌氧环境中，分离厌氧菌。

（6）罗 - 琴（L - J）培养基或米氏 7 H - 10 培养基 分离结核分枝杆菌。

3. 结果报告 当检出致病菌时，除报告该菌的结果外还需同时报告正常菌群生长情况。通常以甲型溶血性链球菌和奈瑟菌作正常菌群指标，报告结果要反映各种细菌生长情况及比例，通常以"＋"表示。如：甲型溶血性链球菌（＋），奈瑟菌（＋），革兰阴性杆菌（2 ＋）。未检出致病菌时，应报告"正常菌群生长"。另外还应报告涂片中白细胞与上皮细胞的情况。

第二十二章 医院感染

■ 知识要点

1. 掌握医院感染、医院感染监测的概念。
2. 熟悉医院感染的微生物学特点。
3. 掌握医院感染监测的控制措施。

医院感染的发生随着现代社会的发展有不断增加的趋势，明显增多了社会及患者个人的经济负担，因此医院感染已成为全球医院的突出公共卫生问题。我国已成立了由卫生部组织的医院感染监控系统，对各大医院的感染情形进行调查，提交医院感染的监测，对医院感染监控和管理工作制定了正确的管理方案。

第一节 概 述

一、医院感染的概念

医院感染包括在医院内各类人群所获得的感染，但主要是指住院患者在医院内获得的感染，包括在住院期间发生的感染和在医院内获得出院后发生的感染；但不包括入院前已开始或入院时已存在的感染。医院工作人员在医院内获得的感染也属于医院感染。

二、医院感染的流行病学

医院感染的发生、传播、流行主要包括三个基本条件：感染源的存在，适当的传播途径，易感人群。

（一）感染源

医院感染的感染源包括以下几个方面：①医院内已感染的患者，工作人员，探视者，陪同人员等。②医院的环境及医疗器械，未消毒彻底的治疗用导管，血液制品等携带的微生物都可导致医院感染的发生。③动物感染源。其中患者是医院感染最重要的感染源。

（二）感染途径

1. 接触感染　接触感染是指医护人员与患者之间，患者之间，母婴之间，都可通过直接接触发生感染。另外有些病原体可通过未彻底消毒的医疗器械、污染的血液制品等传给其他人而发生感染。

2. 空气传播　空气中带有病原体的飞沫、灰尘等，都可以通过人的呼吸道传给接触的人而发生感染。

3. 昆虫传播　主要是通过昆虫叮咬，把病原体传播给易感染患者。

（三）易感者

医院感染的易感染者包括老年人、营养不良者、婴幼儿及由各种原因引起机体免疫力低下的重症住院患者，如 ICU 的患者；在住院期间接受不同种类的药物治疗（化疗，放疗，抗癌药物等）及器官移植等治疗的病人；长期使用广谱抗生素治疗出现菌群失调的人群；还有接受外科手术及因诊疗需要而采取的侵入性操作，使天然屏障受到破坏，增加患者的易感性。

三、临床微生物学实验室在医院感染监测中的作用

医院感染的发生应有感染源、感染途径和易感染人群三个环节存在，而每个环节都和微生物学检验有密切的关系。医院感染的发生主要有两种类型：来自患者本身以外的微生物引起的感染称为外源性感染；而由患者本身的正常菌群引起的感染，称为内源性感染。针对不同类型的感染要作出正确的诊断，必须进行微生物学的检查。临床微生物学实验室在医院感染监测中的作用包括以下几个方面。

1. 病原学的诊断　即对病原体的定位、定量、定性的分析等。

2. 细菌的耐药性监测　了解病原体的种类及其药敏试验的结果，指导临床合理使用抗生素，减少细菌耐药性发生。

3. 细菌培养监测　对医院内重要场所、医疗器械、用品、医护人员的手采集标本，进行细菌培养鉴定，以了解病原菌在环境中的分布情况。

4. 感染源追踪　对细菌进行分型和鉴定，明确感染的来源。

5. 加强与临床联系，指导临床正确采集、运送、处理标本。

6. 进行医学感染问题的研究和宣传教育。

四、医院感染常见的微生物

（一）医院感染常见微生物的特点

医院感染常见的微生物有细菌，支原体，衣原体，病毒和真菌等。细菌是引起医院感染的主要微生物，其中机会致病菌占 90%，且常具有多重耐药性。如铜绿假单胞菌，肺炎克雷伯菌，金黄色葡萄球菌，肠球菌等，在 20 世纪 50~60 年代时，主要的致病微

生物是革兰阳性球菌；70～80 年代后，以革兰阴性杆菌为主。

（二）医院感染常见的微生物

近年来，引起医院感染常见微生物种类见表 22 - 1。

表 22 - 1　医院感染常见的微生物

种类	病原体
革兰阳性球菌	金黄色葡萄球菌、凝固酶阴性葡萄球菌、链球菌属（A、B、C、D、G 群）、肺炎链球菌、肠球菌等
革兰阴性杆菌	大肠埃希菌、克雷伯菌属、变形杆菌属、沙雷菌属、枸橼酸菌属、沙门菌属、铜绿假单胞菌、嗜血杆菌属、军团菌属
厌氧菌	类杆菌、梭杆菌、丙酸杆菌、消化球菌、产气荚膜梭菌等
其他细菌	产单核细胞李斯特菌、结核分枝杆菌等
病毒	肝炎病毒、水痘病毒、流感病毒、轮状病毒、单纯疱疹病毒、腺病毒、巨细胞病毒等
真菌	白假丝酵母菌、曲霉菌、毛霉菌、隐球菌等

第二节　医院感染的监测与控制

一、医院感染的监测

医院感染的监测是指长期、系统、不间断地收集、分析医院感染在一定人群中的发生、分布及其影响因素，并将监测结果报送和反馈给有关部门，为医院感染的预防、控制和管理提供科学依据。医院感染的监测是预防医院感染的前提。

医院感染监测的内容主要是对病原体、易感者、环境及媒介因素等方面的监测。常见病原体见表 22 - 1，易感者主要是指临床科室的住院患者和医护人员，环境监测主要对象是新生儿室、重症监护室、手术室、血液透析室、供应室、输血科、胃肠镜检查室、妇产科分娩室等。此外，要对医院环境中的空气、物体表面、医务人员手、医用物品、消毒剂、无菌器械、透析液等进行细菌学监测。1995 年，我国颁布的医院空气、物体和医务人员手的卫生标准见表 22 - 2。

表 22 - 2　医院内四类环境中空气、物体表面、医务人员手细菌总数卫生学标准

环境类别	范围	空气（CFU/m³）	物体表面（CFU/m²）	医务人员手（CFU/m²）
Ⅰ类	①	≤10	≤5	≤5
Ⅱ类	②	≤200	≤5	≤5
Ⅲ类	③	≤500	≤10	≤1
Ⅳ类	④	—	≤15	≤15

注：CFU：菌落形成单位。①：层流手术室，层流病室。②：普通手术室，产房，婴儿室，ICU，供应室无菌区。③：妇产科检查室，外科换药室，抢救室，儿科病房，普通病房，检验科。④：传染病科及病房。

二、医院感染的控制

引起医院感染的危险因素较多，其主要因素与易感人群、环境和病原微生物密切相关。医院感染的控制目标是在监测的基础上，对各种危险因素采取有效的控制措施，预防医院感染的发生。为此，我国在预防控制医院感染方面制定和颁布了《医院感染诊断标准》、《消毒管理办法》、《抗菌药物临床应用指导原则》、《医院感染管理办法》、《医院消毒供应中心管理规范》、《医院隔离技术规范》等文件。控制的重点有以下几个方面：

（一）医护人员的医德和专业教育

医德是指对病人极端负责和对技术的精益求精。医院要开展医德及医院感染等专业知识教育，提高认识，自觉遵守各种规章制度，控制医院感染的发生。

（二）消毒灭菌

在医院的常规诊疗过程中，必须严格执行无菌操作技术，加强对中心供应室和临床科室的消毒灭菌措施的管理，对污物和污水的处理要进行监管，其中尤其要注意：

1. 进入人体组织或无菌器官的医疗用品必须灭菌；接触皮肤黏膜的器械和用品必须消毒；提倡使用一次性注射器、输液器和血管内导管。

2. 污染医疗器材和物品，均应先消毒后清洗，再消毒或灭菌。

3. 医务人员要了解消毒剂的性能、作用以及使用方法。配制时，应注意有效浓度、作用时间及影响因素。要警惕有耐消毒剂病原微生物的存在。

4. 连续使用中的氧气湿化瓶、雾化器、呼吸机及其管道等，应定期消毒；湿化液应每日更换灭菌水；用毕需终末消毒，干燥保存。

5. 消毒灭菌后，应进行效果监测。

6. 强调经常洗手，注意手部皮肤清洁和消毒。医务人员上班时，严禁留长指甲、戴戒指。

（三）合理使用抗菌药物

抗菌药物是医院内应用最广泛的一类药物。抗菌药物使用不当是造成医院感染的重要原因，合理使用抗菌药物是降低医院感染率的有效手段。

（四）建立控制医院感染制度

确保各项制度的实施，必须建立必要的控制医院感染制度。如各种诊疗手段的无菌操作制度，保护性隔离制度，重点区域卫生保洁制度等。

医院感染的控制除采取上述措施外，还应对医院重点部门，如急诊室、重症监护室、治疗室、婴儿室、手术室、检验科、供应室等密切监测和预报。此外，一次性使用的医用器具、医院污物等应按照有关部门的规定和要求来规范化管理或毁坏处理，以期切断医院感染的传播途径，有效控制医院感染。

第二十三章　病原微生物实验室生物安全

 知识要点

1. 说出实验室生物安全的重要意义。
2. 熟悉微生物的危险评估与病原微生物的分类管理。
3. 了解实验室生物安全防护水平分级及生物安全实验室操作技术规范。

医务人员在采集、运送、处理和分析患者检验标本的过程中，可能暴露于潜在的危险因子之中特别是微生物实验室的工作人员，在培养、鉴定等过程中常常接触病原微生物，容易受感染。研究表明，实验过程中不规范的操作、意外事件的发生，使工作人员暴露于危险因子中，可导致实验室获得性感染。通过进行合理的实验室设计、配备适宜的安全设施、制定标准化操作规程、培训合格的工作人员以及完善的管理，可以减少危险因子暴露，防止实验室获得性感染的发生。

第一节　实验室生物安全概述

一、实验室生物安全与实验室生物安全保障

实验室生物安全是指用以防止实验室发生病原体或毒素意外暴露及释放的防护原则、技术及实践。感染的发生与接种量、危险因子毒力、机体免疫力、暴露后预防治疗措施有关，因此必须对所涉及的危险因子进行评估。

实验室生物安全保障是指单位和个人为防止病原体或毒素丢失、被窃、滥用、转移或有意释放而采取的安全措施。生物安全保障是实验室常规工作的一部分，建立在有效、规范的生物安全基础上。

实验室生物安全保障措施的基本内容包括：安全设备、个体防护装置和措施，实验室的特殊设计和建设要求，严格的管理制度和标准化的操作规程及程序。

1. 编写生物安全手册　应将每一特定实验室从立项、建设到使用维护的全过程中有关生物安全防护综合措施的内容编入实验的生物安全手册中，必须设有专职的生物安全负责人。

2. 安全设备和个体防护　生物安全柜是最重要的安全设备，形成最主要的防护屏

障，实验室应按要求分别配备Ⅰ、Ⅱ、Ⅲ级生物安全柜，必须给实验室工作人员配备必要的个体防护用品。

3. 实验室设计和建造 生物安全实验室的建设应以生物安全为核心，确保实验人员的安全和实验室周围环境的安全，同时应满足实验对象对环境的要求，所用设备和材料（包括新开发的产品，工艺）必须有符合要求的合格证、检验报告并在有限期内。

4. 安全操作规程 针对不同等级的生物安全防护，实验室所规定的安全操作规程包括标准的安全操作规程和特殊的安全操作规程，必须在实验室的生物安全手册中明列并加以执行。

5. 致病微生物及其毒素在实验室之间的传递 必须严格按照国家现行生物安全相关法律和管理办法执行。

6. 管理制度 应包含实验室内的布置和准入、实验室工作人员的资格和培训、保证安全的工作程序，事前进行有效的培训和模拟训练、对于意外事故要能够提供包括紧急救助或专业性保健治疗的措施、实验事故处理、事故登记等内容。

二、微生物危害评估

危险度评估是生物安全的核心。实验室设计、结构、设施、操作、管理应满足危险度等级的要求。根据微生物致病能力的强弱、传播途径、稳定性、感染剂量、操作时的浓度和规模、实验对象的来源、动物实验数据与有效的预防和治疗措施等诸因素进行微生物危险评估，将微生物的危险度划分为四类，即：

危险度1级：无或极低的个体和群体危险度。通常对人或动物不致病。

危险度2级：个体危险度中等，群体危险度低。对人或动物致病，但不严重。实验室暴露可能引起严重感染，然而预防和治疗措施有效，传播危险性有限。

危险度3级：个体危险高、群体危险度低。通常能引起人或动物严重疾病，但不发生传播，预防和治疗措施有效。

危险度4级：个体和群体危险度均高。通常能引起人或动物的严重疾病，容易发生直接或间接传播，缺乏有效的预防和治疗措施。

危险度评估除考虑危险度等级外，还应考虑微生物的致病性和感染数量；暴露的潜在后果；自然感染途径；实验室操作所致的其他感染途径（非消化道途径、空气传播、食入等）；微生物的稳定性；所操作微生物的浓度和标本量；适宜宿主（人或动物）；动物研究和实验室或临床报告信息；拟进行的实验室操作（如超声处理、气溶胶化、离心等）；基因技术（可能扩大宿主范围或改变预防治疗措施的有效性）；当地是否具备有效的预防或治疗措施。

许多国家（地区）根据危险度等级，考虑微生物的致病性、传播方式和宿主范围，当地具备的预防措施、治疗措施，制订微生物分类目录。

根据危险度评估结果评价生物安全水平级别，采取适宜防护措施，确保在最安全的状态下进行工作。此外，应及时收集有关资料，定期检查和修订评估结果。

三、病原微生物的分类管理

世界卫生组织（WHO）根据感染性微生物的相对危害程度制定了危害度等级的划分标准，将感染性微生物的危险度划分为Ⅰ、Ⅱ、Ⅲ、Ⅳ级（表23-1）。

表23-1 病原性微生物的危害度等级分类（WHO）

危害度等级	危害程度	危害
Ⅰ级	无或极低的个体	不太可能引起人或动物致病的微生物和群体危险
Ⅱ级	个体危险中等，群体危险低	病原体能够对人或动物致病，但对实验室工作人员、社区、牲畜或环境不易导致严重危害，实验室暴露也许会引起严重感染，但对感染有效的预防和治疗措施，并且疾病传播的危险有限
Ⅲ级	个体危险高，群体危险低	病原体通常能引起人或动物的严重疾病，但一般不会发生感染个体向其他个体的传播，并且对感染有效的预防和治疗措施
Ⅳ级	个体和群体的危险均高	病原体通常能引起人或动物的严重疾病，并且很容易发生个体之间的直接或间接传播，对感染一般没有有效的预防和治疗措施

四、实验室生物安全的重要意义

建立生物安全实验室意义重大，包括以下几个方面：

1. 是建立病原微生物研究安全平台的需要。

2. 是生物防护（国防）的需要。

3. 是传染病的预防与控制的需要。

4. 是动物防疫的需要。

5. 是出入境检验检疫的需要。

6. 是医院感染控制的需要。

7. GOARN检测网络（是WHO建立的全球传染病突发预警和应付的网络）离不开生物安全实验室。

第二节 生物安全实验室与设备要求

一、实验室生物安全防护水平分级

根据我国公布实施的《病原微生物实验室生物安全管理条例》、《生物安全实验室建筑技术规范》和《实验室生物安全通用要求》，依据实验室所处理对象的生物危险程度和采取的防护措施，一般将实验室生物安全水平（biosafety level，BSL）分为四级：

一级生物安全水平（BSL-1）：属基础实验室，常为基础教学、研究实验室，可以进行开放操作，预防措施和应对能力适用于对健康成年人已知无致病作用的微生物。实验室操作执行微生物学操作技术规范。

二级生物安全水平（BSL-2）：属基础实验室，常为诊断、研究实验室，预防措施和应对能力适用于具有中等危害性、可引起人类不同程度感染的病原体，如沙门菌属、HBV 等实验室操作执行微生物学操作技术规范，配备个人防护装备。

三级生物安全水平（BSL-3）：属防护实验室，为特殊的诊断、研究实验室，预防措施和应对能力适用于有明显危害、可通过空气传播的病原微生物，如结核分枝杆菌、伯氏立克次体等。在二级生物安全水平防护基础上，增加特殊防护服、进入制度、定向气流。

四级生物安全水平（BSL-4）：属最高防护实验室，供危险病原体研究，预防措施和应对能力适用于能引起人类致死性感染、可通过空气传播或者目前还没有疫苗预防的病原微生物，如出血热病毒等。在三级生物安全水平防护基础上，增加入口气锁、出口淋浴、污染物品的特殊处理；需Ⅲ级或Ⅱ级生物安全柜、穿正压服，双开门高压灭菌器（穿过墙体）、空气过滤。

医院内的临床实验室或检验科应达到二级生物安全防护实验室要求，应注意实验室的设计与构造、实验室安全设备与个体防护、实验室制度建设和操作要点三方面的内容。临床常见的大多数致病菌可在二级生物安全水平实验室中处理。然而布鲁菌、土拉热弗朗西斯菌、粗球孢子菌、芽生菌属、荚膜组织胞浆菌等，通常在三级生物安全水平实验室中处理。

二、实验室安全设备和个体防护

合理的实验室设计、适宜的生物安全设施和规范的操作，有助于减少工作人员感染的危险。实验室生物安全的基本设施包括生物安全柜、个人防护设备。

（一）生物安全柜

生物安全柜是为操作原代培养物、菌毒株以及诊断性标本等具有感染性的实验材料时，保护操作者、实验室环境以及实验材料而设计的。根据吸入空气的速度、再循环空气量、排出空气量、排风系统、压力设置等，生物安全柜分三级：

Ⅰ级生物安全柜设计简单，目前仍广泛使用。能够保护操作者和环境，不能保护操作对象。与Ⅰ级生物安全柜不同，Ⅱ级生物安全柜流过工作台面的空气经过 HEPA 过滤（无菌），对操作者和操作对象都有保护作用。Ⅲ级生物安全柜对操作者防护最好。所有接口"密封"，为负压。值得注意的是，水平和垂直方向流出气流的工作柜（超净工作台），不属于生物安全柜，不能应用于生物安全操作。

（二）个人防护装备

根据危害度评估以及工作性质，选择适当的个人防护装备。并按要求使用、维护，以减少气溶胶、喷溅物暴露，防止接种意外等。个人防护装备包括：

1. 防护服 罩在日常服装外，防止污染衣服。当可能发生喷溅时，使用塑料围裙或防水长罩服，必要时，穿戴其他个人防护装备（防护镜、头面部保护罩等）。

2. 面部防护 使用护目镜、安全眼镜、面罩，防止碰撞和喷溅。

3. 手套 按操作对象，选择舒服、合适、灵活、耐磨、耐扎、耐撕，具有防护作用的手套，处理感染性物质、血液和体液，或皮肤破损时使用一次性乳胶、乙烯树脂或聚腈手套；可能发生切割损伤时，戴不锈钢网孔手套，该手套能防止切割损伤，但不能防止针刺损伤。怀疑内部受污染时及时更换；工作完成或中止后脱去手套，妥善处置。

4. 鞋 推荐使用皮质或合成材料防水鞋。可能发生泄涌时，穿一次性防水鞋套。特殊区域穿专用鞋（如防静电要求；生物安全三级和四级实验室使用一次性或橡胶靴子）。

5. 呼吸防护 包括面具、个人呼吸器、正压服等，防止吸入气溶胶。通过培训、评估、监督，确保使用和维护遵循标准化操作程序。操作高危害气溶胶时，选择适宜的其他个人防护装备、生物安全柜和（或）其他物理防护设备。

值得注意的是，离开实验区域时应脱卸个人防护装备并洗手。此外，脱手套、结束生物安全柜工作后，或离开实验室之前均应洗手。

第三节 生物安全实验室操作技术规范

一、实验室安全操作技术

标本的收集、运送、处理过程中存在生物安全问题，应认真学习标准化操作规程，并且遵照执行。

（一）感染性或潜在感染性物质的操作

1. 临床标本运送 标本用防漏的塑料容器盛装，标识明确。容器直立于固定的架子，放在安全、防漏的专用容器内运送。申请单最好放在防水袋中，而非卷在容器外。在生物安全柜内打开、处理标本。

2. 含感染性物质的冻干管 在生物安全柜内打开，先清洁外表面，在棉花或纤维塞的中部锉一痕迹，用酒精棉花包裹打开（保护双手）后，缓慢加入液体重悬冻干物，避免出现泡沫。另一端按污染材料处理。冻干管因裂痕或密封不严，取出时可能破碎或爆炸，应防护眼睛和手。

3. 血清分离 操作时戴手套及眼睛和黏膜防护设备，避免喷溅和产生气溶胶。使用后的移液管浸没于适当的消毒液中，消毒后或丢弃，或灭菌后经适当处理后重复使用。应备有合适的消毒液以随时处理溅出液或渗出液。

4. 组织 使用甲醛溶液固定，避免进行冰冻切片，如必须进行，应罩住冷冻机，操作者戴防护面罩，消毒时应将仪器的温度升至20℃以上。

（二）实验室常用仪器设备的安全使用

微生物实验室的常用设备包括接种环、移液管、离心机、生物安全柜等。

1. 接种环 直径为 2～3mm，封闭，长度小于6cm（减小抖动，避免标本溅洒）。

使用封闭式微型电加热器消毒，避免爆溅。若有条件，建议使用一次性接种环。

2. 移液管　移液管内塞棉塞，以减少污染。使用移液辅助器移液，严禁用口向含有感染性或潜在感染性物质的溶液中吹吸。台面铺吸水性能好并浸有消毒液的布或纸，以避免滴出的感染性物质扩散。

3. 离心机　安置在适宜的高度以便于操作者使用；在生物安全柜内装载、平衡、密封，打开离心杯；每次离心后清除离心杯、转子和离心机内的污染物；每天检查转子、离心杯有无腐蚀或细微裂痕、离心机内腔有无污染，如污染明显，应重新评审离心操作规程（如规定液面距管口距离）。

4. 生物安全柜　确保生物安全柜正常运行。当出现溢出、破损或不良操作时，生物安全柜不再有保护作用。使用时应注意：在中后部操作，并能够通过玻璃挡板观察操作，使用过程中玻璃挡板不可打开；柜内尽量少放器材或标本，以免影响气流循环；使用微型电加热器，而非本生灯，因后者产生的热量干扰气流，并可能损坏空气过滤器；操作前后，风机至少运行5分钟。避免干扰气流循环，如尽量减少周围人员活动、避免反复移出和伸进手臂。生物安全柜内不进行文字工作。

5. 其他　搅拌机、匀浆器、摇床和超声处理器应采用封闭型，在生物安全柜内打开，避免液滴和气溶胶扩散。

（三）血液和其他体液的标准预防措施

血液和其他体液的标准预防措施能降低已知或未知感染因子传播的危险性。措施包括：

1. 标本防渗漏　标本置密闭、防穿刺、防渗漏容器，避免污染容器外表面。

2. 工作时的个人安全防护及手卫生　处理标本时戴手套、面罩和眼罩，避免皮肤黏膜接触标本。

3. 配备生物安全柜　在生物安全柜内处理已知或未知感染性标本或微生物。

4. 操作注意　禁止使用嘴吸移液器。移液时使用移液辅助器。使用针头和注射器时遵循标准预防指南，避免锐器伤。

5. 消毒　工作结束后，被污染的工作台面和器具用合适的消毒剂消毒。离开实验室前要脱防护服、洗手。污染的、重复使用的物品先消毒，再清洗。被污染的设备在维修、送往厂家或报废之前进行消毒。

二、意外事故的处理

患者标本或培养物可能含有高浓度病原微生物，当意外事故发生时，应按下列规程处理，包括：

1. 锐器伤及其他损伤　脱防护服，清洗双手和受伤部位，使用适当的皮肤消毒剂。必要时进行医学处理。

2. 潜在感染性物质的食入　脱防护服并进行医学处理。报告食入材料的鉴定和事故细节，保留完整医疗记录。

3. 潜在危害性气溶胶释放　立即撤离现场，待气溶胶排出、粒子沉降后（约1小时）方可入内。清除污染时穿戴适当的防护装备。暴露者接受医学咨询。

4. 潜在感染性物质溢出　立即用布或纸巾覆盖，由外围向中心倾倒消毒剂，一定时间（约30分钟）后，清除污染物品（用镊子清理玻璃碎片），然后再用消毒剂擦拭。所有操作均戴手套。污染的文件（包括记录）复制后丢入废弃物容器。

5. 离心管破裂　非封闭离心杯内离心管破裂时，关闭电源，待气溶胶沉降约30分钟后开盖，若离心机停止时发现离心管破裂，立即盖上离心机，密闭约30分钟。穿隔离衣、戴口罩、戴结实的手套（如厚橡胶手套）清理消毒，其他未破损的带盖离心管亦应消毒。封闭离心杯内离心管破裂时，在生物安全柜内打开、处理。

三、感染性废弃物的处理

感染性废弃物指丢弃的感染性或潜在感染性物品。处理原则是在实验室内清除污染后再丢弃，或经适当包裹运送到其他地方处理，对参与丢弃者不造成潜在危害。清除污染的方法有高压蒸汽灭菌（首选）、焚烧等。玻璃碎片、注射针等锐器置于防穿刺容器中，按以上原则处理。

四、感染性物质的运输

感染性及潜在感染性物质的运输国内外有相关规定，包括包装材料的运输，有些还限制体积和重量，以减少包装受损、泄漏，避免感染物暴露，提高运输效率。国际运输还应遵守国家进出口规定。

感染性物质运输通常需要三层包装。装载标本的内层容器应密闭、防水、防渗漏，贴指示内容物的标签；第二层包装为吸水性材料，当内层容器泄漏时，吸收溢出的液体；第三层包装保护第二层包装免受物理性损坏。高度危险性物质的运输要求更严格，可查阅相关规定。

第二十四章　微生物检验的微型化和自动化

知识要点

1. 说出常用的细菌微量生化反应系统的名称和特点。
2. 熟悉自动化血培养检测系统的组成、主要仪器类型的名称和操作要点。
3. 熟悉自动化微生物鉴定系统和药敏系统的原理和操作要点。
4. 了解自动分枝杆菌培养系统的原理与应用。

第一节　微生物培养系统的自动化

微生物自动培养系统利用仪器设备配套的液体培养瓶，将血液、脑脊液、胸水等标本接种于培养瓶培养并由仪器自动实时检测是否有病原微生物生长，以便快速、准确鉴定病原微生物，为疾病的诊断和治疗争取时间。目前临床主要应用的有两类：自动血培养检测系统和自动分枝杆菌检测系统。

一、自动化血液培养检测系统

（一）工作原理

自动血培养检测系统的基本原理是检测细菌或真菌生长时所释放的二氧化碳含量及其变化来作为血液中有无微生物存在的指标。接种血液标本后的血培养瓶在培养、震荡的同时，由检测系统自动地连续监测瓶中 CO_2 的产生情况，所测得的信号传送至电脑分析，绘制出每个瓶中微生物的生长曲线。一旦出现阳性结果，电脑自动发出警报，指示阳性瓶的位置，并自动打印出现阳性的时间等。与手工系统相比，自动血培养系统总体上提高了阳性检出率，灵敏度高，抗干扰能力强，重复性好，操作简便，能节省人力，缩短检验周期，但仪器、设备和消耗的成本较高。

（二）仪器的基本结构及配套试剂

1. 主机

（1）全自动恒温孵育系统（全自动）　设有恒温孵育装置和震荡培养装置。不同的仪器承载的瓶位数量不同，通常有50瓶、120瓶、240瓶等规格。在标本进行恒温培养的同时不断地进行检测分析。

（2）检测系统　检测系统有的设在每个培养瓶支架的底部，有的仪器仅有一个检测器，自动传送系统顺序将每个培养瓶送到检测器所在的位置进行检测分析。

2. 计算机及其外围设备　通过条形码识别标本编号，判断并发出阴、阳性结果的报告，记录和打印结果（阳性出现时间），进行数据贮存和分析等。

3. 培养瓶　有需氧培养瓶、厌氧培养瓶、结核菌培养瓶、小儿专用培养瓶、中和抗生素培养瓶等种类，根据临床的不同需要灵活选用。

4. 抗凝剂和吸附剂　血液培养常用的抗凝剂是聚茴香脑磺酸钠。常用的吸附剂有：活性炭（可吸附抗菌药物）和树脂（可吸附抗菌药物，破坏红细胞）。

（三）操作要点

1. 启动　按下仪器背后板的"启动开关"。

2. 采血　按培养瓶说明书要求，用无菌操作注入要求血量，常用的培养基容量为50ml/瓶，取血 5 ~ 6ml 注入培养瓶中。

3. 装瓶　当条形码输入栏光标闪烁时，通过扫描或手动键盘输入培养瓶条形码，将培养瓶放入仪器中，仪器将自动孵育、混匀和连续检测培养瓶。

4. 卸瓶　在仪器提示阳性或阴性时取出培养瓶。孵育单元指示灯红灯亮的表示是阳性瓶。取出阳性瓶时注意记录报告阳性的具体时间。

5. 设置　包括日期/时间、可用/不可用单元、更改密码、生长曲线、单元校正、设置报警声音、最长测试时间等。

二、自动分枝杆菌检测系统

自动分枝杆菌检测系统的基本原理是检测分枝杆菌生长时所释放的二氧化碳或者所消耗的氧气来作为标本中有无微生物存在的指标。检测的技术有放射标记、颜色变化（C 价感受器）和荧光技术（氧分子感受器）等。这些系统除可进行分枝杆菌的培养外，还可进行分枝杆菌的鉴定和药敏试验。下面以 BACTEC™ MGIT™ 960/320 全自动分枝杆菌检测系统为例介绍。

（一）工作原理

分枝杆菌培养原理：采用快速的液体培养技术。将经过前处理的标本接种到 MGIT 培养管，若接种的 MGIT 培养管中有分枝杆菌生长，培养管液体培养基中的营养成分和氧将不断地被消耗，MGIT 培养管底部包埋的荧光指示剂对氧的消耗敏感。一旦培养管内的氧因分枝杆菌的生长而被利用消耗，荧光指示剂将在特定光源的激活下释放荧光。荧光探测器将每隔 60 分钟连续测定培养管底部的荧光强度，从而判断管内分枝杆菌生长情况，并报告阳性或阴性。

分枝杆菌药敏原理：采用 CLSI 推荐的比例法进行药敏实验。可提供抗结核一线药物和二线药物的敏感实验。

（二）基本结构

1. 硬件系统　BACTECTM MGIT TM 960 主要包括 3 个孵育抽屉及 1 个操作屏幕。BACTECTM MGIT TM 320 主要包括 1 个孵育抽屉及 1 个操作屏幕。每个抽屉可放置 320 根配套的 MGIT 培养管。在每个抽屉底部均有荧光探测器，探测培养管底部的荧光强度。

2. 内置电脑及软件系统　内置电脑和软件系统可储存、处理检测数据，自动报告培养及药敏结果。

（三）操作要点

1. 对开放性标本如痰液等需要进行前处理，以降低标本的污染率。
2. 将标本加入培养管，添加配套的营养添加剂和杂菌抑制剂。
3. 做药敏试验时选择配套的试剂盒（具有 5 种配套的一线药物试剂盒）。
4. 可提供二线药物药敏试验。仪器自动检测并报告结果。

第二节　自动化微生物鉴定及药敏试验系统

如何快速、准确地鉴定微生物，一直是临床微生物工作者的努力目标。过去微生物鉴定采用菌落形态、革兰染色、生化反应和血清学鉴定等传统的微生物学鉴定方法。20世纪 70 年代以后，微生物学家和工程技术人员密切合作，对微生物的研究采用了物理的、化学的分析方法，且基于计算机的广泛应用，大大促进了微生物检验的自动化进程。一些自动化程度高，功能齐全的鉴定和药敏系统相继出现。功能范围包括一般细菌、厌氧菌和真菌鉴定以及抗生素敏感试验和最低抑菌浓度（MIC）测定。同时通过定期发出统计学报告，还能为医院感染的控制及流行病学调查提供科学的依据。

一、自动化微生物鉴定

（一）工作原理

采用数码分类鉴定法的原理。微生物数码分类鉴定技术通过数学的编码技术将细菌的生化反应模式转换成数学模式，每种细菌的反应模式被赋予一组数码，并建立数据库。采用标准化、商品化和配套的生化反应试剂条（板），对未知菌进行生化试验，将其反应结果转换成数字（编码），查阅数据库，从而得到细菌名称。具体来说，细菌测定系统是对已分离培养出来的细菌、真菌等微生物进行种、属鉴定，并同时测定该菌对各种抗菌药物 MIC 的专用设备。由检测装置、嵌入式控制装置组成，采用比色、比浊法对随机体外诊断试剂板微量反应孔阴阳性结果进行检测和分析，并自动生成细菌种类和抗菌药物 MIC 半定量分析结果。

试剂板由生化反应孔和抗菌药物 MIC 测定孔组成。在生化反应孔中加入细菌悬液，经 35℃ ~ 37℃ 孵育，在细菌代谢作用下生化反应直接产生颜色变化或经加入显色剂后产生颜色变化；抗菌药物 MIC 半定量测定采用微量肉汤稀释法，加入含有细菌的 M – H 肉汤培养基，经 35℃ ~ 37℃ 孵育，试验孔是否出现浑浊（沉淀）确定细菌是否生长。测定系统采用比色法对各项生化反应进行结果（阴性或阳性）判定，按照细菌生化反应的概率来完成细菌的鉴定；测定系统通过比浊法对抗生素进行 MIC 半定量测定分析 MIC 值。

微生物自动鉴定系统的原理不尽相同，但基本都是利用微生物的代谢特点设计一系列反应，通过 pH 改变、有色物质产生、挥发性或非挥发性酸产生及细菌生长等方面识别阳性和阴性反应，然后与已建立的数据库中的标准菌株进行比较得出结果。

（二）基本结构

全自动微生物鉴定/药敏系统由主机、鉴定/药敏板及配套稀释肉汤、微生物专家系统和数据管理系统（选配）组成。全自动微生物鉴定仪的主要结构有读数仪、计算机、终端、键盘和打印机等。换句话说，全自动微生物鉴定仪是读数仪与孵箱一体化，而半自动微生物鉴定仪仅有读数仪，需辅以孵箱。

（三）基本操作流程

1. 浊度仪的校准　连接浊度仪电源，仪器运行正常，放入调"零"和调"幅"试管，调节仪器测试分别达到 0% 和 100% 即可使用。

2. 菌悬液与药敏液的配制　根据鉴定板的不同，挑取纯培养单个菌落配制 0.5 ~ 2 麦氏单位的细菌悬液。

3. 药敏液的配制　吸取适量细菌悬液加入药敏培养液中，充分混匀。

4. 试剂板的接种与孵育　手工或采用自动加样仪接种，35℃ ~ 37℃ 孵育。

5. 随机试剂板的检测　试剂板孵育培养 18 ~ 24 小时后（个别生长缓慢者可延长至 36 ~ 48 小时）检测试剂板，按要求加入辅助试剂。测定系统自动判读试剂板，读板完毕取出试剂板，系统自动得出细菌鉴定和药敏试验结果。

6. 报告的打印　细菌鉴定与药敏试验报告单在测定系统中的专家分析系统中打印。

二、自动化药敏检测系统

目前，临床常用的自动化微生物鉴定与药敏检测系统，常利用鉴定板和药敏板，同时进行待检菌的鉴定和药敏试验。

自动化药物敏感性试验系统的工作原理不完全相同，但基本上是测定 MIC。自动化药敏试验，实质就是微型化的肉汤稀释试验，基于肉汤稀释法的自动化抗菌药物敏感性试验系统常采用比浊法检测液体培养基中细菌的生长，或检测特殊培养基中荧光基质的水解作用，根据不同药物对不同菌最低抑菌浓度不同，每种药物选择三个稀释度接种细菌，经孵育后，将待检菌与对照值比较，得出药敏试验结果：浊度降低是细菌生长受抗菌药物抑制的表现，而浊度增加是细菌对该抗菌药物耐受的表现。每一药敏试卡可同时作多种药物的测定。有些系统中，设置了智能化的高级专家系统，使用药物敏感性知识数据库，通过设置判断规则和储存大量标准数据对检测结果进行分析和判断，避免出现错误或偏离的鉴定和药敏结果，对临床抗菌药物的正确使用提供指导意见。

第二十五章　微生物检验的质量控制

 知识要点

1. 掌握微生物检验质量控制的三大环节。
2. 熟悉检验前、检验中、检验后质量控制的各种影响因素。

临床微生物学检验是现代医疗诊治工作中的重要组成部分，检验的结果必须满足疾病的诊断和治疗，同时须具有高度的准确性、重复性，检验过程应简单、讲究成本。为实现此目标，必须实施全面质量管理，从标本采集、运送、保存到接种、培养、分离、鉴定及结果判读、记录、报告等各个环节进行严格的质量控制。包括检验前、检验中、检验后，以及患者识别及准备。

质量控制是指人们根据客观条件而制定的，实际可以达到的统一的质量标准；是利用现代科学管理方法和技术防止和减少实验误差，并预测性地达到检验结果最佳标准的一种管理方法。

第一节　检验前质量保证

检验前程序又称分析前期，按照时间顺序，从临床医生开医嘱开始到分析检验程序启动时终止的步骤。包括检验申请，患者的准备，原始样品采集、运送到实验室并在实验室内进行传输等过程。

一、检验申请

微生物检验项目的申请须有针对性和合理性，临床医师应结合患者症状和体征，科学提出检验申请。

每一份标本都应有申请单或标识（如条形码）。检验申请单的设计应遵循国家和当地的相关规定，包含足够的信息，以识别患者和申请者，以及相关的临床资料。还应包括患者姓名、性别、年龄、病房和床号，住院号或门诊号，以便正确报告和发送检验报告。此外，还应包括临床表现及当前所用抗菌药物；相关旅行史（有助于分离流行病原体）；标本来源；检验项目（如显微镜检查、培养等），标本采集时间、实验室收到标本时间。必要时还须说明感染类型或目标微生物。

二、标本的采集与运送

标本的正确采集与运送是保证微生物检验结果准确可靠的前提。微生物检验标本通常由临床医师或护士在病房或诊室采集，运送到实验室，实验室应制定标本的采集及运送指南，提供合适的容器；监控标本运送；记录进入实验室的所有标本的日期和时间；制定标本接受或拒收准则，以保证标本质量。

1. 患者准备　注意患者的状态如饮食、情绪、生理节律、药物使用等，均是影响检验结果的内在因素，故须耐心而细致地交代患者，使其主动配合，以便采集到有价值的标本。

2. 标本的采集　根据患者感染症状和体征，确定合理的采集时机、采集部位及方法，并严格进行无菌操作，标本置于合适的无菌容器，及时送检。

3. 标本的运送和保存　标本采集后尽快送至实验室，如不能及时送检，应根据目标病原菌的保存特点确定保存条件（如温度）或是否选用保存液、增菌液等，在规定的时间内送到实验室。

4. 标本的验收　制定并执行标本接收或拒收标准，专人验收标本，验收内容包括合适的标本类型、标本量、运送条件、避免拭子干燥、正确的运送培养基等。缺乏正确标识的标本不应接收或处理，可拒收，并向送检者说明拒收理由及正确采集和送检要求。然而，若标本不可替代或很重要，可以先进行标本处理，待申请医师或标本采集者识别并确认后，再发送报告，并注明标本不合格对结果造成的可能影响。

第二节　检验中质量保证

微生物检验结果的准确性除依赖于标本的质量、相关的临床资料外，还与检验方法、检验过程、专业人员、培养基、试剂、仪器等有关，应制定相应的文件及规程，监控这些因素，及时发现错误与不足，采取纠正措施。微生物检验中的质量保证至少应关注人员、试剂、培养基、仪器设备和检验过程。

一、人员

微生物检验是一项专业性很强且相对复杂的工作，要求从业人员具有良好的职业素质和严谨的工作作风，专业技能熟练，专业知识丰富，能与临床医护人员进行良好沟通。并应定期培训工作人员，评估、记录其进行微生物实验的能力。培训内容包括专业、生物安全的知识与技能，实验室制定的微生物检验所涉及的所有文件，最好培训所有工作人员，保证显微镜检查结果判断及报告的一致性。

二、试剂

实验室使用的试剂（包括染色剂、化学试剂，生物试剂等）都应清晰标记名称、浓度、储存条件、配制日期、失效日期、生物危害性，同时做性能检测。若试剂已启封，改变了有效期和储存条件，必须记录启封日期和新的有效期。

　　试剂的质量保证包括新批号、新货次投入临床使用前的性能评估，以及日常质控。新批号或同一批号不同货次试剂的性能评估方法为直接分析质控物质，或直接进行常规质量控制检测。定性试验（如触酶试验、氧化酶试验）试剂至少进行阳性和阴性质控检测；定量试验（如血清学）试剂需设两个滴度或浓度进行质控；直接抗原检测试剂，若含内质控，每一新批号或相同批号不同货次需检测阳性和阴性外质控，若不含内质控，实验的每天检测阳性和阴性质控。各种试剂日常质控频率不相同，不经常使用的试剂每次使用前，以已知的微生物试验检查。经常使用的染色液、药敏纸片等可每周检查1次。病毒培养时，检测用于细胞培养液的动物血清的细胞毒性；连续细胞传代时应定期监测支原体污染状况。

　　实验室应具备与诊断相配套的质控物质（含质控菌株）。质控菌株应从认可的来源处获得，可购买标准菌株，也可使用实验室保存菌株。质控物质的种类、质控检测频率、检测预期结果与所开展的实验相适应，并遵循有关标准。

三、培养基

　　培养基可以自制，也可以购买。无论自制的，还是购买的培养基，都应有良好外观，即表面平滑、水分适宜、无污染、适宜的厚度。培养基有明确标识，根据标识能够获得生产日期（批号）、质量控制、贮存条件等信息。试管培养基湿度适宜等。购买培养基时，最好检查并记录每个批号和（或）每次购买产品的情况，以及外观、冷冻或受热等信息。若生产者遵循一定的质量保证标准，并提供质量控制性能合格证明等文件，实验室才可免除质量控制。然而当培养基脱水、溶血、破损、被污染或量不足时，仍应进行质量控制检查。原则上所有培养基都应进行相应的质量控制（包括相应的性能检测），如无菌试验、生长试验或与旧批号平行试验、生长抑制试验（适用时）、生化反应（适用时）等。

　　临床常用培养基、生化试剂的质量控制菌株、判定标准见表25-1、表25-2。对于生长缓慢或需要新鲜培养基才能生长的微生物，因在培养基使用前难以完成各项质量控制项目，但应认真应对培养基配制与培养过程中可能出现的问题。

表25-1　常用培养基的质量控制

培养基	质控菌株	判定标准
血琼脂	化脓性链球菌	生长　β-溶血
	肺炎链球菌	生长　α-溶血
巧克力色琼脂	淋病奈瑟菌	生长
	脑膜炎奈瑟菌	生长
	流感嗜血杆菌	生长
营养琼脂	金黄色葡萄球菌	生长
麦康凯琼脂	大肠埃希菌	生长　红色菌落

续表

培养基	质控菌株	判定标准
	奇异变形杆菌	无迁徙生长　无色菌落
中国蓝琼脂	大肠埃希菌	生长　蓝色菌落
	鼠伤寒沙门菌	生长　无色菌落
SS 琼脂	鼠伤寒沙门菌	生长　中心黑色菌落
	大肠埃希菌	不生长
厌氧血琼脂	脆弱类杆菌	生长
	产气荚膜梭菌	生长　β-溶血
碱性蛋白胨水	霍乱弧菌	生长

表 25 - 2　常用生化试剂的质量控制菌株

试剂	阳性菌株	阴性菌株
血浆凝固酶试剂	金黄色葡萄球菌	表皮葡萄球菌
触酶试剂	金黄色葡萄球菌	A 群链球菌
杆菌肽纸片	A 群链球菌	B 群链球菌
氧化酶试剂	铜绿假单胞菌	大肠埃希菌
optochin 纸片	肺炎链球菌	甲型链球菌
1% 去氧胆酸钠试剂	肺炎链球菌	链球菌
靛基质试剂	大肠埃希菌	产气肠杆菌
甲基红试剂	大肠埃希菌	产气肠杆菌
VP 试剂	产气肠杆菌	大肠埃希菌
硝酸盐还原试剂	大肠埃希菌	醋酸钙不动杆菌
苯丙氨酸脱氨酶试剂	奇异变形杆菌	大肠埃希菌

四、设备

微生物实验室设备包括基础设备及专业设备。常用基础设备包括显微镜、孵育箱、水浴箱、冰箱、离心机、移液器、滴定管、自动分配器、温度计、生物安全柜、压力灭菌器等；常见专业设备，包括自动化或半自动化细菌鉴定与药敏系统、微生物培养系统等。

与检测相关的所有设备均应制定操作程序，定期维护、保养、监测并记录；新购买的设备或经搬运、维修后的设备应进行评估及功能验证，所有记录保存至仪器报废。

用于检测的温度依赖性设备（孵育箱、水浴箱、加热块等），必须定时监测温度，使用过程中注意温度变化，以保证符合要求。存放试剂和标本的冰箱，亦应进行温度监测。使用的温度计量程适宜并经检定，以确保准确性。用于定量吸样检测的移液器、微量滴定管或自动分配器应核查并记录其在使用区间内的准确性和重复性。此外，应定期监测特殊设备性能，如 CO_2 培养箱内的 CO_2 浓度；厌氧系统（如厌氧缸、罐或袋等）的厌氧条件；定期检测生物安全柜内气流、过滤器；监测压力灭菌器灭菌效果等。

五、检验过程

检验过程涉及实验方法的选择、评估与确认；制定标准化操作程序；评估标本质量；测量准确性；生物参考区间；内部质量控制体系；结果报告等方面。

（一）检验方法的确认

通常选择公认的、权威的微生物学检验教科书，或经同行评议的书刊、杂志，或国际、国家、地区法规中明确的方法和程序。内部规程，应确认其符合相应的用途。所选择的检测方法和程序应适合所提供的服务，且方便操作。例如：血培养系统应能分离需氧菌及厌氧菌；脑脊液的操作程序（标本运送、保存、培养基和孵育条件等）能确保培养常见苛养菌（脑膜炎奈瑟菌、流感嗜血杆菌、单核细胞李斯特菌等）；痰标本最好常规涂片染色镜检，以确定标本的可接受性或培养范围，有多种培养基和选择性培养基分离溶血链球菌和嗜血杆菌。

所有的方法和程序在应用于患者标本检测之前，需要评估其灵敏度、特异性、检出限、可报告范围等，并与已有的检验方法进行比对。生产商的产品声明亦需验证。实验方法和程序经确认并投入使用后，还需定期评审，以确保该方法和程序持续满足服务对象的需求。

（二）操作规程

所有的程序，包括标本质量评估、接种、分离、鉴定、染色、药敏试验、结果报告，特殊病原体的识别、隔离、报告，以及特殊处理等都应形成文件，由实验室负责人批准、签名发布，方便相关人员取阅。不再使用的文件应保留一定时间，适当标识，避免误用。标准化操作程序（SOP）内容包括：实验原理、临床意义、标本类型、容器和添加剂、性能参数、检测试剂、定标试剂、所需设备、校准程序（计量学溯源性）、质量控制程序、干扰和交叉反应、结果计算（包括测量不确定度）、生物参考区间、操作步骤、检测结果的解释、检验结果的可报告区间、警告/危急值，适用时安全性警告及措施、潜在变异来源，并注明分析前和分析后注意事项、特殊操作模式的处理。

标准化操作程序包括实验的所有重要信息及技术说明，供实际操作中遵照执行。每个操作程序可能包括以上全部，也可能只包括部分内容，就具体情况而定。

（三）生物参考区间

定期评估生物参考区间。当怀疑生物参考区间对参考人群不再适用时，需进行调查研究，必要时采取纠正措施。更改检验程序或检验前程序时，也应对生物参考区间进行评审。

（四）测量准确性

溯源性是通过一条具有规定不确定度的不间断的比较链，使测量结果或测量标准的值能够与规定的参考标准通常是与国家或国际标准联系起来的特性。

然而临床检测，尤其是临床微生物检测能够溯源的项目极为有限，必须通过其他方式保证结果的准确性，如参加适当的能力验证或实验室间比对，证实测量结果的准确性。

能力验证（PT）或实验室间比对计划是由外部机构向实验室发放"未知"标本，根据检测结果评价参加实验室的检测质量。其目的是：①与其他实验室比较结果。②发现错误的检验技术。③认识特殊的病原体或实验结果。值得注意的是，应将所有能力验证或实验室间比对计划的标本纳入常规工作，由常规工作人员采用与患者标本相同的方法、检测次数、鉴定水平亦与患者标本一致。因此，能力验证或实验室间比对计划可作为评价实验室质量的依据。满意的结果提示实验室的人员、试剂、培养基、设备状态良好。

（五）内部质量控制体系

内部质量控制或称室内质量控制体系，是实验室检验结果持续满足预期质量标准的保证。主要内容包括：质量控制计划；试剂、培养基、设备的质控程序；参加能力验证或实验室间比对计划，使每位工作人员都有机会操作；检测自制"盲样"；定期学习以掌握不常见微生物的实际操作，复习实验室制定的质量保证计划并及时更新知识。

室内质控物质的检测方法、检测次数、操作者必须与患者标本一致，质控频率遵循有关标准，满足仪器和（或）检测系统制造商的要求，并规范实施。缺乏合适的校准和质控物质的项目时，应有程序验证患者结果的准确性。出现室内质控失控时，立即报告主管或实验室负责人，并记录所采取的纠正措施。经评估，室内质控结果在可接受范围时，才可发送患者检测报告。

此外，应有措施及时发现并纠正重大的文字错误、实验错误以及可能影响患者处理的异常检测结果。

（六）标本质量评估

标本质量评估指标包括标本量（如足够的脑脊液量，以接种多种培养基；合格的血量，以提高血培养阳性率）；标本采集次数（多次采集大便标本可提高腹泻致病菌检测阳性率）；标本的质量（如痰液显微镜检查白细胞、上皮细胞数量，评价痰液质量）；血液、体液、尿标本等的污染率。

第三节　检验后质量保证

检验后程序，也叫分析后期，指检验后的全部过程，包括结果的系统性评审、报告的规范格式与解释、报告的发送、标本的储存、废弃物的处理等。应重视检验报告的流程与规范，如报告格式，异常结果的标注、电话报告结果、报告时效、报告修正等。

一、检验结果的评审与报告

微生物检验结果的质量和医学价值依赖于报告的准确性和及时性，经与临床讨论建立检测（如体液涂片、抗酸杆菌涂片，培养）重要指标及其"警告/危急"范围、标本周转时间。标本周转时间尽可能从标本采集开始到结果用于患者诊疗。必要时，及时发送分级报告，如标本直接涂片或湿片直接镜检、培养皿的判读结果等。

发送患者结果前，评估室内质控结果在可接受范围内，最好再对检验结果进行系统性评审，评价其与已获得的患者相关临床信息的符合性。

当某些对患者处理具有重要意义的实验结果达到危急值时，立即通知临床医师或相关人员。操作者应熟悉其工作范围内的危急值项目、判断标准及处理程序。危急值报告记录包括患者信息、检测日期、时间、检测结果、报告者及报告接受者姓名。应记录危急值未及时通知相关人员的事件及原因。

检验结果报告应清晰易懂，表述正确，内容包括：清晰明确的检验标识，适当时还包括测量方法；实验室的名称、地址和（或）标识；患者的唯一性标识和地点，如可能，注明报告的送达地；检验申请者姓名或其他唯一性标识和申请者地址；标本采集日期和时间，实验室接收标本时间；报告日期和时间，如果没有在报告中注明，应可以随时查到；标本来源；结果报告单位；生物参考区间（如适用）；结果的解释（如需要）；检验者标识。如果标本不适于检验，或可能影响检验结果，应在报告中说明。所有记录根据相关规定保存一定时间。

当发现已发送检验报告的错误时，应进行更改，记录改动内容、日期、时间及责任人。经改动后，原内容应清晰可辨。保存时应清楚标明其被修改。已用于临床决策的检验结果的修改，应与原报告一同保存，并清楚标明其被修改。

二、标本的处置

检验后的标本、污染培养基等感染性废弃物尽可能以减少处理者危害的方式丢弃。最好在实验室内消毒或去污染，并做好标记。如果在处理前运送，应置坚硬、防渗漏容器；检验申请单及标本检验过程应记录并保存。记录内容包括患者姓名或识别码，采集标本的日期和时间，实验室收到标本的日期和时间，检验项目，申请者。

第二十六章　卫生微生物学检验

知识要点

1. 掌握水样的采集、保存及运送方法。
2. 熟悉水的细菌总数、总大肠菌群及粪肠球菌的检验方法。
3. 掌握食品样品的采集及处理方法。
4. 熟悉食品细菌总数、总大肠菌群及细菌性食物中毒的检验方法。
5. 熟悉空气中微生物检验的主要方法。
6. 熟悉化妆品样品的采集及处理方法。
7. 了解化妆品样品的检验方法。

　　卫生微生物检验的对象既包括病原微生物，也包括非致病菌和条件致病菌。标本的来源不局限于人体，也来源于空气、水、食品等。要测定微生物的有无、种类、数量、毒力等，必须有正确的采样方法、样品处理方法和可靠、快速敏捷的检测方法。样品中的病原微生物常因数量较少而难以检出，即使检出结果为阴性，也不能保证无病原微生物存在；同时检出手续也很复杂。所以在实际工作中常借用检查样品中有无"指示菌"存在及其数量多少来判定饮用水、食品、饮料等是否被污染以及污染程度等情况。

　　指示菌（指标菌）是指在常规卫生监测中，用以指示样品卫生状况及安全性的指示性微生物。卫生指示菌有三类，即一般卫生指示菌、粪便污染指示菌和其他指示菌。

　　一般卫生状况指示菌是评价被检样品的一般卫生质量、污染程度以及安全性，最常用的是菌落总数、霉菌和酵母菌数。粪便污染指示菌类别有：①大肠杆菌和大肠菌群，包括：大肠杆菌、大肠菌群（总大肠菌群）和耐热大肠菌群（粪大肠菌群）。②肠球菌。③亚硫酸盐还原梭菌。常用致病菌指示菌有六种：金黄色葡萄球菌、铜绿假单胞菌、沙门菌、志贺氏菌、链球菌和破伤风梭菌。

第一节　水的卫生细菌学检验

　　水是人类赖以生存的重要因素之一。水中含有大量的微生物，在一定条件下，水可成为感染性疾病的重要传播途径。检测水中的细菌具有十分重要的卫生学意义。水的卫生细菌学检验主要包括细菌总数、总大肠菌群及粪肠球菌检测。

细菌总数是指每克（每毫升）检样在一定条件下（培养基成分、温度、时间、pH值、需氧性质等）培养后，得到1ml检样所含的细菌菌落总数。菌落总数的测定是以检样中的细菌细胞和琼脂混合后，每个细菌细胞都能形成一个可见的菌落的假定为基础的。所得结果只包括一群能在普通营养琼脂中发育、嗜中温的需氧或兼性厌氧的细菌菌落总数。因检验过程中采用35℃需氧培养，不能测出检样中实际的总活菌数，如厌氧菌、嗜冷菌及有特殊营养需要的细菌在此条件下不能生长。

总大肠菌群系指需氧或兼性厌氧、在37℃24小时内能发酵乳糖产酸产气的革兰阴性无芽孢杆菌。由于经水传播的疾病主要为肠道传染病，而大肠菌群主要来源于人畜粪便，故以肠道中的细菌作为水被粪便污染的指标，来评价水的卫生质量较为合理。大肠菌群数系指一升水中所含大肠菌群的数目，也即总大肠菌群数。我国生活饮用水卫生标准中规定大肠菌群数1升水中不超过3个。

粪肠球菌是温血动物肠道内的正常菌丛。粪肠球菌中，动物来源占很大比例，故水源中查到粪肠球菌不一定是人体粪便的污染。一般用粪大肠杆菌与粪肠球菌之比（FC/FS）作为判断粪便污染来源的指标。FC/FS比值大于4.1可认为污染来源于人体粪便，小于0.7则来源于动物的粪便。

我国各种用途水质的标准（见表26-1）

表26-1　各种用途的水质标准

标准名称及标准编号	项目	标准值
生活饮用水卫生标准 GB5749-85	细菌总数（个/ml）	≤100
	总大肠菌群（个/L）	≤3
生活饮用水源水质标准 CJ3020-93	总大肠菌群（个/L）	一级≤1000
		二级≤10000
地表水环境质量标准 GB3838-2002	粪大肠菌群（个/L）	Ⅰ≤200　　Ⅱ≤2000　　Ⅲ≤10000
		Ⅳ≤20000　　Ⅴ≤40000
地下水质量标准 GB/T14848-93	细菌总数（个/ml）	Ⅰ～Ⅲ≤100　　Ⅳ≤1000　　Ⅴ>1000
	总大肠菌群（个/L）	Ⅰ～Ⅲ≤3　　Ⅳ≤100　　Ⅴ>100
景观娱乐用水水质标准 GB12941-91	总大肠菌群（个/L）	A类≤10000
	粪大肠菌群（个/L）	A类≤2000
农业灌溉水质标准 GB5084-92	粪大肠菌群（个/L）	≤10000
渔业水质标准 GB11607-89	总大肠菌群（个/L）	≤5000
		≤500（贝类养殖水质）
海水水质标准 GB3097-1997	总大肠菌群（个/L）	≤10000
		≤700（贝类养殖水质）

一、水样的采集、保存与运送

1. 供卫生细菌学检验用的水样瓶采集前必须进行灭菌，并需保证在运装、保存过程中不受污染。

2. 在采自来水水样时，先用乙醇灯将水龙头消毒，然后将水龙头完全打开，放水5～10分钟，以排除管道内的贮水后再采水样。经常用水的水龙头放水1～3分钟即可采集水样。

3. 取井水和江、河、湖、水库等地面水源的水样时，应选择有代表性的地点及水质可疑的地方，一般应在距水面10～15cm深处取样。

4. 收集含余氯的水样时，应按每500ml水样加入1.5%硫代硫酸钠溶液2ml至水样瓶的空瓶中，然后在101.33 kPa 20分钟高压灭菌，其作用是中和水样中的余氯，终止余氯的杀菌作用，保证实验结果的准确可靠。

5. 采样时，所采的水量为采样瓶容量的80%左右，以便在检验时可充分摇动水样。

6. 采得水样后应立即记录水样名称、采样地点、采样时间等项目，并应从速检验，不能久放，一般从采集到检验不应超过2小时，如条件许可，应放在冰箱中保存，但也不应超过4小时。

二、细菌总数的检验

（一）生活饮用水的细菌总数检验

将水样用力振摇20～25次，以分散可能存在的细菌凝团。以无菌操作法吸取1ml充分摇匀的水样，注入无菌平皿中，倾注约15ml已融化并冷却至45℃左右的营养琼脂于上述平皿中，并立即旋转平皿，使水样与琼脂充分混匀。每个水样应同时做二个平板，每次检验时另用一个平皿只倾注营养琼脂作空白对照。待平板内琼脂冷却凝固后，翻转平板，使底面向上，置37℃培养24小时后取出，计算平板内菌落数目，二个平板中平均菌落数即为1ml水样中的细菌总数。

（二）水源水的细菌总数检验

以无菌操作法吸取10ml充分混匀的水样，注入盛有90ml灭菌水的玻璃瓶中，混匀成1:10稀释液。吸取1:10稀释液1ml注入盛有9ml灭菌水试管中，混匀成1:100稀释液。按同法依次稀释成1:1000、1:10000稀释液等备用。吸取不同浓度的稀释液时，每次必须更换吸管。用1ml无菌吸管吸取2～3个适当浓度的稀释液1ml，分别注入无菌平皿中。以下操作步骤同生活饮用水的检验方法。

（三）菌落计数及报告方法

作平板菌落计数时，可用肉眼观察，必要时用放大镜检查，以防遗漏。在记下各平板上的菌落数后，应求出同一稀释度的平均菌落数，供下一步计算时应用。在求同一稀释度的平均数时，若其中一个平板有较大片状菌落生长时，则不宜采用，而应以无片状菌落生长的平板作为该稀释度的平均菌落数。若片状菌落不到平板的一半，而其余一半中菌落数分布又很均匀，则可数此一半平板上的细菌菌落数乘以 2 代表全平板菌落数，然后再求该稀释度的平均菌落数。

各种不同情况下的计算方法：

1. 首先选择平均菌落在 30~300 之间者进行计算，当只有一个稀释度的平均菌落数符合此范围时，则即以该平均菌落数乘其稀释倍数报告之（见表 26-2 例 1）。

2. 若有两个稀释度，其平均菌落数在 30~300 之间，则应按两者菌落数总数之比值来决定。若其比值小于 2，应报告两个数的平均数，若大于 2 则报告其中较少的菌落总数（见表 26-2 例 2 及例 3）。

3. 若所有稀释度的平均菌落数均大于 300，则应按稀释度最高的平均菌落数乘以稀释倍数报告之（见表 26-2 例 4）。

4. 若所有稀释度的平均菌落数均不在 30~300 之间，则以最接近 300 或 30 的平均菌落数乘以稀释倍数报告之（见表 26-2 例 6）。

5. 菌落计数的报告　菌落数在 100 以内时按实际数报告，大于 100 时，采用二位有效数字，在二位有效数字后面的数值，以四舍五入方法计算，为了缩短数字后面的零数，也可用 10 的指数来表示（见表"报告方式"栏）。在报告菌落数为"无法计数"时，应注明水样的稀释倍数。

表 26-2　菌落数的报告方式

项目 例次	各稀疏度平均菌落数			两稀释度 菌落之比	菌落总数 （CFU）	报告方式 （CFU）
	10^{-1}	10^{-2}	10^{-3}			
1	1，365	164	20	–	16，400	1.6×10^4
2	2，760	295	46	1.6	37，750	3.8×10^4
3	2，890	271	60	2.2	27，100	2.7×10^4
4	不可计	4，650	510	–	313，000	3.1×10^5
5	27	11	5		270	2.7×10^2
6	不可计	305	12	–	30，500	3.1×10^4

三、大肠菌群的检验

检测大肠菌群的方法有发酵法和膜滤法两种，其中多管发酵法是标准分析法，为我国大多数卫生单位和水厂所使用。它包括初发酵试验、平板分离和复发酵试验三个部分。

（一）多管发酵法

多管发酵法是根据大肠菌群能发酵乳糖而产酸产气的特性进行检验的。此法适用于各种水样，为一般实验室常用的方法。水中总大肠菌群数系指 100ml 水样中污染的总大肠菌群最有可能数（MPN）。

1. 生活饮用水中大肠菌群数检验

按下列 3 个步骤进行检验：

（1）初步发酵实验　在二个各装有已灭菌 50ml 三倍浓缩乳糖蛋白胨培养液的大试管或烧瓶中（内有倒管），以无菌操作各加入水样 100ml，在 10 支装有已灭菌 5ml 三倍浓缩乳糖蛋白胨培养液的试管中（内有倒管），以无菌操作各加入水样 10ml。混合后置于 37℃恒温箱中培养 24 小时。

（2）平板分离　经培养 24 小时后，将产酸产气及只产酸不产气的发酵管分别接种于品红亚硫酸钠培养基或伊红美蓝培养基上，再置于 37℃恒温箱内培养 18～24 小时，挑选符合下列特征的菌落，取菌落的一小部分进行涂片、革兰染色、镜检。

品红亚硫酸培养基上的菌落：

紫红色，具有金属光泽的菌落。

深红色，不带或略带金属光泽的菌落。

淡红色，中心色较深的菌落。

伊红美蓝培养基上的菌落：

紫红色，具有金属光泽的菌落。

紫黑色，不带或略带金属光泽的菌落。

淡紫红色，中心色较深的菌落。

（3）复发酵实验　上述涂片镜检如为革兰阴性无芽孢杆菌，则挑取该菌落的另一部分再接种于普通浓度乳糖蛋白胨培养液中（内有倒管），每管可接种分离自同一初发酵管的最典型的菌落 1～3 个，然后置于 37℃恒温箱中培养 24 小时，有产酸产气者（不论导管内气体多少皆作为产气论），即证实有大肠菌群存在。

根据证实有大肠菌群存在的阳性管（瓶）数查表 26－3，报告每升水样中的大肠菌群数。

表 26－3　大肠菌群数检数表

10ml 水量的阳性管数	100ml 水量的阳性管数		
	0	1	2
	MPN	MPN	MPN
0	<3	4	11
1	3	8	18
2	7	13	27
3	11	18	38
4	14	24	52
5	18	30	70
6	22	36	92
7	27	43	120
8	31	51	161
9	36	60	230
10	40	69	大于或等于230

2. 水源水中大肠菌群检验

（1）将水样作 1∶10 及 1∶100 稀释。

（2）分别吸取 1ml 1∶100 稀释水样、1ml 1∶10 稀释水样及 1ml 原水样，分别注入装有 10ml 普通浓度乳糖蛋白胨培养液的试管中（内有倒管）。另取 10ml 原水样，注入装有 5ml 三倍浓缩乳糖蛋白胨培养液的试管中（内有倒管）。如为较清洁水样，可再取 100ml 原水样注入装有 50ml 三倍浓缩乳糖蛋白胨培养液的大试管或烧瓶中（内有倒管）。以下的检验步骤同上述生活饮用水的检验方法。

（3）根据证实有大肠菌群存在的阳性管（瓶）数查表 26-4 和表 26-5，报告每升水样中的大肠菌群数。

表 26-4　大肠菌群数检数表

接种水样量（ml）				每升水样中
10	1	0.1	0.01	大肠菌群数
−	−	−	−	<90
−	−	−	+	90
−	−	+	−	90
−	+	−	−	95
−	−	+	+	180
−	+	−	+	190
−	+	+	−	220
+	−	−	−	230
−	+	+	+	280
+	−	−	+	920
+	−	+	−	940
+	−	+	+	1800
+	+	−	−	2300
+	+	−	+	9600
+	+	+	−	23800
+	+	+	+	大于或等于 23800

注：接种水样总量 11.11ml，其中 10ml、1ml、0.1ml、0.01ml 各一份。

表 26-5　大肠菌群数检数表

接种水样量（ml）				每升水样中
100	10	1	0.1	大肠菌群数
−	−	−	−	<9
−	−	−	+	9
−	−	+	−	9
−	+	−	−	9.5
−	−	+	+	18

续表

接种水样量（ml）				每升水样中
100	10	1	0.1	大肠菌群数
−	+	−	+	19
−	+	+	−	22
+	−	−	−	23
−	+	+	+	28
+	−	−	+	92
+	−	+	−	94
+	−	+	+	180
+	+	−	−	230
+	+	−	+	960
+	+	+	−	2380
+	+	+	+	大于或等于 2380

注：接种水样总量 111.1ml，其中 100ml、10ml、1ml、0.1ml 各一份。

（二）滤膜法

滤膜为微孔薄膜。将水样注入已灭菌的放有滤膜的滤器中，经过抽滤，细菌即被截留在膜上，然后将滤膜贴于品红亚硫酸钠培养基上进行培养。因大肠菌群细菌发酵乳糖，可在滤膜上出现紫红色具有金属光泽的菌落，计数和鉴定滤膜上生长的大肠菌群菌落，计算出每一升水样中含有的大肠菌群数。本法适用于杂质较少的水样。

1. 准备工作

（1）滤膜鉴定实验　用滤膜过滤已知大肠菌群悬液，过滤后，将滤膜贴于品红亚硫酸培养基上，经37℃培养16～18小时，滤膜上应生长出具有上述大肠菌群典型特征的菌落。随即以上述已过滤的滤液，按种于乳糖蛋白胨液，经37℃培养24小时，应无产酸产气现象，即证实滤膜能把大肠菌群全部截留在滤膜上。滤膜经过鉴定，符合以上要求时才能使用。

（2）滤膜灭菌　将滤膜放入烧杯中，加入蒸馏水，置于沸水浴中煮沸灭菌3次，每次15分钟。前两次煮沸后需换水洗涤2～3次，以除去滤膜制作过程中的残留物。

（3）滤器灭菌　101.33 kPa 高压蒸汽灭菌20分钟。也可用点燃的乙醇棉球，火焰灭菌。

2. 过滤水样

（1）用无菌镊子夹取灭菌滤膜边缘部分，将粗糙面向上，贴放于已灭菌的滤床上，稳妥地固定好滤器，将333ml水样注入滤器中，加盖，打开滤器阀门，在负0.5大气压下进行抽滤。

（2）水样滤完后，再抽气约5秒钟，关上滤器阀门，取下滤器，用灭菌镊子夹取滤膜边缘部分，移放在品红亚硫酸钠培养基，滤膜截留细菌面向上与培养基完全贴紧，两者间不得留有气泡，然后将平板倒置，放入 37℃ 恒温箱内培养 16~18 小时。

3. 观察结果

（1）挑选符合下列特征菌落进行涂片，革兰染色，镜检。

紫红色，具有金属光泽的菌落。

深红色，不带或略带金属光泽的菌落。

淡红色，中心颜色较深的菌落。

（2）凡革兰染色系阴性无芽孢杆菌，再接种乳糖蛋白胨半固体培养基（接种前应将此培养基放入水浴中煮沸排气，待冷却凝固后方能使用），经 37℃ 培养 6~8 小时，产气者，则判定为大肠菌群阳性（如不采用半固体培养基，也可改用乳糖蛋白胨培养液）。

（3）一升水样中大肠菌群数等于滤膜上生长的大肠菌群菌落总数乘以 3。滤膜上生长的菌落一般以不超过 60 个为宜，否则过于稠密难以准确计数。

计算滤膜上生长的总大肠菌群数，以 100ml 水样中大肠菌群数报告（CPU/100）。

总大肠菌群数（CPU/100）= 数出的大肠菌群菌落 ×100/过滤的水样体积

四、粪肠球菌的检验

（一）多管发酵法

分为推测实验和证实实验两步进行。

1. 推测实验　将水样充分混匀后，根据水样被污染的不同程度，接种 3 个不同量的水样（10ml、1ml、0.1ml）于三料叠氮钠葡萄糖肉汤内。每一不同剂量水样分别接种 5 管，共 15 管。混匀后置于 35℃ 恒温箱培养 24~48 小时。培养箱出现产酸和混浊，则移种至单料叠氮钠葡萄糖肉汤中，置于 44℃~45℃ 恒温箱培养 18 小时，如培养液出现混浊则预测实验阳性，进一步做证实试验。

2. 证实实验　将推测实验阳性的培养液接种三环至乙基紫叠氮钠培养液中，置于 35℃ 恒温箱培养 24 小时。培养管有明显混浊或管底出现紫色纽扣样沉淀物者即有粪肠球菌生长。根据证实实验阳性的管数，查最近似值表 26 - 6，即可求得 100ml 水样中粪肠球菌数。

表 26 - 6　最可能数（MPN）表

出现阳性份数			每 100ml 水样中细菌数的最可能数	95% 可信限值		出现阳性份数			每 100ml 水样中细菌数的最可能数	95% 可信限值	
10ml 管	1ml 管	0.1ml 管		下限	上限	10ml 管	1ml 管	0.1ml 管		下限	上限
0	0	0	<2			4	2	1	26	9	78
0	0	1	2	<0.5	7	4	3	0	27	9	80
0	1	0	2	<0.5	7	4	3	1	33	11	93
0	2	0	4	<0.5	11	4	4	0	34	12	93

续表

出现阳性份数			每100ml水样中细菌数的最可能数	95%可信限值		出现阳性份数			每100ml水样中细菌数的最可能数	95%可信限值	
10ml管	1ml管	0.1ml管		下限	上限	10ml管	1ml管	0.1ml管		下限	上限
1	0	0	2	<0.5	7	5	0	0	23	7	70
1	0	1	4	<0.5	11	5	0	1	34	11	89
1	1	0	4	<0.5	15	5	0	2	43	15	110
1	1	1	6	<0.5	15	5	1	0	33	11	93
1	2	0	6	<0.5	15	5	1	1	46	16	120
2	0	0	5	<0.5	13	5	1	2	63	21	150
2	0	1	7	1	17	5	2	0	49	17	130
2	1	0	7	1	17	5	2	1	70	23	170
2	1	1	9	2	21	5	2	2	94	28	220
2	2	0	9	2	21	5	3	0	79	25	190
2	3	0	12	3	28	5	3	1	110	31	250
0	0	0	8	1	19	5	3	2	140	37	310
3	0	1	11	2	25	5	3	3	180	44	500
3	0	0	11	2	25	5	4	0	130	35	300
3	1	1	14	4	34	5	4	1	170	43	190
3	1	1	14	4	34	5	4	2	220	57	700
3	2	1	17	5	46	5	4	3	280	90	850
3	3	0	17	5	46	5	4	4	350	120	1000
4	0	0	13	3	31	5	5	0	240	68	750
4	0	1	17	5	46	5	5	1	350	120	1000
4	1	0	17	5	46	5	5	2	540	180	1400
4	1	1	21	7	63	5	5	3	920	300	3200
4	1	2	26	9	78	5	5	4	1600	640	5800
4	2	0	22	7	67	5	5	5	≥2400		

（二）滤膜法

1. 推测实验 此实验将被截留在滤膜上的细菌，贴附于含有抑制革兰阴性菌药物的琼脂平板上，此琼脂平板还含有 2，3，5－氯化三苯四氮唑（TTC），TTC 能被粪肠球菌还原为红色，因此起选择和鉴别作用。

取水样 100ml 经滤膜过滤。将滤膜放置于 KF 链球菌琼脂平板上。现置 35℃恒温箱培养 4 小时，再于 44℃～45℃恒温箱培养 48 小时。出现红色或栗红色菌落可推测粪肠球菌阳性。对阳性菌落进行计数，求出 100ml 水样中粪肠球菌数。

2. 证实实验 其原理是将推测实验阳性的菌落转种于 Meads 平板上，此平板为利用粪肠球菌能还原 TTC 形成红色，以及可发酵山梨醇并分解酪氨酸而出现特异的菌落，以此来检测粪肠球菌。

将含有推测试验为阳性的菌落的滤膜取下。将滤膜的菌落面向下，轻轻放在 Meads 平板上，印下菌落，达到转种目的，然后除去滤膜，将平板置 35℃ 培养 18 小时，出现栗色周围有透明带的菌落，即可证实粪肠球菌阳性。

第二节　食品的微生物学检验

食品营养丰富易于微生物的生长。在食品的生产加工、运输及储存过程中，易受微生物的污染，导致其变质而成为不符合卫生要求的食品。食品的变质可分为腐败和酸败。腐败是指食品中的蛋白质被微生物分解引起的变质败坏。酸败是指食品中的脂肪或碳水化合物被微生物分解引起的变质败坏。食品变质会导致其色、香、味及其成分明显变化，不能食用。因此，加强食品的卫生微生物检验具有十分重要的意义，为食品监测必不可少的重要组成部分。

食品微生物指标有菌落总数、大肠菌群和致病菌三项。

一、各类食品微生物检样样品的采集

（一）肉与肉制品样品的采集

1. 样品的采取　①生肉及脏器检样：如是屠宰场后的畜肉，可于开腔后，用无菌刀采取两腿内侧肌肉各 50g（或劈半后采取两侧背最长肌肉各 50g）；如是冷藏或销售的生肉，可用无菌刀取腿肉或其他部位的肌肉 100g。检样采取后放入无菌容器内，立即送检；如条件不许可时，最好不超过 3 小时。送检时应注意冷藏，不得加入任何防腐剂。检样送往化验室应立即检验或放置冰箱暂存。②禽类（包括家禽和野禽）：鲜、冻家禽采取整只，放无菌容器内；带毛野禽可放清洁容器内，立即送检，以下处理要求同上述生肉。③各类熟肉制品：包括酱卤肉、淆肉、方火腿、熟灌肠、熏烤肉、肉松、肉脯、肉干等，一般采取 200g，熟禽采取整只，均放无菌容器内，立即送检，以下处理要求同上述生肉。④腊肠、香肚等生灌肠：采取整根、整只，小型的可采数根、数只，其总量不少于 250g。

2. 棉拭采样法和检样处理　检验肉禽及其制品受污染的程度，一般可用板孔 5cm^2 的金属制规板，压在受检物上，将无菌棉拭稍沾湿，在板孔 5cm^2 的范围内揩抹多次，然后将板孔规板移压另一点，用另一棉拭揩抹，如此共移压揩抹 10 次，总面积 50cm^2，共用 10 只棉拭。每支棉拭在揩抹完毕后应立即剪断或烧断，再投入盛有 50ml 灭菌水的三角烧瓶或大试管中，立即送检。检验时先充分振摇吸取瓶、管中的液体，作为原液，再按要求作 10 倍递增稀释。

检验致病菌，不必用规板，在可疑部位用棉拭揩抹即可。

（二）乳与乳制品样品的采集

1. 散装或大型包装的乳品　用灭菌刀、勺取样，在移采另一件样品前，刀、勺先清洗灭菌。采样时应注意部位的代表性。每件样品数量不少于 200g，放入灭菌容器内及时送检。鲜乳一般不应超过 3 小时，在气温较高或路途较远的情况下应进行冷藏，不得使用任何防腐剂。

2. 小型包装的乳品　应采取整件包装，采样时应注意包装的完整。各种小型包装和乳与乳制品，每件样品量为：生奶 1 瓶或 1 包；消毒奶 1 瓶或 1 包；奶粉 1 瓶或 1 包（大包装者 200g）；奶油 1 块（113g）；酸奶 1 瓶或 1 罐；炼乳 1 瓶或 1 罐；奶酪（干酪）1 个。

对成批产品进行质量鉴定时，其采样数每批以千分之一计算，不足千件者抽取 1 件。

二、食品中细菌总数的检验

基本操作程序包括：样品的稀释→倾注平皿→培养 48 小时→计数报告。

（一）样品的处理和稀释

1. 操作方法　以无菌操作取检样 25g（或 25ml），放于 225ml 灭菌生理盐水或其他稀释液的灭菌玻璃瓶内（瓶内预置适当数量的玻璃珠）或灭菌乳钵内，经充分振摇或研磨制成 1∶10 的均匀稀释液。

固体检样在加入稀释液后，最好置灭菌均质器中以 8000 ~ 10000rpm/min 的速度处理 1 分钟，制成 1∶10 的均匀稀释液。

用 1ml 灭菌吸管吸取 1∶10 稀释液 1ml，沿管壁徐徐注入含有 9ml 灭菌生理盐水或其他稀释液的试管内，振摇试管混合均匀，制成 1∶100 的稀释液。

另取 1ml 灭菌吸管，按上项操作顺序，制 10 倍递增稀释液，如此每递增稀释一次即换用 1 支 1ml 灭菌吸管。

2. 样品稀释误差　为减少样品稀释误差，在连续递增稀释时，每一稀释液应充分振摇，使其均匀，同时每一稀释度应更换一支吸管。

在进行连续稀释时，应将吸管内液体沿管壁流入，勿使吸管尖端伸入稀释液内，以免吸管外部黏附的检液溶于其内。

为减少稀释误差，SN 标准采用取 10ml 稀释液，注入 90ml 缓冲液中。

3. 稀释液　样品稀释液主要是灭菌生理盐水，有的采用磷酸盐缓冲液（或 0.1% 蛋白胨水），后者对食品已受损伤的细菌细胞有一定的保护作用。如对含盐量较高的食品（如酱油）进行稀释，可以采用灭菌蒸馏水。

（二）倾注培养

1. 根据标准要求或对污染情况的估计，选择 2 ~ 3 个适宜稀释度，分别在制 10 倍递增稀释的同时，以吸取该稀释度的吸管移取1ml稀释液于灭菌平皿中，每个稀释度做两个平皿。

2. 将凉至46℃营养琼脂培养基注入平皿约15ml，并转动平皿，混合均匀。同时将营养琼脂培养基倾入加有1ml稀释液（不含样品）的灭菌平皿内作空白对照。

3. 待琼脂凝固后，翻转平板，置（36±1)℃温箱内培养48±2小时，取出计算平板内菌落数目，乘以稀释倍数，即得每克（每毫升）样品所含菌落总数。

（三）计数和报告

1. 培养到时间后，计数每个平板上的菌落数。可用肉眼观察，必要时用放大镜检查，以防遗漏。在记下各平板的菌落总数后，求出同稀释度的各平板平均菌落数，计算原始样品中每克（或每ml）中的菌落数，进行报告。

2. 到达规定培养时间，应立即计数。如果不能立即计数，应将平板放置于0℃～4℃，但不得超过24小时。

3. 计数时应选取菌落数在30～300之间的平板（SN标准要求为25～250个菌落），若有两个稀释度均在30～300之间时，按国家标准方法要求应以二者比值决定，比值小于或等于2取平均数，比值大于2则其较小数字（有的规定不考虑其比值大小，均以平均数报告）。

4. 若所有稀释度均不在计数区间，如均大于300，则取最高稀释度的平均菌落数乘以稀释倍数报告之。如均小于30，则以最低稀释度的平均菌落数乘以稀释倍数报告之。如菌落数有的大于300，有的又小于30，但均不在30～300之间，则应以最接近300或30的平均菌落数乘以稀释倍数报告之。如所有稀释度均无菌落生长，则应按小于1乘以最低稀释倍数报告之。有的规定对上述几种情况计算出的菌落数按估算值报告。

5. 不同稀释度的菌落数应与稀释倍数成反比（同一稀释度的两个平板的菌落数应基本接近），即稀释倍数愈高菌落数愈少，稀释倍数愈低菌落数愈多。如出现逆反现象，则应视为检验中的差错（有的食品有时可能出现逆反现象，如酸性饮料等），不应作为检样计数报告的依据。

6. 当平板上有链状菌落生长时，如呈链状生长的菌落之间无任何明显界限，则应作为一个菌落计，如存在有几条不同来源的链，则每条链均应按一个菌落计算，不要把链上生长的每一个菌落分开计数。如有片状菌落生长，该平板一般不宜采用，如片状菌落不到平板一半，而另一半又分布均匀，则可以半个平板的菌落数乘2代表全平板的菌落数。

7. 当计数平板内的菌落数过多（即所有稀释度均大于300时），但分布很均匀，可取平板的一半或1/4计数。再乘以相应稀释倍数作为该平板的菌落数。

8. 菌落数的报告，按国家标准方法规定菌落数在1～100时，按实有数字报告，如大于100时，则报告前面两位有效数字，第三位数按四舍五入计算。固体检样以克（g）为单位报告，液体检样以毫升（ml）为单位报告，表面涂擦则以平方厘米（cm^2）报告。

稀释度选择、菌落计数及报告方式见表 26 – 7。

表 26 – 7 菌落数的报告方式

项目 例次	各稀疏度平均菌落数			两稀释度 菌落之比	菌落总数 （CFU）	报告方式 （CFU）
	10^{-1}	10^{-2}	10^{-3}			
1	1，365	164	20	–	16，400	1.6×10^4
2	2，760	295	46	1.6	37，750	3.8×10^4
3	2，890	271	60	2.2	27，100	2.7×10^4
4	不可计	4，650	510		313000	3.1×10^5
5	27	11	5	–	270	2.7×10^2
6	0	0	0	—	<10	<10
7	不可计	305	12		30，500	3.1×10^4

三、食品中大肠菌群数的检验

食品中大肠菌群数系以每 100g（或 ml）检样内大肠菌群最近似数（简称 MPN）表示。操作步骤如下：

1. 采样及稀释 ①以无菌操作将检样 25g（或 25ml）放于含有 225ml 灭菌生理盐水或其他稀释液的灭菌玻璃瓶内（瓶内预置适当数量的玻璃珠）或灭菌乳钵内，经充分振摇或研磨做成 1 : 10 的均匀稀释液。固体检样最好用无菌均质器，以 800r/min ~ 1000rpm/min 的速度处理 1 分钟，做成 1 : 10 的稀释液。②用 1ml 灭菌吸管吸取 1 : 10 稀释液 1ml，注入含有 9ml 灭菌生理盐水或其他稀释液的试管内，振摇混匀，做成 1 : 100 的稀释液，换用 1 支 1ml 灭菌吸管，按上述操作依次作 10 倍递增稀释液。③根据食品卫生要求或对检验样品污染情况的估计接种 3 管，也可直接用样品接种。

2. 乳糖初发酵试验 即通常所说的假定试验。其目的在于检查样品中有无发酵乳糖产生气体的细菌。

将待检样品接种于乳糖胆盐发酵管内，接种量在 1ml 以上者，用双料乳糖胆盐发酵管 1ml 及 1ml 以下者，用单料乳糖发酵管。每一个稀释度接种 3 管，置（36 ± 1）℃ 培养箱内，培养（24 ± 2）小时，若所有乳糖胆盐发酵管都不产气，则可报告为大肠菌群阴性，如有产生者，则按下列程序进行。

3. 分离培养 将产气的发酵管分别转种在伊红美蓝琼脂板或麦康凯琼脂平板上，置（36 ± 1）℃ 温箱内，培养 18 ~ 24 小时，然后取出，观察菌落形态并作革兰氏染色镜检和复发酵试验。

4. 乳糖复发酵试验 即通常所说的证实试验，其目的在于证明从乳糖初发酵管试验呈阳性反应的试管内分离到的革兰阴性无芽孢杆菌，确能发酵乳糖产生气体。

在上述的选择性培养基上，挑取可疑大肠菌群 1 ~ 2 个进行革兰氏染色，同时接种乳糖发酵管，置（36 ± 1）℃ 的温箱内培养（24 ± 2）小时，观察产气情况。

凡乳糖发酵管产气、革兰氏染色为阴性无芽孢杆菌，即报告为大肠杆菌阳性；乳糖发酵管不产气或革兰染色为阳性，则报告为大肠杆菌为阴性。

5. 报告

根据证实为大肠菌群阳性的管数，查 MPN 检索表（见表 26 - 8），报告每 100ml（g）食品中大肠菌群的最可能数（MPN）。

四、粪大肠菌群的检验

（一）卫生学意义

粪大肠菌群又称为耐热大肠菌群，主要是大肠杆菌，但也包括克雷伯菌属等。系一群在 44.5℃培养 24～48 小时能发酵乳糖、产酸产气的需氧和兼性厌氧革兰阴性无芽孢杆菌。

粪大肠菌群测定的卫生学意义：①与大肠菌群相比，粪大肠菌群在人和动物粪便中所占的比例较大，而且在自然界容易死亡。因此，粪大肠菌群的存在表明食品近期内可能直接或间接受到粪便的污染。②作为粪便污染指标评价食品的卫生状况，推断食品中肠道致病菌污染的可能性。③常用做贝类和贝类养殖用水的卫生指标。

（二）检验方法

1. 初发酵 选择适宜的三个连续稀释度的样品匀液。每个稀释度接种 3 管月桂基硫酸盐胰蛋白胨（LST）肉汤，每管接种 1ml（如接种量需要超过 1ml，则用双料 LST 肉汤）。(36±1)℃培养（24±2）小时，检查试管内是否有气泡产生或轻摇试管时是否有密集连续的细小气泡从管底逸出，如未产气则继续培养至（48±2）小时。记录在 24 小时和 48 小时内产气的 LST 肉汤管数。未产气者为粪大肠菌群阴性；对产气者，则进行复发酵试验。

2. 复发酵 用接种环从所有 48±2 小时内发酵产气的 LST 肉汤管中分别取培养物 1 环，移种于已提前预温至 45℃ 的 EC 肉汤管中。将所有接种的 EC 肉汤管放入带盖的(44.5±0.2)℃恒温水浴箱内，水浴的水面应高于肉汤培养基液面，培养（24±2）小时，记录 EC 肉汤管的产气情况。产气管为粪大肠菌群阳性，不产气为粪大肠菌群阴性。

注：EC 肉汤管在接种之前要提前预温至 45℃，因为这个温度是选择性生长的条件之一，如果不提前预温，那些能够在 44.5℃ 以下生长的非粪大肠菌群类细菌在培养基的升温阶段就可能已经生长并发酵乳糖产气了。

3. 结果与报告 证实为粪大肠菌群的阳性管数，查（MPN）表 26 - 8，报告每 100 ml（g）样品中粪大肠菌群 MPN 值。

表 26 - 8　食品中大肠菌群数最可能数（MPN）检索表

阳性管数			MPN	95%可信限	
1ml（g）×3	0.1ml（g）×3	0.01ml（g）×3	100ml（g）	下限	上限
0	0	0	30		
0	0	1	30		
0	0	2	60	<5	90
0	0	3	90		
0	1	0	30		
0	1	1	60		
0	1	2	90	<5	130
0	1	3	120		
0	2	0	60		
0	2	1	90		
0	2	2	120		
0	2	3	160		
0	3	0	90		
0	3	1	130		
0	3	2	160		
0	3	3	190		
1	0	0	40	<5	200
1	0	1	70	10	210
1	0	2	110		
1	0	3	150		
1	1	0	70	10	230
1	1	1	110	30	360
1	1	2	150		
1	1	3	190		
1	2	0	110		
1	2	1	150		
1	2	2	200	30	360
1	2	3	240		
1	3	0	160		
1	3	1	200		
1	3	2	240		
1	3	3	290		
2	0	0	90	30	360
2	0	1	140	70	370
2	0	2	200		
2	0	3	260		

阳性管数			MPN	95% 可信限	
1ml（g）×3	0.1ml（g）×3	0.01ml（g）×3	100ml（g）	下限	上限
2	1	0	150	30	440
2	1	1	200	70	890
2	1	2	270		
2	1	3	340		
2	2	0	210	40	470
2	2	1	280	100	1500
2	2	2	350		
2	2	3	420		
2	3	0	290		
2	3	1	360		
2	3	2	440		
2	3	3	530		
3	0	0	230	40	1200
3	0	1	390	70	1300
3	0	2	640	150	3800
3	0	3	950		
3	1	0	480	70	2100
3	1	1	750	140	2300
3	1	2	1200	300	3800
3	1	3	1600		
3	2	0	930	150	3800
3	2	1	1500	300	4400
3	2	2	2100	350	4700
3	2	3	2900		
3	3	0	2400	360	13000
3	3	1	4600	710	24000
3	3	2	11000	1500	48000
3	3	3	24000		

五、细菌性食物中毒的检验

细菌性食物中毒系指由于进食被细菌或其细菌毒素所污染的食物而引起的急性中毒性疾病。其中前者亦称感染性食物中毒，病原体有沙门菌、副溶血性弧菌（嗜盐菌）、大肠杆菌、变形杆菌等；后者则称毒素性食物中毒，由进食含有葡萄球菌、产气荚膜杆菌及肉毒杆菌等细菌毒素的食物所致。

细菌性食物中毒多发生于炎热的夏季，由于气温高，适合于微生物的生长繁殖。细菌性食物中毒发病急、病程短，不进食者不发病。

根据食物中毒事件流行病学特点和卫生学调查结果，初步确定应进行现场或实验室检验的项目，有针对性地采集现场样品，以便能够明确找到中毒食品。现场采集的样品包括：

（1）可疑食品的剩余部分、半成品和原料。

（2）生产设备上的残留物。

（3）食品加工工具、用具及食品容器、餐饮具、抹布、操作人员双手等接触食品物品的涂抹样。

（4）中毒患者的大便、血液、尿液、呕吐物或洗胃水等。

（5）从业人员粪便、肛拭子、咽拭子、疮脓液等。

（6）其他与食物中毒有关的可疑样品。

（一）各种检样样品采集与处理

（1）可疑食物标本的采集　一般采用灭菌食品夹子或铲子等工具采取剩余食物，采取的标本可置于灭菌采样容器中。固体食物200～500g；液体食物200～500ml。

（2）食品加工用具、容器表面涂抹物等标本的采集　可用灭菌棉签沾取少量灭菌生理盐水涂抹容器内壁，其他用具可涂抹与食品接触的表面，涂抹完毕将棉签置于装有保存液的试管中。

（3）患者呕吐物、洗胃液、粪便标本的采集　可用灭菌棉签或其他工具采取样品，置于灭菌试管或盛有保存液的试管中。呕吐物、洗胃液各50～200g；粪便2ml。采不到粪便的人员可用肛拭采取。

（4）患者血液标本的采集　如果怀疑是沙门菌、致病性大肠杆菌、变形杆菌食物中毒时，在中毒患者急性期（3天以内）和恢复期（2周左右）从肘静脉取血2～3ml注入灭菌试管中；如怀疑是副溶血性弧菌食物中毒时，应在中毒患者1～2天和一周时采血。比较急性期和恢复期的凝集效价是否有明显增高。

（5）尸体标本的采集　死者心血、胆汁和胃肠内容物用灭菌注射器或毛细血管吸取，置灭菌试管中10～20g。

（6）液体、尿液标本的采集　饮料、饮用水等液体样品，定性包装的可整体采取，散装的可置于采样罐（瓶）中。样品采集后，必须立即送检、如条件不允许时，应不超过4小时，夏季送检时应冷藏，但要进行微生物检验的样品不能低温冷冻保存。不得在样品中加入防腐剂。进行理化检验的标本采集时除不需严格遵守无菌操作原则外，采样方法同上。以上采集的样品应开具采样单。样品上应标明样品名称、编号、采样日期等。

（二）检验方法

基本检验程序：检样－处理－增菌培养－分离培养－生化试验－血清学鉴定－报告（具体内容见常见细菌性食物中毒的细菌学检验）。

（三）常见食物中毒的细菌学检验

1. 沙门菌属食物中毒的检验　引起食物中毒的沙门菌有鼠伤寒沙门菌、肠炎沙门菌、猪霍乱沙门菌等，此类菌常污染肉类、鱼、蛋、奶等食物而导致食物中毒。具体检验方法如下：

（1）样品的采集及处理　应采集可疑食品或可疑带菌者的新鲜粪便进行检验。检查带菌者时也可用肛拭取样（经干热灭菌的棉拭先用保存液或增菌液湿润，深入肛内7～10cm处采样），样品若不能及时检验，应将样品放入保存液中，置4℃的冰箱内保存。

（2）增菌培养：①前增菌　经过加工的食品中的沙门菌，由于加工过程中受到损伤而处于濒死状态，故为了分离出食品中的沙门菌必须对加工过的食品进行前增菌，使沙门菌恢复其活力。②增菌：目的是使沙门菌以外的细菌（主要是埃希菌属）受到抑制，而使沙门菌得到一定的增殖，提高沙门菌的检出率。鲜肉、鲜蛋、鲜乳或其他未经加工的食品和原料，不必经过前增菌。

各取上述检样25g（或25ml）加入盛有灭菌生理盐水25ml的三角瓶中，做成均匀样液，取半量接种于100ml氯化镁孔雀绿（MM）增菌液或四硫磺酸钠煌绿（TTB）增菌液内，于42℃培养24小时；另取半量接种于100ml亚硒酸盐胱氨酸增菌液内于（36±1）℃培养18～24小时。增菌培养基的效果应先加以测定，而且还应考虑如果增菌的目标菌是伤寒沙门菌就应以37℃为好，而其他沙门菌则以42℃为好。

（3）分离培养　取增菌液一环，划线接种于沙门菌选择性培养基上，如亚硫酸铋琼脂（BS）、DHL琼脂、HE琼脂、SS琼脂。两种增菌液可同时划线接种在同一个平板上，于（36±1）℃分别培养18～24小时（DHL、HE、SS）或40～48小时（BS），观察各种平板上生长菌落的特征。

（4）生化试验　挑取上述选择性琼脂平板上的可疑菌落，接种三糖铁琼脂斜面（先涂布斜面，后穿至底层），一般应多挑几个菌落，以防遗漏。

在三糖铁琼脂斜面内，只有斜面产酸并同时硫化氢（H_2S）阴性的菌株可以排除，其他反应结果均有沙门菌存在的可能，同时也均有不是沙门菌的可能，因此都需要做几项最低限度的生化试验，必要时做涂片染色镜检。在接种三糖铁琼脂的同时，再接种蛋白胨水（供做靛基质试验）、尿素琼脂（pH7.2）、氰化钾（KCN）培养基和赖氨酸脱羧酶试验培养基及对照培养基各一管，于（36±1）℃培养18～24小时，必要时可延长到48小时。

（5）血清学分型鉴定　采用玻片凝集试验。对于沙门菌，先用A－F群的血清鉴定，后用A－F群外的血清鉴定，以确定O群；确定O群后，再用H因子血清确定菌型。根据O因子血清和H因子血清鉴定的结果确定O抗原和H抗原，最后查沙门菌抗原表，确定菌型。

（6）菌型的判定和结果报告方式　综合以上生化试验和血清学分型鉴定的结果，按照沙门菌属抗原结构表判定菌型并报告结果。

2. 大肠埃希菌食物中毒的检验　引起食物中毒的大肠埃希菌主要是肠产毒性大肠埃希菌、肠致病性大肠埃希菌、肠出血性大肠埃希菌等。中毒食品主要为乳及乳制品、肉类及水产品等。检验方法如下：

（1）增菌培养 ①以无菌操作的方法称取样品 25g，加入 225ml 营养肉汤培养基中，可用灭菌砂在研钵中磨碎或以均质器打碎样品。②取适量接种于乳糖胆盐培养基中，测定大肠菌群 MPN，其余移入 500ml 三角瓶中于 36±1℃ 培养 6 小时。挑取一环，接种于一管 30ml 肠道菌增菌汤中，42℃ 增菌培养 18 小时。

（2）分离培养 将乳糖胆盐发酵阳性管液与增菌液分别划线接种于麦康凯或伊红美兰琼脂平板上于（36±1）℃ 培养 18~24 小时观察菌落，对于污染严重的食品可直接按划线法接种，不经过增菌过程。

（3）生化试验包括：①初筛试验：选取在麦康凯或伊红美兰平板上发酵乳糖或不发酵乳糖的菌落 5 个以上，分别接种于克氏双糖铁、pH7.2 尿素和阿拉伯糖中，经 36C 培养 18~24 小时，弃去 H_2S 阳性或尿素酶阳性或阿拉伯糖阴性的培养物。②复筛试验：把初筛留下的培养物分别接种于缓冲葡萄糖蛋白胨水和 KCN 培养基中，经（36+1）℃ 培养 48 小时，观察生长结果并做 V-P 试验，弃去 V-P 阳性及 KCN 阳性的培养物。③证实试验：致病性大肠埃希氏菌属除氧化酶阴性，革兰氏阴性的特征以外，还有以下特性：葡萄糖产酸+，葡萄糖产气+/-，乳糖产酸+90%，柠檬酸盐-，尿素酶-，KCN-，V-P-，动力+或-，阿拉伯糖+，靛基质+95%；可按这些生化特性进一步证实其是否为致病性大肠埃希氏菌属。

（4）血清学试验 在确定大肠杆菌后，用已知的致病性大肠埃希菌诊断血清，在载玻片上直接与细菌培养物或菌悬液混合，若出现肉眼可见的特异性凝集块，表示该菌即为致病性大肠埃希菌。

用接种环挑取大肠埃希菌依次于数组多价 OK 抗血清做玻片凝集试验，若与某一单价血清呈现凝集反应，可初步确定为相应血清型，再用菌液与 OK 抗血清确定亚型。

如不凝集或凝集微弱，可视为阴性。再挑取另一个菌落，如上法试验，如此检查 5~10 个菌落，若均不凝集，可最终判定为阴性。

（5）结果报告 根据以上生化试验、血清学试验、肠毒素试验和豚鼠角膜试验的结果出报告，如果是产毒大肠埃希氏菌时应有肠毒素试验的结果；如果是侵袭性大肠埃希氏菌应有豚鼠角膜试验和血清学试验的结果。

3. 葡萄球菌食物中毒的检验 葡萄球菌性食物中毒主要是由金黄色葡萄球菌引起，与该菌产生的肠毒素有关，通常是通过患病的动物产品以及患病的食品加工人员及环境因素引起食品污染，如果条件适宜，就有毒素产生，12 小时能产生足以引起中毒的量。这些污染食物被人食用后，则会引起食物中毒。检验步骤如下：

（1）增菌和分离培养 将 25g 检样加于 225ml 灭菌生理盐水中或吸取液体检样 5ml 于 7.5% 氯化钠肉汤 50ml 进行增菌；同时挑取混悬液接种血平板及 Bakd-Rarker 氏培养基；取可疑菌落再接种血琼脂平板做纯培养，然后进行革兰氏染色。

（2）血浆凝固酶试验 吸取 1:4 新鲜兔血浆 0.5ml 于小试管中，再加入培养 24 小时的葡萄球菌肉浸液肉汤培养物 0.5ml 振荡混匀，37℃ 温箱或水浴内每半小时观察一次，观察 6 小时，如呈现凝块即为阳性，同时以已知阳性和阴性葡萄球菌株及肉浸液肉汤作为对照。

病原性葡萄球菌多数产生血浆凝固酶,非病原性的一般不产生。因此,该法是判定葡萄球菌有无致病性的重要指标。

(3) 肠毒素的测定　　可用检样稀释液直接做动物试验或按以下方法将分离菌株培养制备肠毒素。注射前应先喂给幼猫少量的食物,以便观察反应。取上清液按幼猫体重每100g 1ml 的剂量腹腔注射或加大2~3倍量口服。然后仔细观察,一般0.5~2小时内幼猫发生呕吐、腹泻、体温上升、畏寒等症状,经4~5小时后逐渐恢复。同时实验时用未接种菌的培养基做同样处理的阴性对照。

也可用血清学反应检测标本中的细菌或肠毒素。血清学反应不仅简便快捷,而且能对毒素做出最后定型。

(4) 噬菌体分型试验

链球菌、变形杆菌、副溶血性弧菌、产气荚膜梭菌等引起的食物中毒的检验见相关章节。

六、真菌性食物中毒的检验

由于食入霉变食品引起的中毒为真菌性食物中毒。主要是谷物、油料或植物储存过程中生霉,未经适当处理即作食料,或是已做好的食物放久发霉变质误食引起,也有的是在制作发酵食品时被有毒真菌污染或误用有毒真菌株。发霉的花生、玉米、大米、小麦、大豆、小米、植物秧秸和黑斑白薯是引起真菌性食物中毒的常见食料。真菌中毒是因真菌毒素引起,由于大多数真菌毒素通常不被高温破坏,所以真菌污染的食物虽经高温蒸煮食后仍可中毒。目前发现真菌毒素有百种以上,有的引起肝、胰腺、肾脏损害,有的引起神经系统、造血功能障碍,也有的有致癌作用等,因此真菌性食物中毒的检验意义重大。

(一) 样品采集

采样前应先准备好灭菌容器和采样工具,如牛皮纸袋、磨口瓶、检样器和金属刀刃等、样品采集后应尽快检验,否则应将检品置于低温干燥处保存。

1. 食品检样的采集　　用灭菌工具采集可以霉变食品(如米饭、糕点、面包、乳及乳制品以及其他液体食品等)250g,装入灭菌容器内送检。

2. 粮食、油料检样的采集　　包括粮库储粮、粮店或家庭小量存粮。采样可据粮囤、垛的大小和类型分层定点(一般可分三层五点)取样,或分层随即采取不同点的样品,充分混匀后,取500g送检。小量存粮可使用金属小勺采取上、中、下各部位的混合样品。

(二) 霉菌孢子数测定

霉菌孢子数是指1g (ml) 食品,经过处理,在一定条件下培养后,所得霉菌菌落数。霉菌孢子数是判定食品被霉菌污染程度的主要依据。

1. 稀释检样　　以无菌操作取样品25g (或25ml),置于含有250ml (液体样品用225ml) 无菌水的三角烧瓶中,振摇30分钟,即为1:10 的稀释液。用无菌吸管吸取

1:10稀释液10ml注入无菌试管，另换一支无菌吸管，反复吸吹5次，使霉菌孢子充分散开。取1ml 1:10的稀释液注入含有9ml无菌水的试管中，另换一支无菌吸管，反复吸吹5次，即为1:100的稀释液。按此10倍递增稀释至适宜稀释度。

2. 分离培养　根据对样品污染情况的估计，选择3个适宜的稀释度的稀释液，各吸取1ml置于无菌平皿中，每个稀释度标本接种两个平皿，然后倾入冷却至45℃左右的高渗察氏培养基，混匀，待凝固后，25℃~28℃培养，3天后开始观察结果。培养1周后无菌落出现报告为阴性。

3. 计算方法　通常选择菌落数在30~100个之间的平板计数，同一稀释度的2个平板的平均菌落数乘以稀释倍数，即为每克（毫升）样品中所含霉菌孢子数。

第三节　空气的微生物学检验

空气是人类赖以生存的必须环境，也是微生物借以扩散的媒介。空气中有较强的紫外辐射，还有较干燥、温度变化大、缺乏营养等特点，所以空气不是微生物生长繁殖的场所。但空气中却存在着细菌、真菌、病毒、放线菌等多种微生物粒子，主要来源于土壤、水体表面、动植物、人体及生产活动、污水污物处理等，其组成浓度不稳定，种类多样。空气中微生物以气溶胶形式存在，空气中悬浮的带有微生物的尘埃、颗粒物或液体小滴，就是微生物气溶胶，可较长时间停留在空气中。某些微生物还可以随着空气中细小颗粒吸入并存留在肺的深处，给身体健康带来严重危害，也可以随着空气中细小颗粒物被输送到较远地区，给人体带来许多传染性的疾病和上呼吸道疾病。

对空气进行细菌学检验，目的在于调查气溶胶扩散的范围、滞留时间及浓度；确定空气中病原微生物的种类，研究呼吸道传染病传播机制及气雾免疫的应用；考核空气的卫生标准及消毒效果等。目前国家标准规定的方法为自然沉降法和固体撞击法。

一、空气中细菌总数的检验

1. 自然沉降法　是指直径9cm的营养琼脂平板在采样点暴露15分钟，经37℃、48小时培养后计数生长的细菌菌落数的采样测定方法。检测步骤如下：

（1）设置采样点时，应根据现场的大小，选择有代表性的位置作为空气细菌检测的采样点。通常设置5个采样点，即室内墙角对角线交点为1采样点，该交点与四墙角连线的中点为另外4个采样点。采样高度为1.2~1.5m。采样点应远离墙壁1m以上，并避开空调、门窗等空气流通外。

（2）将营养琼脂平板置于采样点处，打开皿盖，暴露15分钟，盖上皿盖，翻转平板，置（36±1）℃恒温箱中，培养48小时。

（3）计数每块平板上生长的菌落数，求出全部采样点的平均菌落数，以CFU/m³报告结果。

2. 撞击法　是采用撞击式空气微生物采样器采样，通过抽气动力作用，使空气通过狭缝或小孔而产生高速气流，使悬浮在空气中的带菌粒子撞击到营养琼脂平板上，经

37℃、48 小时培养后，计算出每 m³ 空气中所含的细菌菌落数的采样测定方法。操作步骤如下：

选择有代表性的位置设置采样点。将采样器消毒，按仪器使用说明进行采样。样品采完后，将营养琼脂平板置（36±1）℃恒温箱中，培养 48 小时，计数菌落数，并根据采样器的流量和采样时间，换算成每 m³ 空气中的菌落数，以 CFU/m³ 报告结果。

二、空气中微生物的卫生标准

空气中微生物数量的多少与环境状况有关。室外空气中如环境卫生、绿化程度高、尘埃颗粒少，则微生物数量少；反之，微生物就多。室内空气中如较卫生、人口密度低、人员活动度低、通风状况好，则微生物数量较少；反之，微生物就多。一般在畜舍、公共场所、医院、宿舍、城市街道的空气中，由于尘埃多，微生物的种类和数量多；而在海洋、高山、高空、森林地带、终年积雪的山脉或极地上空的空气中，微生物的数量极少。表 26－9 列出了一些场所空气微生物数量情况。

表 26－9　一些场所上空微生物数量（CFU/m³）

场所	微生物	场所	微生物
畜舍	1000000～2000000	医院	700～1100
宿舍	20000	实验室	200
城市街道	5000	市区公园	200
教室	2500	住房	180
办公室	1400	海洋上空	1～2

目前，还无统一的关于空气的卫生学指标，一般以室内 1m³ 空气中细菌总数为 50～1000 个以上作为空气污染的指标。

表 26－10　以细菌总数评价空气的卫生标准

空气洁净度	细菌总数（CFU/m³）
最清洁的空气（有空调）	1～2
清洁空气	<30
普通空气	31～125
临界环境	125～150
轻度污染	<300
严重污染	>301

第四节　化妆品的微生物学检验

化妆品安全除了化学与物理因素引起外，微生物因素也不容忽视。由于化妆品含有多种营养成分，为微生物的生长提供了适宜的环境，在生产、储藏和使用过程中极易受到微生物的污染。受到微生物污染的化妆品不但产品腐败变质，更重要的是危及消费者的健康和安全。因此各国制定了化妆品中微生物的卫生指标，将化妆品中微生物的污染状况作为产品的重要质量指标，以防止和控制微生物对化妆品的污染。

我国化妆品卫生质量标准中对化妆品的微生物学指标有如下规定：

①眼部、口唇等黏膜用化妆品以及婴儿和儿童用化妆品细菌总数不得大于 500CFU/ml 或 500CFU/g。

②其他化妆品细菌总数不得大于 1000CFU/ml 或 1000CFU/g。

③每克或每毫升化妆品中不得检出粪大肠菌群、绿脓杆菌和金黄色葡萄球菌。

④化妆品中霉菌和酵母菌总数不得大于 100CFU/ml 或 100CFU/g。

一、样品的采集

1. 所采集的样品，应具有代表性，一般视每批化妆品数量大小，随机抽取相应数量的包装单位。检验时，应分别从两个包装单位以上的样品中共取 10g 或 10ml。包装量小的样品，取样量可酌减。

2. 供检样品，应严格保持原有的包装状态。容器不应有破裂，在检验前不得启开，以防再污染。

3. 接到样品后，应立即登记，编写检验序号，并按检验要求尽快检验。如不能及时检验，样品应放在室温阴凉干燥处，不要冷藏或冷冻。

4. 若只有一个样品而同时需做多种分析，如细菌、毒理、化学等，则宜先取出部分样品作细菌检验，再将剩余样品作其他分析。

5. 在检验过程中，从开封到全部检验操作结束，均须防止微生物的再污染和扩散，所用器皿及材料均应事先灭菌，全部操作应在无菌室内进行。或在相应条件下，按无菌操作规定进行。

6. 如检出粪大肠菌群或其他致病菌，自报告发出起该菌种及被检样品应保存一个月备查。

二、不同类型化妆品检样的制备

（一）液体样品

1. 水溶性的液体样品 可量取 10ml 加到 90ml 灭菌生理盐水中。如样品不少于 10ml，仍按 10 倍稀释法进行；如为 5ml 则加 45ml 灭菌生理盐水，混匀后，制成 1：10 稀释液。

2. 油性液体 取样品 10ml，先加 5ml 灭菌液体石蜡混匀，再加 10ml 灭菌的吐温 80，在 40℃~44℃水浴中振荡混合 10 分钟，加入灭菌的生理盐水 75ml（在 44℃~44℃水浴中预温），在 40℃~44℃水浴中乳化，制成 1：10 的悬液。

（二）膏、霜、乳剂半固体状样品

1. 亲水性的样品 称取 10g，加到灭菌的带玻璃珠和加有 90ml 灭菌生理盐水的锥形瓶中，充分振荡混匀，放32℃水浴静置15分钟。用其上清液作为1:10的稀释液。

2. 疏水性的样品　称取10g，放到灭菌的研钵中，加10ml灭菌液体石蜡，研磨成黏稠状，再加10ml灭菌吐温-80，研磨待溶解后，加70ml灭菌生理盐水，在40℃~44℃水浴充分混合，制成1:10稀释液。

（三）固体样品

称取10g，加到灭菌的100ml生理盐水稀释瓶中，振荡混匀，使其分散混悬后，放30℃~32℃水浴中，15分钟后取出，充分振荡混合，再放到30℃~32℃水浴中静置15分钟，取上清液作为1:10的稀释液。如有均质器，上述水溶性膏、霜、粉剂等，可称10g样品加到90ml灭菌生理盐水，均质1~2分钟；疏水性膏、霜及眉笔、口红等，称10g样品加到90ml SCDLP液体培养基，或1g样品加1ml灭菌液体石蜡、1ml灭菌吐温-80、7ml灭菌生理盐水，均质3~5分钟。

三、细菌学检验

（一）菌落总数检验

1. 细菌总数测定

（1）用灭菌吸管吸取1:10稀释的检液2ml，分别注入两个灭菌平皿内，每皿1ml。另取1ml注入9ml灭菌生理盐水试管中（注意勿使吸管接触液面），更换一支吸管，并充分混匀，制成1:100检液，各吸取1ml，分别注入两个灭菌平皿内。如样品含菌量高，还可再稀释成1:1000，1:10000等，每稀释度应换1支吸管。

（2）将融化并冷至45℃~50℃的卵磷脂吐温-80营养琼脂培养基倾注到平皿内，每皿约15ml，随即转动平皿，使样品与培养基充分混合均匀，待琼脂凝固后，翻转平皿，置37℃培养箱内培养48小时。另取一个不加样品的灭菌空平皿，加入约15ml卵磷脂吐温-80营养琼脂培养基，待琼脂凝固后，翻转平皿，置37℃培养箱内培养48小时，为空白对照。

2. 霉菌和酵母菌数的检测　取1:10的检液各1ml分别注入2个灭菌平皿内（若菌量较多时可顺序再做10倍稀释），另取1个灭菌空平皿（作空白对照），每皿分别注入融化并冷至45℃左右的虎红培养基约15ml，充分摇匀。凝固后，翻转平板，置28℃培养箱，培养3天，计数平板内生长的霉菌和酵母菌数。若有霉菌蔓延生长，为避免影响其他霉菌和酵母菌的计数时，于48小时应及时将此平板取出计数。

3. 菌落计数方法

（1）菌落总数计数　先用肉眼观察，点数菌落数，然后再用放大5~10倍的放大镜检查，以防遗漏。记下各平皿的菌落数后，求出同一稀释度各平皿生长的平均菌落数。若平皿中有连成片状的菌落或花点样菌落蔓延生长时，该平皿不宜计数；若片状菌落不到平皿中的一半，而其余一半中菌落数分布又很均匀，则可将此半个平皿菌落计数后乘以2，以代表全皿菌落数。

(2) 霉菌和酵母菌菌落计数 先点数每个平板上生长的霉菌和酵母菌菌落数，求出每个稀释度的平均菌落数。判定结果时，应选取菌落数在 20~100 个范围之内的平皿计数，乘以稀释倍数后，即为每 g（或每 ml）检样中所含的霉菌和酵母菌数。其他范围内的菌落数报告应参照菌落总数的报告方法报告之。每 g（或每 ml）化妆品含霉菌和酵母菌数以 CFU/g（ml）表示。

（二）化妆品中粪大肠菌群的测定

化妆品检出粪大肠菌群说明该化妆品已被粪便污染，并有存在其他肠道致病菌的可能。

1. 检验方法 取 1：10 稀释的样品 10ml，置于 10ml 双料乳糖胆盐培养基中，44℃培养 24~28 小时，如不产酸也不产气，则报告为粪大肠菌群阴性。

如产酸产气，接种到伊红美蓝琼脂平板上，置 35℃培养 18~24 小时。同时取该培养液接种到蛋白胨水中，置 44℃培养 24 小时，作靛基质试验。挑取上述可疑菌落，涂片作革兰染色镜检。

2. 检验结果与报告 分离培养得到典型菌落，并证实为革兰阴性杆菌，靛基质试验阳性，则可报告检出粪大肠菌群。

（三）化妆品中铜绿假单胞菌测定

1. 增菌培养 取 1：10 稀释样品 10ml 接种于 90mlSCDLP 液体培养基（或普通肉汤）中，35℃培养 24 小时，如有铜绿假单胞菌生长则出现菌膜，培养液呈黄绿色或蓝绿色。

2. 分离培养 挑取上述菌膜接种于乙酰胺培养基上，35℃培养 18~24 小时，铜绿假单胞菌菌落扁平、边缘不整齐、菌落周围的培养基呈粉红色。

3. 氧化酶试验 挑取可疑菌落，革兰染色为阴性杆菌者，做氧化酶试验。

4. 绿脓菌素试验 取可疑菌落，接种于绿脓素测定培养基上 35℃培养 24 小时，加入氯仿 3~5ml，充分振荡使培养物中的绿脓菌素溶于氯仿液内。待氯仿提取液呈蓝绿色时，用吸管将氯仿层吸至另一试管中，于管中加入 1mol/L 盐酸 1ml，振荡后静置片刻，如上层盐酸液内出现粉红色为绿脓菌素试验阳性。

5. 结果报告 增菌及分离培养后，检出革兰阴性杆菌，且该菌氧化酶试验与绿脓菌素试验阳性，即可报告被检样品中检出铜绿假单胞菌。如果被检菌绿脓菌素试验阴性，但可液化明胶、能还原硝酸盐产气及 42℃可生长，仍可报告检出铜绿假单胞菌。

（四）葡萄球菌检测（参考第十章）

第五篇　实践训练

实践一　革兰染色操作和结果观察

【实践目标】

1. 掌握微生物实验室规则。
2. 掌握接种环（针）和显微镜的油镜的使用方法。
3. 掌握细菌涂片制作，革兰染色操作和结果判断。

【实践准备】

1. 细菌培养物　金黄色葡萄球菌和大肠埃希菌的琼脂斜面培养物（或两种细菌混合液）。

2. 试剂　革兰染液（结晶紫染液、卢戈碘液、95％乙醇溶液、稀释复红液）、生理盐水。

3. 器材及其他　普通光学显微镜、香柏油、擦镜纸、二甲苯、载玻片、接种环、酒精灯、火柴、玻片夹和记号笔等。

【微生物实验室规则】

医学微生物实验操作对象大多为致病性微生物，必须严格遵照实验操作规则，防止实验中自身感染和环境污染。此外，应十分注意防止发生火灾、烧伤、触电等意外事故。由于各种微生物的致病力与传染途径不同，故对不同微生物实验操作要求亦不同。兹将实验室一般注意事项介绍如下：

1. 非必要物品不准带入实验室，必要的文具、实验指导、笔记等带入后也要和操作处远离。

2. 进实验室应穿工作服，离开实验室时要反折并放在指定处。工作服应经常消毒洗涤。

3. 实验室内应保持安静、整洁、有秩序，不得高声谈笑或随便走动，以免发生意外或影响他人实验。

4. 实验室内不准饮食、吸烟或用手抚摸头、面及其他部位。

5. 实验中如发生皮肤损伤、烧伤、吸入菌液或实验材料破损等事故时，应立即报告老师，进行紧急处理。皮肤损伤可用 2% 红汞或 2% 碘酒消毒。一般小面积的烧伤涂以凡士林油或 2% 苦味酸。如烧伤严重则立即到医务室或医院处理。吸入菌液应立即吐入污物缸内，并用大量自来水和 0.1% 高锰酸钾溶液或 3% 双氧水漱口，并根据不同菌种服用相应的抗生素以预防传染。菌液污染手部，立即浸于 3% 来苏溶液内，经 5 ~ 10 分钟再用肥皂水及水冲洗干净。污染的桌面、地面和物品可用 3% 来苏水消毒。

6. 爱护公物，节约实验器材，如损坏实验器材时，应报告老师，进行登记，酌情处理。

7. 用过的有菌器材或培养物等，应放于指定的地点，不得随地抛置。吸过菌液的吸管放在装有 3% 来苏水的消毒筒内，用过的载玻片放在消毒缸内，不得弃置桌上。

8. 易燃物品（酒精、二甲苯）不得接近火源。若一旦着火，应沉着处理，应迅速用沾水的布类和沙土覆盖扑灭。

9. 实验结束时，将实验台整理好，用浸有消毒液之抹布拭擦干净，用具等放回原处，放置整齐。注意关好实验室门窗，检查温箱、冰箱等温度是否适宜或箱门是否关闭，自来水龙头是否拧紧，烤箱、电炉、酒精灯用后立即切断电源或熄灭。防止发生安全事故。

10. 离开实验室前，用消毒液浸泡双手，并用清水冲洗。

【实践内容和方法】

一、接种环（针）的使用

接种环（针）是最常用的接种细菌的工具。在使用前后均需在酒精灯的火焰上进行烧灼灭菌。

使用方法：手持绝缘柄，先将接种环（针）的金属丝部分垂直于酒精灯外焰中烧红，然后斜持接种环（针），使其金属杆部分转动着通过火焰 3 次，待冷后即可取标本。使用完毕，斜持接种环（针），先将金属丝污染菌部位稍上部分置于酒精灯外焰中烧红，然后慢慢往前移，最终将前端污染菌部位烧红，灭菌后搁于架上，切勿随手乱放，以免灼焦实验台面或其他物品。

二、革兰染色

1. 方法

（1）涂片　若为固体培养物，取生理盐水 1 滴置载玻片上，用灭菌接种环取菌落或菌苔少许，在盐水中磨匀，涂布成约 1cm 大小的椭圆形薄膜。如果是液体培养物或痰、脓液、分泌物等临床标本，则不需加生理盐水，可用灭菌接种环沾取后直接涂于载玻片上。

（2）干燥　应自然干燥。若需加快干燥速度，可将标本面朝上，用远火慢慢烘干，切勿靠近火焰。

（3）固定　玻片干燥后，用玻片夹夹住玻片的右下角，标本面向上，在火焰外焰上水平地迅速来回通过火焰 3 次进行固定，注意温度不宜过高，以玻片反面接触手背部皮肤热而不烫为宜。

（4）**染色** 将制备好的标本按下列步骤进行染色：

初染：滴加结晶紫染液数滴于已固定涂片标本上，染色1分钟，水洗。

媒染：滴加卢戈碘液数滴染色1分钟，水洗。

脱色：滴加95%乙醇数滴，轻轻摇动玻片至无紫色液脱出为止（0.5～1分钟）水洗。

复染：滴加稀释石炭酸复红液数滴染色1分钟，水洗。

（5）**镜检** 待已染色的细菌标本用滤纸吸干，用显微镜油镜观察。

2. 结果 染成紫色的是革兰阳性菌，染成红色的是革兰阴性菌。

3. 注意事项

（1）涂片不可过厚，一定要涂成薄膜。

（2）革兰染色的关键环节是脱色，应根据涂膜的薄厚适当掌握脱色时间，如时间掌握不当，将直接影响染色结果的正确与否。恰当的脱色需要通过实践掌握。

（3）革兰染色结果也受菌龄的影响，一般以18～24小时的细菌培养物为宜，菌龄过长也会影响细菌的染色性。

（4）如有多个标本需同时进行革兰染色时，可用蜡笔在玻片上划出数格，做好标记再分别涂片，以免混淆。

三、普通光学显微镜油镜的使用和保护方法

1. 显微镜油镜的使用方法

（1）先用低倍镜对光。如以灯光为光源，使用凹面反光镜，使光线集中聚光器。

（2）将标本置于载物台上，用标本推进器固定，并将欲检查的部分移至接物镜下，先用低倍镜找到标本位置，然后提高镜筒，在标本上滴一小滴香柏油后转换成油镜，并将聚光器上升于载物台相平，光圈放大。

（3）从侧面观察，缓慢转动粗调节器，使镜头下移，直至油镜头浸没在油滴内接近玻片为止。再在接目镜上一面观察，一面缓慢调节粗调节器，使镜筒上升（只能上升，不能下降，以防压碎标本片和损坏油镜头），待看到模糊物象时，换用细调节器调节至物象清晰为止。

（4）观察标本时，两眼要同时睁开，以减少疲劳。要求用左眼看物象，右眼配合绘图或记录。

2. 显微镜的保护

（1）显微镜是贵重的精密仪器，使用时动作要稳准，取送搬移显微镜时，要一手持镜臂，一手托镜座，平端在胸前，轻拿轻放。

（2）使用油镜时，必须端坐，不要将镜台倾斜，以免镜油外流污染镜台。

（3）油镜用毕后应立即用擦镜纸擦去香柏油。如油已干，可在擦镜纸上加一滴二甲苯后再擦拭油镜头，随即用干擦镜纸擦去镜头上残留的二甲苯。

（4）显微镜擦净后，接物镜转成"八"字形，下降聚光器，反光镜竖起后把显微镜放回原位。

实践二 革兰染色法染液的配制

【实践目标】

1. 掌握革兰染液的原料配制。
2. 掌握革兰染液的配制。

【实践准备】

1. 试剂 革兰染液配制原料（固体结晶紫、碘化钾、碘；95%乙醇、1%草酸铵溶液，碱性复红、50g/L石炭酸水溶液、蒸馏水）。

2. 器材 量筒、研钵、烧杯、棕色试剂瓶、玻棒等。

【实践内容和方法】

1. 革兰染色所用染液及配制方法

（1）结晶紫染液 称取结晶紫10g，溶于95%乙醇100ml中，配成结晶紫酒精饱和液。取结晶紫酒精饱和液20ml与1%草酸铵水溶液80ml混合即成。

100ml结晶紫酒精饱和液的配制方法：取结晶紫10g，置于研磨缸内，再加50ml左右的95%乙醇进行研磨，结晶紫溶解后，倒入三角烧瓶内，剩余50ml乙醇倒入研磨缸内混匀后，再倒入三角烧瓶内。

1%草酸铵水溶液的配制方法：1g草酸铵溶于100ml蒸馏水中。

（2）卢戈碘液 先将碘化钾2g溶于10ml蒸馏水中，再加碘1g，待碘全部溶解后，加蒸馏水至300ml即成。

（3）脱色液 95%乙醇。

（4）稀释石炭酸复红液 称取4g碱性复红溶解于100ml 95%乙醇中，即配成碱性复红饱和乙醇溶液。吸取10ml饱和液和90ml 50g/L石炭酸水溶液混匀，即为石炭酸复红液。取10ml石炭酸复红液加90ml蒸馏水混匀即成。

碱性复红饱和乙醇溶液的配制方法：与结晶紫酒精饱和液的配制方法相似。

石炭酸水溶液的配制方法：取5g石炭酸溶于100ml蒸馏水中。

2. 注意事项

（1）新配制的染液应先用已知的革兰阳性菌和革兰阴性菌进行对照试验（通常用金黄色葡萄球菌和大肠埃希菌），以检查染液的质量。

（2）上述各种染液配成后，均需用滤纸过滤后使用，染液应贮存于棕色试剂瓶内，并注明配制日期。

（3）结晶紫与草酸铵溶液混合不能保存过久，易产生沉淀，如有沉淀则需重新配制。

实践三　悬滴法、压滴法操作和结果观察

【实践目标】

1. 掌握悬滴法和压滴法的操作。
2. 熟悉在暗视野显微镜下正确观察细菌的运动情况。
3. 熟悉不染色标本检查法的临床意义。
4. 熟悉有鞭毛细菌的真正运动和天鞭毛细菌的布朗运动情况。

【实践准备】

1. 细菌培养物　水弧菌（或铜绿假单胞菌）、葡萄球菌的肉汤培养物。
2. 器材及其他　普通光学显微镜、载玻片，盖玻片、凹玻片、接种环、酒精灯、火柴、暗视野显微镜、凡士林、小镊子等。

【实践内容和方法】

一、悬滴法

1. 取洁净凹玻片 1 张，在凹窝四周涂少许凡士林。
2. 用接种环取 1~2 环水弧菌或葡萄球菌的肉汤培养物于盖玻片中央。
3. 将凹玻片凹面向下，并使凹窝中央正对盖玻片上的菌液，粘贴后，迅速翻转凹玻片，用小镊子轻压盖玻片，使之与凹窝边缘粘紧封闭，以防水分蒸发。
4. 显微镜观察　先用低倍镜找到悬滴，再换高倍镜。观察时应下降聚光器，缩小光圈，以减少光亮，使背景较暗易于观察。水弧菌有鞭毛，运动活泼，可向不同方向迅速运动，位置移动明显。葡萄球菌无鞭毛，不能做真正运动，但受水分子的撞击而出现在一定范围内做位移不大的颤动，即布朗运动。

二、压滴法

1. 用接种环分别取水弧菌或葡萄球菌菌液 2~3 环，置于洁净的载玻片上。
2. 用小镊子夹一盖玻片先使盖玻片一边接触菌液，然后缓慢放下，覆盖于菌液上，避免产生气泡。
3. 先以低倍镜找到观察部位，再换高倍镜观察细菌的运动。

实践四　抗酸染色操作和结果观察

【实践目标】

1. 掌握抗酸染色的操作步骤和抗酸杆菌的染色特性。

2. 熟悉抗酸染色液试剂的组成。

3. 了解抗酸染色的镜检报告结果与方式。

【实践准备】

1. 标本　痰标本。

2. 器材及其他　抗酸染色试剂、染色架、显微镜、香柏油、擦镜纸、酒精灯、载玻片、竹签、茶壶（或烧杯）、记号笔等。

【实践内容和方法】

1. 涂片　取经95%乙醇擦拭脱脂过的干燥、清洁、无油污、无划痕的新玻璃片，于玻片背面的左端1/3处以记号笔编号。用竹签挑取痰标本的脓样、干酪样部分约0.1ml，于玻片正面的右侧三分之二处均匀涂抹成2cm×2.5cm卵圆形痰膜。自然干燥后火焰固定并置于染色架上。

2. 初染　滴加碱性复红乙醇染色液，盖满痰膜。火焰加热玻片底部，至染色液出现蒸汽（切勿沸腾），脱离火焰，保持染色5分钟。期间应始终保持痰膜被染色液覆盖，必要时可续加染色液。流水自玻片一端冲洗干净。

4. 脱色　滴加3%的盐酸酒精覆盖痰膜3~5分钟，流水冲洗，可重复1~2次，直至痰膜红色不能再褪。

5. 复染　滴加0.3%亚甲兰复染液，染色30秒钟。流水冲洗干净。待干后镜检。

6. 镜检　选择涂片及染色较好部位用油镜观察，在淡蓝色背景下，抗酸杆菌呈红色，其他细菌和细胞呈蓝色。

实践五　细菌基本形态及特殊结构的观察

【实践目标】

掌握显微镜下细菌的基本形态和特殊结构。

【试验准备】

1. 细菌标本片　葡萄球菌、链球菌、脑膜炎奈瑟菌或淋病奈瑟菌、大肠埃希菌、炭疽芽孢杆菌、霍乱弧菌或水弧菌等革兰染色标本片；肺炎链球菌（荚膜）、破伤风芽孢梭菌（芽孢）、伤寒沙门菌（鞭毛）染色标本片。

2. 器材及其他 显微镜、香柏油、擦镜纸、二甲苯等。

【实践内容和方法】

使用显微镜的油镜观察各类标本片，注意其形态、大小比例、排列方式、染色特点、特殊结构等。

一、细菌基本形态的观察

1. 球菌

（1）革兰阳性球菌 葡萄球菌：菌体呈球形，紫色，多呈葡萄串状排列。链球菌：菌体呈球形，紫色，多呈链状排列。

（2）革兰阴性球菌 脑膜炎奈瑟菌或淋病奈瑟菌：呈肾形，红色，多成双排列。

2. 杆菌

（1）革兰阳性杆菌 炭疽芽孢杆菌：菌体粗大杆状、两端齐平，紫色，呈竹节状排列。

（2）革兰阴性杆菌 大肠埃希菌：为两端钝圆的短杆菌，呈红色，散在排列。

3. 弧菌

霍乱弧菌（或水弧菌）：菌体呈红色，只有一个弯曲，呈弧形或逗点状，散在排列。

二、细菌特殊结构的观察

1. 荚膜 肺炎链球菌（革兰染色）：革兰阳性球菌，成双排列，菌体周围有一未着色的环状带，即为荚膜。

2. 芽孢 破伤风芽孢梭菌（芽孢染色）：菌体为蓝色，在菌体的顶端可见一个比菌体大的圆形呈红色的芽孢，整个菌体呈鼓槌状。

3. 鞭毛 伤寒沙门菌（鞭毛染色）：菌体呈红色（或深紫色），周身鞭毛呈淡红色（或淡紫色）。

实践六 玻璃器皿的准备和培养基的制备

【实践目标】

1. 正确辨认常用的玻璃器材并掌握其用途。
2. 熟练掌握玻璃器材的清洁操作和灭菌前的包装。
3. 熟练掌握基础培养基和血液琼脂培养基的制备。

【实践准备】

1. 常用玻璃器材 各种规格的培养皿、试管、定量刻度吸管、三角烧瓶、量筒、量杯、烧杯、注射器、毛细吸管、载玻片、盖玻片等。

2. 玻璃器材的包装、隔离材料 牛皮纸（或报纸）或金属筒、各型试管塞（棉塞、橡皮塞等）、脱脂棉、扎绳等。

3. 培养基制备原材料 蛋白胨、牛肉膏、氯化钠、血液（脱纤维兔血或羊血）、琼脂（或琼脂粉）、蒸馏水等。

4. 四孔比色架、pH 标准比色管、0.2g/L 酚红指示剂、0.1mol/L NaOH 和 0.1mol/L HCl、1mol/L NaOH 和 1mol/L HCl、吸球、胶帽、滤纸、纱布、天平、称量纸、药勺等。

5. 其他 清洁液、肥皂水（或洗衣粉液）、各类毛刷、5% 来苏液、5% 漂白粉、95% 酒精等。

【实践内容和方法】

一、辨认常用的玻璃器材

二、进行玻璃器材的清洁操作

1. 新玻璃器皿 因含少量的游离碱，应先放入 2% 盐酸内浸泡 2～6 小时后，再用自来水和蒸馏水清洗。

2. 用过的玻璃器材

（1）无细菌污染的玻璃器材：一般用肥皂水等洗涤剂刷洗污垢后，直接用水冲洗干净。吸管可随时用水冲洗干净。染液瓶应浸入 5% 的漂白粉液或清洁液中 24 小时，再用水洗净。

（2）有细菌污染的玻璃器材：一般先经消毒灭菌处理，再进行清洗干燥。

①盛培养基的试管和平皿：平皿在灭菌前需先将底、盖分开，再放入金属或搪瓷容器内，置高压蒸汽灭菌器内进行高压灭菌，灭菌后趁热倒出内容物，用肥皂水等洗涤剂刷洗，再用水冲净。

②吸管：可直接投入 3% 来苏液内浸泡 30 分钟以上，用 5% 肥皂水煮 30 分钟，自来水冲净。

③玻片及盖玻片：应分别浸入 5% 来苏液和重铬酸钾清洁液中浸泡过夜，取出后水洗干净，用软布擦干备用。染色用的玻片应用肥皂水或去污粉煮沸 10 分钟，再刷洗冲净并浸入 95% 乙醇中，稍后取出晾干备用。

④含油脂的玻璃器皿：应单独进行高压灭菌，以免污染其他玻璃器皿。

三、玻璃器材的包装与灭菌

各种玻璃器材在灭菌前必须正确包裹和捆扎，以便彻底灭菌，并可在灭菌后保持无菌状态。

1. 培养皿一般以 10 个平皿为单位，用牛皮纸（或报纸）包好，或装入金属筒内。

2. 试管、离心管、三角烧瓶用透气的棉花纱布塞、橡皮塞塞好。三角烧瓶需在棉塞与瓶口外包以厚纸，用纱绳以活结扎紧。试管或离心管需置于铁丝篮内，上端用厚纸包扎，并用绳捆好。

3. 刻度吸管、毛细吸管先于吸口端塞少许棉花，松紧适宜，然后集中装入金属吸管筒内或以纸条分支包裹后再集中包扎。

四、培养基制备的基本过程

1. 肉膏汤培养基的制备（以制备1000ml肉膏汤培养基为例）

（1）调配　称取牛肉膏3g、蛋白胨10g、氯化钠5g，置于盛有1000ml蒸馏水的烧瓶内。操作时可以先在三角烧瓶中加入少量蒸馏水，再加入蛋白胨、牛肉膏等各种成分，以防蛋白胨等粘附瓶底。然后以剩余的水冲洗瓶壁、振摇混合。

（2）溶化　通过加热等方式将各种成分混匀溶解于水中。如在电炉上溶化应隔水加热，随时用玻璃棒搅拌，溶化完毕应注意补充失去的水分。

（3）矫正pH　矫正培养基的pH可用pH比色计、比色法或精密pH试纸。一般培养基矫正至pH7.4~7.6。培养基经高压灭菌后，其pH约降低0.1~0.2，故在矫正pH时应比实际需要的pH高0.1~0.2。调pH时常用比色法，具体操作如下：以待测培养基pH7.6为例，将一支pH7.6标准比色管（管4）和一支装有蒸馏水的无色标准比色管（管2），插入比色架内。另取两支与标准管相同口径的试管2支，各加入欲测定pH的培养基5ml，其中一支滴加0.2g/L酚红0.25ml，混匀后插入装有蒸馏水的无色标准管前面的孔内（管1），另一支不加指示剂，作为空白对照插入pH7.6标准管前面的孔内（管3），然后观察颜色是否接近。如果培养基pH低于标准比色管，就在加指示剂的培养基管中逐滴加入0.1mol/L氢氧化钠矫正，加碱时要精确缓慢，每加1滴后要充分混匀并与pH7.6标准比色管进行比较，比色后如与pH7.6标准比色管的颜色不同，再加第2滴（有时仅加半滴），直至与pH7.6标准比色管的颜色相同为止。准确记录加入0.1mol/L氢氧化钠的总量，再调整培养基的pH。

（4）过滤澄清　在加碱后需煮沸3~5分钟，再用滤纸过滤。

（5）分装　将培养基分装于试管内，分装量为每支试管2ml。培养基分装后，用清洁的塞子塞好，置于铁丝篮内，上端用厚纸包扎，并用绳捆好后灭菌。

（6）灭菌　应根据培养基成分、性质的不同采用不同的灭菌方法。一般培养基经高压蒸汽灭菌法进行灭菌。通常培养基经103.4kPa（1.05kg/cm^2时）121.3℃20分钟即可。

（7）检定　即培养基的质量检查。检定的内容和要求是：①无菌试验，将培养基置35℃温箱培养24小时，无任何细菌生长为合格。高压灭菌后的培养基应随机抽样5%~10%做无菌试验。②效果检查：用已知菌种接种在该培养基上，证明相应的细菌可在该培养基上生长，而且生长特征典型。每批培养基制成后均需经检定符合要求后方可使用。

（8）保存　制备好的培养基应注明名称、配制的日期等，存放于4℃冰箱或冷暗处，一般不超过 2 周。

2. 普通琼脂培养基的制备 称取牛肉膏 3g、蛋白胨 10g、氯化钠 5g、琼脂 20～25g，置于盛有 1000ml 蒸馏水的烧瓶内，加热煮沸促其溶解（须防外溢），并补足由于蒸发失去的水分。趁热矫正 pH 至 7.6，以纱布过滤，分装于试管（制备斜面培养基用）或烧瓶（制备平皿培养基用），包装之后，高压灭菌（103.43kPa）20 分钟后，取出试管摆成斜面，烧瓶中的琼脂培养基待冷却至 50℃ 左右分装于无菌平皿中，凝固后，经检定合格即可保存 4℃ 冰箱中备用。

3. 血液琼脂培养基的制备 在冷却至 50℃ 左右的普通琼脂培养基中，以无菌手续加入无菌脱纤维羊血（临用前置 35℃ 水浴箱预温）8～10ml，轻轻摇匀（勿使有气泡）倾注入灭菌平皿内，每一平皿（直径 9cm）13～15ml。待凝固后，经检定合格即可保存于 4℃ 冰箱中备用。

实践七 液体、半固体、固体培养基上细菌的接种与培养

【实践目标】

1. 熟练掌握液体、半固体、固体培养基上细菌的接种和一般培养。
2. 观察并正确描述细菌在液体、半固体、固体培养基中的生长现象。
3. 能够严格遵守无菌操作原则。

【实践准备】

1. 培养基 普通琼脂平板、琼脂斜面培养基、肉膏汤管、半固体培养基。
2. 细菌培养物 大肠埃希菌和葡萄球菌混合液；大肠埃希菌、葡萄球菌、枯草芽孢杆菌 18～24 小时斜面培养物。
3. 器材 接种环、接种针、酒精灯、火柴、记号笔、温箱等。

【实践内容和方法】

细菌的接种是细菌分离培养的关键步骤。其基本程序包括：灭菌接种环（针）→ 待冷 → 蘸取细菌标本 → 进行接种（启盖或塞、接种划线、加盖或塞）→ 接种环（针）灭菌。

一、平板划线分离培养法（分区划线）

1. 方法
（1）右手拿接种环，烧灼灭菌，待冷后取大肠埃希菌和葡萄球菌混合液一环。
（2）左手斜持琼脂平板，略开盖，置酒精灯火焰前上方约 5～6cm 距离，以免杂菌污染。右手持已取菌的接种环先涂布于平板培养基表面一角，并以此为起点进行不重叠连续划线作为第一区，其范围不得超过平板的 1/4，然后将接种环置火焰上灭菌，待

冷,转动平皿至适合操作的位置,于第二区处再作划线,将环通过第一区 3~4 次,连续不重叠划线,以后划线不必接触第一区,划完后如上法灭菌,同样方法直至最后一区。

(3)划线完毕,盖好皿盖,在平皿底处注明标记(标本号或细菌名称、日期及接种者等),并倒置于 35℃ 温箱中培养 18~24 小时。

2. 注意事项

(1)严格无菌操作,平皿的盖不能开启过大,避免呼吸道及空气中的细菌落入培养基,而且划线时要使琼脂面靠近酒精灯火焰,以免杂菌污染。

(2)在划二、三、四区前务必烧灼接种环,且每次烧灼接种环要待冷却后再划线。环是否冷却,可先在培养基的边缘空白处接触一下,若琼脂溶化表示尚未冷却,应稍候。

(3)划线接种时,接种环应与平板表面夹角成 30°~45° 为宜,在平板表面行轻快的滑移动作,不可划破培养基表面,划线要密集但不重叠,并充分利用平板的表面积。

二、斜面接种法

1. 方法

(1)左手持菌种管,右手持灭菌的接种环,以右手无名指与小指拔取并夹持试管管塞,管口通过火焰灭菌。将接种环伸入菌种管,自斜面取大肠埃希菌或葡萄球菌少许后退出,管口再次通过火焰灭菌,塞好管塞,放下菌种管。

(2)左手以同样方式持待接种的琼脂斜面培养基,以右手无名指与小指拔取并夹持试管管塞,管口通过火焰灭菌,将取过菌的接种环再插入待接种的琼脂斜面培养基中,在斜面上自底部向上拉一接种线,再从斜面底部轻轻向上蜿蜒划线。

(3)划线完毕,管口通过火焰灭菌,塞好管塞。接种环灭菌后放回原处。在试管上做好标记,于 35℃ 温箱培养 18~24 小时。

2. 注意事项

(1)含菌的接种环进出试管时,均不应接触试管内壁和管口。

(2)盛有培养基、菌种或培养物的试管,使用时应管口向上,稍微倾斜;使用前后均应直立于试管架上,不能水平放在实验台上,以免液体流出或斜面培养基的凝固水浸湿培养基表面。

(3)试管口在拔塞后及盖塞前均要通过火焰烧灼灭菌。

三、半固体培养基–穿刺接种法

1. 同斜面接种法,无菌操作,用灭菌的接种针取大肠埃希菌或葡萄球菌少许,将接种针自半固体培养基正中垂直刺入近管底部,然后沿原穿刺线抽出。

2. 接种后,管口通过火焰灭菌,塞好管塞,接种针灭菌后放回原处。在试管上做好标记,于 35℃ 温箱培养 18~24 小时。

四、液体培养基接种法

1. 同斜面接种法，无菌操作自菌种斜面用灭菌的接种环（针）取葡萄球菌（或枯草芽孢杆菌）少许，倾斜肉汤管，将菌接种到肉汤管内，在接近液面的管壁上轻轻研磨，使菌混合于肉汤中，再直立肉汤管。

2. 接种后，管口通过火焰灭菌，塞好管塞，接种环（针）灭菌后放回原处。在试管上做好标记，于35℃温箱培养18～24小时。

五、一般培养法

将已接种好的细菌培养基放置于35℃温箱中培养18～24小时。

实践八 常见的细菌生化反应操作和结果观察

【实践目标】

1. 掌握葡萄糖氧化/发酵试验、IMViC试验、尿素分解试验、硫化氢生成试验、氨基酸分解试验的细菌接种操作方法。
2. 会应用细菌生化反应的原理对结果进行正确的判断。

【实践准备】

1. **各种生化反应培养基** 葡萄糖发酵管、乳糖发酵管、液体葡萄糖培养基、蛋白胨水、苯丙氨酸培养基、鸟氨酸（或赖氨酸或精氨酸）培养基、枸橼酸盐培养基、尿素培养基、醋酸铅培养基。
2. **细菌培养物** 大肠埃希菌、伤寒沙门菌、产气肠杆菌、普通变形杆菌。
3. **试剂** 靛基质试剂、甲基红试剂、VP试剂、10%三氯化铁试剂、溴甲酚紫试剂。

【实践内容和方法】

一、糖发酵实验

1. **原理** 由于各种细菌所含酶类的不同，故对糖（醇）类的分解能力各不相同，其代谢产物也不一样。有的细菌能分解某些糖而产酸和产气，有的细菌分解某些糖只能产酸，还有的细菌因缺乏某些糖分解酶而不能分解该糖类。细菌对糖的不同分解能力可用来鉴别细菌。

2. **方法** 将大肠埃希菌和伤寒沙门菌分别接种葡萄糖、乳糖发酵管，35℃培养18～24小时观察结果。

3. **结果** 观察结果时，首先确定细菌是否生长，细菌生长则培养基呈浑浊状态，再确定细菌对糖的分解情况。

（1）不分解糖　培养基颜色与接种前相比无变化，记录时以"－"表示。

（2）分解糖只产酸不产气　培养基中所含的指示剂（溴甲酚紫）由紫色变为黄色，液体培养基的倒置小管中未发现气泡。若为半固体培养基，则培养基内未见气泡或琼脂断裂，记录时以"＋"表示。

（3）分解糖既产酸又产气　除培养基中的指示剂颜色改变外，在液体培养基的倒置小管中出现气泡，若为半固体培养基，则培养基内可见气泡或琼脂断裂，记录时以"⊕"表示。

本实验大肠埃希菌分解葡萄糖和乳糖产酸又产气"⊕"，伤寒沙门菌分解葡萄糖只产酸不产气"＋"，不分解乳糖"－"。

二、甲基红实验（MR 实验）

1. 原理　某些细菌发酵葡萄糖形成丙酮酸，丙酮酸可进一步分解为甲酸、乙酸等酸性物质，使培养基的 pH 下降至 4.4 以下，此时加入甲基红指示剂后培养基呈现红色反应（阳性）。有些细菌分解葡萄糖产生的酸进一步转化为醇、醛、酮等非酸性物质，使培养基的 pH 在 5.4 以上，加入甲基红指示剂呈黄色（阴性）。

2. 方法　将大肠埃希菌和产气肠杆菌分别接种于葡萄糖蛋白胨水中，经 35℃培养24 小时，观察结果。

3. 结果　在培养物中加入甲基红指示剂 2～3 滴，立即观察，呈现红色为阳性，黄色为阴性。本实验大肠埃希菌为阳性，产气肠杆菌为阴性。

三、V－P 实验

1. 原理　有些细菌在发酵葡萄糖产生丙酮酸后，使丙酮酸脱羧，形成中性的乙酰甲基甲醇，后者在碱性环境中被空气中的氧气氧化为二乙酰。二乙酰与蛋白胨中精氨酸所含的胍基反应，生成红色化合物。若在培养基中加入少量含胍基的化合物，如肌酸或肌酐，可加速反应。

2. 方法　将大肠埃希菌和产气肠杆菌分别接种于葡萄糖蛋白胨水中，经 35℃培养24～48 小时，于培养基中加入 VP 试剂，混匀观察结果。

3. 结果　如立即或数分钟内出现红色为阳性，若为阴性应将试管置 35℃ 4 小时后再进行观察，仍无红色者为阴性。本实验大肠埃希菌为阴性，产气肠杆菌为阳性。

四、靛基质实验（吲哚试验）

1. 原理　某些细菌含有色氨酸酶，能分解蛋白胨水中色氨酸而产生靛基质（吲哚），后者与对二甲基氨基苯甲醛作用，形成红色的玫瑰靛基质（玫瑰吲哚）。

2. 方法　将大肠埃希菌和产气肠杆菌分别接种于蛋白胨水中，经 35℃培养 18～24 小时后观察结果。

3. 结果　在培养物中沿管壁加入靛基质试剂数滴，静置半分钟，使成两层，两液面接触处出现红色为阳性，无色为阴性。本实验大肠埃希菌为阳性，产气肠杆菌为阴性。

五、硫化氢生成实验

1. 原理 有些细菌能分解蛋白质中的含硫氨基酸（胱氨酸、半胱氨酸等），产生硫化氢（H_2S）。当培养基含有铅盐或铁盐时，硫化氢可与其反应生成黑色的硫化铅或硫化亚铁沉淀。

2. 方法 将大肠埃希菌和普通变形杆菌分别穿刺接种到醋酸铅培养基中，35℃培养 24~48 小时，观察结果。

3. 结果 培养基变黑为阳性，不变色为阴性。本实验大肠埃希菌为阴性，普通变形杆菌为阳性。

六、尿素分解实验

1. 原理 产生尿素酶的细菌，能分解尿素生成氨和 CO_2，氨在溶液中形成碳酸铵，使培养基变碱性，酚红指示剂呈红色。

2. 方法 将大肠埃希菌和普通变形杆菌分别接种于尿素培养基中，35℃培养 18~24 小时，取出观察。

3. 结果 培养基呈红色反应为阳性，不变色为阴性。本实验大肠埃希菌为阴性，普通变形杆菌为阳性。

七、枸橼酸盐利用试验

1. 原理 某些细菌能利用培养基中的枸橼酸盐作为唯一的碳源，也能利用其中的铵盐（如磷酸二氢铵）作为唯一氮源。细菌生长过程中分解枸橼酸盐产生的碳酸钠和分解铵盐生成的氨（NH_3），均能使培养基变碱，使溴麝香草酚蓝 pH 指示剂由淡绿色变为深蓝色。

2. 方法 将大肠埃希菌和产气肠杆菌分别接种于枸橼酸盐培养基上，35℃培养 24~48小时，观察结果。

3. 结果 培养基呈深蓝色反应者为阳性，阴性者培养基中无菌生长，仍为绿色。本实验大肠埃希菌为阴性，产气肠杆菌为阳性。

靛基质（I）、甲基红（M）、VP（V）、枸橼酸盐利用（C）四种试验常同时用于鉴定大肠埃希菌和产气肠杆菌，合称为 IMViC 试验。

操作时可按下表（表1）进行生化反应接种。

表1　肠杆菌科细菌生化反应常用培养基

试验名称	接种菌种	培养基
葡萄糖发酵试验	大肠杆菌、伤寒沙门菌	葡萄糖发酵管
乳糖发酵试验	大肠杆菌、伤寒沙门菌	乳糖发酵管
靛基质试验	大肠埃希菌、产气肠杆菌	蛋白胨水

续表

试验名称	接种菌种	培养基
甲基红试验	大肠埃希菌、产气肠杆菌	葡萄糖蛋白胨水
V-P试验	大肠埃希菌、产气肠杆菌	葡萄糖蛋白胨水
枸橼酸盐利用试验	大肠埃希菌、产气肠杆菌	枸橼酸盐培养基
尿素分解试验	大肠埃希菌、普通变形杆菌	尿素培养基
硫化氢生成试验	大肠埃希菌、普通变形杆菌	醋酸铅培养基

实践九　细菌的分布与消毒灭菌试验

【实践目标】

1. 认识细菌在自然界、正常人体体表及与外界相通的腔道中广泛分布，在微生物检验操作中必须建立无菌观念、严格无菌操作。

2. 熟练掌握高压蒸汽灭菌器、干烤箱、紫外线灯、滤器等器具的操作方法。并检测消毒、灭菌的效果。

【实践准备】

1. 标本　土壤、水、空气、皮肤、咽喉部、排泄物、文具、物品等。

2. 培养基　普通琼脂平板、高层琼脂培养基、血平板，肉膏汤培养基。

3. 试剂　无菌生理盐水、75%乙醇、2%碘酒、2%红汞、2%龙胆紫、0.1%苯扎溴铵等。

4. 器材　无菌培养皿、无菌吸管、无菌试管、无菌拭子、温箱、高压灭菌器、干烤箱、无菌L形玻棒等。

5. 细菌标本　葡萄球菌、大肠埃希菌、蜡样芽孢杆菌。

【实践内容和方法】

一、高压蒸汽灭菌器和干烤箱的使用

1. 高压蒸汽灭菌器

（1）操作方法　①加水至高压蒸汽灭菌器内规定的要求量，放入欲灭菌物品，盖好器盖、对称旋紧螺旋，密闭高压灭菌器。②加热高压灭菌器，在压力升至 39.23kPa 时排气一次，待冷空气全部排出后，关闭排气阀。继续加热，高压蒸汽灭菌器内压力又逐渐升高，直到压力表指针到所需压力值时调节热源，维持 15~30 分钟。

（2）注意事项　①检查排气阀及安全阀，按质量安全要求标准定期检测其性能，以免发生危险。②灭菌前必须将高压灭菌器内冷空气完全排除，否则灭菌器内达不到

121.3℃，灭菌不彻底。③灭菌物品不宜放置过挤而妨碍蒸气流通，影响灭菌效果。④灭菌时间到达后，停止加热，待压力自行下降至零时方可打开排气阀，以防瓶内液体外溢。

2. 干烤箱

（1）操作方法　干热灭菌时，需升温达160℃，维持2小时。将欲灭菌的物品包装后放入箱内，关闭箱门，接通电源，打开风扇，使升温和鼓风同时进行，至100℃时停止鼓风，温度继续升至160℃，维持2小时，关闭电源。

（2）注意事项　①不宜对橡胶制品及不能耐受高温干热的物品灭菌。②箱内温度不可超过180℃，否则棉塞与包装纸张被烧焦。③灭菌后必须等箱内温度降至与室温相差不多时，方可开门取物，否则易引起玻璃炸裂和皮肤灼伤。

二、热力对细菌作用的效果检测

1. 不同温度对细菌的影响　取等量肉膏汤10支，接种大肠埃希菌、枯草芽孢杆菌各5支。每次取接种不同细菌的肉膏汤管各1支，分别于65℃水浴5分钟、65℃水浴30分钟、100℃作用5分钟、高压蒸汽灭菌器内103.4kPa 30分钟，处理后立即用自来水冲凉。将10支肉汤管35℃培养18～24小时，观察与解释各管中细菌的生长情况。

2. 煮沸消毒试验　取接种大肠埃希菌、枯草芽孢杆菌肉汤培养管各3支。将接种细菌的肉汤液放入沸水中，分别作用1分钟、5分钟、10分钟，随后用自来水冲凉。经35℃培养18～24小时，观察与解释各管细菌生长情况。

三、咽喉部、口腔中细菌分布的检查

1. 采集标本　分别用无菌水浸湿后的灭菌拭子在咽喉部、口腔中采集标本。

2. 分离培养　标本分别涂抹接种于血平板及普通琼脂平板的某一边，涂抹约为平板面积的1/5，再分别用接种环分离划线至表面用完为止，盖好皿盖，35℃培养24小时。

3. 结果　培养基上有菌落、菌苔。描述菌落特征，做细菌形态检查。

四、空气中细菌检查

1. 沉降方法　取琼脂平板3～5块，同一平面用3～5点法在待检区域采样，打开皿盖，使培养基表面暴露在空气中10分钟。

2. 培养　盖好皿盖，放入35℃培养24小时。

3. 结果　培养基表面有菌落。计数平板上生长的菌落数，观察与描述菌落特征，做细菌形态检查。

五、物品表面上细菌分布检查

1. 采集标本　分别用无菌水浸湿的灭菌拭子，在文具、纸币等处擦拭取标本。

2. 接种与培养　涂抹接种于普通琼脂平板相应标记部位，35℃培养24小时。

3. 结果 培养基上有菌苔、菌落。描述菌落特征，做细菌形态检查。

六、水中细菌检测

1. 倾注平板法 用无菌吸管分别取不同的水样各 1ml，分别加入做有标记的无菌空平皿内。将高层琼脂溶化并冷却至 45℃ 左右，倾注上述平皿内，立即将皿底紧贴桌面轻轻旋转，使琼脂与水样均匀混合，静置桌面，待琼脂凝固。

2. 培养 皿底向上置于 35℃ 培养 24 小时。

3. 结果 培养基内有菌落形成。计数菌落数，比较不同水样的细菌数。

七、紫外线杀菌试验

1. 方法 在普通琼脂平板上密集划线接种葡萄球菌。然后将两条长方形的黑纸条呈十字形附于平板表面，在紫外线灯下 60~80cm 处照射 30 分钟，取下黑纸条。

2. 培养 盖上平皿盖，于 35℃ 培养 24 小时。

3. 结果 暴露在紫外线灯下的培养基表面无细菌生长，黑纸条遮挡的区域有细菌生长。分析试验现象。

八、化学消毒剂消毒效果的检测

1. 方法 将葡萄球菌和大肠埃希菌分别密集划线接种于 2 个普通琼脂平板上。用无菌镊子夹取分别经 0.1% 苯扎溴铵、2% 红汞、2% 龙胆紫、2% 碘酒浸泡过的直径为 6mm 的滤纸片，轻轻贴于琼脂平板表面勿移动，纸片的间距约为 3cm。

2. 培养 盖好皿盖，置 35℃ 培养 24 小时。

3. 结果 抑菌圈的大小不同。观察、解释试验现象。

九、手指皮肤消毒前后的细菌检测

1. 方法 将普通琼脂平板底面用记号笔划分两半，注明"消毒前"和"消毒后"。将一手指在注明"消毒前"的培养基表面轻轻涂抹后，将此手指用 75% 乙醇做皮肤消毒，待干后，再在注明"消毒后"的培养基表面轻轻涂抹。

2. 培养 将平板置 35℃ 培养 24 小时。

3. 结果 消毒前、后细菌的生长菌落数有较明显的差异。分析实验现象。

实践十 真菌标本的采集、镜检及培养

【实践目标】

1. 掌握白色念珠菌的形态及菌落特征。
2. 掌握新型隐球菌的形态及菌落特征。
3. 掌握皮肤丝状菌的形态特征。

4. 学会墨汁染色法、乳酸－酚－棉兰染色法及 KOH 透明法。

5. 掌握真菌的培养方法。

【实践准备】

1. **标本** 皮肤丝状感染的皮屑。

2. **培养物** 白色念珠菌、新型隐球菌、皮肤丝状菌培养物。

3. **培养基** 沙保弱培养基、血平板、普通琼脂平板、玉米粉吐温－80 琼脂培养基、科玛嘉念珠菌显色培养基。

4. **试剂** 革兰染液、乳酸－酚－棉兰染液、优质墨汁、10%～20% KOH 等。

5. **器械** 显微镜、载玻片、盖玻片、镊子、接种环、酒精灯、火柴等。

【实践内容和方法】

一、形态检查

（一）白色念珠菌革兰染色及形态观察

方法：同细菌革兰染色。

结果：革兰阳性，菌体圆形或卵圆形，大小不等，有假菌丝及厚膜孢子。

（二）新型隐球菌墨汁染色及形态观察

方法：将印度墨汁或优质墨汁 1 滴滴于洁净载玻片上，加入待检标本，必要时加生理盐水 1 滴稀释，混匀，加上盖玻片，镜检，先用低倍镜找到视野，再用高倍镜观察。

结果：在黑色背景下可见到圆形或有出芽的透亮菌体，外周有一层透明的荚膜，宽度与菌体相当。

（三）皮肤丝状菌乳酸－酚－棉兰染色及形态观察

方法：将少许标本置于洁净载玻片上，滴加染液，混合，加上盖玻片，轻压，加热或不加热，先用低倍镜找到视野，再用高倍镜观察。

结果：菌丝及孢子被染成蓝色。

（四）皮肤丝状菌标本直接检查法（KOH 透明法）

方法：将少许皮屑标本置于载玻片上，加一滴 10%～20% 的 KOH，盖上盖玻片，微加热促进角质蛋白溶解，使标本透明，并轻压盖玻片，驱逐气泡，用棉拭或吸水纸吸去周围溢液，置于显微镜下检查。检查时光线稍暗，先在低倍镜下检查有无菌丝和孢子，然后用高倍镜观察菌丝和孢子的形态特征。

结果：菌丝和孢子呈淡绿色，折光性强。

二、生长现象观察

1. 观察白色念珠菌、新型隐球菌在普通琼脂平板、血平板、沙保弱培养基的生长现象。

2. 观察白色念珠菌在科玛嘉念珠菌显色培养基的生长现象。

3. 观察皮肤丝状菌在沙保弱培养基的生长现象。

三、真菌的培养

（一）大培养

用接种环或接种针挑取少许菌种点种于沙保弱培养基上，置22℃和35℃培养1~3周，每日观察。

（二）小培养

将熔化的玉米粉吐温–80琼脂培养基均匀地浇在消毒的载玻片上，不宜太厚。凝固后接种白色念珠菌，置于平皿中，保湿。待有菌生长后，盖上消毒的盖玻片，显微镜下直接观察白色念珠菌的顶端厚膜孢子和假菌丝。

实践十一　抗菌药物敏感试验 K–B 法的操作与结果观察

【实践目标】

1. 掌握药物敏感试验 K–B 法和菌液制备、接种、药敏纸片的贴放、培养等操作。

2. 掌握抑菌环直径的测量，分析判断和报告实验结果。

3. 熟悉药物敏感试验的质量控制。

【实践准备】

1. **菌种与标本**　金黄色葡萄球菌 ATCC25923、大肠杆菌 ATCC25922、铜绿假单胞菌 ATCC27853，临床标本中分离的待检革兰阳性、阴性菌株。

2. **培养基**　水解酪蛋白琼脂（M–H）、液体培养基。

3. **试剂**　灭菌生理盐水。

4. **器材**　接种环、镊子、无菌拭子、游标卡尺、毫米尺子等。

5. **抗菌药敏纸片**　氨苄西林（AMP），阿莫西林/克拉维酸（AMC），头孢噻吩（CFT），头孢噻肟（CTX），庆大霉素（GEN），萘啶酸（NAL），环丙沙星（CIP），四环素（TBT），利福平（RFA），复方新诺明（SMZ）。

6. **标准比浊管的制备**　0.048mol/L（1.175%）氯化钡 0.5ml 加 0.18mol/L（1%）硫酸溶液 99.5ml 于试管中，冰水浴中冷却后充分混匀，每管分装 5ml，其浊度为 0.5 麦氏比浊标准，相当于 $1.5 \times 10^8/ml$ 的含菌量。要求分装于口径一致的螺口试管中，置室温暗处保存。用前充分混匀。

【实践内容和方法】

一、药物敏感试验 K－B 法的操作方法

1. 待检菌液的制备 用接种环挑取已分纯的测试菌菌落 4~5 个，移种于 3~5ml M－H 液体培养基中，置 35℃水浴箱中培养 4 小时。链球菌、嗜血杆菌和弯曲菌等属的细菌应在加有血液的液体培养基中培养过夜。用灭菌生理盐水或肉汤调校菌液浊度至 0.5 号麦氏比浊标准。

2. 接种方法 用灭菌的棉拭子蘸取菌液，在管壁上旋转挤压几次，去掉过多的菌液。用拭子均匀涂布接种于 M－H 琼脂表面，一般涂布 3 次，每次将平板旋转 60 度，最后沿平板内缘涂抹一周。

3. 贴放药敏纸片与培养 M－H 琼脂平板置室温干燥 3~5 分钟，用灭菌镊子将药敏纸片紧贴于含菌琼脂表面，各纸片中心相距不少于 24mm，纸片中心距平皿内缘不少于 15mm，35℃培养箱里培养 18~24 小时，测量抑菌环的直径。

二、结果判断

1. 测量抑菌环 M－H 琼脂平板经培养取出后置黑色无反光背景下，用游标卡尺或毫米尺子从平板背面量取抑菌圈直径（单位为 mm）。先量取质控菌株的抑菌圈直径，以判断质控是否合格；然后量取测试菌株的抑菌圈直径。根据 CLSI 标准（见表 8－4），对量取的抑菌圈直径作出"敏感"、"耐药"或"中介"的判断。

2. 报告 参照表 8－3 解释结果。

三、质量控制

标准菌株的抑菌环应落在表 8－7 所列出的规定范围内，这个范围为 95% 的可信度，即实验室日间质控得到的抑菌环直径，在连续 20 个数值中，仅允许有 1 个超出这个范围。如果经常有质控结果超出这个范围，说明实验方法不稳定，不应报告；应从上述影响因素中找原因，并及时纠正。每日标准质控菌株抑菌环直径的均值应接近允许范围的中间值，变化数不得超出 2mm，否则说明操作中有不规范之处，应予以调整。

实践十二 实验动物的接种与采血操作

【实践目标】

1. 掌握实验动物皮内、皮下、肌肉、腹腔、静脉等途径的接种方法。
2. 掌握实验动物的静脉血液、心脏血液的采集方法。

3. 了解实验动物胸腔、腹腔的解剖操作。

【实践准备】

1. 试剂与器材 碘伏、生理盐水、酒精棉球、玻片、接种环、无菌注射器、无菌针头、无菌剪刀、无菌镊子、解剖台、大头针、纸张等。

2. 实验动物 家兔、小白鼠、绵羊。

3. 细菌 固体或液体培养基上的纯培养菌。

【实践内容和方法】

一、接种前、后的基本要求

1. 接种前后的动物 按实验要求选用动物，填写实验动物记录卡，包括实验动物的名称、编号、接种材料及部位、剂量和接种日期、标记号等，卡片挂在动物饲养笼上。

2. 接种材料的准备 检查注射器，吸入接种物后，倒转注射器使针头向上，在针头尖端置一挤干的酒精棉球，慢慢排除管内气泡，以防菌液外溢。

3. 接种部位的消毒 接种部位需除毛时，要剪毛、剃毛。常用消毒剂为碘伏。消毒后的棉球要妥善处理。

二、实验动物的常规接种法

1. 家兔皮内接种法

（1）部位 家兔背部皮肤。

（2）方法 剪去接种部位的毛发，常规消毒，绷紧皮肤，针孔斜面向上，平刺入皮内，缓缓注入接种物0.1ml。为了避免接种液从针头流出，将针头旋转半周再拔出。此时可见皮肤有小丘隆起，不会马上消失。

2. 家兔耳缘静脉接种法

（1）部位 两耳外缘静脉。

（2）方法 将家兔固定，用酒精涂擦，或用手指弹动耳缘部使血管扩张充血。常规消毒后用左手拇指与中指捏住耳尖部，食指垫于耳外缘静脉处，右手持注射器，注射器内必须无气泡以防栓塞，针头斜面向上，刺入血管内，缓缓注入接种物。接种后用干棉球按住局部以免血液流出。

3. 小白鼠皮下接种法

（1）部位 常选用小鼠腹部或大腿内侧。

（2）方法 让小白鼠爬行于桌面，右手牵住其尾巴，左手拇指及食指捏住小白鼠两耳及颈部皮肤，将手反转使鼠体腹部朝上，把小鼠尾巴及后腿夹于左手小指及手掌间，使小鼠头部略向下垂。消毒腹部皮肤，绷紧后将针头斜向上刺入并注入接种物0.5~1.0ml。

4. 小白鼠肌肉接种法

（1）部位 常选用小白鼠左后腿。

（2）方法 小白鼠固定方法同上，将小白鼠的左后肢夹于左无名指与小指之间，暴露小白鼠左大腿内侧，消毒后将针头自大腿内侧由下而上斜刺入肌肉内，注入量为0.2～1.0ml。

5. 小白鼠腹腔接种法

（1）部位 常选用小白鼠左下腹。

（2）方法 小白鼠固定方法同上，消毒局部皮肤，针尖自小白鼠腹股沟处刺穿皮肤，针尖在皮下向前移行约1cm左右，斜向刺入皮下，并穿过腹肌进入腹腔，抽吸注射器，如无回血或尿液，表示针头未刺入脏器，接着注入接种物0.5～2.0ml。

6. 小白鼠尾静脉接种法

将小白鼠置于鼠笼内、露出尾部。用左手捏住鼠尾根部，将鼠尾浸入45℃水中1～2分钟，使静脉充血。左手固定鼠尾，消毒局部，右手持注射器刺入尾静脉，缓缓注入0.5～1.0ml接种物。接种完毕，用干酒精棉球按压伤口片刻。

三、实验动物接种后的观察

1. 常规观察 接种后每日观察1～2次，观察行动、食欲、粪便、尿液是否正常，鼻、眼有无分泌物，接种局部有无变化等。详细记录观察现象，便于及时掌握实验情况。

2. 胸腹腔解剖观察 接种动物死亡后立即进行解剖，未死亡的人工处死解剖。先肉眼观察尸体的外部特征后再解剖。

（1）固定动物与剪开皮肤 置尸体于铺有纸张的解剖板上，伸展四肢并用大头针固定，消毒整个胸腹部及四肢，左手用镊子提起耻骨联合部皮肤，右手持剪刀剪一小口，随后从小口沿中线至下颌处将皮肤剪开，不能将肌肉层剪破，再向四肢剪开，剥离皮下组织，使皮肤翻转于左右两侧，用大头针固定，露出整个胸腹部，检查皮下组织及腹股沟、腋下淋巴结有无出血点、充血、粘连等病变。

（2）打开腹腔 打开腹腔前，若腹腔渗出液较多，用无菌穿刺针吸取积液并进行培养或直接涂片检查。用无菌镊子提起腹壁，在横膈处沿正中线向耻骨处剪开腹肌腹膜，并在其两侧做直角切口，翻转腹肌腹膜于两侧，观察腹腔各脏器，特别是肝、脾、肾等脏器有无可见的病变。采集培养标本，取材压片或涂片检查。

（3）打开胸腔 用无菌剪刀沿两侧肋软骨分别向上剪开，将胸前向上翻起，检查胸部组织器官有无病变，取心脏血、心、肺组织标本做培养及涂片检查。

（4）解剖尸体的处理 取样、观察完后，用垫纸将尸体包裹，放焚烧炉中焚化。实验台用消毒剂擦洗干净。解剖用具、隔离衣、帽、口罩等必须消毒处理。

四、实验动物采血技术

1. 家兔耳静脉采血法 用固定器固定家兔，在近耳根处擦少许二甲苯或酒精或用手轻弹，待静脉隆起后，消毒局部皮肤，用2ml无菌注射器做静脉穿刺抽血。若抽不出可用无菌针头挑破静脉或手术刀划断静脉，用试管收集血液，一般采集 1~2ml，最后以干棉球压迫止血。

2. 家兔心脏采血法　将家兔仰卧固定在解剖台上，在动物胸骨剑突上两横指中线偏左侧处，手触到心跳最显著的部位，消毒后，针头垂直刺入心腔，如有血液涌出，缓慢抽出所需血量，一般可采血20ml。

3. 绵羊颈静脉采血法

（1）将绵羊放倒侧卧于地上，绑好四肢，按住头部，以防挣扎。剪去颈部一侧的长毛，消毒皮肤，用止血带捆扎颈部，颈静脉明显隆起。用无菌大号针头以向心方向刺入静脉，抽取血液。成羊一次可采血100~200ml。抽血完毕后，松解止血带，拔出针头，并以消毒干棉球按住刺伤处。

（2）抽出的血液注入盛有玻璃珠的无菌采血瓶内，并将采血瓶回旋摇动10~15分钟，纤维蛋白粘附于玻璃珠表面被分离，血液不凝固。采血时也可用三角瓶密闭取血法，即瓶口塞以双孔的橡皮塞，塞上装以两个弯玻璃管，通过乳胶管，一管连接针头，另一管连接大号注射器。用注射器抽吸，使采血瓶内形成负压。血可直接流入瓶内。

实践十三　葡萄球菌属和微球菌属的检验

【实践目标】

1. 掌握葡萄球菌和微球菌的分离培养技术。

2. 掌握触酶试验、凝固酶试验、耐热核酸酶试验、甘露醇试验、新生霉素敏感试验的操作并判断葡萄球菌和微球菌的结果。

3. 熟悉葡萄球菌和微球菌的形态特征和菌落特点。

【实践准备】

1. 菌种与标本　临床化脓性标本，金黄色葡萄球菌、表皮葡萄球菌和微球菌的琼脂斜面18~24小时培养物。

2. 培养基　普通琼脂平板、血液琼脂平板、甲苯胺蓝核酸琼脂、肉汤培养基、甘露醇发酵管、O/F培养管（葡萄球菌专用配方）。

3. 试剂　无菌生理盐水、蒸馏水、肝素或枸橼酸盐抗凝兔血清、3% H_2O_2、无菌液体石蜡、革兰染色液等。

4. 器材　载玻片、记号笔、接种环、接种针、酒精灯、砂轮片、清洁试管（规格10mm×15mm）、灭菌小试管（规格10mm×10mm）、灭菌吸管、水浴箱（调为37℃）、显微镜、新生霉素纸片等。

【实践内容和方法】

一、分离培养及观察

将标本或菌种用连续或分区接种技术接种于已标记好的血液琼脂平板和普通琼脂平板上，35℃培养18~20小时；观察细菌的生长现象。

二、形态观察

培养物涂片、革兰染色、镜检，观察菌体的形态、排列和染色性。

三、生化反应

1. 触酶试验

（1）方法　用接种环从普通琼脂平板上刮取少许葡萄球菌菌落涂于载玻片上，然后滴加1~2滴3% H_2O_2。静置，1分钟内观察结果。

（2）结果：产生大量气泡者为阳性，不产生气泡者为阴性。葡萄球菌属均为阳性。

（3）注意事项　3% H_2O_2 临用时用30% H_2O_2 配制；不应在培养基上做试验，挑取菌落时也不可刮到培养基；不宜用血液培养物做试验，因红细胞含有触酶，会出现假阳性反应；陈旧培养物中细菌触酶活性可消失，出现假阴性；每次试验时，应以阳性和阴性菌株做对照。

2. 凝固酶试验

（1）试管法　用于测定游离型凝固酶。取灭菌小试管3支，各加入0.5ml新鲜的兔血浆或人血浆，然后挑取3~5个待检菌落于其中1试管血浆中混匀，另2支试管中分别接种阳性和阴性菌株做对照，置37℃水浴中3~4小时，观察结果。

（2）玻片法　用于测定结合型凝固酶。取1滴蒸馏水于洁净的载玻片上，用接种环挑取一环待检菌于蒸馏水中，制成浓的细菌悬液，无自凝；然后加一环兔血浆混合，10秒钟内观察结果。

（3）结果　玻片法有凝固颗粒者为阳性，无凝集颗粒者为阴性。试管法有明显纤维蛋白凝胶者为阳性。

3. 耐热核酸酶测定

（1）平板法　在已形成葡萄球菌菌落的平板上选取待检菌落并做好标记，置60℃烤箱加热2小时，以使不耐热的DNA酶灭活，取出后，于平板上倾注10ml已预先溶化的甲苯胺蓝核酸琼脂，35℃孵育3小时，观察结果。

（2）玻片法　取3ml融化好的甲苯胺蓝核酸琼脂均匀浇在载玻片上，待琼脂凝固后打上6~8个孔径为2~5mm的小孔，各孔分别加1滴经沸水浴3分钟处理过的待检葡萄球菌的阳性、阴性葡萄球菌培养物，35℃孵育3小时，观察结果。

（3）结果判断　平板法葡萄球菌菌落周围呈粉红色圈的为阳性，不变色者为阴性；玻片法孔外出现粉红色圈的为阳性。

4. 甘露醇发酵试验　将待检的菌接种于甘露醇发酵管，35℃孵育 18～24 小时后观察细菌生长现象。

5. 新生霉素敏感试验　将待检菌均匀涂布于血液琼脂平板上，再贴上含 5μg/片的新生霉素纸片，35℃孵育 16～20 小时，观察抑菌环大小。试验时应设阳性对照，以确认纸片是否失效。抑菌环直径≤16mm 为耐药，＞16mm 为敏感。

6. O-F 试验　挑取待检菌落，接种于 2 支 O-F 培养管中，其中一支加灭菌液体石蜡油约 1cm 深，35℃孵育 24 小时后观察结果。葡萄球菌为发酵型，微球菌为氧化型或阴性。

实践十四　链球菌属的检验

【实践目标】

1. 掌握链球菌分离培养的操作方法。

2. 正确操作胆汁溶菌试验、Optochin 敏感试验、菊糖发酵试验、杆菌肽敏感试验，并观察报告各种链球菌的试验结果。

3. 熟悉链球菌的形态特点和菌落特征。

4. 掌握抗链球菌溶血素 O 试验及其他试验操作方法。

【实践准备】

1. 培养基　血琼脂平板、马尿酸钠培养基、血清肉汤、菊糖发酵管。

2. 菌种与标本　甲、乙、丙型链球菌、肺炎链球菌、金黄色葡萄球菌培养物、化脓性标本。

3. 试剂　革兰染色液、$FeCl_3$ 试剂、100g/L 去氧胆酸钠溶液、ASO 胶乳试剂。

4. 其他材料　杆菌肽纸片、Optochin 纸片、无菌生理盐水、人血清、2% 兔红细胞、乳胶反应板、显微镜、二甲苯、香柏油、擦镜纸、接种环、接种针等。

【实践内容和方法】

一、分离培养与镜检

1. 分离培养　标本或菌种，用连续划线或分区划线法接种于血平板上 35℃培养 18～20小时。

2. 观察菌落特征　链球菌在血琼脂平板上生长后形成灰白色、圆形凸起、表面光滑、边缘整齐的细小菌落，菌落周围可产生不同类型的溶血环。甲型链球菌菌落周围形成草绿色溶血环，乙型链球菌菌落周围形成透明溶血环，丙型链球菌菌落周围无溶血环。肺炎链球菌形成的菌落与甲型链球菌相似，若培养 48 小时后，因细菌产生的自溶酶使菌体自溶，菌落中心凹陷呈"脐状"，由此可鉴别肺炎链球菌和甲型链球菌。

3. 形态与染色 链球菌为革兰阳性球菌，圆形或卵圆形，成双或呈链状排列。链的长度与菌种和培养条件有关。一般在液体培养基中易形成长链，肺炎链球菌为矛头状、成双排列的革兰阳性球菌。

二、生化反应

1. Optochin 敏感试验

（1）方法 用接种环挑取单个待检菌落、密集划线接种在血平板上，将含量为 5μg/片 Optochin 纸片贴于接种区中央，35℃培养 18~24 小时，测量抑菌环的大小。

（2）结果 抑菌环直径 ≥14mm 为阳性，无抑菌环或抑菌环直径 <14mm 为阴性，肺炎链球菌为阳性。

2. 胆盐溶菌试验 胆盐能激活肺炎链球菌的自溶酶而将肺炎链球菌溶解，但甲型链球菌不能被溶解。

（1）平板法 在血琼脂平板上选择出有草绿色溶血环的菌落，然后在菌落上加 1 滴 100g/L 去氧胆酸钠溶液，35℃培养 30 分钟、比较观察试验前后的菌落变化现象。

（2）试管法 将有草绿色溶血环的菌落接种于 2 支血清肉汤培养液的试管中，35℃培养 24 小时，再于各管中加入 100g/L 去氧胆酸钠溶液 0.1ml，摇匀后置 35℃水浴 30 分钟。

（3）结果 平板法：若菌落被溶解为阳性，菌落无变化为阴性。试管法：液体由混浊变为透明为阳性，仍然混浊为阴性。

3. 菊糖发酵试验

（1）方法 将被检菌接种菊糖发酵管中，35℃培养 18~24 小时，观察生长现象。

（2）结果 培养基由紫色变为黄色为阳性，不变色为阴性。肺炎链球菌为阳性，甲型链球菌为阴性。

4. 杆菌肽敏感试验

（1）方法 选取单个乙型溶血可疑菌落，密集划线于血琼脂平板上，将含 0.04U/片的杆菌肽纸片贴于血琼脂平板上，35℃培养 18~24 小时，观察试验结果。

（2）结果 在杆菌肽纸片周围出现明显抑菌环且直径 >10mm 时为杆菌肽敏感试验阳性，抑菌环直径 <10mm 为阴性。A 群链球菌为阳性，其他群链球菌多为阴性。

5. CAMP 试验

（1）方法 在血琼脂平板上，先用金黄色葡萄球菌划线接种一条直线，再将被检菌距该直线约 5mm 处垂直接种一短线。用已知的 B 群链球菌作阳性对照，A 群或 D 群链球菌作阴性对照。35℃培养 18~24 小时，观察生长现象。

（2）结果 在被检菌接种线与金黄色葡萄球菌接种线交界处出现箭头形透明溶血区为阳性，否则为阴性。B 群链球菌 CAMP 试验为阳性，其他链球菌为阴性。

6. 马尿酸钠水解试验

（1）方法 取待检菌纯培养物接种于马尿酸钠培养基，35℃培养 48 小时，经 3000r/min 离心 30 分钟，吸取上清液 0.8ml 于另一试管中，加入 $FeCl_3$ 试剂 0.2ml，立即混匀，10～15 分钟，观察试验结果。

（2）结果 出现稳定沉淀物为阳性，虽有沉淀物，轻摇后立即溶解为阴性。B 群链球菌为阳性，链球菌其他群为阴性。

7. 触酶试验

（1）方法 用接种环取被检细菌菌落少许，置于洁净的载玻片上，滴加 3% 过氧化氢试剂 1～2 滴，观察结果。应用时作阳性和阴性对照。

（2）结果 一分钟内产生大量气泡者为阳性，不产生者为阴性。链球菌为阴性。

三、胶乳法检测 ASO

（1）方法 将被检血清 56℃30 分钟灭活，然后用生理盐水做 1∶15 稀释。在反应板各孔内分别滴加稀释血清、阴性和阳性对照血清各 1 滴，再于各孔内滴加溶血素 O 溶液 1 滴，轻摇一分钟混匀，最后在各孔内分别滴入 1 滴 ASO 胶乳试剂，在 18℃～20℃下轻摇 3 分钟，观察结果。

（2）结果 出现清晰凝集颗粒为阳性，无凝集为阴性。

（3）注意事项 胶乳试剂应放 4℃冰箱中保存，使用前摇匀，加入 ASO 胶乳后，轻摇并严格按操作要求时间记录结果。注意试剂的有效期及实验要求的温度。若标本发生溶血或高脂、高胆红素、高胆固醇血液，类风湿因子以及标本被细菌污染等，都会影响试验结果。

实践十五 肠球菌属的检验

【实践目标】

1. 掌握肠球菌的分离培养，以及 PYR 试验、胆汁－七叶苷试验等生化试验的操作。
2. 学会观察与描述肠球菌的菌落特点和镜下形态。

【实践准备】

1. 培养基 血清肉汤、65g/L NaCl 血清肉汤培养基、血琼脂平板、胆汁－七叶苷斜面培养基。

2. 标本与菌种 临床标本，肠球菌，D 群链球菌。

3. 试剂与材料 PYR 试剂、PYR 纸片、快速革兰染色液、生理盐水、载玻片、石蜡油等。

【实践内容和方法】

一、分离培养与镜检

1. 分离培养 用连续划线或分区划线法将标本或菌种接种于血琼脂平板上，35℃

培养 18～20 小时。

2. 观察菌落特征 肠球菌在血平板的菌落特征是：灰白色、不透明、表面光滑、较湿润的圆形菌落，较链球菌菌落大，菌落周围可出现草绿色溶血环或透明溶血环，也可无溶血环。

3. 形态与染色 肠球菌为卵圆形革兰阳性球菌，单个、成双或短链状排列。

二、生化反应

1. PYR 试验

（1）方法 用接种环挑取待检菌落涂布于含有 PYR 的纸片上，置35℃反应 5 分钟，再向纸片滴加 PYR 试剂，观察试验结果。

（2）结果判断 约1分钟后纸片上出现红色为阳性，不变色则为阴性。

（3）注意事项 本试验是一项快速筛选性试验，可用于肠球菌和 D 群链球菌的鉴别：肠球菌 PYR 试验为阳性，D 群链球菌为阴性。其他某些细菌如化脓性链球菌、草绿色链球菌及某些凝固酶阴性葡萄球菌等也产生吡咯烷酮芳基酰胺酶。

2. 胆汁－七叶苷试验

（1）方法 将被检菌接种于胆汁－七叶苷琼脂培养基，35℃培养箱培养 18～24 小时。

（2）结果判断 有细菌生长，且培养基变黑色为阳性，不变色则为阴性。肠球菌为阳性。

（3）注意事项 判定胆汁－七叶苷试验结果时，培养基的斜面至少有1/2 变黑才可判为阳性，如只有细菌生长，而斜面不变黑或仅小部分变黑，则不能判为阳性。此试验是鉴定肠球菌的重要试验，但不能区分 D 群中的肠球菌与非肠球菌。

3. 盐耐受试验

（1）方法 将待检菌接种于 65g/L NaCl 血清肉汤培养基中，35℃培养箱培养 18～24小时。

（2）结果判断 细菌生长且培养基变为黄色为阳性，不生长则为阴性。肠球菌该试验为阳性，D 群链球菌为阴性。

实践十六 奈瑟菌属和卡他布兰汉菌的检验

【实践目标】

1. 掌握二氧化碳培养法的操作。
2. 掌握脑膜炎奈瑟菌、淋病奈瑟菌的菌落特征和形态特点。
3. 熟悉氧化酶试验，葡萄糖、麦芽糖和蔗糖发酵试验、DNA 酶试验的操作方法，并掌握脑膜炎奈瑟菌、淋病奈瑟菌的鉴别要点。
4. 熟悉卡他布兰汉菌的形态和培养特性。

【实践准备】

1. 标本与菌种　临床标本，脑膜炎奈瑟菌、淋病奈瑟菌、卡他布兰汉菌菌种及示教片。

2. 培养基　巧克力色血平板、血平板、葡萄糖、麦芽糖、蔗糖发酵管、硝酸盐培养基、DNA 琼脂培养基等。

3. 试剂与材料　革兰染色液、氧化酶试剂、触酶试剂、硝酸盐还原试剂、1mol/L盐酸。

【实践内容和方法】

一、涂片检查

1. 脑膜炎奈瑟菌　脑脊液标本离心沉淀后取沉淀物涂片，革兰染色镜检，在中性粒细胞内、外观察见革兰阴性双球菌，可作初步报告。瘀点标本采集后，制备印片，自然干燥、固定、革兰染色镜检，见革兰阴性双球菌，可作初步报告。

2. 淋病奈瑟菌　取尿道脓性分泌物制片，革兰染色镜检。找到革兰阴性双球菌且主要分布于吞噬细胞内时，结合临床症状可初步诊断。

3. 卡他布兰汉菌　根据感染部位采集血液、脑脊液、穿刺液等。涂片革兰染色后镜检，观察吞噬细胞内、外是否有革兰阴性双球菌。

二、分离培养与镜检

1. 分离培养　将标本或菌种分别接种于巧克力色血琼脂平板、血平板、普通琼脂平板上，35℃ 5% CO_2 培养箱中培养 18～20 小时。

2. 观察菌落特征

（1）脑膜炎奈瑟菌　在巧克力色血琼脂平板上菌落特征为：圆形、扁平、光滑湿润、半透明、边缘整齐，大小约 1～2mm；在血平板上不溶血。

（2）淋病奈瑟菌　菌落呈灰白色、圆形、凸起、光滑湿润、大小约 0.5～1mm。在血平板上不溶血。

（3）卡他布兰汉菌　菌落呈浅红棕色，不透明，干燥，大小约 1～3mm。

3. 形态与染色　将脑膜炎奈瑟菌、淋病奈瑟菌及卡他布兰汉菌经革兰染色后观察镜下形态，呈革兰阴性双球菌。

三、生化反应

1. 氧化酶试验

（1）方法　用镊子夹住滤纸条取单个被检菌落，加氧化酶试剂（10g/L 盐酸二甲基对苯二胺试剂）1 滴于滤纸条的细菌上，立即观察试验结果。

（2）结果判断　立刻出现红色，继而逐渐加深呈紫红色为阳性，不变色则为阴性。

用盐酸四甲基对苯二胺试剂时，呈现蓝紫色为阳性。用铜绿假单胞菌作为阳性对照菌，大肠埃希菌为阴性对照菌。氧化酶试验阳性是奈瑟菌属细菌的共同生化反应特征。

（3）注意事项　含铁物质会使氧化酶试验出现假阳性。

2. 葡萄糖、麦芽糖和蔗糖发酵试验

（1）方法　将脑膜炎奈瑟菌、淋病奈瑟菌和卡他布兰汉菌均分别接种于葡萄糖、麦芽糖和蔗糖发酵管，35℃培养箱培养 18～24 小时。

（2）结果判断　培养基颜色变为黄色为阳性，培养基仍呈紫色则为阴性。糖发酵试验是鉴别脑膜炎奈瑟菌、淋病奈瑟菌和卡他布兰汉菌的主要生化试验之一。

3. DNA 酶试验

（1）方法　将待检菌点种于 DNA 琼脂平板上，35℃培养 18～24 小时。用 1mol/L盐酸覆盖平板表面。

（2）结果判断　菌落周围出现透明环为阳性，无透明环则为阴性。卡他布兰汉菌为阳性，奈瑟菌属细菌均为阴性。此试验为奈瑟菌和卡他布兰汉菌的鉴别试验。

4. 硝酸盐还原试验

（1）方法　将待检菌接种于硝酸盐培养基，35℃培养箱培养 1～2 天，依次加入硝酸盐还原试剂甲液（对氨基苯磺酸和醋酸）和乙液（ a – 萘胺和醋酸）各 2 滴后观察试验结果。

（2）结果判断　立即或 10 分钟内呈红色为阳性，不变色则为阴性。加试剂后如不出现红色，加入少许锌粉（20mg），仍不出现红色为阳性。出现红色为阴性。大肠埃希菌可为试验的阳性对照菌，醋酸钙不动杆菌无硝亚种可选为试验的阴性对照菌。另以不接种细菌的硝酸盐培养基作为空白对照，以检查培养基中是否存在亚硝酸盐。奈瑟菌多为阴性而卡他布兰汉菌为阳性，可用于该菌属间的鉴别。

（3）注意事项　硝酸盐还原试验应在加试剂后立即判定结果，否则可因产生的颜色迅速褪色而不易判定结果。加试剂后如不出现红色，需检查硝酸盐是否被还原，可在原试管内再加入少许锌粉，如仍不出现红色为阳性，表示培养基中的硝酸盐已被还原为亚硝酸盐。如加锌粉后变为红色为阴性，红色反应是由于锌粉的还原作用所致，表示硝酸盐未被细菌还原。

实践十七　大肠埃希菌和肠杆菌属的检验

【实践目标】

1. 掌握大肠埃希菌和产气肠杆菌在 SS 琼脂、伊红美兰琼脂（EMB）、麦康凯琼脂（MAC）及血液琼脂平板上的菌落特点。

2. 掌握大肠埃希菌、产气肠杆菌的形态及染色特点。

3. 掌握 KIA/MIU 培养基的接种操作并观察大肠埃希菌、产气肠杆菌的反应结果。

4. 掌握 IMViC 生化反应的操作并观察大肠埃希菌、产气肠杆菌的结果。

5. 了解致病性大肠埃希菌血清学鉴定的操作和结果判断。

【实践准备】

1. 培养基 SS 琼脂、伊红美兰琼脂（EMB）、麦康凯琼脂、血液琼脂、KIA 培养基、MIU 培养基、葡萄糖蛋白胨水培养基、枸橼酸盐培养基。

2. 细菌培养物 大肠埃希菌、产气肠杆菌培养物。

3. 试剂 革兰染色液、生理盐水、靛基质试剂、甲基红试剂、V - P 试剂、氧化酶试剂、大肠埃希菌诊断血清。

4. 器材 显微镜、酒精灯、接种环（针）、载玻片、培养箱、试管等。

【实践内容和方法】

一、大肠埃希菌鉴定

1. 形态观察 取大肠埃希菌培养物涂片，革兰染色后镜检，可观察到革兰阴性中等大小的杆菌，散在排列。

2. 分离培养 将大肠埃希菌接种在 SS 琼脂、伊红美兰琼脂（EMB）、麦康凯琼脂（MAC）、血清琼脂平板上，置35℃培养 18~24 小时后观察菌落。

3. 生化反应

（1）氧化酶试验 取白色滤纸一条，蘸取少许待检细菌，再加氧化酶试剂 1 滴，观察结果。

（2）将大肠埃希菌接种于 KIA 培养基、MIU 培养基、葡萄糖蛋白胨水培养基、枸橼酸盐培养基，35℃培养 24~48 小时后观察结果。

4. 血清反应 挑取可疑大肠埃希菌（EPEC）菌落，与 EPEC OK 多价诊断血清做玻片凝集，如不凝集，再挑选另一菌落做玻片凝集，如此检查数个菌落不凝集，则为阴性。若凝集，继续与该组的单价诊断血清做玻片凝集，如出现明显凝集者，生理盐水对照不凝集，说明细菌具有大肠埃希菌某型 K 抗原，需进一步与 O 诊断血清凝集。作 O 凝集时，如不出现可见反应，应考虑有 H 抗原阻挡，需加热100℃1 小时后，再与 O 诊断血清凝集，出现凝集者，说明该菌具有 O 抗原。

二、产气肠杆菌鉴定

1. 形态观察 取产气肠杆菌培养物涂片，做革兰染色后镜检，可见革兰阴性短而粗的杆菌。

2. 分离培养 将产气肠杆菌接种在麦康凯琼脂、SS 琼脂、伊红美兰琼脂、血液琼脂平板上，置35℃培养 18~24 小时后观察菌落。

3. 生化反应 做产气肠杆菌的氧化酶试验，并接种于葡萄糖蛋白胨水培养基、KIA 培养基、MIU 培养基、枸橼酸盐培养基，置35℃培养 18~24 小时后观察并判断生化反应结果。

实践十八　沙门菌属的检验

【实践目标】

1. 掌握伤寒沙门菌、甲型副伤寒沙门菌、猪霍乱沙门菌在 SS 琼脂、麦康凯琼脂及血琼脂上的菌落特征。
2. 掌握沙门菌属细菌的形态、染色特性、生化反应、培养方法及鉴定依据。
3. 掌握沙门菌属细菌的血清学鉴定方法。

【实践准备】

1. **细菌培养物**　伤寒沙门菌，甲型副伤寒沙门菌，猪霍乱沙门菌培养物。
2. **培养基**　SS 琼脂，麦康凯琼脂，血液琼脂，KIA 培养基，MIU 培养基，赖氨酸和鸟氨酸脱羧酶培养基。
3. **试剂**　革兰染色液，甲基红指示剂，靛基质试剂，氧化酶试剂，沙门菌属诊断血清，生理盐水等。
4. **器材**　显微镜，酒精灯，接种环，载玻片，培养箱，试管等。

【实践内容和方法】

一、分离培养

将伤寒沙门菌，甲型副伤寒沙门菌，猪霍乱沙门菌接种在 SS 琼脂，麦康凯琼脂，血液琼脂平板上，置35℃培养18～24小时后观察菌落。

二、形态观察

取伤寒沙门菌，甲型副伤寒沙门菌，猪霍乱沙门菌培养物涂片，做革兰染色后镜检。

三、生化反应

1. **氧化酶试验**　方法同大肠埃希菌。
2. 将伤寒沙门菌，甲型副伤寒沙门菌，猪霍乱沙门菌分别接种于 KIA 培养基，MIU 培养基，赖氨酸和鸟氨酸脱羧酶培养基，置35℃培养18～24小时后观察结果。

四、血清学鉴定

如果细菌形态及生化反应符合沙门菌，可选用沙门菌的多价诊断血清进行玻片凝集。首先选用 A～F 组多价 "O" 诊断血清做玻片凝集试验。在试验时应以生理盐水作对照。在5～10分钟内不出现凝集者可确定为阴性。若生化反应比较典型，应考虑选用

Vi 凝集试验。若凝集，则用无菌生理盐水将细菌洗下，制成悬液，加热 100℃、30 分钟，再与 A～F 组多价"O"诊断血清做凝集试验。若与 A～F 多价"O"血清发生凝集，再与沙门菌单价因子血清分别做玻片凝集试验，以确定该菌株属于哪一组。一般先选用本地区检出率最高菌型的相应血清做玻片凝集。

实践十九 伤寒和副伤寒的血清学检测（肥达试验）

【实践目标】

1. 掌握伤寒和副伤寒血清学检测（肥达试验）的操作方法。
2. 掌握伤寒和副伤寒血清学检测（肥达试验）的实验结果的判读。

【实践准备】

1. 标本 病人血清。

2. 试剂 生理盐水，伤寒沙门菌"O"和"H"诊断菌液，甲型副伤寒及肖氏沙门菌"H"诊断菌液。

3. 器材 试管，试管架，37℃水浴箱，5 ml 移液管，滴管等。

【实践内容和方法】

肥达反应是根据凝集反应原理，用已知伤寒沙门菌菌体 O 抗原、伤寒沙门菌鞭毛 H 抗原、甲型副伤寒沙门菌鞭毛抗原（PA）、肖氏沙门菌鞭毛抗原（PB）与病人血清作定量凝集反应，以辅助诊断伤寒与副伤寒的试管凝集方法。

1. 方法

（1）取 10mm×75mm 试管 1 支（血清稀释管），加生理盐水 3.8ml 及待测血清 0.2ml，混合使成 1：20 稀释。

（2）取 28 支小试管分 4 排 7 列置试管架上（每排 7 支，每列 4 支），并于第一列上分别标明"O"、"H"、"PA"、"PB"字样。

（3）用 5ml 移液管取 1：20 稀释血清 2ml 加入试管第一列，每管 0.5ml。

（4）再于血清稀释管加入生理盐水 2ml，稀释成 1：40。

（5）用 5ml 移液管取 1：40 稀释血清 2ml 加入试管第二列，每管 0.5ml。

（6）再于血清稀释管加入生理盐水 2ml，稀释成 1：80，如上法再分别加入第三列试管中，并继续将血清对倍稀释直至加完第六列止。

（7）于最后一列各试管内加生理盐水 0.5ml，作阴性对照。

（8）取 O、H、PA、PB 菌液，相应加入各排试管中血清的最后稀释倍数依次为 1：40、1：80、1：160、1：320、1：640、1：1280。振荡试管架数次，使菌液与待测血清充分混匀，置 37℃温箱过夜，次日观察结果。

2. 结果 观察结果时，自冰箱或温箱取出试管架后，切忌振荡试管。先观察生理盐水对照管，该管管底为圆形、边缘整齐的细菌沉淀物，若轻摇，细菌散开仍呈混浊，之后由第一管与对照管对比观察，如有凝集，可见管底有沉淀的凝集块，边缘不整齐，液体出现不同程度的澄清。"H"菌液的凝集呈棉絮状。观察完毕后，轻摇可见棉絮状凝集物升起。凝集强弱以"＋"的多少表示。以出现明显凝集（＋＋）的血清最高稀释度为该待测血清的凝集效价。

　　－：不凝集，液体混浊度与对照管相同。

　　＋：约25%的细菌凝集，上层液体较混浊。

　　＋＋：约50%的细菌凝集，上层液体中等混浊，呈半透明。

　　＋＋＋：约75%的细菌凝集，上层液体轻度混浊。

　　＋＋＋＋：细菌全部凝集，上层液体澄清透明。

　　3. 注意事项　加入诊断菌液时，由对照管开始。"H"凝集呈絮状，以疏松之大团铺于管底，轻摇即能荡起，易散开。"O"凝集呈颗粒状，以坚实凝片沉于管底，轻摇不易荡起，不易散开。

实践二十　志贺菌属的检验

【实践目标】

　　1. 掌握福氏志贺菌，宋内志贺菌，在SS琼脂、麦康凯琼脂平板上的菌落特点。

　　2. 正确判断福氏志贺菌，宋内志贺菌在KIA培养基、MIU培养基上的生化反应结果及IMViC等生化反应结果。

　　3. 正确进行血清学试验鉴定福氏志贺菌，宋内志贺菌的操作及结果判断。

【实践准备】

　　1. 培养基　SS琼脂，麦康凯琼脂，血琼脂，KIA培养基，MIU培养基，甘露醇培养基等。

　　2. 细菌培养物　福氏志贺菌，宋内志贺菌培养物。

　　3. 试剂　靛基质试剂，甲基红指示剂，革兰染色液，志贺菌诊断血清（包括志贺菌属4种多价血清及福氏、鲍氏或宋内志贺菌单价血清）等。

　　4. 材料　显微镜，载玻片，接种环，酒精灯，生理盐水等。

【实践内容和方法】

　　1. 分离培养　将福氏志贺菌和宋内志贺菌接种在SS琼脂、麦康凯琼脂上，置35℃培养18～24小时后观察菌落。

　　2. 形态观察　取福氏志贺菌和宋内志贺菌的培养物涂片，做革兰染色后镜检。

　　3. 生化反应　将福氏志贺菌和宋内志贺菌分别接种在KIA培养基、MIU培养基、经35℃培养18～24小时后观察结果。

4. 血清学鉴定 凡生化反应符合福氏志贺菌和宋内志贺菌者，需做血清学鉴定。取志贺菌属多价诊断血清于玻片一端，再取少许待检菌液与之混合，同时在玻片另一端取待检菌与生理盐水混合对照。如对照端呈均匀混浊，无凝集物出现，而待检菌与志贺菌属多价诊断血清混合后，数分钟内出现肉眼可见的颗粒状凝集物即为阳性。继之用福氏志贺菌或宋内志贺菌单价血清凝集分群。

实践二十一 变形杆菌属、克雷伯菌属、沙雷菌属、耶尔森菌属的检验

【实践目标】

1. 掌握普通变形杆菌、奇异变形杆菌、肺炎克雷伯菌、粘质沙雷菌、小肠结肠炎耶尔森菌在血平板、MAC 琼脂平板上的菌落特征。

2. 正确进行普通变形杆菌、奇异变形杆菌、肺炎克雷伯菌、粘质沙雷菌、小肠结肠炎耶尔森菌在 KIA、MIU 培养基和 IMViC 上的生化反应操作及学会判断其生化反应结果。

【实践准备】

1. **细菌菌种** 普通变形杆菌、奇异变形杆菌、肺炎克雷伯菌、粘质沙雷菌、小肠结肠炎耶尔森菌

2. **培养基** 血琼脂平板、麦康凯（MAC）琼脂平板、SS 琼脂平板、EMB 琼脂平板、鸟氨酸和赖氨酸脱羧酶培养基、葡萄糖蛋白胨水培养基、KIA 和 MIU 培养基、尿素培养基、枸橼酸盐琼脂等。

3. **试剂** 靛基质试剂、VP 试剂、革兰染液、鞭毛染色液等。

4. **器材** 接种环（针）、载玻片、酒精灯、恒温培养箱、显微镜等。

【实践内容和方法】

一、肺炎克雷伯菌的检验

1. **直接涂片** 将肺炎克雷伯菌培养物进行涂片，做革兰染色后镜检，可见革兰阴性短杆菌，有较明显的荚膜。

2. **分离培养** 取肺炎克雷伯菌接种在血琼脂平板、麦康凯（MAC）琼脂平板、SS琼脂平板、EMB 琼脂平板，经35℃18～24 小时培养后，观察菌落特点。

3. **生化反应** 将肺炎克雷伯菌分别接种鸟氨酸和赖氨酸脱羧酶培养基、精氨酸培养基、葡萄糖蛋白胨水培养基、KIA 和 MIU 培养基、枸橼酸盐琼脂、尿素培养基等生化反应培养基中，经35℃24～48 小时培养后，观察并记录反应结果。

二、普通变形杆菌、奇异变形杆菌的检验

1. 直接涂片

（1）革兰染色　将普通变形杆菌、奇异变形杆菌培养物分别进行涂片，做革兰染色后镜检，可见革兰阴性杆菌。

（2）鞭毛染色　取变形杆菌，作鞭毛染色，观察鞭毛数量及位置。变形杆菌为周毛菌。

2. 分离培养　取普通变形杆菌、奇异变形杆菌分别接种在普通琼脂平板、麦康凯（MAC）琼脂平板、SS 琼脂平板、EMB 琼脂平板，经 35℃18～24 小时培养后，观察菌落特点。

3. 生化反应　将普通变形杆菌、奇异变形杆菌分别接种鸟氨酸和赖氨酸脱羧酶培养基、精氨酸培养基、葡萄糖蛋白胨水培养基、KIA 和 MIU 培养基、苯丙氨酸脱氨酶培养基、枸橼酸盐琼脂、尿素培养基等生化反应培养基中，经 35℃24～48 小时培养后，观察并记录反应结果。

三、粘质沙雷菌的检验

取粘质沙雷菌接种在普通琼脂平板、麦康凯（MAC）琼脂平板、SS 琼脂平板、鸟氨酸和赖氨酸脱羧酶培养基、精氨酸培养基、葡萄糖蛋白胨水培养基、KIA 和 MIU 培养基、苯丙氨酸脱氨酶培养基、枸橼酸盐琼脂、尿素培养基等生化反应培养基中，经 35℃18～24 小时培养后，观察菌落特点，记录生化反应结果。

四、小肠结肠炎耶尔森菌的检验

取小肠结肠炎耶尔森菌接种在普通琼脂平板、麦康凯（MAC）琼脂平板、SS 琼脂平板、KIA 和 MIU 培养基、经 35℃18～24 小时培养后，观察菌落特点和记录生化反应结果。将小肠结肠炎耶尔森菌接种在血平板上，4℃冷增菌后，观察生长情况。

实践二十二　弧菌属的检验

【实践目标】

1. 掌握霍乱弧菌的形态特性，并正确观察其动力。

2. 学会观察霍乱弧菌在碱性琼脂平板、TCBS 琼脂平板、SS 琼脂平板/血琼脂平板上的菌落特征。

3. 学会霍乱弧菌在碱性蛋白胨水、碱性琼脂平板、TCBS 琼脂平板、SS 琼脂平板的接种操作，高度重视无菌操作的重要性。

4. 学会观察并正确解释霍乱弧菌生化试验的结果。

5. 学会血清学试验鉴定霍乱弧菌的操作及正确进行结果判断。

【实践准备】

1. 培养基 碱性蛋白胨水、碱性琼脂平板、TCBS 琼脂平板、血琼脂平板、SS 琼脂平板、KIA 培养基、MIU 培养基、0% NaCl 蛋白胨水、3.5% NaCl 蛋白胨水、7% NaCl 蛋白胨水、10% NaCl 蛋白胨水、O/F 培养基、甘露醇、蔗糖、肌醇和阿拉伯糖、乳糖等糖发酵管等。

2. 细菌菌种 霍乱弧菌（均用水弧菌代替）、副溶血性弧菌、平板上菌落及各种生化鉴定培养物。

3. 试剂 吲哚试剂、氧化酶试剂、革兰染液、3% 过氧化氢、40% 的氢氧化钾、霍乱弧菌的诊断血清、生理盐水。

4. 器材 显微镜、酒精灯、接种环、试管、载玻片、恒温培养箱等。

5. 其他 霍乱弧菌、副溶血性弧菌形态示教片。

【实践内容和方法】

1. 示教片观察 在显微镜下观察霍乱弧菌、副溶血性弧菌的形态示教片。注意细菌的形态、染色性。

2. 涂片染色 取霍乱弧菌、副溶血性弧菌菌液涂片，革兰染色镜检。霍乱弧菌为革兰阴性弧形或逗点状，临床标本涂片中细菌排列似"鱼群"状。副溶血性弧菌呈弧形、棒状或卵圆形等多形性。

3. 动力观察 悬滴法或压滴法观察动力，细菌呈穿梭状或流星状运动。

4. 菌落观察 将霍乱弧菌、副溶血性弧菌接种在碱性蛋白胨水、TCBS 琼脂平板、碱性琼脂平板、3.5% NaCl 琼脂平板上，经 35℃18 ～24 小时培养后，观察细菌的生长特点和菌落特征，注意两种菌的区别。

霍乱弧菌、副溶血性弧菌在碱性蛋白胨水中均匀混浊生长，液体表面有薄的菌膜。霍乱弧菌在 TCBS 上，因发酵蔗糖产酸，形成较大的黄色菌落。在碱性琼脂平板上，培养 18 ～24 小时，形成圆而扁平、光滑、较大、无色透明或半透明似水滴状菌落。血琼脂平板上菌落较大，在 3.5% NaCl 琼脂平板上生长良好。在 SS 上不生长。

副溶血性弧菌在 TCBS 平板上形成不发酵蔗糖的绿色或蓝绿色菌落。在 3.5% NaCl 琼脂平板上呈蔓延生长，菌落边缘不整齐、光滑湿润，不透明。在血液琼脂平板上形成较大略带灰色或黄色的菌落。在 SS 琼脂平板上，部分菌株不能生长，能生长的菌落较小，宛如蜡滴状，有辛辣味、不容易被刮下。

5. 生化反应 将霍乱弧菌接种在糖发酵管、KIA 培养基、MIU 培养基、0% NaCl 蛋白胨水、7% NaCl 蛋白胨水、10% NaCl 蛋白胨水、O/F 培养基等生化反应培养基中，置 35℃培养 18 ～24 小时后观察结果。挑取平板上的可疑菌落做氧化酶和触酶试验。

6. 血清学鉴定（玻片凝集试验） 用接种环挑取可疑的霍乱弧菌菌落与霍乱弧菌多价免疫血清做玻片凝集试验，同时用生理盐水做对照。

实践二十三　非发酵菌的检验

【实践目标】

1. 辨认常见非发酵菌（铜绿假单胞菌、粪产碱杆菌、醋酸钙不动杆菌）的形态特征。

2. 掌握铜绿假单胞菌在血平板和 EMB、MAC 琼脂培养基上的菌落特点，观察其色素的特性。

3. 正确进行非发酵菌生化编码鉴定的操作，观察结果，并分析和报告。

【实践准备】

1. 细菌菌种　铜绿假单胞菌、粪产碱杆菌、醋酸钙不动杆菌。

2. 培养基　普通肉汤、血琼脂平板、普通琼脂平板、麦康凯（MAC）琼脂平板、SS 琼脂平板、伊红美蓝（EMB）琼脂平板、O/F 发酵管、鸟氨酸和赖氨酸脱羧酶培养基、精氨酸培养基、KIA 和 MIU 培养基、枸橼酸盐琼脂、尿素培养基等。

3. 试剂　氧化酶试剂、吲哚试剂及硝酸盐还原试验试剂、液体石蜡、革兰染液、鞭毛染液等。

4. 器材　接种环、接种针、滤纸条、载玻片、酒精灯、恒温培养箱、显微镜等。

【实践内容和方法】

一、铜绿假单胞菌的检验

1. 直接涂片

（1）革兰染色　取铜绿假单胞菌进行革兰染色，在油镜下观察，可见革兰阴性杆菌，呈单个排列，偶尔成对或短链状排列。

（2）鞭毛染色　取铜绿假单胞菌涂片，作鞭毛染色，观察鞭毛数量及位置。铜绿假单胞菌有 1~3 根鞭毛，位于菌体一端。

2. 分离培养　取铜绿假单胞菌分别接种在普通琼脂平板、血琼脂平板、MAC 或 EMB 琼脂平板和普通肉汤中，经 35℃18~24 小时培养后，观察其生长特性。注意平板上菌落特点、溶血情况、色素及气味，肉汤上的菌膜及色素。

3. 生化反应

（1）氧化酶试验　挑取平板上的可疑菌落做氧化酶试验。

（2）氧化发酵（O/F）试验　将 2 支 O/F 发酵管煮沸，以排除培养基中的氧气。冷却后，取待测菌接种至 2 支 O/F 发酵管中，把灭菌的液体石蜡约 1cm 加入其中的 1 管中，另 1 管不加，于 35℃24~48 小时培养，观察其结果。

（3）其他生化反应　将血琼脂平板或 MAC 琼脂平板上的可疑菌落接种在鸟氨酸和

赖氨酸脱羧酶培养基、精氨酸双水解酶培养基、KIA 和 MIU 培养基、枸橼酸盐琼脂、尿素培养基等生化反应培养基中，经 35℃24 ~ 48 小时培养后，观察并记录反应结果。

二、产碱杆菌属的检验

1. 直接涂片

（1）革兰染色　取粪产碱杆菌进行革兰染色，在油镜下观察可见革兰氏阴性杆菌，常单个散在。

（2）鞭毛染色　取粪产碱杆菌涂片，做鞭毛染色，观察鞭毛数量及位置。粪产碱杆菌为周毛菌。

2. 分离培养　取粪产碱杆菌分别接种在血琼脂平板、MAC 琼脂平板、SS 琼脂平板中，经 35℃18 ~ 24 小时培养后，观察其菌落特点、溶血情况等。

3. 生化反应

（1）氧化酶试验　挑取平板上的可疑菌落做氧化酶试验。

（2）其他生化反应　将血琼脂平板或 MAC 琼脂平板上的可疑菌落接种在 O/F 发酵管、鸟氨酸和赖氨酸脱羧酶培养基、精氨酸双水解酶培养基、KIA 和 MIU 培养基、枸橼酸盐琼脂、尿素培养基等生化反应培养基中，经 35℃24 ~ 48 小时培养后，观察并记录反应结果。

三、不动杆菌属的检验

1. 直接涂片

（1）革兰染色　取醋酸钙不动杆菌进行革兰染色，在油镜下观察可见革兰氏阴性球杆菌，成双排列。

（2）鞭毛染色　取醋酸钙不动杆菌涂片，作鞭毛染色，观察鞭毛的有无。

2. 分离培养　取醋酸钙不动杆菌分别接种在血琼脂平板、MAC 琼脂平板、SS 琼脂平板，经 35℃18 ~ 24 小时培养后，观察其菌落特点、溶血情况等。

3. 生化反应

（1）氧化酶试验　挑取平板上的可疑菌落做氧化酶试验。

（2）其他生化反应　将血琼脂平板或 MAC 琼脂平板上的可疑菌落接种在 O/F 发酵管、鸟氨酸和赖氨酸脱羧酶培养基、精氨酸双水解酶培养基、KIA 和 MIU 培养基、枸橼酸盐琼脂、尿素培养基等生化反应培养基中，经 35℃24 ~ 48 小时培养后，观察并记录反应结果。

实践二十四　结核分枝杆菌的检验

【实践目标】

1. 掌握痰涂片和抗酸染色（或荧光染色）技术。

2. 掌握结核杆菌的形态、培养特征及常用鉴定试验。

3. 熟悉结核杆菌群和与非结核分枝杆菌的常用鉴定试验。

【实践准备】

1. 菌种 结核分枝杆菌、牛分枝杆菌（或卡介苗）、非结核分枝杆菌（堪萨斯分枝杆菌）。

2. 培养基 L－J培养基、PNB培养基、TCH培养基。

3. 试剂 抗酸染色液（或金胺"O"染色液）、20g/L NaOH、30% H_2O_2、10%吐温－80、生理盐水（或磷酸盐缓冲液）。

4. 其他 肺结核患者痰标本、载玻片、普通显微镜（或荧光显微镜）、香柏油、擦镜纸、蒸馏水、酒精灯、水浴箱、小试管、记号笔、培养箱。

【实践内容和方法】

一、涂片检查

1. 涂片 用接种环或折断的竹签，挑取痰标本的脓样、干酪样部分约0.1ml，于干燥、清洁玻片正面的右侧三分之二处均匀涂抹成2cm×2.5cm卵圆形痰膜（厚薄程度以透过涂片隐约看到印刷刊物字体为宜）。自然干燥、火焰固定后待检。

2. 染色

（1）抗酸染色

①初染 滴加碱性复红乙醇染色液，盖满痰膜，小心火焰加热至出现蒸汽后，脱离火焰，保持染色3分钟。染色期间应始终保持痰膜被染色液覆盖，必要时可续加染色液。切勿使染色液沸腾。流水自玻片一端冲洗干净。

②脱色 滴加3%盐酸乙醇脱色液覆盖3～5分钟，流水冲洗干净，可重复1～2次脱色，直至痰膜红色不能再褪色为止。

③复染 滴加0.3%亚甲蓝复染液，染色30秒钟，流水冲洗干净。

④镜检 干燥后油镜观察。

（2）金胺"O"染色

①荧光染色 滴加金胺"O"染色液（金胺"O" 0.1g溶于10ml 95%乙醇；另取3ml苯酚加87ml蒸馏水，将此两种溶液混合配成），盖满痰膜，10～15分钟，流水冲洗干净。

②脱色 滴加3%盐酸乙醇脱色1～2分钟，至无黄色，流水冲洗干净，

③复染 滴加0.5%高锰酸钾复染1～3分钟，流水冲洗干净，

④镜检 干燥后荧光显微镜高倍观察。

3. 镜检与报告

（1）经抗酸染色后，痰膜外观呈淡蓝色或蓝色，脱落部分应在10%以下。镜下结核分枝杆菌为红色，细长杆状略带弯曲，含有一至数个异染颗粒，而其他非抗酸菌及背

景则呈蓝色。镜下菌体分布不均匀，常堆积成团、束状或单个散在排列。牛分枝杆菌较粗短且弯曲不明显，非结核分枝杆菌形态与前两者类似。

（2）经荧光染料金胺"O"染色，在暗视野背景下，抗酸菌呈黄绿色或橙黄色荧光。

（3）报告方式见第十四章表14－1。

二、培养与观察

1. 标本处理 取1份痰标本加入2～4倍量2%NaOH混合，置室温下作用30分钟，期间振荡2～3次，待标本液化。

2. 接种培养 将处理后的标本悬液0.1ml均匀地接种在L－J培养基斜面，每份标本接种2支培养基，置35℃～37℃培养箱内斜放12～24小时，再竖直放置。

3. 菌落观察与报告 菌落干燥颗粒状、米黄色，形似菜花样，牛分枝杆菌多为光滑型。第一周内每天观察一次，而后每周观察一次，若培养8周未见菌落生长则报告"分枝杆菌培养阴性"。如有生长则取材进行抗酸染色，阳性则按第十四章表14－2方式报告。

2. 耐热触酶试验

（1）原理 H_2O_2 被触酶分解后产生 H_2O 和 O_2，结核分枝杆菌和牛分枝杆菌在pH7.0的PBS（或生理盐水）中，经加温68℃20分钟，触酶活性钝化，当加入30%H_2O_2后不产生气泡，而非结核分枝杆菌在同样条件下仍能保持触酶活性，加入30%H_2O_2后可产生大量气泡。

（2）方法 ①取L－J培养基上生长的菌落5～10mg（2～3接种环菌量即可），加入含pH7.0 PBS（或生理盐水）的0.5ml的小试管中，制成细菌悬液。②然后将菌液管放入68℃水浴箱内保温20分钟，取出冷却至室温。再沿管壁徐徐加入新鲜配制的30%H_2O_2和10%吐温－80等量混合液0.5ml，勿摇动。③同时做堪萨斯分枝杆菌阳性对照、结核分枝杆菌阴性对照和空白对照。

（3）结果判定 自管底有小气泡升起者为阳性，20分钟内不产生气泡者为阴性。

（4）意义 结核分枝杆菌、牛分枝杆菌、胃分枝杆菌和多数海分枝杆菌阴性；其他非结核分枝杆菌均为阳性。

三、注意事项

1. 处理痰标本的酸碱浓度不能随意改变，处理时间也不能随意延长，否则会杀死大部分的分枝杆菌。

2. 标本接种L－J培养基后，要反复倾斜培养管，使标本分布均匀。

3. 30%H_2O_2和10%吐温－80混合液新鲜配制。

4. 准确掌握试验温度和时间，观察结果时如无气泡产生，切勿摇动试管，以免混合液中的吐温－80产生气泡被误认为假阳性。

5. 每批试验均须用已知阳性菌、已知阴性菌作对照。

实践二十五　厌氧菌的检验

【实践目标】

1. 掌握破伤风梭菌、肉毒梭菌和产气荚膜梭菌的形态特点。
2. 掌握破伤风梭菌或产气荚膜梭菌在庖肉培养基和血液琼脂培养基的培养特性。
3. 学会庖肉培养基的接种和厌氧袋（罐）的操作。
4. 学会观察厌氧消化链球菌的形态染色特点。

【实践准备】

1. 培养基　庖肉培养基、血液琼脂培养基、五糖（葡萄糖、乳糖、麦芽糖、甘露醇、蔗糖）微量发酵管、溴甲酚紫牛乳培养基。

2. 细菌培养物　破伤风梭菌或产气荚膜梭菌庖肉培养基和血液琼脂培养基培养物。

3. 示教片　破伤风梭菌、肉毒梭菌和产气荚膜梭菌的芽孢染色示教片及厌氧消化链球菌革兰染色示教片。

4. 试剂　美蓝指示剂、还原剂钯、焦性没食子酸、20%氢氧化钠。

5. 器材　厌氧气体发生袋、厌氧罐、显微镜、恒温培养箱等。

6. 其他　凡士林或石蜡、无菌吸管、接种环、酒精灯、脱脂棉等。

【实践内容和方法】

1. 形态观察　油镜下观察破伤风梭菌、产气荚膜梭菌和肉毒梭菌的芽孢示教片，注意细菌形态、排列特点、染色性及芽孢大小、位置。取厌氧消化链球菌革兰染色示教片观察，注意形态染色特点。

2. 培养物观察　观察破伤风梭菌或产气荚膜梭菌在庖肉培养基和血液琼脂平板上的菌落特点、是否有溶血、气体、肉渣颜色等变化。观察厌氧消化链球菌在血液琼脂平板上的菌落特性。

3. 厌氧培养法

（1）庖肉培养基接种　接种环灭菌，打开培养物取菌，然后正确打开庖肉培养基接种。用火焰加热熔化凡士林（或液体石蜡），斜持试管片刻，使凡士林粘附于试管壁一侧，然后轻轻将接种环深入培养基搅动，缓缓退出直立培养管，塞好试管即可。35℃培养2~4天，观察结果。

（2）焦性没食子酸法（平板法）　在一清洁的玻璃板上放置一块消毒纱布或脱脂棉，在脱脂棉上加1g焦性没食子酸和20%氢氧化钠0.5ml，立即盖上已接种待检菌的血平板，迅速用熔化石蜡封固平板四周，置35℃培养18~24小时后观察结果。

（3）厌氧气袋（罐）或厌氧箱培养操作　将破伤风梭菌或产气荚膜梭菌接种血平板，常规开启厌氧罐，将接种好的培养物放入罐中，剪开气体发生袋加入水10ml，立即盖好罐盖，拧紧固定卡，待罐内美蓝指示液无色，置合适温度培养。

4. 生化反应

（1）五糖发酵　将五糖微量发酵管放水浴中加热煮沸 10 分钟，迅速冷却，以驱除培养基中的空气。以无菌吸管吸取或灭菌接种环挑取待检菌（破伤风梭菌或产气荚膜梭菌）培养物，分别接种于五糖微量发酵管中，接种完毕后，在液面上加一薄层溶化的凡士林（或液体石蜡），经 35℃24～48 小时，观察结果。

（2）汹涌发酵试验

①原理　产气荚膜梭菌在牛乳培养基中，能分解乳糖产酸，使酪蛋白凝固，并同时产生大量气体将凝固的酪蛋白冲成蜂窝状，甚至冲开棉塞，气势汹涌，称为"汹涌发酵"现象。

②方法　用无菌吸管（或接种环）取产气荚膜梭菌疱肉培养物，接种于溴甲酚紫牛乳培养基中，置 35℃18～24 小时，观察结果。

③结果　一般孵育 6 小时后即可见上述"汹涌发酵"现象。作为鉴定本菌的重要依据之一。

实践二十六　棒状杆菌属的检验

【实践目标】

1. 掌握白喉棒状杆菌的形态特点。
2. 熟悉类白喉棒状杆菌菌落特征及培养特性。
3. 正确进行阿伯特染色法的操作。

【实践准备】

1. 示教片　白喉棒状杆菌革兰染色和异染颗粒染色的示教片各 1 张。

2. 细菌培养物　类白喉棒状杆菌血平板培养物、亚碲酸钾血平板培养物及吕氏斜面培养物。白喉杆菌吕氏血清斜面 18 小时培养物、亚碲酸钾血平板白喉杆菌培养物。

3. 试剂　革兰染色液、美蓝染色液、阿伯特染色液。

4. 器材　酒精灯、接种环、载玻片、显微镜。

【实践内容和方法】

一、形态观察

1. 白喉棒状杆菌示教片观察　油镜下观察白喉棒状杆菌革兰染色和异染颗粒染色的示教片。注意观察菌体形态及异染颗粒。镜下见革兰阳性杆菌，菌体一端或两端膨大呈棒状，排列不规则，常呈 X、V、L、Y 或栅状等多形性，菌体一端或两端可见浓染颗粒（异染颗粒）。

2. 类白喉棒状杆菌染色镜检　取三张玻片，用吕氏血清斜面白喉与类白喉棒状杆菌培养物分别在三张玻片上作涂片，自然干燥，火焰固定后，分别用革兰染色法、美蓝染色法、阿伯特染色法染色，待干镜检（油镜），绘图。

美蓝染色法：滴加美蓝染色液 1～2 滴于固定的涂片标本，染色 1 分钟，水冲洗。阿伯特染色法的操作步骤：

$$涂片、干燥、固定 \xrightarrow{5分钟后水洗} 甲液 \xrightarrow{} 乙液（碘液）\xrightarrow{1分钟后水洗} 干后镜检$$

染色结果　用革兰染色和美蓝染色法时，菌体着色不均匀，常呈现深染颗粒。阿伯特染色法菌体呈绿色，异染颗粒呈蓝黑色。白喉棒状杆菌菌体一端或两端可见浓染颗粒（异染颗粒）。类白喉棒状杆菌形态较粗短，多形性不显著，染色均匀，少有异染颗粒。

二、培养物观察

1. 观察白喉棒状杆菌在吕氏血清斜面上的生长情况及在亚碲酸钾血平板上的菌落特征。注意观察菌落颜色及溶血性。

2. 观察类白喉棒状杆菌在各平板包括血平板培养物、亚碲酸钾血平板培养物及吕氏斜面培养物上的菌落特征。

三、毒力试验

1. 体内法——豚鼠体内中和试验

将待检菌的 48 小时肉汤培养物 2ml 注射实验组豚鼠皮下，对照组豚鼠于 12 小时前腹腔内注射白喉抗毒素 500U 后，再于皮下注射待检菌 48 小时肉汤培养物 2ml。

结果观察　若过 2～4 天后实验组动物死亡而对照组动物存活，则表明待检菌能产生白喉毒素。

2. 体外法——琼脂 Elek 平板毒力试验

在蛋白胨肉汤或牛肉消化液的琼脂平板上，平行接种待检菌和阳性对照产毒株，然后垂直铺一条浸有白喉抗毒素（1000U/ml）的滤纸片。37℃孵育 24～48 小时，观察结果。

结果观察　阳性者于滤纸条与菌苔交界处出现有白色沉淀线。说明待检菌产白喉外毒素。

四、注意事项

棒状杆菌 Albert 染色：染色液用后放回原处，菌种要集中消毒。

实践二十七　常见螺旋体、支原体、衣原体的检验

【实践目标】

1. 掌握钩端螺旋体、梅毒螺旋体、肺炎支原体、解脲脲原体、沙眼衣原体包涵体、

斑疹伤寒立克次体的形态及染色特点。

2. 正确进行螺旋体（如钩端螺旋体或奋森螺旋体）镀银染色的操作。

3. 正确进行 RPR 试验的操作。

4. 正确辨认肺炎支原体培养物的特点、钩端螺旋体凝集溶解试验及钩端螺旋体暗视野检查的结果。

【实践准备】

1. 培养物或标本 钩体科索夫培养基培养物（可用水生螺旋体代替钩体，无钩体时可用齿垢取代）、肺炎支原体培养物。

2. 示教片 吉姆萨染色的肺炎支原体、解脲脲原体、沙眼衣原体包涵体、斑疹伤寒立克次体、钩端螺旋体、梅毒螺旋体示教片。

3. 被检血清和诊断菌液 可疑钩体病人、各型标准钩体诊断菌液。

4. 试剂 镀银染色液、RPR 试剂盒、二甲苯、香柏油、生理盐水等。

5. 器材 显微镜、暗视野显微镜、载玻片、U 形反应板、微量加样器、25℃～35℃温箱或水浴箱、56℃水浴箱。

【实践内容和方法】

一、示教片观察

注意观察其形态、染色性、排列方式及与宿主细胞间的关系。

1. 钩端螺旋体（镀银染色）。
2. 梅毒螺旋体（镀银染色）。
3. 肺炎支原体（吉姆萨染色）。
4. 解脲脲原体（吉姆萨染色）。
5. 斑疹伤寒立克次体（吉姆萨染色）。
6. 沙眼衣原体包涵体（吉姆萨染色）。

二、螺旋体镀银染色（Fontana）法（口腔奋森螺旋体）

1. 取生理盐水 1 滴于载玻片中央，用牙签取牙垢少许与生理盐水混合后涂片（也可用钩体培养物）。

2. 待干后加固定液，固定 1～2 分钟，倾去固定液，将涂片入无水乙醇中约 1 分钟，取出流尽乙醇。

3. 滴加染液，加温至有蒸气出现，作用 2 分钟。

4. 滴加显影染液，微加温，染色约 2 分钟，冷后水洗。

5. 晾干后镜检，可见淡黄色背景中有棕褐色或棕黑色的螺旋体。

三、示教钩端螺旋体暗视野显微镜检测法

取钩体的科索夫培养基培养物制成压滴标本片，置于暗视野显微镜下观察。

四、示教衣原体培养物

用放大镜或低倍镜观察肺炎支原体在 Hayflick 培养基上的菌落特征，注意其大小、形态及颜色等。

五、钩端螺旋体显微镜凝集实验（MAT）

1. 原理　钩端螺旋体与相应的抗体结合，发生凝集。当抗体浓度高时，可使钩体的凝集发生溶解；当抗体较低时，钩体一端钩联在一起，另一端则呈放射状散开，形似蜘蛛状；当抗体较高时，则凝集与溶解交互发生。

该实验主要用于临床诊断、流行病学调查和钩端螺旋体菌株型别的鉴定等。

2. 操作（试管法或微孔板法，此处以微孔板法为例）

（1）稀释血清：取病人血清（病程早、晚期双份，经 56℃ 30 分钟灭活处理）0.1ml 于试管中，加入生理盐水 4.9ml 制成 1:50 稀释血清，再将其按倍比稀释为 1:100、1:150、1:200、1:400 等不同的稀释度，按下表（表2）所示，每排 1~5 孔各加入不同稀释度的血清 100μL，第 6 孔加生理盐水 100μL 作为对照。

表2　钩端螺旋体显微镜凝集实验试管或微孔板法血清稀释表

板孔号	1	2	3	4	5	6
血清原始稀释度	1:50	1:100	1:150	1:200	1:400	对照
生理盐水	-	-	-	-	-	100
各个稀释度的被检血清（μL）	100	100	100	100	100	-
已知型的标准钩体液各排每孔（μL）	100	100	100	100	100	100
血清最终稀释度	1:100	1:200	1:300	1:400	1:800	-
	混匀，置25℃~35℃孵育1~2小时，用暗视野显微镜观察					
假定结果	4 +	3 +	2 +	2 +	+	-

（2）加入抗原　于每排各孔加入一种已知型的生长良好（40 条/HP，运动活泼无自凝）的标准钩端螺旋体液 100μL（即每个菌型须加 5 个稀释度的血清），混匀后置 25℃~30℃ 孵育 1~2 小时。

（3）观察判定结果　将孵育物分别吸取 1 滴于载玻片上，加盖玻片后，在暗视野显微镜下观察。根据凝集情况及游离活钩体的比例，依据下列标准判定结果：

生理盐水对照：应该全部钩体正常，运动活泼，分散存在。

同型阳性血清对照：全部钩体发生凝集。

－：完全无凝集，类似生理盐水对照。

＋：偶见（25%）钩体凝集成蜘蛛状，75% 活钩体游离，运动活泼。

＋＋：约半数钩体凝集成蜘蛛状，半数游离。

＋＋＋：75% 以上钩体凝集，呈蜘蛛状、蝌蚪状或块状，25% 活钩体游离。

＋＋＋＋：几乎全部钩体发生凝集，呈蜘蛛状或折光率高的团块或点状，偶见少量活钩体游离。

（4）结果报告　通常以出现"＋＋"的最高稀释度计算凝集效价，一般在1∶400～1∶300以上，或早、晚期双份血清凝集效价相差4倍以上时，才具有诊断意义。

六、梅毒螺旋体的血清学试验——快速血浆反应素环状卡片试验（RPR）

1. 原理　是用未经处理的活性炭颗粒（直径3～5μm）吸附心磷脂和卵磷脂（VDRL）抗原。若病人血清中有反应素存在，则出现黑色凝集块为阳性。肉眼即可判断，不需用显微镜观察。此法快速、简便、可定性或半定量，适用于进行大量筛选试验。

2. 操作

（1）将待检血清、阴性血清和阳性血清分别加入反应卡的样本圈内，各1滴（50μL）。

（2）轻轻摇匀RPR抗原试剂，在每份血清上滴加1滴。

（3）振摇卡片8分钟，速度约100转/分，立即肉眼观察结果。

3. 结果判定

阴性：样本圈内不出现黑色炭粒凝集。

阳性：样本圈内出现明显黑色凝集块或絮片。根据凝集块或絮片大小记录＋～4＋

定性试验阳性标本，在RPR卡片上将血清做1∶2～1∶32等6个稀释度，然后按上述方法做半定量试验。

检测梅毒的血清学试验方法较多，另外，支原体和衣原体感染目前也都多用血清学试验检测。这些试验均有商品试剂盒供应，可按试剂盒说明书操作。

实践二十八　病原性真菌的检验

【实践目标】

1. 掌握墨汁染色和棉蓝染色的操作方法。
2. 正确观察白色念珠菌的形态特性和菌落特征。
3. 正确观察新型隐球菌和皮肤丝状菌的形态特性。
4. 学会真菌的培养和浅部真菌临床标本的检查。

【实践准备】

1. 示教片　白色念珠菌革兰染色片、新型隐球菌墨汁染色片、皮肤丝状菌棉蓝染色片。

2. 真菌菌种　白色念珠菌、新型隐球菌及皮肤丝状菌培养物。

3. 培养基　沙保弱培养基、玉米粉吐温－80培养基、血液琼脂培养基。

4. 试剂　革兰染液、乳酸酚棉蓝染色液、印度墨汁、同化糖试剂、小牛血清、10%KOH溶液等。

5. 器材 显微镜、恒温培养箱、无菌平皿、载玻片、盖玻片、试管、回形针、U型玻璃棒、无菌钢圈等。

【实践内容和方法】

一、观察示教片

1. 皮肤丝状菌棉兰染色片观察 用低倍镜先找到菌丝和孢子，再用高倍镜详细观察菌丝的特殊形态及孢子的类型。

2. 白色念珠菌革兰染色片观察 可见革兰染色阳性，圆形或卵圆形的菌体，有假菌丝和芽生孢子。

3. 新型隐球菌墨汁染色片观察 可见黑色背景下的透亮球型菌体，周围有宽厚的荚膜，有时可见到发芽的菌体。

二、真菌染色标本的检查

1. 皮肤丝状菌棉兰染色 取乳酸酚棉蓝染色液 1~3 滴，滴加在一个干净的载玻片上，将待检标本置于染液中，混匀，盖上盖玻片，轻轻压上，镜检，真菌染成蓝色。

2. 10％KOH 透明标本直接检查法 取病发、皮屑或甲屑少许放在载玻片上，滴加 1~2 滴 10% KOH，加盖玻片，并置火焰上微微加热，以促进角质蛋白溶解，使标本透明。加热要适度，用滤纸吸去周围溶液。用显微镜观察菌丝及孢子的特征。

3. 白色念珠菌革兰染色 按实践一进行操作。

4. 新型隐球菌墨汁染色 在一块洁净的载玻片上，滴加 1 滴印度墨汁，挑取新型隐球菌菌液少许（约 2~4 环）与墨汁混匀，盖上盖玻片，稍压盖片，置于显微镜下检查。

三、真菌菌落的观察

观察白色念珠菌在沙保弱培养基、血琼脂平板上的生长现象，观察其形态、大小、色泽、形状等特征。

四、真菌的培养法

1. 大培养法 用接种环（针）挑取待检标本或菌落少许，点种于沙保弱培养基上，然后将种好的培养基分别放于 22℃和 35℃恒温箱中培养，1~3 周，每天观察菌落特点。

2. 小培养法 用接种环（针）挑取待检标本或菌落少许，接种于已准备好的钢圈培养基内，塞好棉塞；或用曲别针制成的回形针置酒精灯加热灭菌，用蜡粘着在载玻片上，滴加预热熔化的沙保弱培养基少许，待琼脂凝固后，接种白色念珠菌，盖上盖玻片，用石蜡封固，放入无菌平皿内，35℃或 22℃~28℃恒温箱中培养 1~3 天。每天观察，先用低倍镜，再用高倍镜检查。

3. 玉米粉吐温-80 培养基 用接种环（针）挑取待检标本或菌落少许，点种于玉

米粉吐温 −80 培养基上，然后放于 35℃ 或 22℃ ~28℃ 恒温箱中培养 3 天，每天观察菌落特征。

五、白色念珠菌的鉴定试验

1. 芽管形成试验 取无菌小试管三只，加入 0.2ml 小牛血清，分别接种少许白色念珠菌，充分振摇，混合数分钟后，置 35℃ 孵育，每隔 1 小时用接种环挑取含菌血清于载玻片上，加入盖玻片后镜检。

2. 糖（醇）同化试验 取 20ml 已灭菌的糖同化培养基冷至 48℃，将培养 24 ~72 小时的待检菌株，混悬于 4ml 无菌生理盐水中，调整浊度为 4 麦氏比浊单位，全部菌液加入培养基中，混匀倾注成平板，凝固后，将含各种试验用糖（葡萄糖、麦芽糖等）的纸片贴在平板表面，孵育于 25℃ ~30℃，10 ~24 小时，检查被检菌在纸片周围生长与否，如能围绕含糖纸片生长者，即为该糖同化试验阳性。如观察不清楚，可继续孵育 24 小时。

实践二十九　乙型肝炎病毒表面抗原的检验

【实践目标】

正确用 ELISA 法进行 HBV 抗原检测的操作和结果判断。

【实践准备】

1. 标本 待检血清。

2. 试剂 市售试剂盒（酶标记 Ab、洗涤液、对照血清和反应板等）。

3. 器材 酶标仪、温箱、加样器等。

【实践内容和方法】

ELISA 法检测乙型肝炎病毒表面抗原 HBsAg。

1. 原理 采用 ELISA 双抗体夹心法，将纯化的抗 − HBs 包被固相载体，加入待检血清，若待检血清含有 HBsAg，则与载体上的抗 − HBs 结合，再加入酶标记的抗 − HBs 抗体，加底物（或色原）显色，显色程度与 HBsAg 含量成正比。

2. 方法 参照试剂盒说明书，一般步骤如下：

（1）包被　由生产厂家完成，反应板包被 HBsAg。

（2）加血清　加待检血清，每孔 50μl。

（3）酶标记抗体　加酶标记的抗 − HBs 抗体 50μl。

（4）保温，洗板　在温箱内放置 30 分钟，然后用洗涤液洗涤。

（5）加底物显色　每孔加底物/显色液 50μl。

（6）观察结果　温箱放置 15 分钟后，观察结果。

3. 结果判定

（1）目测法　有色者为阳性，无色为阴性。

（2）酶标仪检测法　酶标仪测 492nm 吸光度，用空白孔调零，读取各孔吸光度值，以标本吸光度/阴性对照吸光度≥2.1 为阳性。

实践三十　病毒的血凝及血凝抑制试验

【实践目标】

正确进行血凝及血凝抑制试验的操作和结果判断。

【实践准备】

1. 试剂　流感病毒悬液、0.5% 鸡红细胞悬液、生理盐水等。

2. 器材　试管和吸管等。

【实践内容和方法】

一、病毒血凝试验

1. 方法　按下表（表3）进行操作。

表3　病毒血凝试验血清稀释表

试管号	1	2	3	4	5	6	7	8	9
生理盐水（mL）	0.9	0.25	0.25	0.25	0.25	0.25	0.25	0.25	0.25
流感病毒悬液（mL）	0.1	0.25	0.25	0.25	0.25	0.25	0.25	0.25	
	（弃0.5）							（弃0.25）	
血清稀释度	1:10	1:20	1:40	1:80	1:160	1:320	1:640	1:1280	对照
0.5%鸡红细胞（mL）					每管加0.25				
					摇匀，静置室温45分钟				
结果举例	＋＋＋＋	＋＋＋＋	＋＋＋＋	＋＋＋	＋＋	＋	－	－	－

2. 结果判断　各管出现红细胞凝集程度用 ＋＋＋＋、＋＋＋、＋＋、＋、－表示，以出现 ＋＋ 的病毒最高稀释度为血凝效价。

＋＋＋＋：红细胞全部凝集，凝集的红细胞铺满管底。

＋＋＋：大部分红细胞凝集，在管底铺成薄膜状，但有少数红细胞不凝，在管底中心形成小红点。

＋＋：约有半数红细胞凝集，在管底铺成薄膜状，但面积较小，不凝的红细胞在管底中心聚集成小圆点。

＋：少数红细胞凝集，不凝集的红细胞在管底聚成小圆点，周围围成小凝块。

－：红细胞不凝集，全部沉于管底，形成边缘整齐的致密圆点。

按上述结果举例的流感病毒血凝效价为 1:160，即病毒稀释到 1:160 时，每 0.25ml

中含 1 个血凝单位。配制 4 个血凝单位时，病毒液应稀释成 1∶40。

二、病毒血凝抑制试验

1. 方法 按下表（表 4）进行操作。

表 4 病毒血凝抑制试验血清稀释表

试管号	1	2	3	4	5	6	7	8	9 病毒 对照	10 血清 对照
生理盐水（mL）	0.25	0.25	0.25	0.25	0.25	0.25	0.25	0.25	0.25	0.25
1∶5稀释血清（mL）	0.25	0.25	0.25	0.25	0.25	0.25	0.25	0.25		0.25
								（弃0.25）		
血清稀释度	1∶10	1∶20	1∶40	1∶80	1∶160	1∶320	1∶640	1∶1280		
4U流感病毒液（mL）	0.25	0.25	0.25	0.25	0.25	0.25	0.25	0.25	0.25	
0.5%鸡红细胞（mL）						每管加0.25				
						摇匀，静置室温45分钟				
结果举例	++++	++++	++++	+++	++	+	−	−	++++	−

2. 结果判断 血凝抑制试验的判断标准同上述血凝试验，但本试验是以不出现血凝现象的试管为阳性，凡呈现完全抑制凝集的试管中，其血清的最高稀释度作为血凝抑制效价。

实践三十一 粪便标本的细菌学检验

【实践目标】

掌握粪便标本细菌学检验的操作和报告。

【实践准备】

1. 培养基 SS 琼脂平板，麦康凯琼脂平板，中国蓝平板，血平板，KIA，MIU，GN 增菌液，碱性蛋白胨水，TCBS 平板，副溶血弧菌选择平板，高盐甘露醇平板等。

2. 标本或培养物 粪便标本或肛拭子。

3. 试剂 革兰染色液、生理盐水、靛基质试剂，志贺菌属诊断血清，沙门菌属诊断血清，O1 和 O139 霍乱弧菌诊断血清等。

4. 器材 酒精灯、接种环、培养箱等接种培养用器材设备、无菌进样器或无菌刻度吸管、镊子、显微镜、载玻片、擦镜纸等。

【实践内容和方法】

一、分离培养

根据临床资料及检验申请单，确定检验程序、选用合适的培养基，接种并作增菌和（或）分离培养。

二、生化反应及药物敏感试验

1. 观察菌落特征，挑选可疑菌落。
2. 挑取可疑菌落涂片、革兰染色、镜检。
3. 根据菌落特征及镜下形态，确定需要做的生化反应试验。
4. 必要时可直接做试探性玻片凝集试验。
5. 转种 M－H 平板（或用稀释法，或其他方法），进行药物敏感试验。

三、生化反应结果判断及血清学诊断试验

1. 直接观察或根据情况加入相应的试剂后观察生化反应结果。
2. 根据生化反应结果，确定应增加的鉴定试验（如血清学试验等），并逐项实施。
3. 必要时可取生化反应培养管上的菌苔，再次涂片、染色、镜检，证实菌落形态。

四、检验方法及报告方式

（一）志贺菌属和沙门菌属的检验

将急性腹泻患者的粪便标本划线接种于 SS 琼脂平板和麦康凯琼脂平板，35℃ 培养箱培养 18～24 小时。对慢性腹泻疑为志贺菌感染的患者或携带者的标本应先接种 GN 增菌液，对疑为沙门菌感染的患者的标本先接种亚硒酸盐增菌液，35℃ 培养 6 小时，再转种至 SS 琼脂平板和麦康凯琼脂平板，35℃ 培养 18～24 小时。观察平板见不透明或半透明、无色、小菌落生长，有时 SS 琼脂平板上可见中心黑色的菌落。挑取两个可疑菌落，分别接种于 2 支 KIA 和 MIU 培养基中，35℃ 培养 18～24 小时。并同时进行肠道杆菌初步鉴别试验（硝酸盐还原试验、氧化酶试验、触酶试验），观察结果。如 KIA 和 MIU 上的结果符合志贺菌属特征，则初步认为属于志贺菌属，用志贺菌属诊断血清对 KIA 管生长的细菌进行血清凝集试验，先用多价血清进行凝集，再用分型血清进行玻片凝集，最后得出分型鉴定结果。如 KIA 和 MIU 上的生化反应结果符合沙门菌属，则应初步认为属于沙门菌属，与肠杆菌科的其他菌属进行鉴别后确定为沙门菌属细菌，然后进行进一步鉴定。

如未检出志贺菌和沙门菌，报告："未检出志贺菌属细菌"或"未检出沙门菌属细菌"。检出的菌株生化反应与志贺菌属生化特征符合，且与志贺菌属的某个血清型抗血清凝集，报告"检出××型志贺菌"。检出的菌株生化反应与沙门菌属生化特征符合，且与沙门菌属的某个血清型抗血清凝集，报告"检出××型沙门菌"。

（二）霍乱弧菌的检验

1. 直接检查 将水样便或泔水样便制成涂片 2 张，干燥后用乙醇或甲醇固定，进行革兰染色，油镜下观察有无革兰阴性、呈鱼群样排列的弧菌，并作出初步报告。

2. 制动试验 另取可疑标本制成 2 份悬滴片，向其中 1 份加入 1 滴不含防腐剂的霍

乱弧菌多价诊断血清（效价 64 倍），显微镜下观察，如果发现不加抗血清的标本有穿梭样运动的细菌，加入抗血清的标本细菌停止运动并发生凝集，则为制动试验阳性，可报告"霍乱弧菌抗血清制动试验阳性"。

3. 分离培养 将可疑霍乱弧菌感染患者的粪便标本接种于碱性蛋白胨水中，35℃培养 4～6 小时后，取菌膜或培养液进行革兰染色和制动试验。并取菌膜或培养液接种于 TCBS 平板，35℃培养 18～24 小时后，观察 TCBS 平板上有无黄色菌落，用霍乱弧菌的多价抗血清进行凝集，如生理盐水对照无凝集现象，抗血清凝集者，结合菌落特征及菌体形态，可初步判定为霍乱弧菌。报告"检出霍乱弧菌"。确定为霍乱弧菌后，进一步试验鉴定其型别。

五、注意事项

1. 最好采集新鲜粪便，采集脓血便或黏液便，腹泻病人最好采集急性期（3 天以内）标本，这样可提高检出率。

2. 因肠道杆菌镜下形态相似，故粪便标本中志贺菌和沙门菌一般不直接涂片镜检。

3. 临床菌落观察需仔细，不要漏检靠近发酵乳糖型菌落周边的可疑菌落。

4. 生化反应典型而不与 A～F 多价血清凝集者，要考虑 Vi－Ag 的存在。

5. 严格无菌操作，注意生物安全。

实践三十二　脓液标本的细菌学检验

【实践目标】

掌握脓液标本采集方法、细菌学检验的操作和报告。

【实践准备】

1. 标本 脓液。

2. 培养基 SS 平板、EMB 平板、厌氧培养瓶、血平板、O－F 试验管、KIA、MIU、硝酸盐、柠檬酸盐、糖发酵管等常用的生化反应培养基。

3. 试剂 革兰染色液，生理盐水、3% 过氧化氢、靛基质试剂、1% 盐酸四甲基对苯二胺、吲哚试剂、血浆、药敏纸片等。

4. 器材 显微镜，接种环、载玻片、恒温孵育箱等。

【实践内容和方法】

一、肉眼观察

观察标本的性状、颜色及有无硫磺样颗粒。脓液中有"硫磺颗粒"，提示放线菌感染。

若标本呈绿色，则可能是铜绿假单胞菌感染；有恶臭的标本通常是厌氧菌或变形杆菌感染。

二、涂片检查

将标本直接涂片、革兰染色后镜检，根据镜下形态和染色特性，可初步报告"直接涂片找到革兰×性×菌"。

三、分离培养、生化反应试验及药物敏感试验

1. 通常选用血平板、SS 平板和 EMB 平板做分离培养，35℃孵育 18～24 小时。
2. 观察平板上菌落特征。
3. 取菌落涂片、革兰染色、镜检。
4. 根据菌落特征、镜下形态等结果拟定可疑菌，按各类细菌的鉴定要点，转种或直接做生化反应。
5. 转种 M－H 平板（或稀释法）做药物敏感试验。
6. 必要时加做血清学鉴定。

四、标本中常见致病菌的检验方法及报告方式

（一）形态检查

标本直接涂片，作革兰染色后镜检，根据镜下细菌形态和染色特点，可报告"直接涂片找到革兰×性×菌"。

（二）需氧菌培养

将脓液标本接种于血琼脂平板和 EMB 琼脂平板上，35℃孵育 18～24 小时。观察菌落形态，涂片染色。根据菌落形态，涂片染色镜检结果，初步判断细菌种类，再按各类细菌的鉴定要点进行鉴定。

1. 金黄色葡萄球菌　如血琼脂平板上出现中等大小、圆形、突起、湿润，有 β－溶血环，金黄色或白色的 S 型菌落，涂片染色镜检为革兰阳性，葡萄状排列球菌；触酶阳性，血浆凝固酶阳性，发酵甘露醇，耐热核酸酶阳性，新生霉素敏感。可报告"检出金黄色葡萄球菌"。

2. 铜绿假单胞菌　在血平板或 EMB 平板上，菌落扁平、光滑湿润、边缘不整齐、向四周扩散、常有水溶性的蓝绿色色素，有 β－溶血环和特殊的生姜气味；形态检查为革兰阴性的杆菌，两端钝圆。生化反应：氧化酶试验（＋）、氧化葡萄糖和木糖产酸不产气，还原硝酸盐为亚硝酸盐或产生氮气，枸橼酸盐利用试验、精氨酸双水解酶试验均为（＋）。符合以上特征可报告"检出铜绿假单胞菌"。

3. 变形杆菌　在血琼脂平板上，菌落扁平、湿润、灰白色、并呈迁徙性弥散生长，由于细菌蛋白酶的作用，可见有类似溶血的现象，有恶臭气味；形态检查为革兰阴性杆

菌或多形性；氧化酶试验（－）、触酶试验（＋）、苯丙氨酸脱氨酶试验（＋）、KIA（K/A，H$_2$S＋）、MIU（＋＋＋）、苯丙氨酸脱氨酶试验（＋）、动力（＋），可报告"检出普通变形杆菌。"

脓液标本中溶血性链球菌、肠球菌、结核分枝杆菌、炭疽芽孢杆菌、放线菌、白假丝酵母菌、大肠埃希菌等可按相关章节描述的方法鉴定。

实践三十三　细菌的微量生化反应鉴定及微生物检验自动化仪器的操作

【实践目标】

1. 学会应用微量生化反应系统鉴定细菌。
2. 熟悉微生物检验自动化仪器的操作方法。

【实践准备】

1. 菌种　大肠埃希菌、铜绿假单胞菌、葡萄球菌等。

2. 培养基　肠杆菌科细菌、铜绿假单胞菌等鉴定用微量培养管、编码本等。

3. 试剂和材料　靛基质试剂、苯丙氨酸脱氨酶试剂、VP 试剂、硝酸盐还原试剂、氧化酶试剂、8.5g/L NaCl 溶液等。细菌自动鉴定测试反应板（试卡），血培养瓶，细菌自动药敏分析试条等。

4. 仪器　全自动细菌鉴定仪/药敏分析仪，全自动血培养分析仪等。

【实践内容和方法】

一、检验方法

1. 微量鉴定系统的选择　将分离培养的菌落涂片、革兰染色、镜检，如为革兰阴性杆菌，做氧化酶试验，若氧化酶试验阴性，则选择肠杆菌科细菌的微量鉴定系统。

2. 制备细菌悬液　挑取平板上的单个菌落混悬于1ml 无菌的生理盐水中，使菌液浓度达 0.5 麦氏比浊度（约相当于 1.5 亿/ml 细菌数）。

3. 接种　将上述菌悬液接种于微量生化反应孔或微量管内（氨基酸脱羧酶试验需在菌悬液上加无菌液状石蜡），35℃培养 18～24 小时。

4. 观察结果　观察方法有三种：自发反应可用肉眼观察颜色变化或培养液是否混浊（生长试验）；有些试验需添加试剂后方可出现颜色变化；有些试验需在紫外灯下观察荧光。观察后判断阴性或阳性。

5. 注意事项

（1）不同微量鉴定系统对细菌浓度悬液的要求不同，应按所使用的鉴定系统要求调整菌液浓度。

（2）有些试验需要加试剂后才可以观察到结果，操作时注意鉴定系统的操作说明。

（3）菌液接种于试验孔中，必须避免气泡产生。

二、微生物检验自动化仪器的操作

（一）全自动细菌鉴定/药敏分析仪操作的一般程序

1. 依次打开电脑显示器、电脑主机电源开关、打印机。在键盘上输入管理指令，启动仪器。

2. 打开读数器/孵箱电源开关。

3. 主菜单下，按一定程序移动光标，使电脑与读数器互相连接。

4. 菌悬液配制：从血平板或其他培养基上挑取单个菌落配成0.5麦氏单位的菌液。

5. 菌液接种和封闭：备好细菌鉴定板，每孔按说明加入适量菌悬液，往有滴加石蜡油标记的孔内加入无菌石蜡油各两滴，盖上测定试条的盖子（接种亦可由系统接种/封闭装置自动进行）。

6. 卡片装入读数器/孵箱。

7. 输入患者资料。

8. 自动打印检测报告。

注意事项：

（1）不同型号的全自动细菌鉴定/药敏分析仪的操作方法不完全相同，使用时应按说明书进行操作。

（2）仪器室温度必须维持在18℃~22℃之间，并保持实验室干燥，少开窗，随手关门。

（二）全自动血培养分析仪操作的一般程序

1. 按要求采集一定量的血液注入培养瓶中。

2. 输入患者资料，存盘。

3. 撕下培养瓶上的双条码之一，贴于送检报告单上备查。

4. 打开主机门。用条形码扫描仪扫描瓶上条码，孵育架上瓶位指示灯亮。

5. 将培养瓶放入指示瓶位。仪器出现"的的的"的声音，指示操作结束，即关机门。

6. 主机检测到阳性瓶后，均会出现阳性指示（红灯闪亮），并伴有报警声。消除报警声，打开主机门。扫描条码面板"Remove Positive"，阳性瓶所在瓶位闪红灯。逐个取出阳性瓶，同时扫描瓶上条码。仪器出现"的的的"声音，指示操作结束，关机门。

7. 阴性瓶的取出　打开主机门，阴性瓶所在瓶位闪绿灯。取出阴性瓶。仪器出现"的的的"声音，指示操作结束，关机门。

8. 注意　不同型号的全自动血培养分析仪的操作方法不完全相同，使用时应按说明书进行操作。请勿在检测时开门，否则将丢失一次检测数据。

实践三十四　水样的卫生细菌学检测

【实践目标】

1. 了解和学习水中细菌总数和大肠菌群的测定原理和测定意义。

2. 学习和掌握用稀释平板计数法测定水中细菌总数的方法。

3. 学习和掌握水中大肠菌群的检测方法。

【实践准备】

1. 菌落总数的测定

（1）培养基　牛肉膏蛋白胨琼脂培养基，无菌生理盐水。

（2）器材　灭菌三角瓶，灭菌的具塞三角瓶，灭菌平皿，灭菌吸管，灭菌试管等。

2. 大肠菌群的测定

（1）培养基　①乳糖胆盐蛋白胨培养基，②伊红美蓝琼脂培养基，③乳糖发酵管。

（2）器材　灭菌三角瓶，灭菌的具塞三角瓶，灭菌平皿，灭菌吸管，灭菌试管等。

【实践内容和方法】

（一）水样的采集

1. 自来水　先将自来水龙头用酒精灯火焰灼烧灭菌，再开放水龙头使水流 5 分钟，以灭菌三角瓶接取水样以备分析。

2. 池水、河水、湖水等地面水源水　在距岸边 5m 处，取距水面 10～15cm 的深层水样，先将灭菌的具塞三角瓶，瓶口向下浸入水中，然后翻转过来，除去玻璃塞，水即流入瓶中，盛满后，将瓶塞盖好，再从水中取出。如果不能在 2 小时内检测的，需放入冰箱中保存。

（二）细菌总数的测定

1. 水样稀释及培养

（1）按无菌操作法，将水样作 10 倍系列稀释。

（2）根据对水样污染情况的估计，选择 2～3 个适宜稀释度（饮用水如自来水、深井水等，一般选择 1、1∶10 两种浓度；水源水如河水等，比较清洁的可选择 1∶10、1∶100、1∶1000 三种稀释度；污染水一般选择 1∶100、1∶1000、1∶10000 三种稀释度），吸取 1ml 稀释液于灭菌平皿内，每个稀释度做 3 个重复。

（3）将融化后保温 45℃的牛肉膏蛋白胨琼脂培养基倒平皿，每皿约 15ml，并趁热转动平皿混合均匀。

（4）待琼脂凝固后，将平皿倒置于37℃培养箱内培养（24±1）小时后取出，计算平皿内菌落数目，乘以稀释倍数，即得1ml水样中所含的细菌菌落总数。

2. 计算方法

作平板计数时，可用肉眼观察，必要时用放大镜检查，以防遗漏。在记下各平板的菌落数后，求出同稀释度的各平板平均菌落数。

注意：菌落计数及报告方法参照第二十六章第一节。

（三）大肠菌群数的测定（多管发酵法）

1. 生活饮用水或食品生产用水的检验

（1）*初步发酵试验*　在2个各装有50ml的3倍浓缩乳糖胆盐蛋白胨培养液（可称为三倍乳糖胆盐）的三角瓶中（内有倒置杜氏小管），以无菌操作各加水样100ml。在10支装有5ml的三倍乳糖胆盐的发酵试管中（内有倒置小管），以无菌操作各加入水样10ml。如果饮用水的大肠菌群数变异不大，也可以接种3份100ml水样。摇匀后，37℃培养24小时。

（2）*平板分离*　经24小时培养后，将产酸产气及只产酸的发酵管（瓶），分别划线接种于伊红美蓝琼脂平板（EMB培养基）上，37℃培养18~24小时。大肠菌群在EMB平板上，菌落呈紫黑色，具有或略带有或不带有金属光泽，或者呈淡紫红色，仅中心颜色较深；挑取符合上述特征的菌落进行涂片，革兰氏染色，镜检。

（3）*复发酵试验*　将革兰氏阴性无芽孢杆菌的菌落的剩余部分接于单倍乳糖发酵管中，为防止遗漏，每管可接种来自同一初发酵管的平板上同类型菌落1~3个，37℃培养24小时，如果产酸又产气者，即证实有大肠菌群存在。

（4）*报告*　根据证实有大肠菌群存在的复发酵管的阳性管数，查表5，报告每升水样中的大肠菌群数（MPN）。

2. 水源水的检验　用于检验的水样量，应根据预计水源水的污染程度选用下列各量。

①严重污染水：1，0.1，0.01，0.001ml各1份。

②中度污染水：10，1，0.1，0.01ml各1份。

③轻度污染水：100，10，1，0.1ml各1份。

④大肠菌群变异不大的水源水：10ml 10份。

操作步骤同生活用水或食品生产用水的检验。同时应注意，接种量1ml及1ml以内用单倍乳糖胆盐发酵管；接种量在1ml以上者，应保证接种后发酵管（瓶）中的总液体量为单倍培养液量。然后根据证实有大肠菌群存在的阳性管（瓶）数，查表6、表7、表8或表9，报告每升水样中的大肠菌群数（MPN）。

附：大肠菌群检索表

表5　大肠菌群检索表（饮用水）

	0	1	2	备注
	每升水样中大肠菌群数			
0	<3	4	11	
1	3	8	18	
2	7	13	27	
3	11	18	38	
4	14	24	52	接种水样
5	18	30	70	总量300ml
6	22	36	92	（100ml 2 份，
7	27	43	120	10ml 10 份）
8	31	51	161	
9	36	60	230	
10	40	69	>230	

表6　大肠菌群检索表（严重污染水）

接种水样量/ml				每升水样中	备注
1	0.1	0.01	0.001	大肠菌群数	
−	−	−	−	<900	
−	−	−	+	900	
−	−	+	−	900	
−	+	−	−	950	
−	−	+	+	1800	
−	+	−	+	1900	
−	+	+	−	2200	接种水样总量为
+	−	−	−	2300	1.111（1，0.1，
−	+	+	+	2800	0.01，0.001ml
+	−	−	+	9200	各一份）
+	−	+	−	9400	
+	−	+	+	18000	
+	+	−	−	23000	
+	+	−	+	96000	
+	+	+	−	238000	
+	+	+	+	>238000	

表7　大肠菌群检索表（中度污染水）

接种水样量/ml				MPN	备注
10	1	0.1	0.01		
−	−	−	−	<90	
−	−	−	+	90	
−	−	+	−	90	
−	+	−	−	95	
−	−	+	+	180	
−	+	−	+	190	
−	+	+	−	220	接种水样总量为
+	−	−	−	230	11.11（10，1，
−	+	+	+	280	0.1，0.01ml
+	−	−	+	920	各一份）
+	−	+	−	940	
+	−	+	+	1800	
+	+	−	−	2300	
+	+	−	+	9600	
+	+	+	−	23800	
+	+	+	+	>23800	

表8　大肠菌群检索表（轻度污染水）

接种水样量/ml				每升水样中大肠菌群数	备注
100	10	1	0.1		
−	−	−	−	<9	
−	−	−	+	9	
−	−	+	−	9	
−	+	−	−	9.5	
−	−	+	+	18	
−	+	−	+	19	
−	+	+	−	22	接种水样总量为
+	−	−	−	23	111.1（100，
−	+	+	+	28	10，1，0.1ml
+	−	−	+	92	各一份）
+	−	+	−	94	
+	−	+	+	180	
+	+	−	−	230	
+	+	−	+	960	
+	+	+	−	2380	
+	+	+	+	>2380	

表9－A 大肠菌群变异不大的水源水

阳性管数	0	1	2	3	4	5	6	7	8	9	10
MPN	<10	11	22	36	51	69	92	120	160	230	>230
备注	接种水样总量100ml（10ml10份）										

表9－B 大肠菌群数变异不大的饮用水

阳性管数	0	1	2	3	接种水样总量300ml
每升水样中大肠菌群数	<3	4	11	>18	（3 份 100 ml）

实践三十五 食品样品的微生物学检验

【实践目标】

1. 了解细菌总数、大肠菌群数在食品卫生检验中的意义。
2. 学会食品微生物检验标本的采集方法。
3. 学习并掌握食品细菌总数和大肠菌群数的检验方法。

【实践准备】

1. 样品 乳、肉、禽蛋制品、饮料、糕点、发酵调味品或其他食品。

2. 菌种 大肠埃希氏菌、产气肠杆菌。

3. 培养基 单料乳糖胆盐发酵管、双料乳糖胆盐发酵管、乳糖胆盐发酵管、伊红美蓝琼脂（EMB）、蛋白胨水、麦康凯（MA）培养基。

4. 试剂 革兰氏染色液、靛基质试剂。

5. 其他设备和材料 恒温箱（36±1）℃、水浴锅（44±0.5）℃、天平、显微镜、均质器或乳钵、温度计、平皿、试管、发酵管、吸管、载玻片、接种针等。

【实践内容和方法】

（一）样品的处理和稀释

1. 以无菌操作取检样25g（或25ml），放于225ml灭菌生理盐水或其他稀释液的灭菌玻璃瓶内（瓶内预置适当数量的玻璃珠）或灭菌乳钵内，经充分振摇或研磨制成1:10的均匀稀释液。

2. 固体检样在加入稀释液后，最好置灭菌均质器中以8000～10000r/min的速度处理1分钟，制成1:10的均匀稀释液。

3. 用1ml灭菌吸管吸取1:10稀释液1ml，沿管壁徐徐注入含有9ml灭菌生理盐水或其他稀释液的试管内，振摇试管混合均匀，制成1:100的稀释液。

4. 另取 1ml 灭菌吸管，按上项操作顺序，制 10 倍递增稀释液，如此每递增稀释一次即换用 1 支 1ml 灭菌吸管。

注意事项：

（1）无菌操作　操作中必须有"无菌操作"的概念，所用玻璃器皿必须是完全灭菌的，不得残留有细菌或抑菌物质。所用剪刀、镊子等器具也必须进行消毒处理。样品如果有包装，应用 75% 乙醇在包装开口处擦拭后取样。操作应当在超净工作台或经过消毒处理的无菌室进行。琼脂平板在工作台暴露 15 分钟，每个平板不得超过 15 个菌落。

（2）采样的代表性　如系固体样品，取样时不应集中一点，宜多采几个部位。固体样品必须经过均质或研磨，液体样品须经过振摇，以获得均匀稀释液。

（3）样品稀释误差　为减少样品稀释误差，在连续递次稀释时，每一稀释液应充分振摇，使其均匀，同时每一稀释度应更换一支吸管。在进行连续稀释时，应将吸管内液体沿管壁流入，勿使吸管尖端伸入稀释液内，以免吸管外部粘附的检液溶于其内。

为减少稀释误差，SN 标准采用取 10ml 稀释液，注入 90ml 缓冲液中。

（4）稀释液　样品稀释液主要是灭菌生理盐水，有的采用磷酸盐缓冲液（或 0.1% 蛋白胨水），后者对食品已受损伤的细菌细胞有一定的保护作用。如对含盐量较高的食品（如酱油）进行稀释，可以采用灭菌蒸馏水。

（二）细菌总数的测定（倾注培养）

1. 根据标准要求或对污染情况的估计，选择 2~3 个适宜稀释度，分别在配 10 倍递增稀释的同时，以吸取该稀释度的吸管移取 1ml 稀释液于灭菌平皿中，每个稀释度做两个平皿。

2. 将凉至 46℃ 营养琼脂培养基注入平皿约 15ml，并转动平皿，混合均匀。同时将营养琼脂培养基倾入加有 1ml 稀释液（不含样品）的灭菌平皿内作空白对照。

3. 待琼脂凝固后，翻转平板，置（36±1）℃ 温箱内培养（48±2）小时，取出，计算平板内菌落数目，乘以稀释倍数，即得每克（每毫升）样品所含菌落总数。

4. 计数和报告

参考第二十六章第二节（稀释度选择、菌落计数及报告方式见表 26-7）

注意事项：

（1）倾注用培养基应在 46℃ 水浴内保温，温度过高会影响细菌生长，过低琼脂易于凝固而不能与菌液充分混匀。如无水浴，应以皮肤感受较热而不烫为宜。倾注培养基的量规定不一，从 12~20ml 不等，一般以 15ml 较为适宜，平板过厚可影响观察，太薄又易于干裂。倾注时，培养基底部如有沉淀物，应将底部弃去，以免与菌落混淆而影响计数观察。

（2）为使菌落能在平板上均匀分布，检液加入平皿后，应尽快倾注培养基并旋转混匀，可正反两个方向旋转，检样从开始稀释到倾注最后一个平皿所用时间不宜超过 20 分钟，以防止细菌死亡或繁殖

（3）培养温度一般为 37℃（水产品的培养温度，由于其生活环境水温较低，故多采用 30℃）。培养时间一般为 48 小时，有些方法只要求 24 小时的培养即可计数。培养箱应保持一定的湿度，琼脂平板培养 48 小时后，培养基失重不应超过 15%。

（4）为了避免食品中的微小颗粒或培基中的杂质与细菌菌落发生混淆，不易分辨，可同时作一稀释液与琼脂培养基混合的平板，不经培养，而于 4℃ 环境中放置，以便计数时作对照观察。在某些场合，为了防止食品颗粒与菌落混淆不清，可在营养琼脂中加入氯化三苯四氮唑（TTC），培养后菌落呈红色，易于分别。

（二）大肠菌群的检验

1. 采样及稀释

（1）以无菌操作将校样 25g（或 25ml）放于含有 225ml 灭菌生理盐水或其他稀释液的灭菌玻璃瓶内（瓶内预置适当数量的玻璃珠）或灭菌乳钵内，经充分振摇或研磨做成 1∶10 的均匀稀释液。固体检样最好用无菌均质器，以 800r/min ~ 1000r/min 的速度处理 1 分钟，做成 1∶10 的稀释液。

（2）用 1ml 灭菌吸管吸取 1∶10 稀释液 1ml，注入含有 9ml 灭菌生理盐水或其他稀释液的试管内，振摇混匀，做成 1∶100 的稀释液，换用 1 支 1ml 灭菌吸管，按上述操作依次作 10 倍递增稀释液。

（3）根据食品卫生要求或对检验样品污染情况的估计接种 3 管，也可直接用样品接种。

2. 乳糖初发酵试验

即通常所说的假定试验。其目的在于检查样品中有无发酵乳糖产生气体的细菌。

将待检样品接种于乳糖胆盐发酵管内，接种量在 1ml 以上者，用双料乳糖胆盐发酵管；1ml 及 1ml 以下者，用单料乳糖发酵管。每一个稀释度接种 3 管，置（36 ±1）℃ 培养箱内，培养 24 ±2 小时，如所有乳糖胆盐发酵管都不产气，则可报告为大肠菌群阴性，如有产生者，则按下列程序进行。

3. 分离培养

将产气的发酵管分别转种在伊红美蓝琼脂平板或麦康凯琼脂平板上，置（36 ±1）℃ 温箱内，培养 18 ~ 24 小时，然后取出，观察菌落形态并作革兰氏染色镜检和复发酵试验。

4. 乳糖复发酵试验

即通常所说的证实试验，其目的在于证明从乳糖初发酵管试验呈阳性反应的试管内分离到的革兰氏阴性无芽孢杆菌，确能发酵乳糖产生气体。

在上述的选择性培养基上，挑取可疑大肠菌群 1 ~ 2 个进行革兰氏染色，同时接种乳糖发酵管，置（36 ±1）℃ 的温箱内培养（24 ±2）小时，观察产气情况。

凡乳糖发酵管产气、革兰氏染色为阴性无芽孢杆菌，即报告为大肠杆菌阳性；乳糖发酵管不产气或革兰氏染色为阳性，则报告为大肠杆菌为阴性。

5. 报告

根据证实为大肠菌群阳性的管数，查 MPN 检索表（见表 26 – 8），报告每 100ml（克）食品中大肠菌群的最可能数。

实践三十六　细菌性食物中毒的检验

【实践目标】

1. 掌握细菌性食物中毒检验标本的采集方法。
2. 掌握细菌性食物中毒的检验方法。

【实践准备】

（一）沙门菌食物中毒的检验

1. 常用器材　冰箱、恒温培养箱、均质器、电子天平、无菌锥形瓶、微量移液器及吸头、无菌培养皿、振荡器、无菌试管、无菌毛细管、精密 pH 试纸、三角烧瓶等。

2. 培养基和试剂

（1）缓冲蛋白胨水（BWP）：称取 20.1g，加蒸馏水 1L，搅拌加热煮沸至完全溶解，分装三瓶，121℃，灭菌 15 分钟。

（2）四硫磺酸钠煌绿（TTB）增菌液：称取 93.6g，加蒸馏水 1L，搅拌加热煮沸至完全溶解，分装试管，每管 10ml，121℃，灭菌 20 分钟，此上配制的为基础液，冷却至 30℃，每 10ml 基础液加入碘液 2ml，0.1% 煌绿液 1ml，混匀备用。

（3）亚硒酸盐胱氨酸（SC）增菌液：称取 23.0g，加蒸馏水 1L，搅拌加热煮沸至完全溶解，分装试管，每管 10ml，无需高压灭菌，冷却至常温立即使用。

（4）亚硫酸铋（BS）琼脂：称取 39.3g，加蒸馏水 950ml，搅拌加热煮沸至完全溶解，无需高压灭菌，为基础液；称取 8g 指示剂，加水 50ml，水浴 50℃左右，搅拌溶解，将 50ml 指示剂加入 950ml 已冷却到 50℃ 的基础液，混匀后立即倾注平板。

（5）HE（Hektoen Enteric）琼脂：称取 90.8g，加蒸馏水 1L，搅拌加热煮沸至完全溶解，无需高压灭菌，冷却到 50℃，立即倾注平板。

（6）三糖铁（TSI）琼脂。

（7）蛋白胨水、靛基质试剂。

（8）尿素琼脂（pH7.2）。

（8）氰化钾（KCN）培养基及其对照氰化钾培养基。

（9）赖氨酸脱羧酶试验培养基及其对照培养基。

（10）甘露醇及山梨醇培养基。

（11）邻硝基酚 β – D 半乳糖苷（ONPG）培养基。

3. 标本　食物中毒的剩余食物或呕吐物

（二）霉菌孢子数的测定

1. 试剂 马铃薯－葡萄糖－琼脂培养基，附加抗生素、孟加拉红培养基、灭菌蒸馏水。

2. 仪器 冰箱、恒温培养箱、均质器、恒温振荡器、显微镜、天平、无菌锥形瓶、无菌广口瓶、无菌吸管、无菌平皿、无菌试管、无菌牛皮纸袋、塑料袋。

【实践内容和方法】

一、细菌性（沙门菌属）食物中毒的检验

其检验程序如图1：

操作步骤：

1. 样品的采集 无菌操作采集可疑食物、呕吐物、粪便等标本。

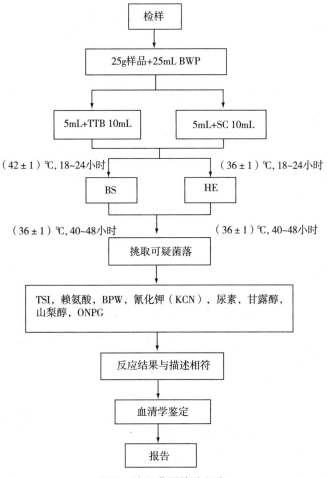

图1 沙门菌属检验程序

2. 前增菌 称取 25g（ml）样品放入盛有 225 ml BPW 的无菌均质杯中，以 8000r/min ~ 10000r/min 均质 1 ~ 2 分钟，或置于盛有 225 ml BPW 的无菌均质袋中，用拍击式均质器拍打 1 ~ 2 分钟。若样品为液态，不需要均质，振荡混匀。如需测定 pH 值，用 1 mol/ml 无菌 NaOH 或 HCl 调 pH 至 6.8 ± 0.2。无菌操作将样品转至 500 ml 锥形瓶中，如使用均质袋，可直接进行培养，于（36 ± 1）℃培养 8 ~ 18 小时。

如为冷冻产品，应在 45℃ 以下不超过 15 分钟，或 2℃ ~ 5℃ 不超过 18 小时解冻。

3. 增菌 轻轻摇动培养过的样品混合物，移取 1ml，转种于 10ml TTB 内，于（42 ± 1）℃培养 18 ~ 24 小时。同时，另取 1ml，转种于 10ml SC 内，于（36 ± 1）℃培养 18 ~ 24 小时。

4. 分离 分别用接种环取增菌液 1 环，划线接种于一个 BS 琼脂平板和一个 XLD 琼脂平板（或 HE 琼脂平板或沙门菌属显色培养基平板）。于（36 ± 1）℃分别培养 18 ~ 24 小时（XLD 琼脂平板、HE 琼脂平板、沙门菌属显色培养基平板）或 40 ~ 48 小时（BS 琼脂平板），观察各个平板上生长的菌落，各个平板上的菌落特征见表 10。

表 10　沙门菌属在不同选择性琼脂平板上的菌落特征

选择性琼脂平板	沙门菌
BS 琼脂	菌落为黑色有金属光泽、棕褐色或灰色，菌落周围培养基可呈黑色或棕色；有些菌株形成灰绿色的菌落，周围培养基不变
HE 琼脂	蓝绿色或蓝色，多数菌落中心黑色或几乎全黑色；有些菌株为黄色，中心黑色或几乎全黑色
XLD 琼脂	菌落呈粉红色，带或不带黑色中心，有些菌株可呈现大的带光泽的黑色中心，或呈现全部黑色的菌落；有些菌株为黄色菌落，带或不带黑色中心
沙门菌属显色培养基	按照显色培养基的说明进行判定

5. 生化试验 自选择性琼脂平板上分别挑取 2 个以上典型或可疑菌落，接种三糖铁琼脂，先在斜面划线，再于底层穿刺；接种针不要灭菌，直接接种赖氨酸脱羧酶试验培养基和营养琼脂平板，于（36 ± 1）℃ 培养 18 ~ 24 小时，必要时可延长至 48 小时。在三糖铁琼脂和赖氨酸脱羧酶试验培养基内，沙门菌属的反应结果见表 11。

表 11　沙门菌属在三糖铁琼脂和赖氨酸脱羧酶试验培养基内的反应结果

三糖铁琼脂				赖氨酸脱羧酶试验培养基	初步判断
斜面	底层	产气	硫化氢		
K	A	+（-）	+（-）	+	可疑沙门菌属
K	A	+（-）	+（-）	-	可疑沙门菌属
A	A	+（-）	+（-）	+	可疑沙门菌属
A	A	+/-	+/-	-	非沙门菌属
K	K	+/-	+/-	+/-	非沙门菌

注：K：产碱，A：产酸；+ 阳性，- 阴性；+（-）多数阳性，少数阴性；+/- 阳性或阴性。

6. 接种三糖铁琼脂和赖氨酸脱羧酶试验培养基的同时，可直接接种蛋白胨水（供做靛基质试验）、尿素琼脂（pH7.2）、氰化钾（KCN）培养基，也可在初步判断结果后从营养琼脂平板上挑取可疑菌落接种，于（36±1）℃培养18~24小时，必要时可延长至48小时，按表12判定结果。将已挑菌落的平板储存于2℃~5℃或室温至少保留24小时，以备必要时复查。

表12 沙门菌属生化反应初步鉴别表

反应序号	硫化氢（H$_2$S）	靛基质	pH7.2 尿素	氰化钾（KCN）	赖氨酸脱羧酶
A1	+	-	-	-	+
A2	+	+	-	-	+
A3	+	-	-	-	+／-

注：+阳性，-阴性；+／-阳性或阴性。

反应序号A1：典型反应判定为沙门菌属。如尿素、KCN和赖氨酸脱羧酶3项中有1项异常，按表13可判定为沙门菌。如有2项异常为非沙门菌。

反应序号A2：补做甘露醇和山梨醇试验、沙门菌靛基质阳性变体两项试验结果均为阳性，但需要结合血清学鉴定结果进行判定。

反应序号A3：补做ONPG。ONPG阴性为沙门菌，同时赖氨酸脱羧酶阳性，甲型副伤寒沙门菌为赖氨酸脱羧酶阴性。必要时按表14进行沙门菌生化群的鉴别。

表13 沙门菌属生化反应初步鉴别表

pH7.2 尿素	氰化钾（KCN）	赖氨酸脱羧酶	判定结果
-	-	-	甲型副伤寒沙门菌（要求血清学鉴定结果）
-	+	+	沙门菌Ⅳ和Ⅴ（要求符合本群生化特性）
+	-	+	沙门菌个别变体（要求血清学鉴定结果）

注：+阳性，-阴性。

表14 沙门菌属各生化群的鉴别

项目	Ⅰ	Ⅱ	Ⅲ	Ⅳ	Ⅴ	Ⅵ
山梨醇	+	+	+	+	+	-
ONPG	-	-	+	-	+	-
氰化钾（KCN）	-	-	-	+	+	-
卫矛醇	+	+	-	-	+	-
水杨苷	-	-	-	-	-	-
丙二酸盐	-	+	+	-	-	-

注：+阳性，-阴性。

7. **血清学分型鉴定** 用分离出的沙门菌与已知A~F多价O血清及H因子进行玻片凝集试验。

（1）抗原的准备 一般采用1.2%～1.5%琼脂培养物作为玻片凝集试验用的抗原。O 血清不凝集时，将菌株接种在琼脂量较高的（如2%～3%）培养基上再检查；如果是由于 Vi 抗原的存在而阻止了 O 凝集反应时，可挑取菌苔于1 ml 生理盐水中做成浓菌液，于酒精灯火焰上煮沸后再检查。H 抗原发育不良时，将菌株接种在0.55%～0.65%半固体琼脂平板的中央，待菌落蔓延生长时，在其边缘部分取菌检查；或将菌株通过装有0.3%～0.4%半固体琼脂的小玻管1～2次，自远端取菌培养后再检查。

（2）O 抗原的鉴定 用 A～F 多价 O 血清做玻片凝集试验，以生理盐水做对照。在生理盐水中自凝者为粗糙形菌株；不能分型。

（3）H 抗原的鉴定

（4）Vi 抗原的鉴定

8. 菌型的判定和结果报告 综合以上生化试验和血清学分型鉴定的结果，按照常见沙门菌抗原表及其补充表判定菌型。并报告结果。

二、霉菌孢子数的测定

检验程序见图2：

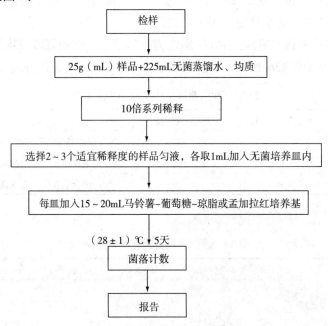

图2 霉菌孢子数的检验程序

操作步骤：

1. 样品的稀释

（1）固体和半固体样品 称取25g 样品至盛有225ml 灭菌蒸馏水的锥形瓶中，充分振摇，即为1∶10 的稀释液。或放入盛有225ml 无菌蒸馏水的均质袋中，用拍击式均质器拍打2分钟，制成1∶10 的样品匀液。

（2）液体样品 以无菌吸管吸取25ml 样品至盛有225ml 无菌蒸馏水的锥形瓶（可

在瓶内预置适当数量的无菌玻璃珠）中，充分混匀，制成 1∶10 的样品匀液。

（3）取 1 ml 1∶10 稀释液注入含有 9 ml 无菌水的试管中，另换一支 1 ml 无菌吸管反复吹吸，此液为 1∶100 稀释级。

（4）按上述操作顺序制备 10 倍系列稀释样品匀液，每递增稀释一次，换用一支 1ml 无菌吸管，

（5）根据对样品污染情况的估计，选择 2～3 个适宜稀释度的样品匀液，在进行 10 倍递增稀释的同时，每个稀释度分别吸取 1ml 样品匀液于 2 个无菌平皿内，同时分别取 1ml 样品稀释液加入 2 个无菌平皿作空白对照。

（6）及时将 15～20ml 冷却至 46℃的马铃薯－葡萄糖－琼脂或孟加拉红培养基［可放置于（46±1）℃恒温水浴箱中保温］倾注平皿，并转动平皿使其混合均匀。

2. 培养　待琼脂凝固后，倒置于（28±1）℃温箱培养 5 天，观察并记录。

3. 菌落计数

（1）肉眼观察，必要时可用放大镜，记录各稀释倍数和相应的霉菌。以菌落形成单位 CFU 表示。

（2）选取菌落数在 10～150CFU 的平板，根据菌落形态分别计数霉菌数。霉菌蔓延生长覆盖整个平板的可记录为多不可计。菌落数应采用两个平板的平均数。

4. 结果与报告

（1）计算两个平板菌落数和平均值，再将平均值乘以稀释倍数计算。

（2）若所有平板上菌落数均大于 150CFU，则对稀释度最高的平板进行计数，其他平板可记录为多不可计，结果按平均菌落数乘以最高稀释倍数计算。

（3）若所有平板上菌落数均小于 10CFU，则应按稀释度最低的平均菌落数乘以稀释倍数计算。

（4）所有稀释度平板均无菌落生长，则以小于 1 乘以最低稀释倍数计算；如为原液，则以小于 1 计数。

（5）报告　菌落数在 100 以内时，按"四舍五入"原则修约，采用两位有效数字报告。菌落数大于或等于 100 时，前 3 位数字采用"四舍五入"原则修约后，取前两位数字，后面用 0 代替位数来表示结果；也可用 10 的指数形式来表示，此时也按"四舍五入"原则修约，采用两位有效数字。称重取样以 CFU/克为单位报告，体积取样以 CFU/ml 为单位报告。

附录一 常用染色液的配制及染色方法

一、革兰染色法

【染液】

1. 结晶紫染液 称取结晶紫 2g，溶于 95% 酒精 20ml 中，配成结晶紫酒精饱和液。取此饱和液与 1% 草酸铵水溶液 80ml 混合即成。

2. 卢戈碘液 先将碘化钾 2g 溶于 10ml 蒸馏水中，再加碘 1g，待碘全部溶解后，加蒸馏水 200ml 即成。

3. 95% 酒精。

4. 稀释石炭酸（苯酚）复红液 取石炭酸复红液 10ml 加入蒸馏水 90% 即成。

方法及结果见第五章。

二、姜–尼（Ziehl – Neelsen）抗酸染色法

【染液】

1. 石炭酸复红液 称取碱性复红 4g，溶于 95% 酒精 100ml 中，配成碱性复红酒精饱和液。取此饱和液 10ml 与 5% 石炭酸水溶液 90ml 混匀即成。

2. 3% 盐酸酒精 取浓盐酸 3ml，95% 酒精 97ml 混合。

3. 吕弗勒（Loftler）碱性美蓝（亚甲蓝）液 称取美蓝 2g，溶于 95% 酒精 100ml 中，配成酒精饱和液。取此饱和液 30ml，再加入蒸馏水 100ml 及 10% 氢氧化钾水溶液 0.1ml 即可配成。

方法及结果见第五章

三、美蓝染色法

【染液】吕弗勒碱性美蓝液（称取美蓝 2g，溶于 95% 酒精 100ml 中，配成饱和液，取饱和液 30ml，再加入蒸馏水 100ml 及 10% 氢氧化钾水溶液 0.1ml 即成）。

【方法】先将涂片固定后滴加美蓝染液于玻片上，染 1~2 分钟，水洗，待干，镜检。

【结果】菌体和细胞均染成蓝色。

四、鞭毛染色法

【染液】

1. 甲液　5%石碳酸 10ml、鞣酸 2g、饱和硫酸铝钾 10ml。

2. 乙液　结晶紫酒精饱和液。

3. 应用液　甲液 10 份、乙液 1 份，混合即可，室温存放。

【方法】

1. 应用新的载玻片，使用前须在 95%酒精中浸泡 24 小时以上。用时从酒精中取出，以干净纱布擦干后使用。

2. 在玻片上滴蒸馏水 2 滴，一张玻片可同时制 2 个涂片。

3. 用接种环挑取血平板上菌落少许，将细菌点在玻片上的蒸馏水滴的顶部。一般只需点一下，仅允许极少量细菌进入水滴，不可搅动，以免鞭毛脱落。

4. 玻片置室温下自然干燥。

5. 滴加染液于玻片上，染色。

6. 约 10~15 分钟后，用蒸馏水缓慢冲去染液。冲洗时应避免使染液表面的金属光泽液膜滞留在玻片上，影响镜检。

7. 待玻片自然干燥后，镜检时应从涂片的边缘开始，逐渐移向中心，寻找细菌较少的视野，鞭毛容易观察。细菌密集的地方，鞭毛被菌体挡住，不易观察。

【结果】菌体和鞭毛均被染成红紫色。

五、异染颗粒染色法

（一）阿伯特（Albert）法

【染液】

1. 甲液　甲苯胺蓝 0.15g、孔雀绿 0.2g，溶解于 95%酒精 2ml 中，在加入蒸馏水 100ml 及冰醋酸 1ml，静置 24 小时后过滤备用。

2. 乙液　先将碘化钾 3g 溶于蒸馏水 10ml 中，再加碘 2g，待溶解后，加蒸馏水至 300ml。

【方法】涂片经加热固定后，以甲液染 5 分钟，水洗。再用乙液染作用 1 分钟水洗，干后镜检。

【结果】菌体染成绿色，异染颗粒为蓝黑色。

（二）奈瑟（Neisser）法

【染液】

1. 甲液　美蓝 1g 溶于 95%酒精 2ml 中，加冰醋酸 5ml 及蒸馏水 0.5ml，混合后过滤。

2. 乙液　俾斯麦褐 0.2g 溶于 100℃蒸馏水 100ml，过滤。

【方法】涂片经加热固定后，以甲液染 0.5 ~ 1 分钟，水洗。再以乙液染 0.5 分钟，水洗，干后镜检。

【结果】菌体染成黄褐色，异染颗粒染成深紫色。

六、荚膜染色法

（一）黑斯（Hiss）法

【染液】结晶紫饱和酒精染液、20% 硫酸铜水溶液。

【方法】将有荚膜的细菌涂片，在空气中自然干燥，加热固定。滴加结晶紫染液，在火焰上略加热，使冒蒸气为止。用 20% 硫酸铜溶液将涂片上的染液洗去，此时切勿再用水洗。以吸水纸吸干后镜检。

【结果】菌体及背景呈紫色，菌体周围有一圈淡紫色或无色的荚膜。

（二）密尔（Muir）法

【染液】石碳酸复红染液、碱性美蓝染液、特殊媒染剂（升汞饱和液 2 份，20% 鞣酸液 2 份，钾明矾饱和液 5 份混合而成）。

【方法】将有荚膜的细菌涂片，干后加热固定。滴加石灰酸复红染液染 1 分钟，并微加热，水洗，再加特殊媒染剂作用 0.5 分钟，水洗，最后以碱性美蓝染 1 分钟，水洗，干后镜检。

【结果】菌体呈鲜明红色，荚膜呈蓝色。

七、芽孢染色法

【染液】石炭酸复红染液、碱性美蓝染液、95% 酒精。

【方法】将有芽孢的细菌涂片，干后经加热固定。滴加石碳酸复红染液于涂片上并弱火加热，使染液冒蒸气约 5 分钟，冷后水洗。并用 95% 酒精脱色 2 分钟，水洗，碱性美蓝复染 0.5 分钟，水洗。干后镜检。

【结果】芽孢呈红色，菌体呈蓝色。

八、布鲁菌柯兹罗夫斯基染色法

【染液】

1. 甲液 0.5% 沙黄溶液。

2. 乙液 0.5% 孔雀绿（或煌绿）溶液。

【方法】

1. 将涂片在火焰上固定。滴加甲液，并徐徐加热至出现蒸气为止，约 2 分钟后，水洗。

2. 滴加乙液复染 40 ~ 50 秒，水洗，镜检。

【结果】布鲁菌染成红色，其他细菌及细胞则呈绿色。

九、结核分枝杆菌荧光染色法

【染液】

1. 0.1% 金胺染液　金胺 0.1g 加入 5% 石炭酸液 100ml 中，混匀。

2. 1:1000 高锰酸钾液。

3. 碱性美蓝染液。

4. 3% 盐酸酒精。

【方法】

1. 按常法涂片，干燥后经火焰固定。

2. 滴加金胺染液，加温使冒蒸气，染色 5 分钟后水洗。

3. 盐酸酒精脱色约 15～20 秒，水洗。

4. 以 1:1000 高锰酸钾液处理 5 秒，水洗。

5. 美蓝染液染 30 秒，以熄灭涂片中不应发光部分，水洗。干后镜检。

【结果】结核分枝杆菌菌体发出明亮的黄绿色荧光。此法也可以用于麻风分枝杆菌、淋病奈瑟菌及某些螺旋体的检查。

十、墨汁负染色法

【染液】印度墨汁或 5% 黑色素水溶液。

【方法】

1. 将标本与 1 滴染色液在玻片上混合，加上盖玻片，轻轻压一次，使标本混合液变薄。

2. 在低倍镜下寻找有荚膜的细菌，找到后转换高倍镜确认。

【结果】背景成黑色，菌体无色，荚膜不着色，包绕在菌体周围，成为一层透明的空泡。

十一、镀银染色法

【染液】

1. 吐温 –80 储存液　吐温 –80 10ml、95% 酒精 100ml。

2. 固定液　吐温 –80 储存液 2ml、浓甲酸 5ml、95% 酒精 10ml。

3. 染色液　硝酸银 5g、蒸馏水 10ml。

4. 显影液　将对二酚（氢醌）200mg、吡啶 2.5ml 和饱和松香液 1ml（松香 100g、无水酒精 100ml，须少量析出）在干燥的 100ml 烧杯中溶解；在另一烧杯中将无水亚硫酸钠 50mg 和蒸馏水 40ml 溶解，可略加热。然后再将两烧杯溶液混合，成为乳状液即可使用。

【方法】

1. 血涂片的制作　在玻片上加一滴蒸馏水，再加病人血液一滴。以另一玻片角将二者充分混匀，涂成血膜或推成厚血片待干。

2. 固定　在血片上加固定液作用 5 分钟后，水洗。

3. 染色　置于60℃～70℃加热器上以染液染色5～7分钟后，倒去染色液。

4. 显影　加显影液，边加边轻轻摇动玻片，显影数秒至1分钟。如标本涂抹处呈现棕黄色，水洗，干后镜检。

【结果】背影为淡黄色，钩端螺旋体染成黑褐色。

十二、乳酸酚棉蓝染色法

【染液】将石碳酸20ml、乳酸20ml、甘油40ml、蒸馏水20ml 四种成分混合，稍加热溶解，然后加入棉蓝50mg，混匀，必要时过滤。

【方法】用接种环挑取标本涂于玻片上，滴加一滴染液，加上盖玻片后镜检。

【结果】真菌染成蓝色

十三、嗜银染色（GMS）法

【染液】

1. 甲液　5%硼砂2ml、蒸馏水25ml。

2. 乙液　5%硝酸银1ml、3%环六亚甲基四胺20ml。甲、乙两液混合即可应用，也可置于冰箱内备用。

3. 其他试剂　①二甲苯；②纯酒精及95%酒精；③5%铬酸；④1%亚硫酸钠；⑤0.1%氯化金溶液；⑥2%硫代硫酸钠溶液；⑦0.1亮绿。

【方法】

1. 切片脱脂　先后用二甲苯、纯酒精、95%酒精及水各脱脂两次。

2. 浸于5%铬酸中氧化1小时后冲洗。

3. 用0.1%亚硫酸氢钠处理1分钟后，用自来水冲洗10分钟。

4. 用蒸馏水冲洗3次后置于染液中染色1小时（60℃）。

5. 用蒸馏水洗涤5～6次后。加0.1%氯化金溶液褪色2～5分钟，再用蒸馏水洗涤。

6. 加2%硫代硫酸钠溶液处理2～5分钟，水洗，加0.1亮绿色复染色40秒。

7. 依次加入95%酒精、纯酒精脱水2次，二甲苯清洗2～3次。封片、镜检。

【结果】真菌染成黑色。

十四、粘蛋白卡红（MCS）染色法

【染液】

1. 铁苏木紫液

（1）甲液：铁苏木紫1g、95%酒精100ml。

（2）乙液：28%氧化铁4ml、蒸馏水95ml、浓盐酸1ml。临用时等量混合。

2. 粘蛋白卡红稀释液　卡红1.0g、氧化铝0.5g、蒸馏水2ml，将三者混合成黑色糊状，并用95%酒精100ml 稀释，放置24小时过滤，再用蒸馏水按1:4稀释后备用。

3. 皂黄液　皂黄0.25g、蒸馏水100ml、冰醋酸0.25ml。

4. 二甲苯。

5. 纯酒精、95% 酒精。

【方法】

1. 切片脱脂，先用二甲苯，再用 95% 酒精，最后用水冲洗。

2. 用新鲜配制的苏木紫染液染色 7 分钟，水洗 5~10 分钟。

3. 置于粘蛋白卡红稀释液中 30~60 分钟，立即用蒸馏水冲洗。

4. 用皂黄液染色 1 分钟后，立即用蒸馏水洗，再用 95% 酒精洗一次，因为在皂黄染色过深可遮住粘蛋白卡红染色。

5. 纯酒精脱水 2 次，二甲苯洗 3 次，封片，镜检。

【结果】隐球菌细胞壁和膜染成红色，孢子丝菌细胞壁也染成红色，细胞核黑色，背景黄色。

十五、真菌荧光染色法

【染液】0.1% 吖啶橙 1ml、20℃ KOH 9ml。将吖啶橙缓慢滴入 KOH 溶液中，临用时配置。

【方法】

1. 直接涂片法　滴少量 0.1% 吖啶橙与 20% KOH 溶液于皮屑、甲屑和毛发等标本上，加盖玻片，微加温；将制好的标本涂片置荧光显微镜下，观察菌丝或袍子的荧光反应，阳性证明有真菌存在，但不能确定菌种。

2. 培养涂片法

（1）丝状菌落　取少量标本置载玻片上，滴 0.1% 吖啶橙溶液，加上盖玻片后观察。

（2）酵母型菌落　首先在试管内加入 0.1% 吖啶橙溶液，与酵母菌混合 2~5 分钟，离心后弃去上清液；再加生理盐水 5ml，振摇后再离心，其取上清液；最后用生理盐水 2ml 制成悬液，滴少许于玻片上，加盖片后观察。

3. 组织切片染色法　先用铁苏木紫染色 5 分钟。使背景呈黑色，遮去非真菌性荧光物；然后水洗 5 分钟后再用二甲苯清洗 2 次，最后用无荧光物质封片，镜检。

【结果】深部真菌可以呈现不同的荧光反应，见附表 1。

附表 1　深部真菌荧光反应

菌种	荧光反应
白假丝酵母菌	黄绿色
新型隐球菌	红色
组织胞浆菌	红色
皮炎芽生菌	黄绿色
曲霉菌	绿色
鼻孢子菌	红色
球孢子菌	黄绿色

附录二 常用培养基的配制及用途

一、肉浸液及肉浸液琼脂

【成分】新鲜牛肉（去脂绞碎）500g，蛋白胨 10g，氯化钠 5g，蒸馏水 1000ml。

【制备】

1. 取新鲜牛肉去除肌腱、肌膜及脂肪，切成小块后绞碎，每 500g 碎肉加水 1000ml，混合后置冰箱过夜。

2. 次日取出肉浸液，搅拌均匀，煮沸 30 分钟，并不断搅拌以免沉淀烧焦，若蛋白质已凝固，即停止加热，补足失去水分。

3. 先用绒布或纱布过滤肉浸液，使所有肉汁尽量挤出，再用脱脂棉过滤，在滤液中加入蛋白胨、氯化钠，再加热使其全部溶解，并补足水分至 1000ml。

4. 矫正 pH 至 7.4~7.6，煮沸 10 分钟，用滤纸过滤，分装，103.43kPa 高压蒸汽灭菌 15~20 分钟，冷后置阴暗处或冰箱中保存备用。

若在肉浸液中加入 2% 琼脂即为肉浸液琼脂。

【用途】用作基础培养基，营养比肉膏汤好，营养要求不高的细菌均可生长。

二、肉膏汤

【成分】牛肉膏 3~5g，蛋白胨 10g，氯化钠 5g，蒸馏水 1000ml。

【制备】将上述成分加入 1000ml 蒸馏水中混合，加热溶解。矫正溶液 pH 至 7.4~7.6，煮沸 3~5 分钟，用滤纸过滤。分装，103.43kPa 高压蒸汽灭菌 15~20 分钟，置阴暗处保存备用。

【用途】用作无糖基础培养基，营养要求不高的细菌均可生长。

三、肝浸液

【成分】猪肝（或牛肝）500g，蛋白胨 10g，氯化钠 5g，蒸馏水 1000ml。

【制备】将猪肝洗净绞碎，加水 500ml，流通蒸汽加热 30 分钟，取出混匀后再加热 90 分钟，用绒布过滤。向滤液中加入蛋白胨、氯化钠，加水至 1000ml，加热溶解，矫正 pH 至 7.0，再置流通蒸汽加热 30 分钟，吸取上清液并用滤纸过滤，分装，103.43kPa 高压蒸汽灭菌 15~20 分钟，置阴暗处保存备用。

【用途】肝浸液营养丰富，适用于营养要求较高的细菌培养。

四、营养琼脂

【成分】牛肉膏 5g，蛋白胨 10g，氯化钠 5g，琼脂 20~25g，蒸馏水 1000ml。

【制备】准确称取上述成分，加入 1000ml 水中加热融化，补足失去的水分。趁热矫正 pH 至 7.4~7.6，用绒布过滤，分装，103.43kPa 高压蒸汽灭菌 15~20 分钟，备用。

【用途】适用于营养要求不高的细菌生长，并可作无糖基础培养基。

五、半固体琼脂

【成分】肉浸液 1000ml，琼脂 2.5~5g。

【制备】将琼脂加入肉浸液中加热融化，用绒布过滤，分装，103.43kPa 高压蒸汽灭菌 15~20 分钟，备用。

【用途】保存菌种，观察细菌的动力。

六、血液琼脂

【成分】普通琼脂 100ml，无菌脱纤维羊血（或兔血）8~10ml。

【制备】将已灭菌的肉浸液琼脂加热溶化，待冷却至 50℃ 左右时以无菌手续加入脱纤维羊血（临用前置 37℃ 温箱或 35℃ 水浴箱中预温），轻轻摇匀，分装于无菌平皿（厚约 4mm）。凝固后，抽样置于 37℃ 温箱 18~24 小时进行无菌试验，如无菌生长即可使用。

【用途】供营养要求较高的细菌生长。

注：①脱纤维羊血的制备：在三角烧瓶中加入数十粒玻璃珠，高压灭菌后备用。无菌手续抽取羊血约 50ml，注入无菌三角烧瓶，并立即振摇约 10 分钟，以脱去纤维蛋白，保存冰箱备用；②兔血对嗜血杆菌的生长比羊血更好。

七、巧克力色琼脂

【成分】普通琼脂 100ml，无菌脱纤维羊血（或兔血）8~10ml。

【制备】将已灭菌的肉浸液琼脂加热融化。在约 80℃~90℃ 时加入血液，摇匀后置 90℃ 水浴中 10~15 分钟，使血液由鲜红色变为巧克力色。分装，经无菌试验后使用。

【用途】用于脑膜炎球菌、流感嗜血杆菌等营养要求较高的细菌分离培养。

八、丙二酸钠琼脂

【成分】酵母浸膏 1g、氯化钠 2g、硫酸铵 2g、丙二酸钠 3g、磷酸氢二钾 0.6g、0.2% 溴麝香草酚蓝溶液 12ml、磷酸二氢钾 0.6g、蒸馏水 1000ml。

【制法】先将酵母浸膏和盐类溶解于水中，调 pH 至 6.8 后再加入指示剂，分装试管，高压灭菌 103.43kPa 15 分钟后备用。

【用途】用于丙二酸盐试验，供肠杆菌科细菌鉴定。

九、苯丙氨酸培养基

【成分】DL - 苯丙氨酸 0.2g、酵母浸膏 0.3g、氯化钠 0.5g、无水磷酸氢二钠 0.1g、琼脂 1.2g、蒸馏水 100ml。

【制法】

1. 将上述成分混合加热溶解，矫正 pH 至 7.4，以纱布过滤。

2. 分装，每管约 3～4ml，高压灭菌 68.95kPa 15 分钟，趁热制成斜面，凝固后冷藏备用。

【用途】用于苯丙氨酸脱氨试验，供肠杆菌科细菌鉴定。

十、精氨酸培养基

【成分】L - 精氨酸 1g、蛋白胨 0.1g、氯化钠 0.5g K$_2$HPO$_4$ 0.03g、琼脂 0.3g、酚红 0.001g、蒸馏水 100ml。

【制法】将上述成分（除酚红外）加热溶解后，矫正 pH 至 7.0～7.2，加入酚红混匀，分装小试管，高压灭菌（103.43kPa）15 分钟。同时配制不含精氨酸的培养基作对照。

【用途】用于检测细菌能否产生精氨酸双水解酶。主要用于肠杆菌科、假单胞菌属及非发酵菌的鉴定。

十一、葡萄糖肉汤

【成分】酵母浸膏 3g，葡萄糖 3g，枸橼酸钠 3g，磷酸氢二钾 2g，牛肉汤 1000ml，0.5% 对氨基苯甲酸 5ml，24.7% 硫酸镁 20ml。

【制备】

1. 除葡萄糖和硫酸镁外，其他成分混合，加热溶化，矫正 pH 至 7.6，再煮沸 5 分钟，用滤纸过滤，分装，以 68.95kPa 高压蒸汽灭菌 20 分钟。

2. 将葡萄糖配成 10% 水溶液，硫酸镁配成 24.7% 水溶液，分别高压蒸汽灭菌 55.16kPa 15 分钟。

3. 取葡萄糖溶液 1.5ml、硫酸镁溶液 1ml 分别加入 50ml 无菌肉汤中，混匀，取少量经 35℃ 培养 2 天，无菌生长后存于冰箱备用。

【用途】用于血液标本的增菌培养。

注：枸橼酸钠为抗凝剂，不使血液凝固并减少白细胞对细菌的吞噬作用；如病人已用青霉素治疗，则需在培养基中加入青霉素酶，每 50ml 培养基加青霉素酶 100u。

十二、硫酸镁肉汤

【成分】

1. 基础液：蛋白胨 10g，氯化钠 5g，酵母浸膏 3g，牛肉膏 10g，核酸 2g，黏液素 1g，硫酸铝钾 0.3g，蒸馏水 1000ml。

2. 每500ml 基础液的上清液加入 0.5% 对氨基苯甲酸 5ml，49.3% 硫酸镁 5ml，20% 枸橼酸钠 5ml。

【制备】先将基础液中各成分混匀，加热溶化，矫正 pH 至 8.0，分装于 1000 ml 盐水瓶内，高压灭菌（103.43kPa）15 ~ 20 分钟。用虹吸法吸取基础液的上清液，量其总量，按比例加入对氨基苯甲酸、硫酸镁和枸橼酸钠，按每瓶 50 ml 分装后，高压灭菌（68.95 kPa ）20 分钟。

注：此培养基营养丰富，核酸能刺激细菌生长，黏液素能破坏血液中的抗体、补体，对氨基苯甲酸和硫酸镁是抗生素拮抗剂。

【用途】用于血液、骨髓等标本的增菌培养。

十三、胆盐肉膏汤

【成分】基础液：牛肉膏 5g，蛋白胨 10g，氯化钠 5g，胆盐 3g，硫酸铝钾 0.3g，蒸馏水 1000ml。每 500ml 基础液的上清液中加入葡萄糖 10g、20% 枸橼酸钠 10ml。

【制备】

1. 将基础液中各成分混匀，加热融化，矫正 pH 至 7.8，分装，103.4kPa 高压蒸汽灭菌 20 分钟。

2. 吸取上清液，按比例加入葡萄糖和枸橼酸钠，矫正 pH 至 7.6。

3. 上述成分混合溶解后，分装于 20mm×180mm 试管约 6 ~ 7cm 高，以 68.95kPa 高压蒸汽灭菌 15 ~ 20 分钟。

【用途】用于伤寒、副伤寒沙门菌血液标本的增菌培养。

十四、革兰阴性杆菌（GN）增菌液

【成分】胰蛋白胨 20g，枸橼酸钠 5g，去氧胆酸钠 0.5g，磷酸二氢钾（无水）1.5g，磷酸氢二钾（无水）4g，氯化钠 5g，葡萄糖 1g，甘露醇 2g，蒸馏水 1000ml。

【制备】上述各成分混合后加热溶化，矫正 pH 至 7.0，用滤纸过滤，分装于试管内，每管约 5ml，以 68.95kPa 高压蒸汽灭菌 20 分钟，保存于冰箱备用。

【用途】用于痢疾杆菌粪便标本增菌培养。

注：枸橼酸钠和去氧胆酸钠对部分 G^- 杆菌有抑制作用，大肠杆菌、绿脓杆菌、变形杆菌在接种 6 小时内生长缓慢，而痢疾杆菌可相应得到增殖。故标本接种后即计算时间，通常培养 6 小时后即可转种到选择培养基（如 SS、中国蓝平板），以分离致病菌。

十五、亚硒酸盐（S. F）增菌液

【成分】蛋白胨 5g，乳糖（或甘露醇）4g，磷酸氢二钠（$Na_2HPO_4 \cdot 12H2O$）4.5g，磷酸二氢钠（$NaH_2PO_4 \cdot H2O$）5.5g，亚硒酸钠（或亚硒酸氢钠）4g，蒸馏水 1000ml。

【制备】

1. 先将亚硒酸钠溶于约 200ml 水中（不可加热）。再将其他成分混合于约 800ml 水中，加热溶解。

2. 将上述两液混合，充分摇匀，矫正 pH 至 7.1，分装试管，每管约 10ml。流通蒸汽 100℃灭菌 15 ~ 20 分钟，置 4℃冰箱中备用。如出现黄红色沉淀则不能使用。

【用途】用于粪便、肛门拭子增菌培养沙门菌。

注：

1. 本培养基不宜用高压蒸汽灭菌，否则有大量红色沉淀形成，影响增菌效果。

2. pH 必须矫正至 7.1，否则会产生棕黄色沉淀，可改变磷酸氢二钠和磷酸二氢钠的比例来调整 pH。

3. 接种标本约占增菌液体积的 10%，培养时间不超过 24h 即可接种选择培养基；此培养基保存时间不宜超过 2 周。

十六、四硫磺酸盐（TT）增菌液

【成分】胨胨 5g，胆盐 1g，碳酸钙 10g，硫代硫酸钠（$Na_2S_2O_3 \cdot 5H_2O$）30g，蒸馏水 1000ml，碘液（碘化钾 5g，碘 6g，溶于 20ml 水，储存于棕色玻璃瓶）。

【制备】将上述成分（除碘液外）混合，加热融化，分装，以 68.95kPa 高压蒸汽灭菌 10 分钟，临用时每 10ml 溶液加入碘液 0.2ml。

【用途】沙门菌增菌培养基。

注：培养基中的碘氧化硫代硫酸钠后生成四硫磺酸盐，对大肠杆菌、痢疾杆菌均有一定的抑制作用，因而有利于沙门菌生长。碳酸钙起到缓冲溶液 pH 值作用。

十七、碱性蛋白胨水

【成分】蛋白胨 10g，氯化钠 5g，蒸馏水 1000ml。

【制备】将上述各成分加入蒸馏水，加热融化，待冷。矫正 pH 至 8.4，过滤，分装，以 103.43kPa 高压蒸汽灭菌 15 ~ 20 分钟。

【用途】用于霍乱弧菌的增菌培养。

注：该培养基的 pH 较高，因此可作为霍乱弧菌的选择培养基，若在培养基 1000ml 中加入 1 ~ 2ml 1% 亚碲酸钾则对杂菌的抑制作用更强。

十八、高盐胨水

【成分】蛋白胨 20g，氯化钠 40g，蒸馏水 1000ml，结晶紫溶液（1:10000）5ml。

【制备】将蛋白胨、氯化钠加入蒸馏水中加热溶化，矫正 pH 至 8.8 ~ 9.0，继续加热 20 分钟，过滤。加结晶紫溶液混合，分装，以 103.43kPa 高压蒸汽灭菌 15 ~ 20 分钟。

【用途】用于副溶血性弧菌的增菌培养。

注：该培养基的氯化钠浓度和 pH 值均较高，对很多杂菌有抑制作用，同时，结晶紫能抑制 G^+ 菌的生长，从而有利于副溶血性弧菌的生长。如在此培养基中加入 2% 琼脂即制成高盐琼脂。

十九、麦康凯（Mac）琼脂

【成分】蛋白胨20g、氯化钠5g、乳糖10g、琼脂20～25g、1%中性红水溶液5ml、胆盐5g、蒸馏水1000ml（或牛胆酸钠4g与去氧胆酸钠1g）。

【制法】

1. 将蛋白胨、氯化钠、胆盐加于500ml水中加热溶解。

2. 将琼脂加于余下的500ml水中加热溶解。

3. 将上述两种溶液趁热混合，调整pH至7.4，以绒布过滤，按每瓶100ml分装，高压灭菌（68.95kPa）20分钟。

4. 待冷至50℃～60℃时，每100ml培养基中加入乳糖1g及灭菌的1%中性红溶液0.5ml，混合后倾注平板。

【用途】用于肠杆菌科、非发酵菌等G⁻杆菌的分离培养（弱选择培养基）。

注：

1. 胆盐能抑制部分非病原菌及革兰阳性细菌的生长。但能促进某些革兰阴性病原菌的生长。

2. 因含有乳糖及中性红指示剂，所以分解乳糖的细菌（如大肠埃希菌）菌落呈红色；不分解乳糖的细菌。菌落不呈红色。

二十、中国蓝琼脂

【成分】肉膏汤琼脂（pH7.4）1000ml，乳糖1g，1%中国蓝水溶液（无菌）0.5～1ml，1%玫瑰红酸乙醇溶液1ml。

【制备】将乳糖加入已灭菌的肉膏汤琼脂中，加热溶化，混匀，待冷却至50℃左右时加入中国蓝、玫瑰红酸溶液混匀，立即倾注平板。

【用途】分离培养肠道杆菌。

注：①中国蓝在酸性时为蓝色，碱性时为微蓝色至无色，玫瑰红酸在酸性时为黄色，碱性时为红色，此培养基pH为7.4左右，制成后显淡紫红色，若过碱为鲜红色，过酸为蓝色，均不可用。②中国蓝溶液可用煮沸法或高压灭菌0.7kg15min灭菌，玫瑰红酸是用乙醇配制而成，无需灭菌即可使用，但在加入时要注意避开火焰；③玫瑰红酸能抑制G⁺菌生长，但对大肠杆菌没有抑制作用，故粪便标本接种量不能过多。

二十一、伊红美蓝（EMB）琼脂

【成分】肉膏汤琼脂（pH7.4）100ml，乳糖1g，2%伊红水溶液（无菌）2ml，0.5%美蓝水溶液（无菌）1ml。

【制备】加热融化肉膏汤琼脂，加入乳糖，冷却至50℃左右时加入伊红和美蓝溶液，混匀后倾注平板。

【用途】分离培养肠道杆菌。

注：若细菌分解乳糖产酸，使伊红与美蓝结合，菌落颜色为紫红色或紫黑色，并有

金属光泽；在碱性环境中伊红与美蓝不能结合，故菌落为无色。

二十二、SS 琼脂

【成分】牛肉膏 5g，胨胨 5g，乳糖 10g，胆盐 10g，硫代硫酸钠 12g，枸橼酸钠 12g，枸橼酸铁 0.5g，琼脂 25g，煌绿 0.33mg，中性红 22.5mg，蒸馏水 1000ml。

【制备】

1. 先将牛肉膏、胨胨、琼脂加入蒸馏水中加热融化，再加入胆盐、乳糖、枸橼酸钠和枸橼酸铁，用微火加热，使其全部融化，矫正 pH 至 7.2。用绒布或脱脂棉过滤，并补足失去水分。

2. 煮沸 10 分钟，加入煌绿、中性红（因用量少，可配成 0.1% 煌绿、1% 中性红水溶液后再加入）。混匀后分装于平皿，待干燥后使用。

【用途】用于粪便标本培养沙门菌、志贺菌等肠道致病菌。

注：此培养基为肠道杆菌强选择培养基，无需高压灭菌，煮沸后即可直接分装。其成分中的营养物质为牛肉膏、胨胨、蛋白胨。抑制剂为煌绿、胆盐、硫代硫酸钠、枸橼酸钠等，能抑制非致病菌生长，其中胆盐又能促进致病菌（特别是沙门菌）的生长。鉴别用糖为乳糖，指示剂为中性红。硫代硫酸钠能缓和胆盐对痢疾杆菌和沙门菌的有害作用，并能中和煌绿、中性红染料的毒性。

二十三、碱性琼脂平板

【成分】蛋白胨 10g，氯化钠 5g，牛肉膏 3g，琼脂 25g，蒸馏水 1000ml。

【制备】将各成分混合后加热融化，矫正 pH 至 8.6。过滤，分装，以 103.43kPa 高压蒸汽灭菌 15~20min，待冷却至 50℃ 左右时倾注平板。

【用途】分离培养霍乱弧菌。

注：此培养基 pH 较高，能抑制其他细菌的生长，为霍乱弧菌的弱选择培养基。

二十四、碱性胆盐琼脂平板（TCBS）

【成分】蛋白胨 20g，氯化钠 5g，琼脂 20g，牛肉膏 5g，胆盐 2.5g，蒸馏水 1000ml。

【制备】准确称取各成分，加入蒸馏水中加热融化，加入 15% NaOH 约 6ml，矫正 pH 为 8.2~8.4，煮沸，以 68.95kPa 高压蒸汽灭菌 15 分钟，留置于高压灭菌器中过夜。次日将凝固的琼脂倒出，切去底部沉淀，再加热融化，用绒布过滤。矫正 pH 至 8.2~8.4，分装，以 103.43kPa 高压蒸汽灭菌 15~20 分钟，待冷却至约 50℃ 时倾注平板。

【用途】分离培养霍乱弧菌。

二十五、卵黄双抗琼脂（EPV）

【成分】蛋白胨 10g，氯化钠 5g，牛肉膏 3g，玉米淀粉 1.67g，50% 卵黄悬液 100ml，多粘菌素 B 4.2mg 或 2.5 万单位，万古霉素 3.3mg 或 3000u，琼脂 20g，蒸馏水 1000ml。

【制备】

1. 先将蛋白胨、氯化钠、牛肉膏加入蒸馏水中加热融化，矫正 pH 至 7.6，再加入玉米粉（先用少量水调成糊状）和琼脂，混匀后以 103.43kPa 高压蒸汽灭菌 15 ~ 20 分钟。

2. 待培养基冷却至约 50℃时，加入卵黄悬液和抗生素（多粘菌素和万古霉素先用少量无菌蒸馏水溶解），摇匀后倾注平板。

【用途】用于鼻咽分泌物标本分离培养脑膜炎奈瑟菌。

注：①50% 卵黄悬液的配制：取新鲜鸡蛋一个，用肥皂水和清水洗净，浸入 75% 乙醇中 30 分钟，取出用无菌纱布擦干，用无菌镊子在气室顶端开一小孔，将蛋清全部弃去，再将小孔扩大，把蛋黄收集于放有玻璃珠的无菌三角烧瓶内，充分摇匀，再加入等量无菌生理盐水即成。②如无玉米粉，可用不溶性淀粉代替。③该培养基至 4℃冰箱可保存 2 ~ 3 天。

二十六、高盐甘露醇琼脂

【成分】胨蛋白胨 10g，牛肉膏 1g，氯化钠 75g，琼脂 20g，甘露醇 10g，0.1% 酚红 25ml，蒸馏水 1000ml。

【制备】将胨蛋白胨、牛肉膏、氯化钠、琼脂加入蒸馏水中加热融化。矫正 pH 至 7.4，过滤，趁热加入甘露醇和酚红溶液，充分混匀，分装，以 68.95kPa 高压蒸汽灭菌 15 分钟。

【用途】分离培养致病性葡萄球菌。

注：大多数致病性葡萄球菌耐高盐，并可分解甘露醇使培养基呈淡橙黄色。凝固酶阴性的葡萄球菌、微球菌和大部分 G⁻杆菌在此培养基上不生长。

二十七、高盐卵黄琼脂

【成分】10% 氯化钠肉浸液琼脂（pH7.4）600ml，卵黄悬液 150ml（一个卵黄混匀于 150ml 灭菌盐水中）。

【制备】将已灭菌的氯化钠肉浸液琼脂加热融化，待冷却至约 60℃时加入无菌卵黄悬液，混匀后倾注平板。

【用途】分离培养金黄色葡萄球菌。

注：①此培养基盐浓度高，可抑制肠道杆菌生长，而对金黄色葡萄球菌无明显影响，因此适用于伪膜性肠炎病人粪便标本分离培养金黄色葡萄球菌，并可加大标本的接种量以提高检出率。②大部分金黄色葡萄球菌能产生卵磷脂酶，使菌落周围形成白色沉淀圈。

二十八、血清斜面培养基（吕氏血清斜面）

【成分】1% 葡萄糖肉汤（pH7.4）1 份，无菌牛血清（或兔血清）3 份

【制备】将上述成分混匀后分装于试管中，每管约 4ml，置血清凝固器内进行间歇

灭菌（每天以 80℃ ~85℃ 30min，连续 3 天），经无菌试验后方可使用。

【用途】分离培养白喉杆菌，也可用于观察细菌的色素及液化凝固蛋白质能力。

注：①如在培养基中加入 5% ~ 10% 量的中性甘油，则白喉杆菌的异染颗粒更明显。②分装试管时避免产生气泡，加热时温度不要上升太快。

二十九、亚碲酸钾琼脂

【成分】3% 肉浸液琼脂 100ml，1% 亚碲酸钾水溶液 2ml，0.5% 胱氨酸水溶液 2ml，无菌脱纤维羊血（或兔血）5 ~ 10ml。

【制备】加热融化无菌的 3% 肉浸液琼脂，待冷却至约 50℃ 时加入灭菌的亚碲酸钾、胱氨酸和血液，立即混匀，倾注平板，凝固后备用。

【用途】分离鉴定白喉杆菌。

注：①白喉杆菌能将亚碲酸钾还原为金属碲，故菌落为黑色。②亚碲酸钾能抑制 G^- 菌、葡萄球菌和链球菌的生长，有利于白喉杆菌的检出。③胱氨酸和血液能促进白喉杆菌的生长。④胱氨酸和亚碲酸钾不耐高温，采用间歇灭菌或过滤除菌。

三十、改良罗氏培养基

【成分】味精（95% 以上）7.2g（或天门冬素 3.6g），甘油 12ml，蒸馏水 600ml，KH_2PO_4 2.4g，马铃薯淀粉 30g，$MgSO_4 \cdot 7H_2O$ 0.24g，全卵液 1000ml，枸橼酸镁 0.6g，2% 孔雀绿 20ml。

【制备】先将各种盐类成分溶解后，加入马铃薯淀粉，混匀后置锅内隔水加热煮沸 30 分钟呈糊状，中间不断摇动，以防出现淀粉凝块。待冷却后加入经纱布过滤的全卵液 1000ml，混匀，再加入孔雀绿溶液混匀，待 20 分钟后，分装于试管中，置血清凝固器内摆成斜面，置血清凝固器中 85℃ ~90℃ 下凝固 1 ~ 1.5h，冷却后储存于冰箱。放置时间以一个月为宜。

【用途】分离培养结核杆菌。

三十一、包 – 金（Bordet – Gengou）琼脂

【成分】马铃薯 250g，氯化钠 9g，蒸馏水 2000ml，琼脂 50 ~ 60g，胨 2g，甘油 20ml。

【制备】

1. 将马铃薯（去皮切细）、氯化钠加入蒸馏水 500ml 中，煮沸至马铃薯煮烂为止，补足水分，过滤，即为马铃薯浸出液。

2. 琼脂加水 1500ml 加热融化，加入马铃薯浸出液、甘油、胨混匀，溶解后矫正 pH 至 7.0，分装，以 103.43kPa 高压蒸汽灭菌 20 分钟，即为基础培养基。

3. 临用时，将上述基础培养基加热融化，待冷却至约 50℃ 时，每 100ml 上述培养基加入脱纤维羊血（或马血、兔血）25 ~ 30ml 和青霉素溶液 25 ~ 30u。混匀，倾注平板，凝固后冷藏备用（尽量在 4 天内用完）。

【用途】分离培养百日咳杆菌。

注：①脱纤维血液不能用抗凝血，血液应新鲜，加入量不少于 20%，加入血液前可先置 37℃温箱中预温 10 分钟，基础培养基的温度不宜过高，否则血液变色，影响观察。②百日咳杆菌在此培养基上初次生长速度较慢（约 3 ~ 5 天），次代培养生长较快。菌落呈银灰色、细小、不透明、水滴状、无明显溶血。③青霉素可抑制 G^+ 菌生长，减少培养基污染。

三十二、庖肉培养基

【成分】牛肉渣，肉汤（或肉膏汤，pH7.4）。

【制备】将制作肉浸液剩余的肉渣装入试管中，高约 3cm，并加入肉汤（或肉膏汤）约 5ml，比肉渣高 1 倍。在每管培养基液面上加入融化的凡士林，高约 0.5cm，以 103.43kPa 高压蒸汽灭菌 15 ~ 20 分钟后备用。

【用途】分离培养厌氧菌。

注：使用前将培养基置于水浴中煮沸 10 分钟以除去培养基内存留的氧气。

三十三、牛心、牛脑浸液培养基

【成分】牛心浸出液 250ml，牛脑浸出液 200ml，蛋白胨 10g，磷酸氢二钠 2.5g，葡萄糖 2g，半胱氨酸 0.5g，氯化钠 5g，蒸馏水加至 1000ml。

【制备】

1. 牛心浸出液、牛脑浸出液的制备：将去筋膜并绞碎的牛心和牛脑各 500g，分别置于 2 个三角烧瓶中，分别加 1000ml 蒸馏水，4℃冰箱浸泡过夜，次日去除浮油，分别置于 45℃水浴中加热 1h，再煮沸 30 分钟，过滤，补足失去水分，经 68.95kPa 20 分钟灭菌后备用。

2. 将培养基各成分按比例混匀，加热融化，冷却后矫正 pH 至 7.2 ~ 7.4，以 68.95kPa 高压蒸汽灭菌 15 ~ 20 分钟，冰箱保存备用。

【用途】用于各种厌氧菌的基础培养基，如加入酵母提取物 5g 则培养效果更好。

注：①该培养基可用作血和脓液等标本采集小瓶中的液体培养基，此时每 1000ml 培养基中应加入维生素 K_1 1mg（浓度为 $1\mu g/ml$）、氯化血红素 5mg（浓度为 $5\mu g/ml$）和 0.025% 刃天青 4ml。②刃天青为一种氧化还原指示剂，有氧时为粉红色，无氧时为无色，该指示剂应避光保存以免失活。③氯化血红素可配成 0.5% 水溶液，经 0.7kg15 分钟高压蒸汽灭菌后使用。④维生素 K 可用注射制剂配成 1mg/ml 水溶液使用。

三十四、牛心、牛脑浸液血琼脂

【成分】牛心浸出液 250ml，牛脑浸出液 200ml，磷酸氢二钠 2.5g，半胱氨酸 0.5g，氯化钠 5g，琼脂 20g，胨蛋白胨（或胰蛋白胨）10g，蒸馏水加至 1000ml。

【制备】将上述各成分混匀加热融化，冷却后矫正 pH 至 7.4 ~ 7.6，分装，以 103.43kPa 高压蒸汽灭菌 20 分钟，待冷却至约 50℃时，每 100ml 培养基加入氯化血红素 0.5mg、维生素 K₁ 1mg、无菌脱纤维羊血 5~10ml，倾注平板。

【用途】用于各种厌氧菌的分离培养。

注：如用于培养产黑色素类杆菌，可用 5%~10% 冻溶羊血代替脱纤维羊血。

三十五、改良 Haynes 培养基

【成分】胰蛋白胨 1.5g、酵母浸膏 1g、K₂HPO₄ 1g、葡萄糖酸钾 40g、蒸馏水 1000ml。

【制法】将上述成分加热溶解，调 pH 至 7.0，68.95kPa 灭菌 15 分钟备用。

【用途】用于葡萄糖酸氧化试验。

三十六、硫乙醇酸钠液体培养基

【成分】胰酶消化乳酪 17g，亚硫酸钠 0.1g，木瓜酶消化豆粉 3g，琼脂 0.7g，硫乙醇酸钠 0.5g，葡萄糖 6g，氯化钠 2.5g，氯化血红素 5mg，半胱氨酸 0.25g，蒸馏水加至 1000ml。

【制备】将上述成分混匀后加热融化，冷却后矫正 pH 至 7.2~7.4，以 68.95kPa 高压蒸汽灭菌 20 分钟后备用。

【用途】用作厌氧菌的基础培养基。

三十七、Mueller‑Hinton（M‑H）琼脂平板

【成分】牛肉浸液 600ml，酪蛋白酸水解物 17.5g，淀粉 1.5g，琼脂 17g，蒸馏水 400ml。

【制备】将上述各成分混合，加热融化，矫正 pH 至 7.4，以 103.4kPa 高压蒸汽灭菌 15~20 分钟，待冷却至约 50℃时倾注平板，平板厚度约 4mm。

【用途】用于药敏试验。

注：该培养基现有商业干粉，应参考卫生行业标准 WS/T231‑2002《用于纸片扩散法抗生素敏感试验的脱水 Mueller‑Hinton 琼脂》的检验规程。

三十八、动力‑吲哚‑尿素酶（MIU）培养基

【成分】蛋白胨 10g、氯化钠 7.5g、葡萄糖 1g、磷酸氢二钾 2g、0.4% 酚红水溶液 2ml、琼脂 4g、蒸馏水 1000ml。

【制法】除指示剂外，将上述成分混于水中，加热溶解，矫正 pH 至 7.0。再加入酚红指示剂，高压灭菌（103.13kPa）15 分钟，冷至 50℃左右，以无菌操作加入 20% 尿素溶液 100ml（用滤菌器滤过除菌），分装于无菌试管中，每管约 3ml。

【用途】用于肠杆菌科细菌鉴别。

注：

1. 将待检菌穿刺接种于 MIU 培养基中，35℃培养 18~24 小时，观察结果。

2. 结果沿穿刺线向周围扩散生长为动力阳性；培养基变红为尿素阳性；如靛基质

试剂变红为靛基质（吲哚）阳性。

三十九、双糖铁（KIA）培养基

【成分】蛋白胨 10g、牛肉膏 3g、氯化钠 3g、乳糖 10g、葡萄糖 1g、硫代硫酸钠 0.2g、硫酸亚铁 0.2g、琼脂 16g、蒸馏水 1000ml、0.4% 酚红 6ml。

【制法】除酚红和糖类外，其他成分混合于蒸馏水中加热溶解。矫正 pH 至 7.4~7.6，再加入糖类与酚红混匀，过滤分装于小试管中，每管约 3ml，高压灭菌 68.95kPa 15 分钟，趁热取出制成斜面，斜面与底层各占一半为宜。冷却后保存备用。

【用途】鉴别肠杆菌科细菌用。

注：

1. KIA 试验是在一支试管培养基中检测葡萄糖和乳糖的分解情况及 H_2S 产生的复合生化试验。

2. 细菌分解葡萄糖、乳糖产酸产气，使斜面和底层均呈黄色（酚红指示剂），且有气泡。若细菌只分解葡萄糖而不分解乳糖，分解葡萄糖产酸使 pH 降低，因此斜面和底层均先呈黄色。由于葡萄糖和乳糖的比例为 1:10，葡萄糖含量较少，所生成的少量酸可因接触空气而氧化，并因细菌生长繁殖利用含氮物质生成碱性化合物，中和斜面部分的酸又复原成红色；底层由于处于缺氧状态，细菌分解葡萄糖所生成的酸一时不被氧化而仍保持黄色。

3. 细菌产生硫化氢时与培养基中硫酸亚铁作用，形成黑色的硫化亚铁。

四十、糖、醇发酵培养基

【成分】蛋白胨 10g、牛肉膏 3g、氯化钠 5g、Andrade 指示剂 10ml、蒸馏水 1000ml。

【制法】

1. 将上述成分溶于蒸馏水，加糖或醇，校正 pH7.1~7.2，分装，高压灭菌 121℃ 15 分钟，冷却备用。

2. Andrade 指示剂　蒸馏水 100ml、酸性复红 0.5g、1mol/L NaOH 16ml。将复红溶解于蒸馏水中，加入 NaOH，数小时后，如复红褪色不够，再加 1~2ml NaOH，使呈淡黄色。

【用途】用于细菌对糖、醇类发酵鉴定。培养基变红为阳性，不变色或黄色为阴性。

注：

1. 葡萄糖、乳糖、蔗糖、甘露醇的浓度为 1%，其他糖类和卫矛醇、水杨素等的浓度为 0.5%。

2. 乳糖、蔗糖、阿拉伯糖、木糖和鼠李糖等双糖应过滤除菌，再加入已灭菌的基础液中。

3. 指示剂也可以用 0.4% 溴麝香草酚蓝 12ml/L。

四十一、糖氧化发酵（O－F·HL）培养基

【成分】蛋白胨 2.0g（胰化胨）、氯化钠 5.0g、磷酸氢二钾 0.3g、葡萄糖 10.0g、

溴麝香草酚 0.08g、琼脂 2.0g、蒸馏水 1000ml。

【制法】除指示剂外，将上配方加热溶解，矫正 pH 至 7.0 加入指示剂，分装小试管，每管 3ml，68.95kPa 20 分钟高压灭菌。培养基应呈绿色。试验时将待检菌接种 2 管氧化发酵培养基，于一管中加一层（1cm 厚）无菌石蜡或无菌溶化凡士林，另一管不加。35℃孵育过夜，观察颜色变化，若颜色变化连续观察 7 天，每天观察一次，判读型别，仅在未加石蜡油管中产酸，表示细菌氧化葡萄糖（O 型）；两管都产酸，表示发酵反应（F 型）；两管都无变化，表示细菌不能利用糖（阴性）。

【用途】用于肠杆菌科细菌、非发酵菌糖代谢类型的鉴定。不适用于葡萄球菌的 O - F 试验，后者是专用配方，不可混用。

注：

1. 最好选用酪蛋白胨，因不含糖，以免试验结果受干扰。

2. 培养基所调 pH 值，灭菌后以 6.8 为好。若 pH 过高，则产酸量少的细菌，不易显出颜色变化。

3. 培养基不应有缓冲作用，以免细菌产酸少时，被缓冲系统抵消，影响试验结果。

4. 由于某些细菌分解糖类的能力弱，产酸量较少，为避免这些细菌分解蛋白质脱氨后而中和少量的酸以致影响结果的观察，本培养基的蛋白胨采用 0.2%。

5. 本培养基琼脂只用 0.2%，可以使培养基表面形成的酸渗入培养基内部，酸碱的改变容易被指示剂测出来，也能观察细菌的动力。

四十二、精氨酸培养基

【成分】L - 精氨酸 1g、蛋白胨 0.1g、氯化钠 0.5g、K_2HPO_4 0.03g、琼脂 0.3g、酚红 0.001g、蒸馏水 100ml。

【制法】将上述成分（除酚红外）加热溶解后，矫正 pH 至 7.0 ~ 7.2，加入酚红混匀，分装小试管，高压灭菌（103.43kPa）15 分钟。同时配制不含精氨酸的培养基作对照。

【用途】用于检测细菌能否产生精氨酸双水解酶。主要用于肠杆菌科、假单胞菌属及非发酵菌的鉴定。

四十三、醋酸铅培养基

【成分】肉汤琼脂 100ml、硫代硫酸钠 0.25g。

【制法】将上述成分加热溶解，矫正 pH 至 7.6，分装试管，每管 6ml 再加 3 滴 10% 醋酸溶液，高压灭菌（65.95kPa）15 分钟。

【用途】供硫化氢生成试验用。

四十四、蛋白胨水

【成分】蛋白胨 20g（或胰蛋白胨 10g），氯化钠 5g，蒸馏水 1000ml。

【制备】将上述各成分加入蒸馏水中加热融化，矫正 pH 至 7.4 ~ 7.6，分装，以

68.95kPa 高压蒸汽灭菌 20 分钟后备用。

【用途】用于靛基质试验。

注：配制时以胰蛋白胨最好，因其色氨酸含量丰富。

四十五、葡萄糖蛋白胨水

【成分】蛋白胨 0.5g，葡萄糖 0.5g，磷酸氢二钾（K_2HPO_4）0.5g，蒸馏水 100ml

【制备】将上述各成分加入蒸馏水中加热融化，矫正 pH 至 7.2，过滤，分装，高压蒸汽灭菌 0.7kg（68.95kPa）20 分钟，备用。

【用途】用于甲基红试验和 VP 试验。

四十六、枸橼酸盐培养基

【成分】氯化钠 5g，硫酸镁 0.2g，磷酸二氢铵 1g，磷酸二氢钾 1g，枸橼酸钠 5g，琼脂 20g，蒸馏水 1000ml，1% 溴麝香草酚蓝乙醇溶液 10ml。

【制备】将上述各成分（除溴麝香草酚蓝外）加热融化，矫正 pH 至 6.8，过滤，再加入溴麝香草酚蓝混匀，分装，以 103.4kPa 高压蒸汽灭菌 15～20 分钟，备用。

【用途】用于枸橼酸盐利用试验。

四十七、尿素培养基

【成分】葡萄糖 1g、蛋白胨 1g、磷酸二氢钾 2g、氯化钠 5g、蒸馏水 1000ml、琼脂 20g、0.4% 酚红溶液 2ml、50% 尿素溶液 20ml。

【制法】除指示剂、琼脂和尿素外，将上述成分混于水中，加热溶解，矫正 pH 至 7.2。再加琼脂 20g 及 0.4% 酚红溶液 2ml，混匀过滤，分装于三角烧瓶，每瓶 49ml。高压灭菌（68.95kPa）20 分钟，冷至 60℃ 左右时加入已用滤菌器过滤的 50% 尿素溶液 1ml，混匀后分装于无菌试管，每管约 3ml，制成斜面备用。

【用途】用于尿素分解试验。

四十八、脱氧核糖核酸酶（DNase）试验琼脂

【成分】DNA 2g、氯化钠 5g、胰酶消化酪素 15g、琼脂 15g、胃蛋白酶消化大豆汤 5g、蒸馏水 1000ml。

【制法】上述成分（除 DNA 外）混合溶解矫正 pH 至 7.4，高压灭菌（103.43kPa）15 分钟，冷至 50℃ 加入 DNA，混匀后倾注平板备用。

【用途】供 DNA 酶试验用。

四九、氨基酸脱羧酶培养基

【成分】鉴别用氨基酸 0.5～1g，蛋白胨 0.5g，牛肉膏 0.5g，葡萄糖 0.05g，吡多醛 0.05mg，蒸馏水 1000ml，0.2% 溴甲酚紫 0.5ml，0.2% 甲酚红 0.25ml

【制备】将蛋白胨、葡萄糖、牛肉膏、吡多醛加入蒸馏水中加热融化，矫正 pH 至

6.0，再加入氨基酸、溴甲酚紫、甲酚红混匀，分装于含有一薄层（约5mm）液体石蜡的小试管中，每管约1ml，以103.43kPa高压蒸汽灭菌15～20分钟，备用。

【用途】用于氨基酸脱羧酶试验。

注：将细菌接种于培养基中，如能使氨基酸脱羧，则使培养基pH增高，指示剂变色。应同时做不含氨基酸的对照，培养时间不能超过24小时，否则出现假阳性。

五十、葡萄糖酸盐试验培养基

【成分】蛋白胨1.5g、酵母浸膏1.0g、磷酸氢二钾1g、葡萄糖酸钾40g、蒸馏水1000ml。

【制法】上述成分溶解、过滤，校正pH6.5，分装每管1ml，以68.95kPa高压灭菌15分钟，冷却，备用。

【用途】用于肠杆菌科细菌葡萄糖酸盐试验。

五十一、硝酸盐（亚硝酸盐）培养基

【成分】水解酪蛋白10g、酵母膏3g、硝酸钾（亚硝酸盐）0.5g、蒸馏水1000ml。

【制法】上述成分混合后，加热溶解，矫正pH至7.4～7.6，用滤纸过滤。分装试管，高压灭菌（103.43kPa）15分钟后备用。

【用途】供硝酸盐（亚硝酸盐）还原试验用。

五十二、明胶培养基

【成分】明胶12g，肉浸液100ml。

【制备】将上述成分混匀，隔水加热融化，矫正pH至7.2，趁热用绒布过滤，分装，以68.95kPa高压蒸汽灭菌15分钟备用。

【用途】用于明胶液化试验。

注：明胶加热及灭菌温度不能过高，时间不能太长，否则破坏明胶凝固能力，明胶培养基在20℃以下为固体，24℃以上融化。

五十三、cBAP-thio培养基（改良Campy-BAP弯曲菌选择培养基）

【成分】胰蛋白胨10g，琼脂粉15g，蛋白胨10g，蒸馏水1000ml，葡萄糖1g，酵母浸膏5g，氯化钠5g，重亚硫酸钠0.1g，硫乙醇酸钠1.5g，多粘菌素B 2500u，先锋霉素115mg，万古霉素10mg，两性霉素B 2mg，脱纤维羊血50ml。

【制备】以上各成分（除抗生素和血液外）加入蒸馏水中加热融化，矫正pH至7.2～7.4，经103.43kPa高压蒸汽灭菌15分钟，待培养基冷却至约50℃时加入4种抗生素和血液，倾注平板或制成斜面。

【用途】分离培养弯曲菌。

五十四、Cary-Blair运送培养基

【成分】硫乙醇酸钠1.5g，磷酸氢二钠1.1g，氯化钠5g，琼脂5g，蒸馏水991ml，

1%氯化钙溶液 9ml。

【制备】除氯化钙外各成分混合后加热融化，冷却至约50℃时加入氯化钙溶液，矫正 pH 至 8.4，分装试管，每管 5ml，以 103.43kPa 高压蒸汽灭菌 15～20 分钟。

【用途】空肠弯曲菌、霍乱弧菌、沙门菌和志贺菌采样时用作运送培养基。

五十五、柯索夫（Korthof）培养基

【成分】蛋白胨 0.4g、氯化钾 0.02g、氯化钙 0.02g、磷酸氢二钠 0.48g、氯化钠 0.7g、碳酸氢钠 0.01g、磷酸二氢钾 0.09g、蒸馏水 500ml。

【制法】将上述成分混合成溶液置于100℃下，加热 20 分钟，冷却后，用滤纸过滤矫正 pH 至 7.2。定量分装于三角烧瓶中，高压灭菌（103.43kPa）15 分钟。待冷却后，以无菌操作，加入新鲜无菌兔血清制成8%血清溶液，分装于无菌试管中，在 56℃水浴锅中，灭活 1 小时。

【用途】供培养钩端螺旋体用。

五十六、紫牛乳培养基

【成分】新鲜牛乳、1.6%溴甲酚紫酒精液或石蕊指示剂。

【制法】

1. 将牛乳置于三角烧瓶中，用流通蒸气加热 30 分钟。冷后置4℃冰箱内 2 小时后，用虹吸法吸出牛乳，注入另一三角烧瓶中，弃去上层乳脂，即为脱脂牛乳。

2. 每1000ml 牛乳中加入 1.6%溴甲酚紫 1ml，混匀，分装试管，每管 6～8ml。用流通蒸气间歇灭菌 3 次或高压灭菌（55.16kPa）10 分钟。

3.35℃培养 24～48 小时，若无细菌生长，即可冷藏备用。

【用途】观察细菌对牛乳的生化反应。

注：溴甲酚紫与石蕊指示剂同样应用。指示剂用量以加至牛乳呈淡紫色即可。石蕊在碱性时呈紫色，酸性时呈黄色，中性时呈淡紫色。该培养基在灭菌前加入凡士林，可观察厌氧菌对牛乳中乳糖分解情况（如产气荚膜梭菌汹涌发酵现象）。

五十七、沙保（Sabouraud）培养基

【成分】葡萄糖 40g、蛋白胨 10g、琼脂 15g、蒸馏水 1000ml。

【制法】上述成分混合加热溶解，制备时不必矫正 pH 值，高压灭菌（68.95kPa）15 分钟，分装大试管，趁热制成斜面，或倾注平板。如不加琼脂即为沙保液体培养基。

【用途】广泛用于各类真菌的分离培养。液体培养基则用于观察其生长状态和制作疫苗。

五十八、TTC 沙保培养基

【成分】葡萄糖 40g、蛋白胨 10g、琼脂 15g、蒸馏水 1000ml、氯霉素 50mg、1% TTC（氯化三苯四氮唑）水溶液 5ml。

【制法】将前4项成分混合溶解，高压灭菌（103.43kPa）15分钟后加入氯霉素和1%TTC水溶液，充分混匀。分装试管，趁热制成斜面，或倾注平板。

【用途】主要用于分离培养、鉴定单细胞真菌。

五九、新型隐球菌选择培养基

【成分】无氨基酸和硫酸铵的酵母氨盐1.45g、肌醇10g、尿素5g、咖啡酸0.2g、柠檬酸铁0.01g、琼脂15g、庆大霉素4g、蒸馏水1000ml。

【制法】

1. 先将琼脂加入900ml水中。高压灭菌（103.43kPa）15分钟。

2. 将上述剂量的肌醇、酵母氨盐、咖啡酸和庆大霉素溶于100ml蒸馏水中，加1ml 0.1%的柠檬酸铁溶液，混合后加热旋动。使其充分溶解后，冷至80℃~90℃时加入5g尿素，待溶解后过滤除菌。注意加尿素后勿再加温，因为温度超过95℃将使溶液混浊。而且过热将使尿素分解产生各种含氨化合物，有利于一些不能以尿素作为氨源的细菌生长。

3. 取经高压灭菌并冷至80℃~90℃琼脂溶液，与上述溶液混合倾注平板，即为需要的培养基。培养温度不得超过30℃。

【用途】为新型隐球菌选择性培养基。新型隐球菌大量生长并显示出深褐色色素。

六十、血液抗生素琼脂

【成分】蛋白胨10g、NaCl 50g、牛肉膏3~5g、琼脂20g、抗生素适量、无菌脱纤维血50ml、蒸馏水1000ml。

【制法】同一般细菌培养基制作方法，以无菌方式加入抗生素，根据需要做成平板或斜面（必要时可加入1%葡萄糖）。

【用途】用于分离深部真菌；鉴别白色假丝酵母菌；使双相真菌转变为酵母型，使红色癣菌、石膏样癣菌产生大分生孢子。

六十一、乳糖胆盐发酵管

【成分】蛋白胨20g、猪胆盐（或牛、羊胆盐）5g、乳糖10g、0.04%溴甲酚紫水溶液25ml、蒸馏水1000ml、pH7.4。

【制法】将蛋白胨、胆盐、乳糖溶于水中，校正pH，指示剂，分装每管10ml，并放入一个小导管，以68.95kPa高压灭菌15分钟。

【用途】用于食品大肠菌群测定。

注：双料乳糖胆盐发酵管除蒸馏水外，其他成分加倍。

六十二、干燥培养基简介

干燥培养基是将新鲜配成的液体培养基用一定方法去除水分，或将培养基内的各种固体成分经适当处理后，充分混匀而制成的干燥粉末。使用时只需按一定比例加入蒸馏水熔化、分装、灭菌后即可。干燥培养基携带方便，配制简便、省时，特别适用于基层医院。

六十三、十六烷三甲基溴化铵培养基

【成分】牛肉膏 3g，蛋白胨 10g，氯化钠 5g，十六烷三甲基溴化铵 0.3g，琼脂 20g，蒸馏水 1000ml。

【制备】除琼脂外，将上述成分混合加热溶解，调 pH 为 7.4～7.6，加入琼脂以 68.95kPa 高压灭菌 20 分钟，制成平板备用。

【用途】化妆品中绿脓假单胞菌分离培养用。

六十四、乙酸胺培养基

【成分】乙醇胺 10g，氯化钠 5g，无水磷酸氢二钾 1.39g，无水磷酸二氢钾 0.73g，硫酸镁 0.5g，酚红 0.012g，琼脂 20g，蒸馏水 1000ml。

【制备】除琼脂和酚红外，将其他成分加到蒸馏水中，加热溶解，调 pH 为 7.2，加入琼脂、酚红，以 103.43kPa 高压灭菌 20 分钟，制成平板备用。

【用途】化妆品中绿脓假单胞菌分离培养用。

六十五、绿脓菌素测定用培养基

【成分】蛋白胨 20g，氯化镁 1.4g，硫酸钾 10g，琼脂 18g，甘油（化学纯）10g，蒸馏水 1000ml。

【制备】将蛋白胨、氯化镁和硫酸钾加到蒸馏水中，加温使溶解 调 pH 至 7.4，加入琼脂和甘油，加热溶解，分装于试管内。以 68.95kPa 高压灭菌 20 分钟制成斜面备用。

【用途】化妆品中绿脓假单胞菌测定绿脓素用。

六十六、硝酸盐蛋白胨水培养基

【成分】蛋白胨 10g，酵母浸膏 3g，硝酸钾 2g，亚硝酸钠 0.5g，蒸馏水 1000ml。

【制备】将蛋白胨和酵母浸膏加到蒸馏水中，加温使溶解，调 pH 为 7.2，煮沸过滤后补足液量，加入硝酸钾和亚硝酸钠，溶解混匀，分装到加有小导管的试管中，以 68.95kPa 高压灭菌后备用。

【用途】化妆品中绿脓假单胞菌检验用。

六十七、乳糖蛋白胨培养基

【成分】蛋白胨 10g，牛肉膏 3g，乳糖 5g，氯化钠 5g，1.6% 溴甲酚紫乙醇溶液 1ml，蒸馏水 1000ml。

【制备】将蛋白胨、牛肉膏、乳糖及氯化钠加热溶解于 1000ml 蒸馏水中，调 pH 为 7.2～7.4。加入 1.6% 溴甲酚紫乙醇溶液 1ml，充分混匀，分装于有小导管的试管内，以 68.95kPa 高压灭菌，20 分钟。冷暗处保存，备用。

注：双倍或三倍浓缩乳糖蛋白胨培养基制备，按上述乳糖蛋白胨培养液制备方法，浓缩两倍或三倍配制即可。

【用途】水质大肠菌群检验用。

六十八、品红亚硫酸钠培养基（供发酵法用）

【成分】蛋白胨 10g，乳糖 10g，磷酸氢二钾 3.5g，酵母浸膏 5g，牛肉膏 5g，琼脂 20g，蒸馏水 1000ml，无水亚硫酸钠 5g，5% 碱性品红乙醇溶液 20ml。

【制备】

1. 先将琼脂加至 900ml 蒸馏水中，加热溶解，然后加入蛋白胨、磷酸氢二钾、酵母浸膏、牛肉膏，混匀使溶解，再以蒸馏水补足至 1000ml，调整 pH7.2 ~ 7.4。

2. 趁热过滤，再加入乳糖，混匀后定量分装于烧瓶内，置高压蒸汽灭菌器中以 68.95kPa 高压灭菌 20 分钟。

3. 根据培养基的容量，以无菌操作按比例吸取一定量的 5% 碱性品红乙醇溶液置于灭菌空试管中。另取一定量无水亚硫酸钠置于灭菌空试管，加灭菌水少许使其溶解，再置于沸水浴中煮沸 10 分钟灭菌。

4. 用灭菌吸管吸取已灭菌的亚硫酸钠溶液，加于碱性品红乙醇溶液内至深红色褪至淡粉红色为止。将此混合液全部加于已融化的上述培养基内，并充分混合（防止产生气泡）。

5. 立即分装，待其冷却凝固后置冰箱内备用。

注：此种已制成的培养基置冰箱内不宜超过 2 周，如培养基已由淡红色变成深红色则不能再用。

【用途】水质大肠菌群检验分离培养用。

六十九、乳糖胆盐发酵管

【成分】蛋白胨 20g，乳糖 10g，猪胆盐 5g，蒸馏水 1000ml，0.04% 溴甲酚紫水溶液 25ml。

【制备】除指示剂外，其余成分溶于蒸馏水中，加热溶解，调 pH 至 7.4，加入指示剂，混匀，分装于带有导管的试管中，以 68.95kPa 高压灭菌 20 分钟。贮存于冷暗处备用。

【用途】食品、化妆品中大肠菌群检验初发酵用。

注：双倍乳糖胆盐发酵管除蒸馏水外，其余成分加倍即可。

七十、乳糖发酵管

【成分】蛋白胨 20g，乳糖 10g，蒸馏水 1000ml，0.04% 溴甲酚紫水溶液 25ml。

【制备】除指示剂外，其余成分溶于蒸馏水中，加热溶解，调 pH 至 7.4，加入指示剂，混匀，分装于带有导管的试管中，以 68.95kPa 高压灭菌 20 分钟。贮存于冷暗处备用。

【用途】食品中大肠菌群检验证实实验用。

七十一、嗜盐菌选择性琼脂

【成分】蛋白胨 20g，氯化钠 40g，琼脂 17g，0.01% 结晶紫溶液 5ml，蒸馏水 1000ml。

【制备】除结晶紫和琼脂外，其他按上述成分配好，校正 pH 至 8.7。加入琼脂，加热溶解。再加入结晶紫溶液，分装烧瓶，每瓶 100ml，以 103.43kPa 高压灭菌 15 分钟备用。

【用途】食品中副溶血弧菌检验用。

七十二、3.5% 氯化钠三糖铁琼脂

【成分】蛋白胨 15g，酵母浸膏 3g，牛肉膏 3g，胨胨 5g，乳糖 10g，蔗糖 10g，葡萄糖 1g，氯化钠 35g，硫酸亚铁 0.2g，琼脂 15g，硫代硫酸钠 0.3g，4% 酚红水溶液 6ml，蒸馏水 1000ml。

【制备】除糖类和酚红外，其他成分加入蒸馏水中，加热溶解，调 pH 至 7.3。加入糖类和酚红，混匀后，分装试管，每管约 3ml，以 68.95kPa 高压灭菌 15 分钟。做成高层斜面，保存冰箱备用。

【用途】食品中副溶血弧菌检验用。

七十三、氯化钠血琼脂

【成分】蛋白胨 10g，酵母膏 3g，氯化钠 70g，磷酸氢二钠 5g，甘露醇 10g，结晶紫 0.001g，琼脂 15g，蒸馏水 1000ml。

【制备】将上述各成分加入蒸馏水中，加热溶化，调 pH8.0，煮沸 30min（不必高压）待冷至 45℃左右时，加入新鲜人或兔血（5%～10%），混合均匀，倾注平皿。

【用途】食品中副溶血弧菌检验用。

七十四、嗜盐性试验培养基

【成分】蛋白胨 2g，氯化钠（按不同量加入），蒸馏水 100ml。

【制备】配制 2% 蛋白胨水，校正 pH 至 7.7，共配制 5 瓶，每瓶 100ml。每瓶分别加入不同量的氯化钠：①不加；②加 3g；③加 7g；④加 9g；⑤加 11g。待溶解后分装试管。以 103.43kPa 高压灭菌 15min。冷却，放冰箱备用。

【用途】食品中副溶血弧菌检验用。

附录三　常用细菌生化反应试验

不同细菌产生的酶系不同，因而对底物的分解能力不同，其代谢产物也不同。用生物化学方法测定这些代谢产物，可用来区别和鉴定细菌，这种生化反应测定方法也称生化反应试验。各细菌生化试验的种类和方法很多。但归纳起来，主要有以下几类：

一、糖（醇）类代谢试验（见第五章）

（一）糖（醇）类发酵试验（见第五章）

（二）糖氧化发酵（O－F）试验（见第五章）

（三）甲基红（Methyl red）试验（见第五章）

（四）VP 试验（见第五章）

（五）β－半乳糖苷酶试验（又称 ONPG 试验）（见第五章）

（六）七叶苷水解试验（见第五章）

（七）同化碳原试验

【原理】凡能发酵某种糖的真菌就一定能同化该糖，而能同化某种糖的真菌却不一定发酵该糖，借此鉴别真菌。

【培养基】同化碳原琼脂培养基（硫酸铵 5g、磷酸二氢钾 1g、结晶硫酸镁 0.5g、酵母浸膏 0.5g、琼脂 20g 加蒸馏水 1000ml）。

【方法】融化 20ml 培养基冷至 48℃，将 24～48 小时待鉴定菌的培养物混悬于 4ml 无菌盐水中，调整浊度相当于麦氏标准比浊 4 号管，全部菌液加入培养基中，混匀倾注成平板，凝固后将含各种碳水化合物纸片贴在平板表面，培养 25℃～30℃，10～24 小时，检查被检菌在纸片周围生长与否。

【结果】被检菌围绕含糖纸片生长的为阳性；被检菌 24 小时后仍无生长为阴性。

二、蛋白质和氨基酸代谢试验

（一）靛基质（吲哚）试验（见第五章）

（二）霍乱红试验

【原理】某些细菌（如霍乱弧菌），能还原培养基中的硝酸盐为亚硝酸盐，并且分解培养基蛋白胨中的色氨酸产生靛基质，当在此培养物中加入硫酸后，就能形成亚硝酸靛基质，呈红色。

【培养基】碱性蛋白胨水。

【方法】将被检细菌接种到碱性蛋白胨水中，35℃培养24~48小时，加入浓硫酸数滴后，观察结果。

【结果】呈现红色者为阳性；无色者为阴性。

（三）硫化氢试验（见第五章）

（四）尿素酶试验（见第五章）

（五）明胶液化试验

【原理】某些细菌可产生一种胞外酶——胶原酶，该酶能将明胶分解为氨基酸，从而使明胶失去凝固能力，呈现液体状态，此为阳性。

【培养基】明胶培养基。

【方法】

1. 将被检细菌的纯培养物以接种针穿刺到明胶培养基中，22℃培养5~7天，每天观察明胶有无液化。若被检细菌22℃不易生长，可置35℃培养，在此温度下明胶培养基呈液状，观察结果时，应将培养基放置于4℃冰箱内30分钟后观察结果。放置4℃冰箱30分钟，取出后仍不凝固者为阳性。

2. 快速法是将被检细菌接种1接种环到1ml肉汤或含0.01mol/L氯化钙盐水中，然后加入一条明胶炭片，置35℃水浴，每隔15分钟观察结果1次，共观察3小时。阳性者明胶炭片被溶解。若被检细菌为厌氧菌应做厌氧培养。

（六）苯丙氨酸脱氨酶试验（见第五章）

（七）氨基酸脱羧酶试验（见第五章）

（八）精氨酸双水解酶试验

【原理】某些细菌分解精氨酸产碱，不仅仅是由于精氨酸脱羧酶的作用。精氨酸双水解酶可使精氨酸经过2次水解产生鸟氨酸、2分子氨和1分子CO_2。

经气相色谱分析表明，沙门菌均分解精氨酸是由于精氨酸双水解酶；而大肠埃希菌则系由精氨酸脱羧酶。

【培养基】含精氨酸的氨基酸脱羧酶试验培养基或 Thornleg 精氨酸培养基。

【方法】将待检细菌接种到上述培养基中。若做肠杆菌科鉴定时，其上可覆盖以灭菌的液体石蜡；做假单胞菌属的鉴定时，则不能覆盖液体石蜡，置35℃培养。

【结果】指示剂颜色转为碱性时为阳性。即溴甲酚紫转为紫色，酚红指示剂转为红色。Thormleg 培养基通常可观察至 7 天。

【说明】由于培养基 pH 的改变不能证明是由精氨酸脱羧酶或由精氨酸双水解酶所致，欲鉴别应做气相色谱分析。

三、有机酸盐及铵盐利用试验

（一）枸橼酸盐利用试验（见第五章）

（二）丙二酸盐利用试验（见第五章）

四、复合生化反应

（一）双糖铁（KIA）糖发酵试验（见第五章）

（二）动力靛基质尿素酶试验（MIU 试验）（见第五章）

五、毒性酶类试验

（一）溶血试验

【原理】某些细菌在代谢过程中，可产生溶血素，能使人或动物的红细胞发生溶解，借此来鉴别细菌。

【方法】

1. 平板法 将被检细菌接种到血琼脂平板上，35℃培养 24 小时后。观察结果。

2. 试管法 取被检细菌 16～18 小时肉汤培养物若干，加入等量的经生理盐水洗涤 3 次的 2% 的羊红细胞悬液，35℃水浴中 30 分钟后，观察结果。

【结果】

1. 平板法 若菌落周围出现透明的溶血环（完全溶血）或出现草绿色的溶血环（不完全溶血）为阳性。

2. 试管法 若出现溶血者为阳性（液体澄清透明）。

（二）凝固酶试验（见第五章）

（三）DNA 酶试验（见第五章）

六、呼吸酶类试验

(一) 氧化酶试验 (见第五章)

(二) 触酶试验 (见第五章)

(三) 氰化钾试验

【原理】呼吸系统中的细胞色素、细胞色素氧化酶、过氧化氢酶和过氧化物酶均以铁卟啉为辅基。氰化钾与铁卟啉结合，使这些酶失去活性，导致细菌生长受到抑制。

【培养基】氰化钾培养基。

【方法】将被检细菌接种到氰化钾培养基中，35℃培养 48 小时，观察结果。

【结果】若细菌生长 (不被抑制) 为阳性；不生长 (抑制) 为阴性。

【说明】此试验与细菌接种量和培养基中的营养成分有关。因此必须控制细菌接种量和营养成分，特别是蛋白胨的相对稳定 (包括质量和数量)。

(四) 硝酸盐还原试验 (见第五章)

(五) 氯化三苯四氮唑 (TTC) 试验

【原理】尿路细菌感染时，尿液中的部分细菌，能还原无色可溶性的氯化三苯四氮唑 (TTC)，形成红色不溶性三苯甲腙。

【试剂】

1. 贮存液　以无菌蒸馏水配制 Na_2HPO_4 饱和溶液。再取 TTC 775mg，溶于 100ml Na_2HPO_4 饱和液中，混匀后，放置暗处，可保存 2 ~ 3 个月。

2. 应用液　取贮存液 4ml，加 Na_2HPO_4 饱和液至 100ml，混匀后，放置暗处，可使用 2 ~ 4 周。

【方法】以无菌吸管吸取清洁中段尿 2ml 置于无菌试管中，加 TTC 应用液 0.5ml，混匀后，35℃ 8 小时后观察结果。

【结果】出现红色者为阳性；出现淡红色者为弱阳性；不变颜色者为阴性。

【说明】若试验尿液为血尿时，少量血尿不影响结果。大量血尿时可先将尿液离心沉淀 (1000 转/分)，取上清尿液进行试验。

七、其他试验

(一) 胆汁溶菌试验 (见第五章)

(二) 嗜盐性试验

【原理】某些细菌 (如肠道杆菌) 在高于 3% 氯化钠培养基上不生长，但能在无盐培养基上生长，称为非嗜盐菌。某些细菌（如副溶血性弧菌等）在含 3% ~6% 氯化钠培养基上生长，但在无盐培养基上不生长，称为嗜盐菌。有些细菌（如葡萄球菌，铜绿假单胞菌等）在无盐和高盐培养基上，均能生长，称为耐盐菌。

【方法】取被检细菌分别接种到一支无盐葡萄糖蛋白胨水和一支 5% ~6% 氯化钠葡萄糖蛋白胨水中，35℃ 培养 6~12 小时，观察生长情况。

【结果】见下表。

表 嗜盐性试验结果判断

生长情况		结果判断
无盐葡萄糖蛋白胨水	5% ~6% 氯化钠葡萄糖蛋白胨水	
–	+ + +	嗜盐菌
+ + +	–	非嗜盐菌
+ +	+ +	耐盐菌

注：–为不生长，++、+++为不同的生长程度

（三）Optochin（奥普托欣）敏感试验

【原理】肺炎链球菌对 Optochin（乙基氢化羟基奎宁）敏感，可抑制其生长，作用机制可能是干扰其叶酸的生物合成，而其他链球菌则耐药。

【方法】挑取被检菌落接种在血琼脂平板上，将 Optochin 纸片贴于接种处，35℃ 孵育 18 小时，观察结果。

【结果】抑菌环直径≥14mm 为敏感，推断为肺炎链球菌。抑菌环 <14mm 时，参照胆汁溶菌试验，或为其他草绿色链球菌。

（四）杆菌肽敏感试验

【原理】A 群链球菌对杆菌肽敏感，而其他群链球菌则耐药。

【方法】挑取被检菌密集涂布在血琼脂平板上，将杆菌肽纸片（0.04U/片）贴于接种处，35℃ 孵育 18~24 小时，观察结果。

【结果】抑菌环 >10mm 为敏感，可推断为 A 群链球菌；抑菌环 <10mm 时为耐药。

（五）CAMP 试验

【原理】在血平板上，B 群链球菌能产生 CAMP 因子，可促进金黄色葡萄球菌 β 溶血素活性。其他链球菌不产生 CAMP 因子，所以此试验可作为 B 群链球菌的鉴定指标。

【方法】在血平板上，先用产生 β–溶血素的金黄色葡萄球菌划种一条直线，再将被检菌距金黄色葡萄球菌 3mm 处垂直接种一短线。用同样方法接种阴性和阳性对照。35℃ 孵育过夜。

【结果】在被检菌接种线与金黄色葡萄球菌接种线之间有一个箭头状（半月形）透明溶血区，此即 CAMP 试验阳性。无加强溶血区者为阴性。

（六）美蓝还原试验

【原理】某些细菌具有还原美蓝（又称亚甲蓝）的能力，可使美蓝（蓝色）变为白色（无色），细菌越多则使美蓝变为白色的速度越快，时间也越短，借以测定该菌还原美蓝的能力和间接测定某物质（如牛乳）的含菌数目。

【方法】在试验菌 24 小时的培养物 5ml 中，加入 1% 的美蓝溶液 0.1ml，混匀后，置 35℃水浴箱中，每隔半小时观察 1 次，记录蓝色完全消退所需时间。

【结果】被检细菌液体培养物蓝色逐渐消退为阳性，消退越快含菌数越多。如果观察结果时，虽然被检细菌液体培养物或牛乳蓝色已完全消退，但有时表面仍显蓝色，这是还原型美蓝又被空气氧化成氯化镁之故。故不应作为不褪色。

（七）O/129 抑菌试验

【原理】O/129 即二氨基二异丙基蝶啶，对弧菌属的菌株有抑菌作用。

【药敏纸片制备】取 O/129 80mg 溶于 10ml 无水酒精中。吸取此液 1ml，加入 200 片直径 6mm 的无菌滤片中，充分浸匀后，35℃烘干备用。每个纸片含 40μg 的 O/129。

【方法】将被检细菌的蛋白胨水培养物均匀涂布于碱性琼脂平板上，贴上 O/129 纸片于接种区的中央，35℃培养 18～24 小时，观察结果。

【结果】出现抑菌环为敏感，无抑菌环者为阴性。

（八）葡萄糖酸氧化试验

【原理】某些细菌可氧化葡萄糖酸钾生成 α－酮基葡萄糖酸。α－酮基葡萄糖酸是一种还原性物质，可与班氏试剂起反应，出现棕色或砖红色的 Cu_2O 沉淀。

【培养基】改良 Haynes 培养基（胰胨 1.5g，酵母浸膏 1g，K_2HPO_4 1g，葡萄糖酸钾 40g，水 1000ml，pH7.0，0.068MPa/cm^2 15min）。

【方法】取上述培养基 48 小时培养液 1ml，加入班氏定性试剂 1ml，于水中煮沸 10 分钟并迅速冷却，观察结果。

【结果】出现黄色到砖红色沉淀为阳性，不变色或仍为蓝色为阴性。

（九）氢氧化钾拉丝试验

【原理】革兰阴性菌的细胞壁在稀碱溶液中易于破裂，释放出来断裂的 DNA 螺旋，使 KOH 菌悬液呈黏性，可用接种环搅拌后拉出黏丝，而革兰阳性菌在稀碱溶液中没有上述变化。

【方法】取 1 滴新鲜配制的 4% KOH 水溶液于洁净的玻片上，取新鲜菌落少许，与 KOH 水溶液搅拌均匀，并每隔几秒钟上提接种环，观察能否拉出黏丝。

【结果】用接种环拉出黏丝者为阳性，仍为混悬液者为阴性。大多数革兰阴性菌于 5～10 秒内出现阳性反应，有的则需 30～45 秒；革兰阳性菌于 60 秒以后仍为阴性。

主要参考书目

1. 郭积燕. 微生物检验技术. 第 2 版. 北京：人民卫生出版社，2008.

2. 叶应妩，王毓三，申子瑜. 全国临床检验操作规程. 第 3 版. 南京：东南大学出版社，2011.

3. 倪语星，尚红. 临床微生物学检验. 第 5 版. 北京：人民卫生出版社，2012.

4. 甘晓玲. 微生物学检验. 第 3 版. 北京：人民卫生出版社，2011.

5. 全国卫生专业技术资格考试专家委员会. 全国卫生专业技术资格考试指导 – 临床医学检验与技术（士）. 北京：人民卫生出版社，2013.

6. 刘运德. 微生物学检验. 第 2 版. 北京：人民卫生出版社，2008.

7. 刘运德，楼永良. 微生物学检验. 北京：人民卫生出版社，2009.

8. 俞树荣. 微生物学和微生物学检验. 第 2 版. 北京：人民卫生出版社，1999.

9. 周德庆. 微生物教程. 第 2 版. 北京：高等教育出版社，2002.

10. 于淑萍. 应用微生物技术，第 2 版. 北京：化学工业出版社，2005.